常用中药材及饮片经验鉴别手册

主　编　张晓明　沈　涛
副主编　王　磊　张宏武　潘从泽
主　审　李喜香　梁海宁

中医古籍出版社
Publishing House of Ancient Chinese Medical Books

图书在版编目（C I P）数据

常用中药材及饮片经验鉴别手册 / 张晓明，沈涛主编. -- 北京 : 中医古籍出版社，2024.6
ISBN 978-7-5152-2616-3

Ⅰ. ①常… Ⅱ. ①张… ②沈… Ⅲ. ①饮片－中药鉴定学－手册 Ⅳ. ①R282.5-62

中国版本图书馆CIP数据核字(2022)第229248号

常用中药材及饮片经验鉴别手册
张晓明　沈　涛　主编

责任编辑　郑　蓉
文字编辑　王安琪
封面设计　王　磊
出版发行　中医古籍出版社
社　　址　北京市东城区东直门内南小街 16 号（100700）
电　　话　010-64089446（总编室）010-64002949（发行部）
网　　址　www.zhongyiguji.com.cn
印　　刷　北京市泰锐印刷有限责任公司
开　　本　710mm×1000mm　1/16
印　　张　28.25
字　　数　562千字
版　　次　2024 年 6 月第 1 版　2024 年 6 月第 1 次印刷
书　　号　ISBN 978-7-5152-2616-3
定　　价　98.00 元

序

传统经验鉴别是中药行业长期实践总结出来的中药鉴别方式，它主要通过眼看、手摸、鼻闻、口尝、水试、火试等方法来鉴别中药材及中药饮片的形色气味，以区分中药的真、伪和中药质量的优、劣。此方法具有简单易行、快速准确的特点，是广大中药工作者必须具备的基本功，更是历代中医评价和保证中药品质的重要手段之一。然而，随着现代科技手段的发展，中药经验鉴别往往被斥不客观、不科学，越来越被人们所忽视，我国这一重要的非物质文化遗产正濒临失传的危险。2021年1月，国务院办公厅印发《关于加快中医药特色发展的若干政策措施》，指出要通过在中华优秀传统文化传承发展工程中增设中医药专项、加强传统医药类非物质文化遗产保护传承等措施，加强中医药的文化传播。因此，整理常用中药材（饮片）的传统经验鉴别的实用知识，对于继承和发扬老药工药材鉴别的宝贵经验尤为重要。

张晓明与沈涛二位学者潜心整理、大胆实践，充分利用学科优势，主编完成了《常用中药材及饮片经验鉴别手册》。本书共收载临床常用中药390余种（包括附药），分为总论与分论两大部分。总论部分重经验鉴别的基础知识，旨在强化理论学习；分论部分则按药用部位来源进行编排，突出其实用性、可读性、学术性、翔实性和特色性。全书较好地体现了当前常用中药材（饮片）传统经验鉴别最新的实用知识与操作要点，有利于探索传统中药材经验鉴别的客观性、合理性和科学性，提高从业人员的专业素养，实现中药材商品规格等级标准化。

在《常用中药材及饮片经验鉴别手册》将要付梓之际，嘱余为序，感谢作者团队的信任，斯是好书，乐为之荐。

北京中医药大学　翟华强

壬寅夏月

前言

中药材指药用植物、动物和矿物在原产地采收后除去非药用部位，或经过简单产地加工后的商品原料，不可直接入药，是中药饮片的原料。中药饮片指中药材经过加工炮制后，供调剂及制剂使用的处方药。经验鉴别是中药行业长期实践总结出来的中药鉴别方式，它主要通过眼看、手摸、鼻闻、口尝、水试、火试等方法来鉴别中药材及中药饮片的形色气味，以区分中药的真、伪和中药质量的优、劣。此方法具有简单易行、快速准确的特点，是广大中药工作者必须具备的基本功。

《常用中药材及饮片经验鉴别手册》共收载临床常用中药390余种（包括附药），大部分品种已收载于《中华人民共和国药典》（2020年版 一部），少部分品种由于来源复杂，各地使用品种各异，虽然《中华人民共和国药典》尚未收载，但是在本书中也作了介绍，以方便读者了解该品种目前全国使用状况。另有个别品种如犀角等来源于濒危物种，《中华人民共和国药典》（2020年版 一部）不再收载，但作为传统贵重药材，其经验鉴别法需要有所了解，在本书中也作了介绍。

全书分为总论与分论两大部分，总论部分由沈涛、张晓明编写，内容包括中药饮片验收的法定依据及验收程序，中药材及饮片的经验鉴别方法，饮片炮制方法及质量标准通则，传统经验鉴别术语及目前中药材商品规格，并对全国中药材专业市场进行了介绍。分论部分中的药物又按药用部位来源进行编排：根及根茎类、茎木类、皮类、叶类、花类、果实及种子类、全草类、菌藻类、树脂类、动物类、矿物类、其他类，共计12章；每个章节中的药物又按来源、产地加工、饮片规格、药材饮片性状、外观质量评价、药性及功能主治、地方习用品、易混品及伪品、劣品、附注等方面进行了全面系统的阐述，以突出其实用性、可读性、学术性、翔实性和特色性。部分品种药材与饮片一致，故未再述饮片规格。对于一些性状鉴别要点，笔者以黑体加粗标识，方便初学者掌握该品种性状鉴别。分论部分第一章根及根茎类中药、第二章茎木类中药、第三章皮类中药由张晓明、沈涛、王磊编写，第四章叶类中药、第五章花类中药由王磊、张晓明编写，第六章果实及种子类中药、第七章全草类中药由张宏武、张晓明编写，第八章菌藻类中药、第九章树脂类中药、第十章动物类中药、第十一章矿物类中药、第十二章其他类中药由潘从泽、张晓明编写。

鉴于时间仓促，加之作者水平有限，故难免在编撰过程中有所纰漏，敬请披阅者赐教斧正！

编者

2022 年 4 月 12 日

目　录

总　论

分　论

总　论

第一章

中药饮片验收的法定依据及验收程序

一、中药饮片验收的法定依据

（一）国家药品标准

2019年12月1日起施行的修订后的《中华人民共和国药品管理法》第28条规定："药品应当符合国家药品标准""国务院药品监督管理部门颁布的《中华人民共和国药典》和药品标准为国家药品标准"；第44条规定："中药饮片应当按照国家药品标准炮制；国家药品标准没有规定的，应当按照省、自治区、直辖市人民政府药品监督管理部门制定的炮制规范炮制。省、自治区、直辖市人民政府药品监督管理部门制定的炮制规范应当报国务院药品监督管理部门备案。不符合国家药品标准或者不按照省、自治区、直辖市人民政府药品监督管理部门制定的炮制规范炮制的，不得出厂、销售。"下面简介常用的药品标准。

1.《中华人民共和国药典》（2020年版 一部） 《中华人民共和国药典》简称《中国药典》，是国家药品的法典。全国的药品生产、供应、使用、检验和管理部门等单位都必须遵照执行。1949年以后，我国先后颁布了11版药典，即1953年版、1963年版、1977年版、1985年版、1990年版、1995年版、2000年版、2005年版、2010年版、2015年版、2020年版。一般新版药典正式颁布使用后，旧版药典即停止使用。《中国药典》（2020年版）分为四部，其中第一部是中药标准，也是编写本书的最主要依据。

2.《中华人民共和国卫生部药品标准·中药材·第一册》 简称《中药材部颁标准》，收载了101种药材，于1992年5月1日颁布执行。

3.进口药材质量标准 国家食品药品监督管理局于2004年5月8日，以"国食药监注〔2004〕144号"文件颁布了儿茶等43种进口药材质量标准。遇进口药材时可以据此鉴定。

4.国家卫生健康委员会、国家药品监督管理局颁布的其他药材标准 卫生部药品标准藏药分册（1995年版）、蒙药分册（1998年版）、维吾尔药分册（1999年版）及一些散标准（专为单个品种如甜菊苣、山羊角、黄羊角、鹅喉羚羊角等颁布的标准）。国家药品监督管理局也颁布过一些散标准，如龙血竭的标准等。这些都属于国家药品标准。

（二）地方药材标准

各省、自治区、直辖市药监部门颁布的《中药材炮制规范》中涉及的鉴别内容，为地方标准，在当地有法定约束力。各省、自治区、直辖市还颁布了本地的药材标准，收载国家药品标准未载的品种，在当地也视为地方标准。地方标准中的品种如果已被国家药品标准记载，应以国家药品标准为准。

二、中药饮片验收程序

中药饮片验收一般程序是：取样→观察检验→核对文献或请教专家→做出结论→记录留样→将鉴定结果通知相关部门。

（一）取样

取样，是指从一批来货中抽取供检验用的样品。抽取的样品应具有代表性，即必须保证抽取的样品能准确反映被验收药品的总体质量状况。《中国药典》对药材和饮片的取样法做了详细规定，现结合实践经验介绍如下。

1. 取样准备

（1）洁净的采样工具：不锈钢勺，不锈钢铲，不锈钢镊子、夹子、探子等。

（2）样品盛装容器：具封口装置的无毒塑料袋等。

（3）其他用品：手套、样品盒、剪刀、放大镜、纸、笔、请验文件（请验报告或入库质量验收通知单、到货药品随货同行凭证、取样记录表、取样证等）。

（4）注意：罂粟壳等特殊管理的药品应双人取样。

2. 货物外观检查

（1）核验：核对请验文件内容与实物是否相符，注意同一品种各包装的品名、产地、规格及包装式样是否一致。异常者应逐件抽出，单独检验。

（2）检查：检查货物包装的完整性、清洁程度以及是否有水迹、霉变或其他污染等情况，详细记录。凡有外观异常情况的包件，应逐件抽出，加倍抽样，单独检验。

3. 抽取样品包件　从货物堆码层次中按“前上、中侧、后下”的相应位置随机抽取整件样品。取样时均应符合下列有关规定。

（1）从同批药材和饮片包件中抽取供检验用样品的原则：总包件数不足 5 件的，逐件取样；5 ～ 99 件，随机抽 5 件取样；100 ～ 1000 件，按 5% 比例取样；超过 1000 件的，超过部分按 1% 比例取样；贵重药材和饮片，不论包件多少均逐件取样。

（2）抽取供检验样品的方法：每一包件至少在 2 ～ 3 个不同部位各取样品 1 份。包件大的应从 10 cm 以下的深处在不同部位分别抽取；对破碎的、粉末状的或大小在 1 cm 以下的药材和饮片，可用采样器（探子）抽取样品。对包件较大或个体较大的药材，可根据实际情况抽取有代表性的样品。

4. 每一包件的取样量

（1）不同药材的取样量：一般药材和饮片抽取 100 ～ 500 g；粉末状药材和饮片抽取 25 ～ 50 g；贵重药材和饮片抽取 5 ～ 10 g。样品放在塑料袋内，封口，做好标记（品名、批号、取样日期、取样人等）。

（2）抽取样品总量：将抽取的样品混匀，即为抽取样品总量。若抽取样品总量超过检验用量数倍时，可按四分法再取样，即将所有样品摊成正方形，依对角线划“×”，使分为四等份，取用对角两份；再如上操作，反复数次，直至最后剩余量能满足供检验用样品量。

（3）最终抽取的样品量：最终抽取的供检验用样品量，一般不得少于检验所需用量的 3 倍，即 1/3 供实验室分析用，另 1/3 供复核用，其余 1/3 留样保存。

5. 取样后的工作

封好开启的样品包件，加贴封口标记（封口人签章），在取样包件上粘贴取样证。填写取样记录。

（二）观察检验

对抽取的样品，首先观察性状，经验丰富者即可做出鉴定结果，经验不足者也能大致确定应查文献的范围。必要时再用显微、理化方法鉴定。

（三）核对文献

验收时首先翻看药典，药典没有的品种查部（局）颁标准，国家标准均没有的品种，先查本省（区、市）的中药材标准，如仍没有就查《中国药材标准名录》看其他省（区、市）有没有标准。如果所有标准都查不到，那就是没有药用标准的药材，按法律讲就不能当药卖了，否则就是违法。将样品性状与药品标准记载逐一对照，完全一致者可判断为正品。若标准不载或所述不详，可参阅权威性较强的文献，如《新编中药志》《常用中药材品种整理和质量研究》《中药大辞典》《中药鉴别手册》等，以及各种由药品检验单位、科研单位编写的中药真伪鉴别专著。必要时请教有关专家（主要是药检所从事药材检验的专职人员）。如条件允许，最好能到样品产地调查，取得完整的原植物，进行药材来源鉴定。

（四）做出结论

结论一般应包括样品的正名（即药品标准记载的名称）、验收依据、处理意见（可收或退货等）、验收人签名及验收时间等。

（五）记录留样

验收后记录本次鉴定药品的来源、产地、鉴定过程、鉴定依据、鉴定日期及验收人，并留下足够的样品。妥善保管这些资料，以备日后复核或再次鉴定同一品种时参考。

（六）通知相关部门

将鉴定结论和处理意见用书面文件送达采购、质量管理、供货单位等相关部门。

（沈涛、张晓明）

第二章

中药材、中药饮片的经验鉴别方法

鉴定方法目前分为性状鉴定、显微鉴定、理化鉴定和来源鉴定四类，习称“四大鉴定”。目前医院中药库房、药房及零售药店在验收饮片时，大多不能做理化鉴定和来源鉴定，显微鉴定用得也很少，所以本书重点介绍最常用的性状鉴定法。

一、中药性状鉴定的方面

中药性状鉴定法又称为经验鉴定法，是中药行业长期实践总结出来的，它主要通过眼看、手摸、鼻闻、口尝、水试、火试等方法来鉴别中药材及中药饮片的形态、大小、颜色、表面特征、气味、质地、断面特征以及水火试反应，以区分其真、伪、优、劣。此方法具有简单易行、快速准确的特点，是中药传统特色技术之一。

（一）形态

有一些中药材具有较为特殊的外观形态，可作为鉴定其品种基源、质量优劣的重要依据。形状与药用部位有关，如根类药材原植物有圆柱形、圆锥形、纺锤形等，皮类有卷筒、片状等，种子类有圆球形、椭圆形、扁圆形等。一些中药材的典型形状，特别是传统鉴别术语可以作为其特定的品质特征，如防风的根茎部分称“蚯蚓头”，山参特征“芦长碗密枣核艼，紧皮细纹珍珠须”，三七特征“铜皮铁骨狮子头”。

（二）大小

中药材、中药饮片的大小是指长短、粗细、厚薄。这些数值是指群体样本的平均值，与平均值间的数值变化幅度应在《中国药典》规定范围内。中药材、中药饮片的大小也是其质量分级的依据之一。

（三）颜色

颜色是中药“辨状”的主要内容之一，其包括药材及饮片表面的色泽特征、内部颜色以及炮制前后的色泽变化，在中药经验鉴别中具有重要的地位。

从生物学上来看，植物颜色的形成是受多种因子共同作用的结果，但其细胞中的色素是颜色形成的根本原因，而研究表明大部分色素具有一定的药理活性。

1. 通过颜色判断质量优劣　如玄参的黑，丹参的紫，茜草的红，黄连的黄。药品的特殊色素变化往往反映了其内在品质，如优质麻黄断面髓部呈红棕色“玫瑰心”，若颜色棕黑不可用。

2. 通过颜色判断贮藏时间　如优质益母草呈青绿色，陈货呈黄绿色。

3. 通过颜色判断饮片炮制火候与质量　如炭药“炒炭存性”。

（四）表面特征

中药表面的特征不尽相同，有时差异很大，如光滑、粗糙、皱纹、皮孔、表皮毛等，又如双子叶植物的根类顶部的根茎、单子叶植物根茎具有的膜质鳞叶、蕨类植物根茎常带有的叶柄残迹和鳞片。白花前胡根的头部常有叶鞘残存的纤维毛状物，香圆未成熟果实或幼果果顶的“金钱环”等，都是这些植物显著的表面特征。

（五）质地

质地是指药材及饮片的软硬、虚实程度。一般用手折（或捏、压）的方法使其断裂、弯曲，体会断裂的难易程度，观察断裂时的变化，如声音及粉尘飞出等。特别坚硬者可用锤、钳等工具加压至碎断，体会其机械强度及干燥程度。

中药材及饮片的质地类型包括草质、木质、革质、角质、粉质、纤维质、柴质等，其质地可以反映出质量的优劣。在中药鉴定过程中要了解每味药的质地特点，更要知道导致这样特点的原因所在。如川贝母的质地特征为粉性，质量要求无“油子”；所谓“油子”是指质地呈角质状者，其形成原因在于采收时在手中攥握时间过长，淀粉粒受热糊化。

（六）断面

断面包括折断面、切断面（横切面和纵切面）、破碎面，饮片经刀切过的部分称“切面”。看断面时由外向内逐层观察各部分的颜色、纹理等特征有无不同；折断面、碎断面还要注意断处是否整齐，如折断面不易看清纹理，可削平后进行观察。观察断面前，先观察形成断面的难易、断面形成发出的声音，以及有无粉尘的散落情况。之后观察断面是否平坦，或是否呈纤维性、颗粒性或裂片状，断面是否会出现胶丝，是否具有层与层间的剥离现象。如茅苍术易断，断面放置会出现“白霜”和“朱砂点”，而白术不易断开，放置也不会出“霜”；甘草折断时出现粉尘的散落（淀粉）；牡丹皮、厚朴可见亮星点；杜仲、莲藕出现胶状丝。这均与其细胞和维管组织中的内含物种类有关。另外，断面的外观，还与其维管束的排列方式、射线分布、油点的多少有关，如黄芪的“菊花心”，粉防己的“车轮纹”，何首乌的“云锦纹”，商陆的“罗盘纹”。

（七）气

采用鼻闻法可以感知中药材及饮片，特别是富含挥发油的品种散发出的气味类型与特点。许多品种在历版《中国药典》中的文字描述中，均以气芳香等进行概括，也就是说不同中药品种在散发的气味上具有共性。当然不同的中药也存在着个性差异，如当归香而清甜，独活香而混浊，薄荷香而凉，荆芥香而燥，砂仁香而辛，豆蔻香而具樟脑气。嗅气时可直接嗅闻或在折断、揉搓后立即进行，有时可用热水湿润后嗅气。

（八）味

对中药材及饮片味的判断包括两方面：其一，中药材及饮片经口尝后的基本味觉类型与细微特征，如龙胆与黄连均味极苦，但是龙胆苦而锥舌，清水漱口而难以消除，与黄连有很大不同；其二，中药材及饮片咀嚼后的各种感官变化，如石斛味甜，咀嚼后具有较强的黏性，且黏性越强质量越优。检查味感时，可取少量直接口尝，或加热水浸泡后尝浸出液。有毒的中药材及饮片如需尝味时，应注意防止中毒。无毒的样品最好咽下，因为有些滋味须用舌后部才能体验到，有些气味在咽下的瞬间才能感觉到。尝完一种中药材或饮片后要用清水漱口，再尝试另一种，避免串味。尝味不要在饮酒、吸烟或刚进食刺激性食物后进行，否则味觉不灵敏。

（九）水试、火试、显色反应与荧光反应

只有少数中药材及饮片须用此法鉴定。水试是将样品用凉水或热水浸泡（有时还要加入醋、食用碱等），观察药物在水中的各种变化，如水液颜色变化、药物体积变化、药物扩散现象、药物溶解度的大小、药物浮沉的状态等。火试是用火直接或间接灼烤样品，观察有无特殊的响声及形、色、气、质的改变。显色反应是将化学试剂直接滴加到药材和饮片上，观察其颜色改变。荧光反应是将样品放在荧光灯下，观察各

种颜色的荧光。这些都属于简单的理化鉴定方法，可与各种性状鉴定方法结合应用。

二、常用的经验鉴别方法

（一）眼观法

指用眼睛观察药材或饮片样品的形状、颜色、质地、表面或断面特征，有需要时可对药材或饮片进行预处理或借用放大镜、小刀等工具。

1. 直接观察法　形状、大小、颜色、光泽、表面、断面。

2. 放大观察法　用放大镜观察某些药材或饮片表面的细小茸毛或断面的细孔、小针晶等。

3. 透光观察法　有些药材或饮片的特征不容易直接观察，需利用光线透射而观察。如鉴别天冬，对光透视可见一条不透明的细木心。

4. 光照观察法　有些中药的断面具有小针晶、小亮晶，但需在较明亮的光源斜照下才容易观察。如鉴别牡丹皮时，在阳光斜照下可见“亮银星”。

5. 水处理观察法　对于一些皱缩的易碎样品，如叶类等，可用清水或热水将样品泡软，摊开展平后再观察。如金钱草用水浸后，对光透视可见黑色或褐色的条纹。

中药饮片多数都切成片或段等规格，但其形状与药用部位仍然有关，如根类与茎类有圆片状、不规则片状、段状等，皮类有卷筒状、条片状等。部分细小的药材及名贵类药材更是保留整个，因而原药材的特征描述术语依然有重要鉴定参考作用。

（二）测量法

中药的质量常与长短、大小、厚薄、轻重密切相关，在确定等级、规格指标时，常用测量法进行分级。测量值一般有一定的变化范围，并允许有少量高于或低于规定的数值。如较多样品测量值均过小，应考虑其可能生长年限较短、质量较差。

1. 称重法　取一定数量的样品，称重后算出单位重量的个数。如确定三七的头数、人参的支数、当归的支数等。

2. 度量法　取一定数量的样品，用毫米刻度尺度量样品的长短、粗细、厚薄等。

（三）手感法

用手触摸药材或饮片，判断其软硬、轻重、光滑或粗糙及干湿程度。如用指甲刻划肉桂或厚朴，看是否有油痕，鉴别其油性；将样品置手掌上，上下运动判断其轻重，如判断沉香质量和鉴别混充于西洋参中的生晒参；手摸样品的表面或断面，感觉其光滑或粗糙程度，个别药材或饮片可用水湿润后触摸，以判断其是否具有黏滑感；用手抓握样品，通过其软硬度来判断其干湿程度。

（四）鼻嗅法

许多中药有特殊的气味，用鼻嗅法可鉴别其真伪。气是衡量品质的标准之一，中药的气愈浓厚，即表示其质量愈佳。常用方法如下。

1. 直接嗅闻法　气较明显的中药可直接用鼻子嗅闻。如大黄、当归、白芷等均有特殊香气。

2. 处理后嗅闻法　气不明显的中药，可在折断、搓揉或热水浸泡后再闻。如新鲜鱼腥草，揉搓后可嗅到鱼腥气；苦杏仁数粒加水共研，会产生苯甲醛的特殊香气；黄芥子研碎加水湿润，会产生强烈异臭。

（五）口尝法

大多数药材或饮片都有一定的味，味分 7 种，即酸、甘、淡、辣、苦、咸、涩。可通过口尝来鉴别其品种或是否有掺杂。味也是衡量药材或饮片品质的标准之一，一般来说，中药材或饮片的味愈浓厚，也即表示其质量愈优胜，如乌梅、木瓜以味酸为佳，黄连、黄柏以味苦为佳，甘草、党参以味甜为佳，肉桂以味甜辣为佳等等。中药的气味有异或改变，要考虑其品种和质量的问题，不能轻视。口尝法分为下列 3 种。

1. 舌感法　用舌头接触药材或饮片表面，辨别味道及是否有吸舌感。如龙骨。

2. 咀嚼法　将少量药材或饮片放入口中嚼烂，判断味道并体验咀嚼时的感觉。

3. 浸出液法　对于味不明显的药材或饮片，取适量样品加开水浸泡后尝其浸出液味道。

（六）耳听法

是通过耳朵听辨药材或饮片样品被敲击或折断时发出的声音来判别其质量优劣的方法。此法较少用。可用摇听法，如将夏枯草、罗汉果来回晃动，听其发出的声音；或者折听法，将药材或饮片折断，听其折断时发出的声音，如声音较清脆则表示其较干燥。

（七）水试法

将样品放入水中浸渍，或加以搅拌、研磨，放入水中后立即观察药物在水中的各种变化，如水液颜色变化、药物体积变化、扩散现象、药物溶解度的大小、药物浮沉的状态等，以鉴定药物的真伪优劣。此法常有以下几种。

1. 溶解法　将样品置于清水中，观察溶解的现象和情况。如将小粒熊胆投入清水杯可见其逐渐溶解而盘旋，并有黄线下垂杯底而不扩散。

2. 浸泡法　将样品置于清水中，搅拌或浸泡适当时间，观察其沉浮程度、清水颜色变化、有无沉淀物或漂浮物以及膨胀程度等。如西红花浸入水中，水染黄色，水面无油状物飘浮，水底无沉淀；蛤蟆油用水浸泡，24 h 内体积应增大 10 ～ 15 倍；又如南北葶苈子的鉴别，加水浸泡后，用放大镜观察，南葶苈子透明状黏液层薄，厚度约为种子宽度的 1/5 以下，北葶苈子透明状黏液层厚，厚度约为种子宽度的 1/2 以上。

3. 浮沉法　将样品置水中观察其浮沉情况，进而鉴别其质量或有无掺伪。如将青黛撒于水面，应浮于水面而不应有下沉物；降香、沉香等以入水下沉者为质佳；猪苓、海浮石、炉甘石等以入水不沉、浮于水面者为质佳；海金沙在冷水中浮于水面，加热后渐下沉者为真品。

4. 加热法　将样品置于烧杯中进行加热，观察其变化现象。如将菟丝子置水中煮沸，种皮破裂后会露出旋卷形的胚，形如吐丝。

5. 研磨法　如乳香粉加水共研后呈乳白色乳状液，没药粉加水共研后呈黄棕色乳状液，进口阿魏加水共研后呈白色或橙黄色乳状液，藤黄加水共研后则显黄绿色乳状液等。

6. 滴水法　如将水滴在蟾酥表面，水滴处呈乳白色隆起。

（八）火试法

常用于茎木类、树脂类、动物类或其他类药物的鉴别，将样品用火燃烧或烘焙，观察产生的气味、颜色、烟雾、响声等现象，以鉴别药材或饮片的真伪或优良度。

1. 直火燃烧法　将样品点燃或置火焰中燃烧，观察燃烧过程和状况。如檀香、降香微有香气，点燃后则香气浓烈，燃时有油流出，烧完留有白色灰烬；海金沙撒于火焰上会发出爆鸣声及闪光，烧后无灰渣残留；又如麝香火试法，取麝香仁少量，撒于炽热的坩锅中灼烧，初则迸裂，随即融化膨胀起泡似珠，香气浓烈四溢，无毛肉焦臭，无火焰或火星出现，灰化后残渣呈白色或灰白色。

2. 隔火烘焙法　将样品放在铁皮或白纸上，置火焰上隔火烘焙，观察烘焙过程的变化及状况。如血竭放在纸上烘焙，熔化后透光照视，色鲜红如血而透明，无残渣。

此外又有来源鉴定，又叫“基源鉴定”，是以确认药材来源物质（原植物、原动物、原矿物等）为目的的鉴定方法。它也是按取样→观察或实验→核对文献或标准样品→下结论的步骤进行。与其他3种鉴定法的不同之处在于：首先，来源鉴定的样品必须是完整的药材原物质，其中原植物样品必须有完整的花和果实，否则就无法进行鉴定；其次，各种药品标准均不详述原物质特征，因此来源鉴定主要是以权威性较强的植物（动物、矿物）学文献为依据。核对文献时首先查阅《中国植物志》《中国高等植物图鉴》《中国药用植物志》《中国动物志》《中国药用动物志》等专著，其次再查阅《新编中药志》《中药大辞典》《中药鉴定学》等记载药材原物质特征的中药学著作。

（沈涛、张晓明）

第三章

中药饮片炮制方法及质量标准通则

中药炮制是按照中医药理论，根据药材自身性质，以及调剂、制剂和临床应用的需要，所采取的一项独特的制药技术。药材凡经净制、切制或炮炙等处理后，才能成为“饮片”；药材必须净制后方可进行切制或炮炙等处理。

一、净制

净制即净选加工。中药材在切制、炮炙或调配、制剂前，均应选取规定的药用部分，除去非药用部分、杂质及霉变品、虫蛀品、灰屑等，使其达到药用的净度标准。经净制后的中药材称“净药材”。根据情况可选用下列方法处理。

（一）清除杂质

1. 挑选　分离不同药用部分和杂质，或将药材按大小、粗细等分档，以便于下一道工序制作处理。

2. 筛选　选用网眼大小适宜的筛，以除去药材中夹杂的泥沙、细屑及其他杂物或饮片中的灰屑。

3. 风选　利用风力使药材与杂质分离。

4. 淘洗（水洗）　利用清水洗去药材附着的泥土或杂质，洗时勿使药材在水中浸泡过久。除切片外，应注意及时干燥，防止霉变。

（二）除去非药用部位

1. 抽心　取药材于清水中短时浸润软化，待木心与皮部脱离时，抽去木心，除去非药用部位。

2. 刷净　利用刷子以除去药材表面的绒毛或杂质。

3. 火燎　取药材在火焰上短时灼烧，使药材表面毛茸迅速受热焦化而内部不受影响。

4. 刮除　利用刮刀以除去药材表面非药用部位的粗皮或杂物。

5. 压碾　碾去药材外附的非药用部位。

6. 撞击　将药材置于适当的容器内，用力振摇，使药材相互撞击，除去毛刺。

7. 剔除　用刀或其他工具，剔去（挖去）药材内部的非药用部位、杂质。

8. 剪切　利用剪刀以除去残留的非药用部位。

9. 提纯　取药材于规定的溶剂中溶解，过滤，静置，冷却后析出晶体，或将其溶剂浓缩，随时捞出晶体除去药材中的杂质。

二、切制

药材除鲜切、干切外，须经规定的方法浸润软化后，切制成一定规格的片、段、块、丝等。切制后的净药材称“切制品”，切制方法如下。

（一）软化

取净药材用清水处理至软的方法。有淋润、淘洗、浸润、浸泡等多种方法，视药材的质地、大小、粗细等选择处理。注意掌握水量、时间或温度等条件以保证饮片质量。

1. 淋润（喷淋）　适用于气味芳香、质地疏松的全草类、叶类和有效成分易随水流失的药材。将净药材堆放或成捆竖立，自上而下均匀喷淋清水，喷淋次数依药材质地而定，一般为 2 ～ 3 次，短时间微润后使其软化，再切制。叶与茎的质地不同，应分别处理。

2. 淘洗（抢水）　适用于质地疏松的药材。将净药材置清水中快速淘洗，及时捞出，供切制或润后切制。亦用于除去药材外的泥土或其他杂质。

3. 漂　适用于需要降低毒性（如天南星、半夏、乌头等）或除去盐分（如昆布、海藻等）的药材。一般是将净药材置缸中，冬、春季每天换水 1 次，夏、秋季每天换水 2 ～ 3 次，采用反复用清水浸泡的方法。漂泡时长要视气温及药材而异，一般为 3 ～ 10 天，防止日晒。

需要久漂的药材如龟甲、鳖甲等，采取水量一次加足、不换水的方法，利用微生物使附着在药材上的筋肉、膜皮等杂质部分在水中分解腐烂除去。

4. 浸泡　适用于质地较坚实的药材。将净药材在清水中浸泡一定时间（必要时换水），使其组织软化至适当程度，捞出，润透软化，切片。操作时先将药材按大小、粗细、软硬分档处理，采用“少泡多润”的方法。切忌连同包装袋一起浸泡，以免污染药材。并注意根据季节和气温调整浸泡时间，防止伤水或霉变。应及时干燥。

5. 浸润　将净药材用适量清水或规定的液体辅料（必要时加适量清水）浸泡至六七成润透时，捞出，置适宜容器内，盖上湿物。浸润应做到“水尽药透”，并应注意防止返热烂叶，切制后及时干燥。

6. 闷润　适用于经水洗、浸泡后仍达不到软化要求的药材。取浸润的净药材置适宜容器中，以物遮盖并经常淋水保持湿润，让外部水分徐徐渗入药材组织内部至润透。

7. 雾润　将净药材摊放于湿润而垫有篾席的地上，使其自然吸湿回润。

8. 其他　有的净药材可通过沸水烫、蒸、烘等加热方法使药材软化。应趁热切制。

（二）切片

根据药材的质地、个体大小等不同，切制成一定规格的片、段、块、丝等。

1. 手工切制　手工切制是传统切制方法。先按大小将药材整理好，压紧均匀送进刀口，片厚薄通过送货速度掌握，送慢片薄，送快片厚，特别坚硬的药材如槟榔用特制夹子切片。

2. 机械切制　全国各地生产的切药机械种类较多。操作时，将被切药材整齐地放入刀床或药斗中，装满，压紧，然后调好切片的厚度即可切制，并随切随续药。

3. 其他切制　对于木质及动物骨、角类药材，用上述工具切片较难，应根据不同情况选用适宜工具，研磨，或用锉刀、刨子将坚硬木质类、角质类药材锉（刨）成粉末或极薄片等。

镑片：先用清水适当软化，再用镑刀将药材镑成极薄的片。

锉片：以钢锉将药材锉为细末。

刨片：利用刨刀将某些较坚硬的木材类、根类药材刨成薄片。

劈片：利用斧类厚刃刀具，将角类药物劈成片块。

切制品有片、段、块、丝等，其规格厚度通常如下。

片：极薄片 0.5 mm 以下，薄片 1 ～ 2 mm，厚片 2 ～ 4 mm。

段：短段 5 ～ 10 mm，长段 10 ～ 15 mm。

块：8 ～ 12 mm 的方块。

丝：细丝 2 ～ 3 mm，宽丝 5 ～ 10 mm。

（三）制碎

将净制或切制后的药材，用不同的加工手段进行粉碎加工处理，使其达到所需要的粉碎程度。适用于不能切片的植物果实和种子、动物的贝壳和骨骼以及矿物等药材，和因临床需要而应捣碎、砸碎或粉成颗粒、粉末后入药的药物。

1. 捣碎　置捣碎器中进行捣碎加工处理，取出。

2. 砸碎　置砸碎器中进行砸碎加工处理，取出。

3. 碾碎　置碾碎器中进行碾碎加工处理，取出。

（四）干燥

凡经水处理的净药材或切制品，应该及时干燥。干燥的温度，除另有规定外，一般不超过 80 ℃，含挥发性物质者不超过 60 ℃。

凡烘干、晒干、阴干都可以，不影响质量的用“干燥”。不宜用较高温度烘干的用“晒干”或“低温干燥”（不超过 60 ℃）。烘干、晒干均不适宜的用“阴干”或“晾干”。需要短时间内干燥的用“曝晒”或“及时干燥”。用火、蒸汽或电热等方式烘干，温度一般不超过 80 ℃。

三、炮炙

取经净制、切制后的净药材，除另有规定外，常用的炮炙方法和要求如下。

（一）炒制

炒制分单炒（清炒）和加辅料炒。需炒制者应为干燥品，且大小分档；炒时火力应均匀，不断翻动。应掌握加热温度、炒制时间及程度要求。

1. 清炒　不加任何辅料的炒法称为清炒法，根据火候及程度的不同又分为炒黄、炒焦和炒炭。

清炒的主要目的：增强疗效，降低毒性或副作用，缓和药性，增强或产生止血作用，保证疗效，利于贮存。

（1）炒黄：取净药材，置热锅内，用文火炒至表面微黄色，有药香味时，出锅，放凉。

常用品种：黑芝麻、青葙子、葶苈子、花椒、芡实、使君子、郁李仁、白果、蒺藜、紫苏子、火麻仁、赤芍、槐花、九香虫、海螵蛸、苍耳子、芥子、决明子、莱菔子、蔓荆子、牛蒡子、牵牛子、酸枣仁、王不留行、薏苡仁等。

（2）炒焦：一般用中火炒至表面焦黄色或焦褐色，断面色加深，具焦香味时，出锅，放凉；炒焦后易燃的中药材，可喷淋清水少许，再炒干或晒干。

常用品种：山楂、川楝子、栀子、槟榔、六神曲、麦芽等。

2. 麸炒　先将炒制容器加热，至撒入麸皮即刻烟起，随即投入待炮炙品，迅速翻动，炒至表面呈黄色或深黄色时，取出，筛去麸皮，放凉。

除另有规定外，每 100 kg 待炮炙品，用麸皮 10 ～ 15 kg。

麸炒的主要目的：增强疗效，缓和药性，矫臭矫味。

常用品种：苍术、白术、僵蚕、枳实、枳壳等。

3. 米炒　先将炒制容器加热，加入定量的米，用中火炒至冒烟时，投入药物，拌炒至一定程度，取出，筛去米，放凉。

除另有规定外，每 100 kg 待炮炙品，用米 20 kg。

米炒的主要目的：增强药物的健脾止泻作用，降低药物毒性，矫正不良气味。

常用品种：党参、红娘子、斑蝥等。

4. 土炒　将灶心土研成粉末，置于锅内，用中火加热，炒至土呈灵活状态时，投入净药物，翻炒至药物表面均匀挂上一层土粉，并透出香气时，取出，筛去土粉，放凉。

土炒的主要目的：增强药物的补脾止泻作用。

常用品种：白术、山药等。

5. 砂炒　取洁净河砂置炒制容器内，用武火加热至滑利状态时，投入待炮炙品，不断翻动，炒至表面鼓起、酥脆或至规定的程度时，取出，筛去河砂，放凉。如需醋淬时，筛去辅料后，趁热投入醋液中淬酥。

除另有规定外，河砂以掩埋待炮炙品为度。

砂炒的主要目的：增强疗效，便于调剂与制剂，降低毒性，便于去毛，矫臭矫味。

常用品种：龟甲、鳖甲、鸡内金、马钱子、骨碎补、狗脊、干姜等。

6. 蛤粉炒　取碾细过筛后的净蛤粉，置锅内，用中火加热至翻动较滑利时，投入待炮炙品，翻炒至鼓起或成珠、内部疏松、外表呈黄色时，迅速取出，筛去蛤粉，放凉。

除另有规定外，每 100 kg 待炮炙品，用蛤粉 30 ～ 50 kg。

蛤粉炒的主要目的：使药物质地酥脆，便于调剂及制剂，降低药物的滋腻之性，矫正不良气味，增强药物疗效。

常用品种：阿胶、鹿角胶等。

7. 滑石粉炒　取滑石粉置炒制容器内，用中火加热至灵活状态时，投入待炮炙品，翻炒至鼓起、酥脆、表面黄色或至规定程度时，迅速取出，筛去滑石粉，放凉。

除另有规定外，每 100 kg 待炮炙品，用滑石粉 40 ～ 50 kg。

滑石粉炒的主要目的：使药物质地酥脆，便于粉碎和煎煮，降低毒性及矫正不良气味。

常用品种：鱼鳔胶、黄狗肾、刺猬皮、水蛭等。

（二）炙法

是待炮炙品与液体辅料共同拌润，并炒至一定程度的方法。

1. 酒炙　取待炮炙品，加黄酒拌匀，闷透，置炒制容器内，用文火炒至规定的程度时，取出，放凉。

酒炙时，除另有规定外，一般用黄酒。除另有规定外，每 100 kg 待炮炙品，用黄酒 10 ～ 20 kg。

酒炙的主要目的：改变药性，引药上行；增强活血通络的作用；矫臭去腥。

常用品种：黄连、大黄、乌梢蛇、蕲蛇、桑枝、地龙、丹参、龙胆、益母草、川芎、白芍、续断、当归、牛膝、威灵仙、仙茅等。

2. 醋炙　取待炮炙品，加醋拌匀，闷透，置炒制容器内，炒至规定的程度时，取出，放凉。

醋炙时，用米醋。除另有规定外，每 100 kg 待炮炙品用米醋 20 kg。

醋炙的主要目的：引药入肝，增强活血止痛的作用；降低毒性，缓和药性；矫臭矫味。

常用品种：甘遂、商陆、芫花、京大戟、狼毒、莪术、柴胡、延胡索、香附、三棱、青皮、艾叶、乳香、没药、郁金等。

3. 盐炙　取待炮炙品，加盐水拌匀，闷透，置炒制容器内，以文火加热，炒至规定的程度时，取出，放凉。

盐炙时，用食盐，应先加适量水溶解后，滤过，备用。除另有规定外，每 100 kg 待炮炙品用食盐 2 kg。

盐炙的主要目的：引药下行，增强疗效，缓和药物辛燥之性，增强滋阴降火之性。

常用品种：知母、泽泻、巴戟天、小茴香、益智仁、橘核、荔枝核、杜仲、补骨脂、黄柏、沙苑子、车前子、菟丝子等。

4. 姜炙　姜炙时，应先将生姜洗净，捣烂，加水适量，压榨取汁，姜渣再加水适量重复压榨1次，合并汁液，即为“姜汁”。姜汁与生姜的比例为1 ：1。

取待炮炙品，加姜汁拌匀，置锅内，用文火炒至姜汁被吸尽，或至规定的程度时，取出，晾干。

除另有规定外，每100 kg待炮炙品用生姜10 kg。

姜炙的主要目的：制其寒性，增强和胃止呕作用，缓和副作用，增强疗效。

常用品种：厚朴、竹茹、草果等。

5. 蜜炙　蜜炙时，应先将炼蜜加适量沸水稀释后，加入待炮炙品中拌匀，闷透，置炒制容器内，用文火炒至规定程度时，取出，放凉。

蜜炙时，用炼蜜。除另有规定外，每100 kg待炮炙品用炼蜜25 kg。

蜜炙的主要目的：增强润肺止咳的作用，增强补脾益气的作用，缓和药性，矫味和消除副作用。

常用品种：黄芪、甘草、紫菀、款冬花、百部、白前、枇杷叶、旋覆花、桑白皮、百合、麻黄、金樱子、桑叶、升麻、白薇、瓜蒌皮、瓜蒌等。

6. 油炙　羊脂油炙时，先将羊脂油置锅内加热融化后去渣，加入待炮炙品，拌匀，用文火炒至油被吸尽、表面光亮时，摊开，放凉。

油炙的主要目的：增强疗效，利于粉碎，便于制剂及调剂。

常用品种：淫羊藿、蛤蚧、三七等。

（三）制炭

制炭时应“存性”，并防止灰化，更要避免复燃。

1. 炒炭　取待炮炙品，置热锅内，用武火炒至表面焦黑色、内部焦褐色或至规定程度时，喷淋清水少许，熄灭火星，取出，晾干。

炒炭的主要目的：可使药物产生或增强止血、止泻作用。

常用品种：大蓟、小蓟、干姜、石榴皮、白茅根、牡丹皮、乌梅、鸡冠花、莲房、蒲黄、荆芥等。

2. 煅炭　又称扣锅煅。取待炮炙品，置煅锅内，密封，加热至所需程度，放凉，取出。

煅炭的主要目的：改变药性，产生或增强止血作用；降低毒性。

常用品种：血余炭、棕榈、灯心草、荷叶、干漆、蜂房、丝瓜络等。

（四）煅

煅制时应注意煅透，使酥脆易碎。

1. 明煅　取待炮炙品，砸成小块，置适宜的容器内，煅至酥脆或红透时，取出，放凉，碾碎。

含有结晶水的盐类药材，不要求煅红，但需使结晶水蒸发至尽，或全部形成蜂窝状的块状固体。

明煅的主要目的：使药物质地酥脆，除去结晶水，使药物有效成分易于煎出。

常用品种：白矾、硼砂、石膏、寒水石、花蕊石、龙骨、龙齿、牡蛎、石决明、瓦楞子、蛤壳、珍珠母、阳起石等。

2. 煅淬　将待炮炙品煅至红透时，立即投入规定的液体辅料中，淬酥，若不酥，可反复煅淬至酥，取出，干燥，打碎或研粉。

煅淬的主要目的：使药物质地酥脆，易于粉碎，利于有效成分煎出；改变药物的理化性质，减少副作用，增强疗效；清除药物中夹杂的杂质，洁净药物。

常用品种：自然铜、赭石、磁石、紫石英等。

（五）蒸

取待炮炙品，大小分档，按各品种药典炮制项下的规定，加清水或液体辅料拌匀、润透，置适宜的蒸制容器内，用蒸汽加热至规定程度，取出，稍晾，拌回蒸液，再晾至六成干，切片或段，干燥。

蒸制的主要目的：改变药性，扩大用药范围；减少副作用；保存药效，利于贮存；便于软化切片。

常用品种：①不加辅料：黄芩、桑螵蛸、人参、天麻、木瓜等。②加辅料：何首乌、地黄、女贞子、黄精、山茱萸、肉苁蓉、五味子等。

（六）煮

取待炮炙品，大小分档，按各品种药典炮制项下的规定，加清水或规定的辅料共煮透，至切开内无白心时，取出，晾至六成干，切片，干燥。

煮制的主要目的：消除或降低药物的毒副作用，清洁药物。

常用品种：①清水煮：川乌、附子、草乌等。②豆腐煮：珍珠、藤黄、硫黄等。③甘草水煮：远志、吴茱萸等。

（七）煨

取待炮炙品用面皮或湿纸包裹，或用吸油纸均匀地隔层分放，进行加热处理；或将其与麸皮或滑石粉同置炒制容器内，用文火炒至规定程度取出，放凉。

除另有规定外，每 100 kg 待炮炙品用麸皮 50 kg。

煨法的主要目的：除去药物中挥发性或刺激性成分，从而降低副作用或缓和药性，增强疗效。

常用品种：肉豆蔻、诃子、木香、葛根等。

四、其他

（一）燀

取待炮制品投入沸水中，翻动片刻，捞出。有的种子类药材，燀至种皮由皱缩至舒展、易搓去时，捞出，放入冷水中，除去种皮，晒干。

燀法的主要目的：在保存有效成分的前提下，除去非药用部位；分离不同药用部位。

常用品种：苦杏仁、桃仁、白扁豆等。

（二）制霜（去油制霜）

除另有规定外，取待炮制品碾碎如泥，经微热，压榨除去大部分油脂，含油量符合要求后，取残渣研制成符合规定的松散粉末。

去油制霜的主要目的：降低毒性，缓和药性，降低副作用。

常用品种：巴豆、千金子、柏子仁、瓜蒌子、大风子、木鳖子等。

（三）水飞

取待炮制品，置容器内，加适量水共研成糊状，再加水，搅拌，倾出混悬液。残渣再按上法反复操作数次，合并混悬液，静置，分取沉淀，干燥，研散。

水飞的主要目的：去除杂质，洁净药物；使药物质地细腻，便于内服和外用，提高生物利用度；除去药物中水溶性毒性物质。

常用品种：朱砂、雄黄、滑石等。

（四）发芽

取待炮制品，置容器内，加适量水浸泡后，取出，在适宜的湿度和温度下使其发芽至规定程度，晒干或低温干燥。注意避免带入油腻，以防烂芽。发芽时先长须根而后生芽，勿将须根误认为芽。一般芽长不超过 1 cm，发芽率在 85% 以上。

发芽的主要目的：使药效物质基础发生改变，改变原有的性能，产生新的功效，扩大用药品种。

常用品种：麦芽、谷芽、粟芽、大豆黄卷等。

（五）发酵

取待炮制品加规定的辅料拌匀后，制成一定形状，置适宜的湿度和温度下，使微生物生长至其中酶含量达到规定程度，晒干或低温干燥。注意发酵过程中，发现有黄曲霉菌应禁用。

发酵的主要目的：改变原有性能，产生新的治疗作用，扩大用药品种，增强疗效。

常用品种：六神曲、淡豆豉、半夏曲、红曲、建神曲等。

（六）复制法

将净选后的药物置于容器内，加入 1 种或数种辅料，按工艺程序，或浸、泡、漂，或数法共用，反复炮制达到规定的质量要求。

复制的主要目的：降低或消除药物的毒性，改变药性，增强疗效，矫臭矫味。

常用品种：半夏、天南星、白附子等。

五、产地趁鲜加工饮片

即在产地将药材切制成片（段、块），然后干燥。产地趁鲜加工分为 2 种：一是直接趁鲜切制，即在产地将新鲜的药材，经过挑选、清洗后，趁鲜切制成片或段、块，然后干燥；二是采用传统产地加工技术的趁鲜加工，即在产地将新鲜药材先按照传统方法（如发汗、蒸、煮、杀青等）加工，待药材干燥至一定程度后再直接切成片（段、块）。产地趁鲜加工饮片仍作为中药材管理，到饮片厂后，只作简单的净选即可。如此大大降低了药材因再次软化导致质量不合格的风险，也降低了饮片企业的加工成本。

《中国药典》2020 年版收载 68 种可以趁鲜加工的中药材。

1. 药材切片（共29个品种） 干姜、土茯苓、山柰、山楂、山药、川木通、三颗针、片姜黄、乌药、功劳木、附子、地榆、皂角刺、鸡血藤、佛手、苦参、狗脊、粉萆薢、浙贝母、桑枝、菝葜、绵萆薢、葛根、紫苏梗、黄山药、竹茹、桂枝、狼毒、滇鸡血藤。

2. 药材切段（共18个品种） 大血藤、小通草、肉苁蓉、青风藤、钩藤、高良姜、益母草、通草、桑寄生、黄藤、锁阳、槲寄生、颠茄草、野木瓜、广东紫珠、首乌藤、桃枝、铁皮石斛。

3. 药材切块（共3个品种） 何首乌、茯苓、商陆。

4. 药材切瓣（共4个品种） 木瓜、化橘红、枳壳、枳实。

5. 药材切瓣或片、段（指可选用多种切制方法加工的药材，共11个品种） 丁公藤、大黄、天花粉、木香、白蔹、防己、两面针、虎杖、香橼、粉葛、大腹皮。

6. 去心（共3个品种） 远志、莲子、牡丹皮。

六、中药饮片质量标准通则

（一）根、根茎、藤木类

表1 根、根茎、藤木类中药饮片质量标准

项目	质量标准	检验方法
性状	（1）应符合《中国药典》或《全国中药炮制规范》或地方《中药炮制规范》，无伪品，无虫蛀、霉变及非药用部位 （2）各品种色泽、特征、气味应符合该品种规定，色泽均匀，无伤水	取适量样品进行观察，鼻闻口尝
片型	各品种应符合各自规定的片型规格，厚薄均匀，表面光洁，无整体，异形片不得超过10%	取样100 g，拣出异形片称重计算
水分	7%～13%	取适量样品按药典法测定水分
药屑杂质	＜2%	取样100 g拣出杂质，过二号筛筛出药屑，合并称重计算
包装	应符合国家现行规定	逐批检查，应符合要求
备注	以现行药典标准为主	

（二）果实、种子类

表 2　果实、种子类中药饮片质量标准

项目	质量标准	检验方法
性状	（1）应符合《中国药典》或《全国中药炮制规范》或地方《中药炮制规范》，无伪品，无虫蛀、霉变、走油、变质及非药用部位 （2）各品种色泽、特征、气味应符合该品种规定，色泽均匀	取适量样品进行观察，鼻闻口尝
片型	各品种应符合各自规定的片型规格，厚薄均匀，异形片不得超过 10%	取样 100 g，拣出异形片称重计算
水分	7% ～ 13%	取适量样品按药典法测定水分
药屑杂质	＜ 3%	取样 100 g 拣出杂质，过三号筛筛出药屑，合并称重计算
包装	应符合国家现行规定	逐批检查，应符合要求
备注	以现行药典标准为主	

（三）全草类

表 3　全草类中药饮片质量标准

项目	质量标准	检验方法
性状	（1）应符合《中国药典》或《全国中药炮制规范》或地方《中药炮制规范》，无伪品，无虫蛀、霉变及非药用部位等杂质 （2）各品种色泽、特征、气味应符合该品种规定	取适量样品进行观察，鼻闻口尝
片型	各品种应符合各自规定的片型规格，均匀整齐，无整体，异形片不得超过 10%	取样 50 g，拣出异形片称重计算
水分	7% ～ 13%	取适量样品按药典法测定水分
药屑杂质	＜ 3%	取样 50 g 拣出杂质，过三号筛筛出药屑，合并称重计算
包装	应符合国家现行规定	逐批检查，应符合要求
备注	以现行药典标准为主	

（四）叶类

表 4　叶类中药饮片质量标准

项目	质量标准	检验方法
性状	（1）应符合《中国药典》或《全国中药炮制规范》或地方《中药炮制规范》，无伪品，无虫蛀、霉变及非药用部位等杂质 （2）各品种色泽、特征、气味应符合该品种规定，色泽均匀	取适量样品进行观察，鼻闻口尝
片型	各品种应符合各自规定的片型规格，大小均匀，异形片不得超过 10%	取样 50 g，拣出异形片称重计算
水分	7% ～ 13%	取适量样品按药典法测定水分
药屑杂质	＜ 2%	取样 50 g 拣出杂质，过二号筛筛出药屑，合并称重计算
包装	应符合国家现行规定	逐批检查，应符合要求
备注	以现行药典标准为主	

（五）花类

表 5　花类中药饮片质量标准

项目	质量标准	检验方法
性状	（1）应符合《中国药典》或《全国中药炮制规范》或地方《中药炮制规范》，无伪品，无虫蛀、霉变及非药用部位等杂质 （2）各品种色泽、特征、气味应符合该品种规定，色泽均匀	取适量样品进行观察，鼻闻口尝
水分	7% ～ 13%	取适量样品按药典法测定水分
药屑杂质	＜ 2%	取样 100 g 拣出杂质，过二号筛筛出药屑，合并称重计算
包装	应符合国家现行规定	逐批检查，应符合要求
备注	以现行药典标准为主	

（六）皮类

表 6　皮类中药饮片质量标准

项目	质量标准	检验方法
性状	（1）应符合《中国药典》或《全国中药炮制规范》或地方《中药炮制规范》，无伪品，无虫蛀、霉变及非药用部位等杂质 （2）各品种色泽、特征、气味应符合该品种规定，色泽均匀，无伤水	取适量样品进行观察，鼻闻口尝
片型	各品种应符合各自规定的片型规格，无整体，异形片不得超过 10%	取样 100 g，拣出异形片称重计算
水分	7% ～ 13%	取适量样品按药典法测定水分
药屑杂质	＜ 2%	取样 100 g 拣出杂质，过二号筛筛出药屑，合并称重计算
包装	应符合国家现行规定	逐批检查，应符合要求
备注	以现行药典标准为主	

（七）树脂类

表 7　树脂类中药饮片质量标准

项目	质量标准	检验方法
性状	（1）应符合《中国药典》或《全国中药炮制规范》或地方《中药炮制规范》，无伪品，无虫蛀、霉变及非药用部位等杂质 （2）各品种色泽、特征、气味应符合该品种规定，色泽均匀	取适量样品进行观察，鼻闻口尝
药屑	＜ 3%	取样 100 g 拣出杂质，称重计算
包装	应符合国家现行规定	逐批检查，应符合要求
备注	以现行药典标准为主	

（八）动物类

表 8　动物类中药饮片质量标准

项目	质量标准	检验方法
性状	（1）应符合《中国药典》或《全国中药炮制规范》或地方《中药炮制规范》，无伪品，无虫蛀、霉变、酸败，无附着物及非药用部位等杂质 （2）各品种色泽、特征、气味应符合该品种规定，色泽均匀，无伤水	取适量样品进行观察，鼻闻口尝

续表

项目	质量标准	检验方法
片型	各品种应符合各自规定的片型规格，大小均匀，异形片不得超过 10%	取样 100 g，拣出异形片称重计算
水分	7% ～ 13%	取适量样品按药典法测定水分
杂质	＜ 2%	取样 100 g 拣出杂质，称重计算
包装	应符合国家现行规定	逐批检查，应符合要求
备注	以现行药典标准为主	

（九）矿物类

表 9　矿物类中药饮片质量标准

项目	质量标准	检验方法
性状	（1）应符合《中国药典》或《全国中药炮制规范》或地方《中药炮制规范》，无伪品，无杂质 （2）各品种色泽、特征、气味应符合该品种规定	取适量样品进行观察，鼻闻口尝
粉粒型	各品种应符合各自规定的外形规格，粉粒均匀	取样 100 g，过筛，称取重量
杂质	＜ 2%	取样 100 g 拣出杂质，称重计算
包装	应符合国家现行规定	逐批检查，应符合要求
备注	以现行药典标准为主	

（十）菌藻类

表 10　菌藻类中药饮片质量标准

项目	质量标准	检验方法
性状	（1）应符合《中国药典》或《全国中药炮制规范》或地方《中药炮制规范》，无伪品，无虫蛀、霉变等杂质 （2）各品种色泽、特征、气味应符合该品种规定，色泽均匀	取适量样品进行观察，鼻闻口尝
片型	各品种应符合各自规定的片型规格，大小均匀，异形片不得超过 10%	取样 100 g，拣出异形片称重计算
水分	5% ～ 10%	取适量样品按药典法测定水分
药屑杂质	＜ 2%	取样 100 g 拣出杂质，过二号筛筛出药屑，合并称重计算
包装	应符合国家现行规定	逐批检查，应符合要求
备注	以现行药典标准为主	

（十一）炮炙类

表 11　炮炙类中药饮片质量标准

炮炙品		质量标准			检查方法
		外观	水分	药屑杂质	
炒	炒黄	应符合《中国药典》或《全国中药炮制规范》或地方《中药炮制规范》，色泽均匀。生片、糊片不得超过 2%		<1%	1. 外观：取样 100 g，拣出生片、僵片、糊片（炭化片）称重计算 2. 水分：取适量样品，按药典法测定水分 3. 药屑杂质：取样 100 g，拣出杂质，细小种子类、草药类品种过三号筛，其他类品种过二号筛，杂质与药屑合并，称重计算 4. 发芽类： ①发芽率：取样 100 g，拣出未发芽者称重计算 ②取样 100 g，拣出芽过长者称重计算 5. 发酵类：做卫生学检查，不得检出黄曲霉菌、活螨等
	炒焦	应符合《中国药典》或《全国中药炮制规范》或地方《中药炮制规范》，色泽均匀。生片、糊片不得超过 3%		<2%	
	炒炭	应符合《中国药典》或《全国中药炮制规范》或地方《中药炮制规范》。存性生片和完全炭化者不得超过 5%		<3%	
	麸炒	应符合《中国药典》或《全国中药炮制规范》或地方《中药炮制规范》，色泽均匀。生片、糊片不得超过 2%		<2%	
	土炒	应符合《中国药典》或《全国中药炮制规范》或地方《中药炮制规范》，色泽均匀。生片、糊片不得超过 2%		<3%	
	米炒	应符合《中国药典》或《全国中药炮制规范》或地方《中药炮制规范》，色泽均匀。生片、糊片不得超过 2%		<1%	
炙	蜜炙	应符合《中国药典》或《全国中药炮制规范》或地方《中药炮制规范》，色泽均匀，有光泽，不粘手。生片、糊片不得超过 2%	<15%	<0.5%	
	酒炙	应符合《中国药典》或《全国中药炮制规范》或地方《中药炮制规范》，色泽均匀。生片、糊片不得超过 2%	<13%	<1%	
	醋炙	应符合《中国药典》或《全国中药炮制规范》或地方《中药炮制规范》，色泽均匀。生片、糊片不得超过 2%	<13%	<1%	
	盐炙	应符合《中国药典》或《全国中药炮制规范》或地方《中药炮制规范》，色泽均匀。生片、糊片不得超过 2%	<13%	<1%	
	油炙	应符合《中国药典》或《全国中药炮制规范》或地方《中药炮制规范》，油润酥松。生片、糊片不得超过 2%		<0.5%	
	姜汁炙	应符合《中国药典》或《全国中药炮制规范》或地方《中药炮制规范》，色泽均匀。生片、糊片不得超过 2%	<13%	<1%	

续表

炮炙品		质量标准			检查方法
		外观	水分	药屑杂质	
炙	米泔水炙	应符合《中国药典》或《全国中药炮制规范》或地方《中药炮制规范》，色泽均匀。生片、糊片不得超过 2%	<13%	<1%	
烫		应符合《中国药典》或《全国中药炮制规范》或地方《中药炮制规范》，色泽均匀，质地泡松。僵片、生片、糊片不得超过 2%	< 13%；醋淬品：< 10%	< 3%	
蒸		应符合《中国药典》或《全国中药炮制规范》或地方《中药炮制规范》，色泽黑润，内无生心。未蒸透者不得超过 3%	<13%	<1%	
煮	清水煮、矾水煮	应符合《中国药典》或《全国中药炮制规范》或地方《中药炮制规范》。未煮透者不得超过 2%，有毒药材应煮透	<13%	<1%	
	醋煮	应符合《中国药典》《全国中药炮制规范》或地方《中药炮制规范》，有醋香气。未透者不得超过 2%	<13%	<1%	
	药汁煮、豆腐煮	应符合《中国药典》《全国中药炮制规范》或地方《中药炮制规范》，色泽均匀。未煮透者不得超过 2%	<13%	<2%	
煨		应符合《中国药典》《全国中药炮制规范》或地方《中药炮制规范》。未煨透者及糊片不得超过 5%		<3%	
煅		应符合《中国药典》《全国中药炮制规范》或地方《中药炮制规范》，酥脆易碎。未煅透及灰化者不得超过 3%		<2%	
发芽		应符合《中国药典》《全国中药炮制规范》或地方《中药炮制规范》。发芽率不得低于 85%，芽过长者不得多于 20%，无烂芽	<13%	<1%	
发酵		应符合《中国药典》《全国中药炮制规范》或地方《中药炮制规范》。表面有黄白色霉衣，无腐烂，不得检出黄曲霉菌、活螨等	<13%	<1%	
包装		包装应符合国家现行规定			逐批检查，符合要求
备注		以现行药典标准为主			

部分名词解释：

（1）霉变：系指因干燥不够或受潮湿侵袭后，药物表面或内部寄生了霉菌，引起药物变质的现象。

（2）虫蛀：系指中药因生虫而被蛀蚀的现象。一般药品均应做到无虫蛀。

（3）杂质：是指来源与规定相同，但其性状或部位与规定不符者；或来源与规定不同的物质；或无机杂质，如沙石、泥块、尘土等。

（4）伤水：系指药材在水处理时由于浸润过度，致使药材所吸水分过多，从而造成药材有效成分流失，甚至霉烂，又不易切制的现象。

（5）走油：系指中药表面发软、发黏、呈现油状物质，同时颜色变深，并发出油腻味的现象。

（6）异形片：包括不符合质量指标所规定的规格范围的饮片，如斜长片、破碎片、斧头片、连刀片。

（7）药屑：系指原药的药末。

（沈涛、张晓明）

第四章

传统经验鉴别术语释义

传统经验鉴别术语形象地概括了中药材或饮片的性状特点。具有这些特征的药材或饮片，一般为正品、真品；而伪品或混淆品则不具备这些特征。

一、根及根茎类经验（性状）鉴别术语

（一）形状描述

马尾归一当归主根粗短，下支根众多呈须毛状，色紫，似马尾。

马蹄大黄一加工南大黄时，未去栓皮，横切面干后中心凹陷，成形似马蹄状。

马尾状一白薇根茎下部两侧簇生多数细长的根，形似马的尾巴。

鸡骨常山一常山质坚硬，枯瘦光滑，状如鸡骨。

鸡脚前胡一白花前胡主根分枝，呈“人”字形，似鸡脚。

鸡头黄精一黄精根茎呈圆锥形，一端膨大，常有1个至数个粗壮的短突或分枝，似鸡头。其上有圆盘状茎痕，似鸡眼。

鹅腿秦艽一大秦艽略呈圆锥形，根常数条簇生而扭缠，上粗下细左拧，形似鹅腿，亦有称鸡腿的。

鹅管白前一柳叶白前根茎细长圆柱形，节明显，节间长、中空如鹅翎管。

蝉肚姜黄一姜黄根茎有多数点状下陷的须根，或少数圆形侧生根茎，形似蝉肚皮。

辫子紫苑一紫苑的根茎呈不规则块状，其下簇生多数须根，形如马尾或交织成辫。

酱瓜天麻一天麻扁圆或长圆，稍弯曲，似酱瓜。

鬼脸升麻一升麻呈不规则结节块状，表面黑棕色，有数个圆洞的茎痕，外皮脱落处露出网状筋脉，形状特殊而丑陋，喻为鬼脸。

窟窿牙根一升麻的火烧痕迹和坚硬的细须根残留，上面有呈空洞状圆形茎基痕，

习称“窟窿牙根”。

槽子木香—川木香有空洞或呈枯槽状，习称“槽子木香”。

铁杆木香—川木香圆形，色暗褐，质坚硬，称“铁杆木香”。

牛奶白附—禹白附呈卵状椭圆形，似牛奶头。

牛尾独活—独活根单枝，少见分枝，根头常留小茎基和黄色的叶梢，整体似牛尾状。

虎掌南星—掌叶半夏的块茎，周边有4～6个扁球的侧芽，全形貌似虎掌。

耳环石斛—铁皮石斛等经过加工，呈卷曲或螺旋弹簧状，一般2～4个环圈，如妇人耳环。

金毛狗脊—狗脊粗大，表面密被金黄色绒毛，具光泽，全形似金毛狗。

红牙大戟—红大戟的根呈圆锥至纺锤形，表面红褐色，状如兽牙。

龙胆白薇—白薇质较坚硬，有木心，与龙胆相似。

珠贝—浙贝母药材小者不去芯芽，习称“珠贝”。

元宝贝—浙贝母中的大贝，为鳞茎外层的单瓣鳞叶，呈半圆形，外凸内凹，状如元宝。

天雄—附子中形长而肥壮者。

鸡爪黄连—味连根茎常弯曲，多集聚成簇，形如鸡爪。

过桥—黄连根茎中有一段长短不一的平滑细杆，将多疣状分支的根茎分成两段，形如独木桥。

怀中抱月—松贝外面两片鳞叶大小悬殊，大瓣抱小瓣，未抱部分成新月形。

观音座莲—松贝底部平坦，粒粒都能直立坐稳。

闭口子—松贝的顶端不开口，称“闭口子”。

观音合掌—青贝外层的两瓣鳞叶，大小相近，相对抱合。

连珠状—如巴戟天、川芎、藁本、羌活等药材，节与节间密集，节膨大，节间凹陷，似一串算盘珠。

七根——般指三七的须根及细支根。

蚕羌—羌活根茎略弯曲，环节紧密，略似蚕体。

竹节羌—羌活根茎环节疏生，形似竹节状。

条羌—宽叶羌活的一种商品规格，带有少量的短根茎，多呈条状，类圆柱形或圆锥形。

大头羌—羌活根茎头大，环节呈不规则状，多分歧者，习称“大头羌”。

小算盘珠—平贝母的鳞茎呈扁平圆球形，顶平开口见心，底部内陷，形如小算盘珠。

乌鸦头—川乌、草乌的根形似乌鸦的头部。

扒耳—附子和根茎部萌发的小附子。

母猪皮—天麻的块茎表皮有环节纹或残留粗皮，形如母猪背的表皮纹理样。

竹节防风—川防风根头部有一段环节状叶片残痕，形似竹节。

羊肠头—三七根茎每年只长一节，形弯曲如羊肠。

角参—玄参的块根呈长条形，微弯曲，似羊角形。

鸡肠风—巴戟天的根，有粗而不深的皱缩纹，形似鸡肠状。

灵体—野生参主根下有支根 2 ～ 3 个，呈叉状分开成“八”字形者。

狗头芍—赤芍连根茎者，因根呈疙瘩形，状似狗头。

苓珠—指过小的芎苓子，相当于新繁殖不久，形体很小的川芎根茎。

姜形黄精—黄精的根茎呈结节状，分枝短，较瘦，形似生姜。

蚕头归—当归的根头大，支根粗，身环节细纹，似蚕头。

麻花艽—秦艽的根分裂并互相缠绕，形如麻花。

缕衣黑笃—松贝的基部稍凹入，间见黑斑，留有须根痕，习称“缕衣黑笃”。

莵根—指某些药材由丛生状的细根，或肉质根组成，如威灵仙。

鹤颈鹅臀—白术的根茎稍长，向上渐细，形如鹤颈，下部饱满如鹅臀状，习称“鹤颈鹅臀”。

螃蟹脚—白花前胡的根下部分枝横形，形似螃蟹脚状。

糠岔—大黄炕干后其中心显灰棕色枯糠状，质地轻泡，习称“糠岔”。

芦头、芦碗—根顶端带有的盘节状茎痕。芦头大致有 2 种：一是像人参、沙参、桔梗等多年生草本植物，其地上茎每年秋脱春生，而茎基部却残留下来，年复一年，这样形成的芦头呈盘节状，其上有多数圆形或半月形凹窝状的疤痕，为茎脱落以后留下的痕迹，为芦碗。二是像板蓝根系二年生草本植物，芦头膨大呈圆锥形，疙瘩状，其上有一轮状疤痕，是基生叶脱落后留下的叶柄痕，不具芦碗。

蚯蚓头—又名“旗杆顶”，指关防风根头部密集的棕色的细环纹，为茎基的节。其上多数棕色纤维状毛须为基生叶残留的叶柄维管束，又称“扫帚头”，白花前胡、南柴胡亦有。

油头—亦称“糊头”，为川木香根头部烧焦发黑的胶状物，是加工造成的。

狮子盘头—党参根头部膨大呈疣状，其上密集分布多数黄白色点状突起，为地上茎脱落后留下的痕迹。主要是针对其根头部形状而言，同时也包括茎痕。

泥鳅头—川党参中的小条者，其芦头小于主根正身，形似泥鳅之头。

珍珠盘—银柴胡根头部多数密集的白色疣状突起，为地上茎（簇生）脱落后留下的痕迹。

金包头—知母根茎一端有密集浅黄色茎叶残痕，形似金包头部。

云头鹤茎—白术根茎下部两侧膨大呈疣状，似如意，称“云头”或“意头”；根茎下部较粗，向下渐细，有时还留有一段地上木质茎痕，因有一定的长度称为“鹤茎”，又名“白术腿”。

龙头凤尾—霍山石斛卷曲成螺旋弹簧状，一头可见茎基部留下的短须根 2 ～ 3 条，形如龙头；另一端（茎末梢）尖细喻凤尾。

鱼鳞甲—峨眉野连呈蚕形，常具芦头，其芦头长短不一。生长年久的，芦头结节状为鳞甲。

鹦哥嘴—天麻（冬麻）块茎顶端干枯的红黄色芽苞。

红小辫—天麻（冬麻）块茎顶端红黄色带状茎痕，由芽孢伸展而成。

合口—当归、独活根头部圆钝，有紫色或黄绿色茎痕及残存的叶柄基部残痕。

凹窝—半夏、白芷、南星等根和根茎类药材顶端的茎痕凹陷，为地上茎脱落后留下的痕迹。

旗杆顶—指根类药材顶端具密集的环节纹，形似旗杆顶部状，如东防风。

（二）表面描述

疙瘩—①指根类药材根头部膨大部分，如板蓝根、广豆根、苦参的根头部。②指根及根茎药材短缩的根茎（不规则块状），如龙胆、白薇、紫菀、徐长卿、芫花、白前、威灵仙的根茎部分。

小疙瘩—①指根和根茎类药材表面的支根或须根痕，如防风、升麻、川芎、羌活、藁本、三七、草乌等的支根或须根痕，其中草乌支根又称“钉角”。②指茎痕或芽痕，如党参、白及的茎痕，半夏、泽泻、白术、三棱的芽痕。③指节或皮孔，如九节菖蒲的节，防风、当归、独活的皮孔。

岗纹—泽泻的块茎表面的环形纹理突起，习称“岗纹”。

轮纹—白及块茎的上方、下方及分枝顶端，分别有以茎痕（与另一块茎相连）为中心的 2 ～ 3 圈同心环纹。

砂眼—银柴胡中上部（近根头部尤多）有多数不规则的圆形小凹孔，常储积泥沙，称为“砂眼”，实为凹陷的支根痕。

鸡眼—黄精根上具有的圆盘状疤痕，为地上茎脱落后留下的痕迹。

麻点—①指须根痕，如半夏、南星顶端凹窝四周密布的棕色小凹点。②指根茎类药材断面的白色点状维管束，可见于草河车、胡黄连等。

蒜泥点—指川贝母底部细小的须根痕。

碱皮—新疆甘草表面挂白霜，称“碱皮”。

虎皮斑—炉贝表面有黄白相间的斑块，似虎皮。

马牙嘴—指炉贝药材呈棱状圆锥形或长卵圆形，形似马牙状，其顶端较瘦尖，均呈开口状。

肚脐眼—天麻底部圆脐状的疤痕，是自母麻脱落后留下的痕迹。

玉带缠腰—指山慈菇假球茎中部具有2～3个横环纹，为节，又称“腰箍”。其中杜鹃兰的在腰部，独蒜兰的在底部。

起霜（吐脂）—茅苍术折断，暴露稍久，断面便有白毛状结晶析出。牡丹皮、厚朴、白鲜皮、徐长卿、天冬、锁阳、山茱萸及北五味子干燥后析出白色结晶，亦可称为“起霜”。

铜皮、铁皮—指三七、草乌表面的颜色。黄亮者称“铜皮”，色黑者为“铁皮”。三七以铜皮铁骨为最佳。

棕毛—药材表面硬而较粗的棕毛须，呈纤维状，多系叶柄或叶基维管束，如藜芦、白花前胡、香附、禹州漏芦等可见。其中，见于藜芦叫“穿蓑衣”，见于漏芦叫“戴斗笠”，见于白花前胡叫“棕苞”。

钉角—亦称“疙瘩钉”。按植物解剖分析有3种情况：①未长成的支根痕呈瘤状突起，如川乌、草乌。②未发出的芽痕呈疙瘩状突起，如泽泻、姜黄。③皮孔呈疣状明显突起，如大血藤、白芷。

丝瓜楞—甘草表面的沟纹。

丝瓜网纹—川木香表面可见纤维束构成的形似丝瓜络的纹理。

姜皮样—天麻的块茎表面呈灰黄色或浅棕色，有纵向皱褶细纹，形如姜皮。

蟾蜍皮—天麻表面残留的潜伏芽及纵横皱纹，状似蟾蜍的外皮。

鳞叶痕—九节菖蒲的根茎，具有多数半环状突起的茎节，形似鳞片状。

（三）断面描述

豆青碴—续断久置变硬，易折断，断面不平坦，皮部外缘呈褐色，内部呈墨绿色，称“豆青碴”。

槟榔碴—西大黄断面红肉白筋，清晰不乱，呈现槟榔样的条纹。又称“锦纹”。红肉为木质部，白筋为木射线。

冰糖碴—大块黄精的断面色黄透明，形如冰糖，习称“冰糖碴”。

高粱碴—是对大黄断碎面的形象描述。大黄质地坚实，不易破碎，碎后断面颗粒性，呈红棕色。

铁杆赤芍—特指北京地区栽培的赤芍，亦称“京赤芍”，其性状特点是枝条细直，皮紧结不易脱落，肉坚实，无裂隙，体较坚重，质量不及“糟皮粉碴”。

糟皮粉碴—多伦赤芍外皮薄，疏松易剥落，称为“糟皮”；断面白色泛红，呈粉性，称为“粉碴”。

车轮纹—药材断面木质部与木射线相间，呈放射状排列，形成车轮样纹理，如防己、大血藤、海风藤等。

罗盘纹—商陆断面由于异常生长所形成的三生构造。由于中柱鞘的细胞恢复分裂机能，形成新的形成层，向外分裂的细胞产生韧皮部，向内分裂细胞产生木质部，与薄壁细胞间隔排列，干后木质部凸起，薄壁细胞凹陷。因此在断面形成 3 ～ 10 圈凹凸不平的同心环，称为“罗盘环”。另外，川牛膝与怀牛膝由于异常生长，形成多数小型的点状维管束，断续排列成数个同心环，亦可称“罗盘纹”。

金盏银盆—黄芪横切面皮部乳白色，木部黄色。或称“玉盏金心”。

皮松肉紧—黄芪的横切面皮部疏松，木部较结实。

云彩纹—或称“云锦纹”，指首乌断面多个大小不等的类圆形、圆圈状纹理，看上去像云锦一样的花纹。中央较大的为形成层正常生长所形成的正常维管束。皮层中环裂的为异常生长所形成的异型维管束。

菊花纹（菊花心）—①指木射线或木薄壁细胞干枯皱缩形成裂隙之后，在木质部中构成的放射状花纹，可见于甘草、苦参、黄芪、防风、桔梗等。②指木射线与形成层或年轮交织而成的花纹，可见于乌药、白芍、当归、三七等。

玫瑰心—麻黄的红黄色髓心。为麻黄碱呈现的颜色。

金心玉栏—桔梗断面韧皮部白色，木质部淡黄色，交界处有一浅棕色环（形成层）。或叫“金井玉栏”。黄芪、板蓝根亦相类似。

凤眼圈—防风断面呈淡黄色，形成层呈棕色环。

缩皮凸肉—指山柰的横切面的外皮收缩，中部（肉质）鼓凸。

糠心—南大黄（马蹄大黄）断面黄绿，“糠心”指其大而腐朽的髓部。

胡椒眼—甘草（西草）断面中心有下陷的小孔，为髓部。

朱砂点—羌活、苍术、木香等断面具有的红棕色的小点，为油室及其分泌物。

星点—大黄断面位于髓部中的异型维管束。

筋脉点—天花粉、石菖蒲、射干、黄药子、高良姜等单子叶植物根茎断面的棕色小点，为散在的有限外韧维管束。

起镜面—天麻断面平坦、明亮，呈半透明角质状，称为“起镜面”，为淀粉糊化的结果。此外，延胡索、郁金、白及、姜黄等亦“起镜面”，但称为“角质状”或“具蜡样光泽”。

裂隙—由射线细胞、薄壁细胞干枯皱缩而成的裂隙，如南沙参、防风、黄芪等可见。

一包针—千年健断面为众多的针维束，系散在的维管束群。

八哥眼—胡黄连断面木部有 4 ～ 10 个类白色点状维管束排列成环，颇似八哥眼。

（四）质地描写

松泡—质轻而松，如南沙参、胡黄连等。

坚实—质坚而重，如三七、郁金、三棱、莪术等。

粉性—淀粉多，如山药、葛根等。

柴性—木化程度高，折断呈干柴状，如常山、广豆根等。

纤维性—折断面不整齐，呈纤维状或裂片状，如高良姜、千年健等。

绵性—韧皮纤维发达，质柔韧难折，如核桃楸皮、绵大戟等。

油性—分泌物较多，质柔软而润泽，如当归、党参、怀牛膝等。

黏性—富黏液质，断面呈胶状，嚼之亦黏，如石斛、天冬等。

糖性—含糖分多，味甜，如党参、枸杞子等。

角质—含淀粉多，加工后糊化，呈半透明状，如郁金、延胡索等。

糯性—质软。

粳性—质硬。

铁骨—指药材内部（中心）似铁色，质坚硬如骨，俗称“铁骨”，如三七。

（五）气味描述

马尿气—天麻经水蒸煮时散发的特异气味，似马尿的臭气。

羊膻气—为白鲜皮药材所特有的一种气味。

（六）人参性状描述

三节芦—野山参芦头细长、扭曲，似雁脖，叫“雁脖芦”。可分 3 段，最上面一段是新脱落茎痕形成的芦碗，边棱齐平，中心凹陷，状如马牙，称“马牙芦”；中间一段为近10年间脱落的茎痕形成的芦碗，较紧密，左右交错层迭，称“对花芦”；下面一段为茎痕脱落形成，呈圆柱形，较光滑不显芦碗，称“圆芦”。又有用“圆腹圆芦枣核艼，紧皮细纹珍珠须”来概括其外形。

一纹到底—野山参主根上的螺旋纹从上端一直延伸到中下部，为野山参的特征之一。

枣核艼—从芦头上生出来的不定根叫“艼”。艼两端尖细，中部较粗，状如枣核，称为“枣核艼”。

铁线纹—野山参的横纹呈黑褐色，螺旋状，细密而深，而且一纹到底。

溜肩膀—野山参的主根顶端呈圆弧形，似肩膀下垂。或称“圆腹”。

细结皮—野山参皮黄褐色，老而不粗，紧结光润，细腻如绵。又称“紧皮”。

少数腿—“腿”指支根，野山参支根少，最多3条，短突，上粗下细，分档“八”字形，称为“少数腿”。

珍珠须—野山参须根稀疏而长，清秀不乱，其上着生多数细小的疣状突起，称“珍珠须”。

五形全美—指野山参的芦、皮、体、纹、须5种外形性状全部符合上面所讲的特征。

黄马褂—指园参中生长年限较长者，在其参体上部表面呈现土黄色，如同穿一件黄色的马褂。黄马褂有时也可以在红参二次加工过程中形成。

蝴蝶芦—朝鲜红参的芦头大而坚实，芦碗明显，常呈双芦，形如蝴蝶。

蟋蟀纹—朝鲜红参表面呈棕红色、土黄色或棕褐色，参体有细皱纹，形如蟋蟀纹理。

将军肩—朝鲜红参的芦头与参体连接处，平直而不凹陷。

二、果实及种子类经验（性状）鉴别术语

（一）形状描述

马蹄决明—决明子呈短圆柱形，两端平行倾斜，形似马蹄。

鸡舌香—母丁香子叶两片相对抱合呈倒卵形，似鸡舌状。

鹅眼枳实—枳实个小，形如鹅眼。其最小的四川品种又称“枪子枳实”。

凤尾橘络—橘的维管束顺理，不散乱，似凤尾。

丹凤眼—臭椿（苦木科）的果实呈扁菱形，具翅，种子位于中央，全形似眼。

猪牙皂—猪牙皂为皂荚的不育果实。呈圆条形，作新月形弯曲，形似野猪獠牙。

牛奶头—覆盆子的聚合果呈圆锥形或球形，其形状像牛奶头。

金钱环—有的果实类药材果柄周围具环状纹理，习称“金钱环”，如香圆。

石榴嘴—山楂的顶端有凸起的残留宿萼，中央凹陷，形似石榴的宿萼。

吐丝—菟丝子经水煮后，种皮裂开时，伸出黄白色卷旋状的胚，形似春蚕吐丝。

青翘—连翘表面绿褐色，多不开裂者。

蟹壳黄—瓜蒌皮表面皱缩均匀，橙黄色，形如蒸熟的螃蟹壳。

（二）表面描述

大棕眼—广陈皮（新会皮）表面密集的大凹点，对光照视透明。为油室。

凤眼前仁（开眼）—车前子稍凸一面的中部有一白色小圆点。为种脐。

白眉黑线—白扁豆一侧边缘有隆起的白色半月形种阜，种阜边缘两侧从脐点到合点面有一弯曲的黑线。

蒂痕—肉豆蔻种脐的习称。

（三）断面描述

金边白肉—广佛手药材切片边缘呈黄色，内瓤呈白色。

槟榔纹（大理石花纹）—槟榔、肉豆蔻断面红白相间的花纹。系棕红色的外胚乳（槟榔包括部分种皮）向乳白色的内胚乳伸入，交错而成。与大理石花纹相似。

三、茎木类、皮类经验（性状）鉴别术语

（一）表面描述

彩皮—肉桂、厚朴等树皮上常有灰绿色花斑，系苔藓或地衣之痕迹。

彩桂—进口肉桂的表面稍粗糙，具皱纹，有灰白色和黄棕色的相间斑纹，习称“彩桂”。

珍珠疙瘩—合欢皮表面密生的棕色或棕红色的椭圆形横向皮孔。

亮银星—牡丹皮、厚朴、白鲜皮、徐长卿等药材内表面或断面的一种白色闪光的结晶物质。

槽状—皮类药材因内皮、外皮含水量不同，干燥后向内方卷曲，称“槽状”，如秦皮。

钉刺—海桐皮表面上的乳头状突起。

油桂—肉桂形似板桂，两端多切齐，外皮润泽，油层明显，呈紫黑色，习称“油桂”。

猴面—核桃楸皮的表面因叶柄脱落后留下的三角形叶柄痕，形似猴的脸部。

筒朴—厚朴的干皮呈筒状或双卷筒状，称“筒朴”。

靴筒朴—厚朴的近根部干皮一端展开如喇叭口，形似靴口状。

鸡肠朴—厚朴根皮呈单筒状，常弯曲，形如鸡肠。

糟皮白里无香气—为地骨皮药材的主要鉴别特征。指其根皮表面粗糙，有纵裂纹，灰黄色至棕黄色，而内面发白色，嗅之无香气。

（二）断面描述

胶丝—杜仲折断后牵连的白色橡胶丝。

四、花类、叶类经验（性状）鉴别术语

（一）表面描述

绿衣红嘴—“绿衣”指款冬花（棒状）头状花序下的总苞呈紫红色、带绿色；“红嘴”指款冬花顶端没有开放的舌状和管状花，呈淡红色，开后变黄色。

连三朵—款冬花的长圆棒形的头状花序，常 2 ～ 3 个连生在一起。

金星点—指石韦等一些蕨类植物体，被有金黄色孢子囊。

（二）断面描述

蜘蛛丝—款冬花苞片内表面的绵毛状物折断后成白色细丝。

（三）质地描述

顶手—金银花的花蕾肉质较厚，干燥后较硬，握之有顶手的感觉。

五、全草类经验（性状）鉴别术语

长嘴—老鹳草的宿存花柱长 2 ～ 4 cm，由下往上卷曲，形似鹳喙。

白瓤—指茎中央海绵状的白色髓部，如广藿香的茎。

六、动物类经验（性状）鉴别术语

（一）形状描述

剑背螵蛸—海螵蛸长椭圆形而扁平，边缘薄，中间厚，似剑背。

白颈—指广地龙第 14 ～ 16 个环节，为生殖环带，色浅。

吸盘—动物类药材的吸附器官，多为中间凹陷的圆盘状，如水蛭、蛤蚧等可见。

龙头虎口翘头—蕲蛇头大（扁三角形），口阔，吻端上翘。又称“翘鼻头”。

佛指甲—蕲蛇尾端的一个三角形、深灰色的角质鳞片。

连珠斑—蕲蛇腹部黑色类圆形斑纹，像连起来的珠子。亦称“念珠斑”。

挂甲透甲—“挂甲”指天然牛黄色素分子极小，可以掺入骨甲之中；“透甲”是指天然牛黄用水调和，涂于指甲之后，指盖下面有一种清凉之感。

层纹—牛黄在胆囊内自然形成的层纹。

竹节黄—牛黄多呈管状，如小指，形似竹节者。

卵黄—牛黄的形状呈卵圆形者。

油皮—麝香的内层红棕色呈油性的皮膜。

宝盖—麝香囊口部皮膜（囊壳）突起呈盖状。

海底—与“宝盖”相对的底膜皮（囊壳），平坦，习称“海底”。

蛇头香—指 5 ～ 10 岁的小麝所产的形似蛇头状的香仁。

推灰现象—取一碗水，放少量草木灰，再放麝香末，然后可观察到推动草木灰的现象。

囊口—指麝香香囊中央的小孔。

心结香—采自死麝的形如干血块状的麝香，习称“心结香”。

当门子—麝香香囊中心黑色有光泽的豆状颗粒。

黄香黑子—黄香指棕黄色香仁，黑子指紫黑色的当门子。

子眼—①指动物角类药材锯口处呈现的蜂窝状小孔。②指麝香仁呈现的颗粒状。

③指植物性药橘类的外果皮密布透明的油室。

子眼清楚—麝香仁油润，颗粒自然，疏松、无锐角，为子眼清楚。

三香—麝香香气浓烈，经久不散，反复闻之，香气一致，无前浓后淡或闻不香之感，故有“三香”一说。

大挺—梅花鹿茸具有1个分枝者为“二杠”，其主枝习称“大挺”。

弯头—鹿茸花二杠茸大挺（主干）呈圆柱形，直立，顶端饱满，有气魄，向内弯曲，为弯头。

起筋、骨豆—鹿茸花二茬及三岔茸角下部外壁多具纵棱线和突起疙瘩。纵棱线称“起筋”，突起疙瘩称为“骨豆”或“骨打”。

四平头—砍茸脑骨前端平齐、后缩，有一对弧形骨分列两旁（习称“虎牙”），可以借此放平，称为“四平头”。

正三指—用3个指甲平放于砍茸枝间的脑骨上，正好适合3～4指的距离。

门桩—指鹿茸的第一个分枝。

独挺—即未分岔的独角鹿茸，多为2年幼鹿的“初生茸”，又名“一棵葱”“打鼓锤”。

拧嘴—指鹿茸大挺的顶端，初分枝岔时，顶端嘴头扭曲不正者。

骨化圈—鹿茸锯口的周围，靠皮层处，有骨质化的一圈。

抽沟—鹿茸大挺不饱满，抽缩成沟形者。

马皮—梅花鹿茸的表皮棕黄色，因加工影响，部分皮变成乌黑色。

存折—鹿茸内部已折断，表皮未开裂，但有痕迹。

窜尖—鹿茸渐老时，大挺顶端，破皮窜出瘦小的角尖。

莲花—马鹿的嫩锯茸，短二杠、大挺有了小的分岔，称“莲花”。

老毛杠—指三、四岔以上的老马鹿茸，快成鹿角者，但未脱去皮茸，习称“老毛杠”。

单门—有1个侧枝的马鹿茸的习称。

通天眼（一线通）—除去骨塞，羊角中心有一条三角扁形的细孔直通角尖，但不透出角外，称“通天眼”，为神经孔。

乌云盖顶—羚羊角的嫩角的角尖黑棕色，习称“乌云盖顶”。

羚羊塞—羚羊角下半段内有骨塞，呈长圆锥形，表面有浅纵沟。

血丝—嫩羚羊角对光透视有血红色斑纹。

天沟—犀角前方近底部，马牙边之上的一条纵长凹沟。

地岗—犀角与天沟相对的底面上，一条沿前后向突出的脊状隆起。

马牙边—犀角基部周边呈钝齿状，凸凹不平，形如马牙。

刚毛—犀角在马牙边上坚硬刺手的鬃毛。

窝子—犀角底盘内部向中央凹陷呈漏斗状。

龟背盘—犀角宽大，长圆形，前窄后宽，似龟背。

砂底—犀角窝子上密布针状细孔，称“砂底”。

粗丝—犀角丝粗，顺直，粘合成末，易纵向劈裂，无绞丝牵连。

芝麻点—犀角丝顶端有密集的圆鬃点，灰白色的镜片上亦有暗棕色小点，对光照视透明，摩擦或置沸水中浸泡有芝麻香气，称为“芝麻点”。

鬃眼—犀角窝底有针孔状的细眼。

滑角—犀牛头顶上生的另一较小角。

蜂窝底—犀角窝底布满针孔状的细眼，形如蜂窝状。

马头、蛇尾、瓦楞身—海马的外部形象描述，海马头像马头，海马尾弯曲像蛇尾，海马体上有瓦楞形节纹。

血板—为龟板的一种规格，即将活龟杀死，立即取其腹甲，剔除筋肉，洗净晒干者。质量佳。

烫板—沸水烫死活龟，剥取背甲和腹甲，除去残肉，晒干或晾干，即为“烫板”。质量次于血板。

裙边—鳖背甲上所附有的硬皮，其特征是边缘厚而软，形成肉鳍。

墙板—龟壳两侧均有呈翼状向斜上方弯曲的甲桥。

纱纸皮—熊胆的胆囊皮用手撕，可分层撕成细丝状，形如纱纸。

金胆—熊胆仁呈金黄色，有光泽，半透明，质松脆者。

黄线下沉—熊胆粉末投入盛水玻璃杯中可见黄线下沉，不扩散，旋转者质更佳。猪、牛、羊胆亦有不同程度的这种反应。将熊胆放入盛水玻璃杯中，静置 24 h 后，如全部溶解、放出的黄色色素全部沉于杯底者为真；如整杯水染成黄色，或有不溶解物质者为假。

直楞—瓦楞子的壳顶至腹面有延伸直线放射肋条，习称“直楞”。

剑脊—乌梢蛇的脊部高耸呈屋脊状。

铁线尾—指乌梢蛇的蛇尾呈灰褐色或暗黄色，细而长，习称“铁线尾”。

菠萝纹—海龙体表具有突起的花纹图案，类似菠萝表面的钉纹。

燕盏—完整的燕窝呈半月形，弯如盏状，习称“燕盏”。

（二）表面描述

蚊虫翅膀—马宝每层剥出呈暗灰色，显出多数米粒大小的粗斑花纹，晶莹发黑，称为“蚊虫翅膀”。

同心鳞片—指沿同一点逐渐向一边扩展形成的鳞片状外观，如牡蛎可见。

珠光—珍珠或珍珠母表面具半透明的玉白色或淡粉红色、浅黄绿色光泽。

云影纹—玳瑁甲片表面有褐色与琥珀色交错的花纹。

方胜纹—蕲蛇两肋有 24 个灰白色菱形花纹。

乌金衣—个别牛黄表面具有一层黑色光亮的薄膜。

银皮—为壳麝香内层皮膜，是包裹香仁的一层很薄的棕色膜，质地柔软，经久不硬。银皮因受麝香熏染，最内层呈棕色，中间层却呈银白色。又称“云皮”。

冒槽—是检验壳麝香的一种方法，即用特制的槽针从束孔向不同方向搅插，然后抽槽针立即检视，上槽之香仁，应先平槽，然后高出槽面，称“冒槽”。

无影纹—羚羊角全体光润如玉，若对光照视，质嫩的先端可见血丝、斑点，无裂纹，为“无影纹”。

水波纹—羚羊角除尖端部分外，有 10 ～ 20 个脊状环节，握之合把，有舒适感，称“水波纹”。

齿轮纹—羚羊塞四周具纵向骨棱，与角壁上的凹槽（称“血槽”）紧密嵌合，十分坚牢，塞断面呈齿轮状，称“齿轮纹”。

宝光—多指一些角质状药材，角质呈蜜白色而嫩，光泽润滑，明亮诱目。

（三）断面描述

涡纹—马宝断面的同心环纹。

胶口镜面—僵虫断面有 4 个褐色闪光发亮的胶状圆圈，为丝腺环。

丝腺环—僵蚕的横断面，原丝腺胶液凝结排成的 4 个环圈。

五花云层—五花龙骨等的内部，有红、黄、蓝、白、褐相间的层，又称“五花纹”。

粉膜—牛黄断面呈层层包裹状，如树木的年轮，每层有白色灰衣。

七、矿石类经验（性状）鉴别术语

钉头—指赭石表面多数乳头状突起。

彩晕—指花蕊石断面有黄色、黄绿色花纹相杂。

腰黄—雄黄的颜色鲜艳，光亮透明如琥珀坠，质松脆者。

本色—指矿物的成分和内部构造所决定的颜色，如朱砂的朱红色，自然铜的铜黄色。

外色—由外来的带色杂质、气泡等包裹体所引起，与矿物本身的成分和构造无关，如紫石英、大青盐可见。

假色—指某些矿物中，有时可见变形彩现象，这是由于投射光受晶体内部裂缝面、解理面及表面的氧化膜的反射所引起光波的干涉作用而产生的颜色，如可见于云石。

镜面砂—朱砂中色红而鲜艳，质松脆，表面光亮如镜而微透明者，习称“镜面砂”。

解理—矿物受力后沿着一定结晶方向裂开形成光滑平面的性能称为“解理”，所裂的平面称“解理面”。

断口—矿物受力后沿一定结晶方向的断裂面。

条痕—将矿物在毛瓷板上划过后，留下的痕迹称为“条痕”。其颜色即是矿物粉末的颜色，比矿物表面的颜色更为固定，具有鉴定意义。

脆性—指矿物容易被击破或压碎的性质，如自然铜、方解石等可见。

挠性—指矿物在外力作用下趋于弯曲而不发生折断，除去外力后不能恢复原状的性质，如滑石等可见。

弹性—指矿物在外力作用下变形，外力取消后，在弹性限度内，能恢复原状的性质，如云母等可见。

柔性—指矿物受外力切割并不发生碎裂的性质，如石膏等可见。

磁性—指矿物可以被磁铁或电磁铁吸引，或本身能够吸引铁物的性质，如磁铁矿等可见。

吸水性—指药材吸收空气中水分的能力或水试吸水情况，如赤石脂、龙骨、煅石膏等可见。

八、其他类经验（性状）鉴别术语

铁结白肉—猪苓质地结实，皮黑、肉白，习称“铁结白肉”。

（沈涛、张晓明）

第五章

中药材商品规格简介

中药材是特殊商品，既具有一般的商品属性，又具有药品的特殊属性，且来源广泛，如动植物等具有生物多样性特点。其从育种到种植（养殖）、采收、加工、储藏、运输、出售，整个过程链长、受生态环境因素影响大且不完全可控，同时还受种植管理、采收加工方法等人为因素影响，因此质量易不均一，而产生了品质与品相的差异，进而分化成了不同的商品规格等级。规格等级是中药材有别于其他药品的特殊性质，当把中药材作为农产品看待时，规格等级区分又显得十分必要。规格（产地等）和等级作为区别农产品价格的重要指标普遍存在，中药材不能脱离农产品的范畴，但是中药材的规格等级较一般农产品更为复杂，大小、年限、产地、加工方法等均可成为划分规格等级的标准。因此为了适应商品交易的需要，应按照药材品质优劣、外观品相差异、大小分档等不同层次的需求，对药材进行规格与等级的划分，以便在市场进行商品交易。

中药材商品规格等级伴随中药材交易的发展而产生，自古以来就有“看货评级，分档定价”的传统。历代本草均有对药材品质评价的论述，尤其是对产地的差异，以及大量气味、形态、色泽等评价的描述。中药材规格等级质量标准的划分历史悠久，等级是中药饮片质量的标志，等级标准的形成是在饮片进行应用及售卖过程中逐渐形成的。其历经萌芽期、初步形成期、深化认识期、成熟期、发展期、继承与转变期，最终伴随着中药材产业化的逐渐发展而形成至今天的商品规格。南北朝时期的《本草经集注》全书载药 730 味，其中有 30 多种中药材有 90 多种规格；明代李时珍《本草纲目》中根据药材的产地及药性强弱对其进行了等级划分。新中国成立以来，行业主管部门先后制订过多个中药材商品规格等级标准，其中明确为部颁标准的有 1959 年卫生部颁布的《三十八种药材商品规格标准》、1964 年卫生部与商业部联合颁布的《五十四种中药材商品规格标准》及 1984 年国家医药管理局与卫生部联合下达的《七十六种药材商品规格标准》。2013 年，经商务部、国家中医药管理局批准同意，以中国中医科学院中药资源中心为技术依托单位成立了“中药材商品规格等级标准技术研究中心”，由全国多所中医药科研、教学单位及多家中医药企业共同承担常用中药材商品规格等级行业标准的重新研究制（修）订工作。通过近5年的系统整理、调查与研究，由中国中医科学院中药资源中心牵头组织，先后有60余家单位300余人共同参与，完成了230余种常用大宗药材标准的制（修）订工作。

一、中药材商品规格等级划分的6类情况

从目前市场流通情况来看，市场上中药材商品规格等级划分主要有6类情况：一是依据野生和栽培区分规格等级，二是依据个头大小（粗细）区分规格等级，三是依据性状（质地、颜色、形态）区分规格等级，四是依据产地区分规格等级，五是依据产地加工方法区分规格等级，六是依据纯度区分规格等级。以上6类划分方法基本上可以囊括目前流通较广的90%以上的中药材。

（一）依据野生和栽培区分中药材的规格等级

市场上野生和栽培是区分规格等级的重要标准，但是必须满足2个条件：一是该类药材野生品和栽培品均具有较大供给量，均能形成商品；二是该类药材的栽培品与野生品有较大外观差异。一般情况下栽培品价格低于野生品。

1. 栽培药材年限与野生药材有差异　白薇、柴胡、前胡、防风、何首乌、猫爪草、秦艽、伊贝母、黄芩、香附、雪上一支蒿等药材有野生品和栽培品区别。此类药材的野生品生长年限较长，栽培品种植年限较短。市场传统认为栽培品年限不足会降低品质和效力，野生药材和栽培药材价格差异较大。

2. 栽培药材农艺措施不当　白花蛇舌草、半夏、鱼腥草、知母、灵芝、丹参、夏枯草等药材在年限上野生与栽培药材的差别不大，但也有栽培和野生的规格等级区分，这与栽培药材农艺措施不当有关。在此类药材的栽培过程中，为了追求更高的药材产量，药农施用肥料或人为改变药材生长环境。市场认为农艺措施不当导致栽培药材“量增质降”，品质与野生药材有差别，二者价格应有别。

（二）依据大小（粗细）区分中药材的规格等级

调查发现市场对依据“大小（粗细）”区分规格等级较为慎重，此类药材种类不

多。许多研究发现，次生代谢产物多位于药材的皮部，个头越大（粗）皮部所占比例反而越小。因此许多研究者撰文探讨，依据个头大小（粗细）的标准，可能与依据药典测定含量的标准成反比，例如黄芪，生长年限越长，黄芪越粗，皮部所占比例越小，黄芪甲苷含量相对越低。另外当前药材栽培过程中植物生长调节剂以及水肥等人工干预对药材大小、粗细有较大影响，导致单纯以大小进行划分会出现误导。

以个头大小区分药材规格等级的主要有 4 种情况：一是果实种子类药材，二是动物类药材，三是用于做礼品的药材，四是年限与大小显著相关的药材。

1. 果实种子类药材　如冬葵子、覆盆子、枸杞子、苍耳子、丁香、瓜蒌（仁）、大枣、罗汉果、五味子、紫苏子等果实种子类药材均以大小区分规格等级。这种区分方法与传统认识有关：一是果实种子类药材大小与其母株的生长年限和生命力有关，母株强壮容易结出个头更大的果实种子；二是果实种子是繁殖材料，大小与其活力成正比；三是此类药材多有补养滋润的功效，大小与其营养成分有关。

2. 动物类药材　如蛤蚧、虻虫、黄狗肾、海螵蛸、蜥蜴、蜈蚣、石决明等动物类药材的大小是区分规格等级的主要标准。这种规格等级区分方法与动物类药材多以“元 / 个（只、对）”为单位交易有关。个头大的药材重，价格也更高。此外，商家还认为以前动物类药材多是野生药材，个头大的原因可能是生长年限长。而随着养殖技术的成熟，动物可以在短期内长大，以公斤为单位交易的动物药材，其价格与大小相关性差。

3. 作为礼品的药材　如天麻、红参、西洋参、三七、罗汉果、枸杞子、冬虫夏草、肉苁蓉、生地黄（熟地黄）等礼品类药材多以大小区分规格等级。这种礼品类药材以大小区分规格等级，主要是考虑礼品更加注重外观性状。当中药材作为礼品馈赠时，已经不能作为一般药品看待，其药用价值已经成为次要属性，外观性状成为主要属性。

4. 大小与生长年限相关的药材　芦根、猫爪草、白芍、百部、重楼、天门冬等多年生草本多以大小区分规格等级。这类药材大小与生长年限相关，以大小区分能够反映其质量。一些木本药材年限越长药材越厚实，如杜仲、肉桂等的薄厚与年限明显相关，薄厚成为划分规格等级的关键。但还有些药材如黄芩，年限越长个头越大，但其性状也发生改变，3 年以上为枯芩，药效降低，以下为子芩，二者价格又有差别。

（三）依据性状（质地、颜色、形态）区分中药材的规格等级

质地、颜色、形态都是中药材的外观性状，也是最为经典的规格等级区分指标。调查发现质地、颜色、形态仍是区分规格等级的重要标准。质地、颜色、形态被作为

重要标准的主要原因，一是它们可以反映采收时间，二是它们可以反映不同来源，三是它们可以反映产地，四是它们可以反映产地加工的方法。

1. 花类药材多以质地、颜色、形态区分　以花入药的药材，尤其是花蕾入药的药材，其价格受到形态影响巨大。如槐米、金银花、代代花、辛夷花、月季花、玫瑰花、雪莲花等，传统中医药理论认为此类药材的药效集中于药材蕾期或花初开期而非花开后，此时采集的药材质优价高，故药材的开花程度影响着药材的价格定位。

2. 多来源药材多以质地、颜色、形态区分　多来源药材如党参、黄连、白芍、羌活、紫苏子、芥子、山楂、石斛、雪莲、厚朴、地丁、黄精、海龙、甘草、龙胆、鹿茸、木通、紫草等，或一些存在有混淆品的药材如前胡、防己、葛根、萆薢、红景天等，由于来源不同，在质地、颜色、形态上有较大差别，市场上可依据质地、颜色、形态来区分规格等级，实际反映的是药材来源。

3. 其他因素造成质地、颜色、形态差异　药材品种的差异也表现为质地、颜色、形态差异，如玛咖在市场有颜色区分，通常深颜色的价格高，而桑椹则青色高于黑色，牵牛子白色价格数倍于黑色。在形态上，女贞子则是有肾形和圆形的区分，生长时间短的多为肾形，随着生长时间变长逐渐趋于圆形，目前市场将其作为2种规格，价格差别不大。有些中药材也按照质地、颜色、形态区分，如干姜在市场上分为粉干姜和柴干姜，柴干姜产于山东，粉干姜产于四川，入药以粉质者为佳，所以粉干姜价格高于柴干姜。龙骨、龙齿等矿物类药材颜色和质地对价格影响也较大。

（四）依据产地区分中药材的规格等级

产地是区分中药材规格等级的主要标准，不同产地药材价格不同时存在以下几种情况：一是进口药材与国产药材有价格差别；二是多来源药材，产地与药材来源有关的，不同产地价格不同；三是多个产地生产，且不同产地之间药材质量差异较大。

1. 进口药材与国产药材价格差异　市场上销售的白扁豆、决明子、沉香、蛤蚧、海龙、红大戟、番泻叶、鸡血藤、降香、灵芝、葫芦巴、石斛、仙茅、西洋参、血竭、西红花、薏苡仁、重楼、紫草等药材既有从国外进口的，又有国内栽培或野生的。市场认为进口药材和国产药材质量不同，因此二者价格多有差别。但是有的药材以进口为好，如西洋参、西红花、血竭等，有的则认为是国产药材为好，如石斛、决明子等，这与传统的道地药材产区位置有关。来源于不同国家的药材价格也多有差别，如印尼血竭（皇冠牌）比新加坡血竭（华诚行）价格略低。进口药材是对国内资源缺乏或不足的有效补充。近年来，进口药材无论在品种或数量方面均有较大的增长，质量方面也发生了很多变化。从品种方面来看，进口药材过去主要是一些国内没有资源只能依赖进口的品种，如今进口品种数量快速扩展，一些国产常用药材也开始从国外进口，且数量逐年增加；然而，产地变迁大、国外种植技术方法差异大，甚至有一些基源不清、真伪难辨、产地加工方法不详或近缘种混掺等现象，导致进口药材质量问题凸显。检验发现苏合香、乳香、没药、血竭等进口药材批次间质量差异非常大，究其原因主要是基源混乱、采收加工方法各异，甚至有供应商按照我国的标准要求人为勾兑混掺等。如 2019 年抽验发现，血竭生产时掺杂、掺伪、染色、以龙血竭冒充血竭的现象仍然存在。以龙血竭掺伪、掺松香染色造假，以原料粉加辅料掺入树脂加工的现象较为严重，有的血竭断面可见明显的植物组织掺入，显粉性和颗粒性，没有标准规定的胶质样；乳香、没药因基源混乱、采收加工方法多样，导致市场产品质量差异很大；苏合香更是难辨产地来源、基源、生产工艺，真伪鉴定存在很大的困难。从来源属性及进口渠道方面来看，有些品种以农副产品的属性进口后作为药用，如小茴香以食用香料进口后药用，不合格率极高。有些品种则从边境贸易渠道引入，还有一些国内种源在国外种植加工后再引进国内，质量参差不齐，给质量控制和市场监管造成很大困难。另外，也有将国外品种引种至国内的情况，这些品种在我国往往缺乏药用历史，存在安全用药风险，应该引起重视。还有部分药材基源难辨造成进口药材不符合中国药典要求，如酸枣仁、紫草、鸡血藤、白扁豆、决明子、仙茅等。

2. 产地反映药材来源　不同产地的药材来源物种可能不同，如黄柏、白芷、百部、甘草、藁本、大黄、葛根、菊花、灵芝、龙胆、漏芦、麦冬、秦艽、肉苁蓉、山药、石斛、紫苏子、砂仁、通草、透骨草、郁金等药材均属于此类。有些产地是在物种的层次上的区分，如辽藁本为 *Ligusticum jeholense* Nakai et Kitag.，其余产地为中华藁本 *L. sinense* Oliv.。有些则是栽培品种的分化，如菊花、山药等长期栽培品种。

3. 存在传统道地产区　对于一些广布种而言，全国产地较多，但是存在传统的道地产区，或公认的优质产区。此类药材多以产地作为区分规格等级的标准。如白术、百合、枸杞子、柴胡、丹参、地龙、冬虫夏草、莲子、金银花、太子参、玉竹、泽泻、枳实等均属于此种情况。

（五）依据产地加工方法区分中药材的规格等级

产地加工是影响中药材质量的重要因素，也是区分中药材规格等级标准的重要指标。据调查以产地加工方法区分规格等级的药材主要有 2 种情况：一是产地加工影响药材质量，二是产地加工可以区分药用部位。

1. 加工影响药材质量　产地加工影响药材质量或外观性状，因此干燥方法、加工方法、包装方法、净制方法等均可成为区分规格等级的标准。如苍耳子（撞）、苍术（光）、川乌（制）、大黄（炕）、大茴香（水烫）、当归（箱）、茯苓（丁）、附子（盐）、黄芩（撞）、连翘（煮）、龙胆（把）、麻黄（把）、玫瑰（炕）、南沙参（撞）、山楂（圈）、天麻（熏）、菟丝子（洗）等属于此类。

2. 产地加工可以区分药用部位　加工是决定中药材规格的重要环节，如薄荷、三七、紫苏、荆芥、当归、白芍等都通过加工产生规格和等级。薄荷、紫苏等药材主要功效在叶子，因此叶子和全草价格差别较大。三七加工成筋条、剪口、头子、须根等不同的药用部位，其价格各不相同。当归加工成当归头、当归尾、节子等，白芍加工成狗头片和白芍片，夏枯草加工成夏枯草和夏枯球，荆芥加工成荆芥和荆芥穗。

（六）依据纯度区分中药材的规格等级

依据纯度区分规格等级的药材不在少数，刮皮、抽芯、清水（盐）、净（选）等是常见评价纯度的指标。依据纯度区分的药材可以分为 2 种情况：一是药用部位清晰明确，又容易掺入非药用部位的药材；二是容易混入杂质影响质量的药材。

1. 药用部位和非药用部位易混杂　酸枣仁（98 货）、沉香（含香量 15%）、牡丹皮（抽芯率 75%）、钩藤（70% 钩）、山楂（掺核）、山茱萸（掺核）、酸枣仁（净度 95%）、徐长卿（净根）、淫羊藿（带头）、白茅根（掺地上部分）、柴胡（掺茎）、金银花（掺枝叶）等药材在加工时容易混入非药用部位，因此必须用净度作为评价规格等级的标准。

2. 容易掺杂造假的药材　昆布、全蝎、土鳖虫等容易掺盐的药材主要依据含盐量区分规格等级，龙眼肉则容易掺入糖，需以含糖量作为标准。蒲黄（草蒲黄）、海金沙、红花、蛇床子等容易掺入沙土，需要从灰分考虑规格等级。薏苡仁、枸杞子、当归等规格等级还考虑走油和霉变等因素的影响。

二、品质是区分中药材规格等级的主要标准

品质仍是区分中药材规格等级的主要标准，通过调研发现，市场上现行的规格等级标准区分有其合理性。品质仍是区分药材商品规格等级的核心，不同品质不同价格。但是品质并非简单大小粗细或含量高低，从调查看品质主要有 4 个方面：一是传统药

效，二是检验，三是纯度，四是美观。传统药效方面主要是指结合历代本草和相关文献记载，从临床用药情况来反映药材的疗效好坏；检验方面主要是看是否符合现代的药典标准；纯度方面主要是看含杂质比例高低；美观方面主要是看是否符合习惯和审美取向。中药材功效主要是药效，因此传统药效应是中药材商品规格等级标准优先指标。检验标准对传统药效的量化评价，可以作为标准第二考虑的指标。纯度属于真实性检验的范畴，可以视为药效指标的一部分。美观是中药材的纯商品属性，可以作为最次指标。4 项指标相一致时，应依据简便易于推行的原则进行药材品质评价。4 项指标不一致时，应当以传统药效、药典标准、纯度、审美先后顺序制定标准。

（沈涛、张晓明）

第六章

全国17家中药材专业市场介绍

一、安徽亳州中药材交易中心

国内规模最大的中药材专业交易市场，四大药都之一。位于安徽省亳州市省级经济开发区内。

二、河南省禹州中药材专业市场

全国四大药都之一，有中华药城的美誉，位于河南省禹州市。

三、成都市荷花池药材专业市场

四大药都之一，位于四川省成都市金牛区。1996年由原荷花池中药材交易区和五块石中药材市场合并而成。

四、河北省安国中药材专业市场

全国最大的中药材专业市场之一，四大药都之一。河北省安国市古称祁州，素有“草到安国方成药，药经祁州始生香”的美誉。

五、江西樟树中药材市场

全国17家大型中药材市场之一，位于江西省樟树市。樟树市在唐朝即辟为药墟，宋元时形成药市，明清时期臻于鼎盛，终成“南北川广药材之总汇”的大气候。

六、广州市清平中药材专业市场

位于广东省广州市荔湾区，是我国南部重要的中药材市场之一，特别是贵细滋补性中药材的集散地和进出口贸易口岸。

七、山东鄄城县舜王城药材市场

全国 17 家大型中药材市场之一。山东省的药材专业市场。鄄城县素有“中国绿色药都”之称。

八、重庆市解放路药材专业市场

位于重庆市渝中区，全国 17 家大型中药材市场之一。

九、兰州黄河中药材专业市场

位于甘肃省兰州市安宁区，黄河中药材专业市场是全国 17 家大型中药材市场之一，1996 年 9 月经国家一部三局联合批准为国家级中药材专业市场。

十、西安万寿路中药材专业市场

位于陕西省西安市新城区，全国 17 家大型中药材市场之一，西北重要的药材集散地。

十一、哈尔滨三棵树中药材专业市场

位于黑龙江省哈尔滨市道外区 ，全国 17 家大型中药材市场之一。东北三省和内蒙古地区的中药材市场。

十二、湖北省蕲州中药材专业市场

位于湖北省黄冈市蕲春县，全国 17 家大型中药材市场之一。蕲州中草药资源极为丰富，不仅品种较多，而且门类也较齐全，是我国著名的盛产道地药材之乡，历来为重点药材产区之一。

十三、湖南岳阳花板桥中药材市场

位于湖南省岳阳市岳阳区，是国家首批验收颁证的全国 8 家中药材专业市场之一，是湖南省重点市场之一。

十四、湖南廉桥中药材专业市场

位于湖南省邵东县，全国重要的中药材集散地，并跻身全国十大药材市场行列。有“江南药都”之美誉。

十五、广西玉林中药材专业市场

位于广西壮族自治区玉林市，全国 17 家大型中药材市场之一，也是广西的中药材专业市场。

十六、广东省普宁中药材专业市场

位于广东省揭阳市普宁市，普宁中药材专业市场历史源远流长，早在明清时期，就是粤东地区中药材集散地。

十七、昆明菊花园中药材专业市场

位于云南省昆明市官渡区。全国 17 家大型中药材市场之一，云南省的中药材专业市场。

（沈涛、张晓明）

分　论

第一章

根及根茎类中药

狗脊（药典品种）

【来源】本品为蚌壳蕨科植物金毛狗脊 *Cibotium barometz*（L.）J. Sm. 的干燥根茎。

【产地加工】主产于福建、四川等地。秋、冬二季采挖，除去泥沙，干燥；或去硬根、叶柄及金黄色绒毛，切厚片，干燥，为“生狗脊片”；蒸后晒至六七成干，切厚片，干燥，为“熟狗脊片”。

【饮片规格】

狗脊片 除去杂质；未切片者，洗净，润透，切厚片，干燥。

烫狗脊 取生狗脊片，照炒法用砂烫至鼓起，放凉后除去残存绒毛。

【性状】

药材 本品呈不规则的长块状，长 10 ～ 30 cm，直径 2 ～ 10 cm。表面深棕色，残留金黄色绒毛；上面有数个红棕色的木质叶柄，下面残存黑色细根。质坚硬，不易折断。无臭，味淡、微涩。

饮片

狗脊片 呈不规则长条形或圆形，长 5 ～ 20 cm，直径 2 ～ 10 cm，厚 1.5 ～ 5 mm；切面浅棕色，较平滑，近边缘 1 ～ 4 mm 处有 1 条棕黄色隆起的木质部环纹或条纹，边缘不整齐，偶有金黄色绒毛残留；质脆，易折断，有粉性。熟狗脊片呈黑棕色，质坚硬。

烫狗脊 本品形如狗脊片，表面略鼓起。棕褐色。气微，味淡、微涩。

【外观质量评价】狗脊片以厚薄均匀、坚实无毛、不空心者为佳。

【药性及功能主治】苦、甘，温。归肝、肾经。祛风湿，补肝肾，强腰膝。用于风湿痹痛，腰膝酸软，下肢无力。

【地方习用品】

1. 狗脊毛　在云南使用蚌壳蕨科植物金毛狗脊 *Cibotium barometz*（L.）J. Sm. 根茎上的细柔毛的加工品，具有收敛止血的功效，用于疮疡出血、痔疮出血、外伤出血。

2. 狗脊贯众　湖北、上海、山西等地用乌毛蕨科植物狗脊蕨 *Woodwardia japonica*（L.f.）Smith 的根茎作狗脊使用。本品呈团块状。长 2 ～ 5 cm，直径 2 ～ 3 cm。表面深棕褐色，可见叶柄残基。体轻，质硬脆。气微，味淡。

3. 黑狗脊　河南、山西、陕西等地除用金毛狗脊外，尚用自产自销的黑狗脊，为蕨类植物根茎，如蜈蚣草 *Pteris vittata* L.、半岛鳞毛蕨 *Dryopteris paninsulae* Kitag.、华北鳞毛蕨 *D.laeta*（Kom.）C.Chr.、中华蹄盖蕨 *Athyrium sinese* Rupr. 等。药材比金毛狗脊瘦小，易与狗脊区分。

绵马贯众（药典品种）

【来源】本品为鳞毛蕨科植物粗茎鳞毛蕨 *Dryopteris crassirhizoma* Nakai 的干燥根茎和叶柄残基。

【产地加工】主产于黑龙江、吉林、辽宁等地。秋季采挖，削去叶柄，须根，除去泥沙，晒干。

【饮片规格】

绵马贯众片　除去杂质，喷淋清水，洗净，润透，切厚片，干燥，筛去灰屑，即得。

绵马贯众炭　取绵马贯众片，照炒炭法炒至表面焦黑色，喷淋清水少许，熄灭火星，取出，晾干。

【性状】

药材　本品呈长倒卵形，略弯曲，上端钝圆或截形，下端较尖，有的纵剖为两半，长 7 ～ 20 cm，直径 4 ～ 8 cm。表面黄棕色至黑褐色，密被排列整齐的叶柄残基及鳞片，并有弯曲的须根。叶柄残基呈扁圆形，长 3 ～ 5 cm，直径 0.5 ～ 1.0 cm；表面有纵棱线，质硬而脆，断面略平坦，棕色，有黄白色维管束 5 ～ 13 个，环列；每个叶柄残基的外侧常有 3 条须根，鳞片条状披针形，全缘，常脱落。质坚硬，断面略平坦，深绿色至棕色，有黄白色维管束 5 ～ 13 个，环列，其外散有较多的叶迹维管束。气特异，味初淡而微涩，后渐苦、辛。

饮片

绵马贯众片 本品呈不规则的厚片或碎块，根茎外表皮黄棕色至黑褐色，多被有叶柄残基，有的可见棕色鳞片，切面淡棕色至红棕色，**有黄白色维管束小点，环状排列。气特异，味初淡而微涩，后渐苦、辛。**

绵马贯众炭 本品为不规则厚片或碎片，表面焦黑色，内部焦褐色，味涩。

【外观质量评价】以个大、质坚实、叶柄残基断面棕绿色者为佳。断面棕黑色者不能药用。

【药性及功能主治】苦，微寒；有小毒。归肝、胃经。清热解毒，止血，驱虫。用于时疫感冒，风热头痛，温毒发斑，疮疡肿毒，崩漏下血，虫积腹痛。

【地方习用品】全国各地使用的中药贯众植物来源共有5科29种之多，东北地区以鳞毛蕨科植物粗茎鳞毛蕨 *Dryopteris crassirhizoma* Nakai 为主（亦为药典收载品种）；华北与西北地区以蹄盖蕨科植物蛾眉蕨 *Lunathyrium acrostichoides*（Sw.）Ching、中华蹄盖蕨 *Athyrium sinense* Rupr. 或球子蕨科植物荚果蕨 *Matteuccia struthiopteris*（L.）Todaro 为主；华东与西南地区以紫萁科植物紫萁 *Osmunda japonica* Thunb. 为主；中南地区以乌毛蕨 *Blechnum orientale L.* 为主。均以干燥根茎入药。现分述如下。

1. 紫萁贯众 本品为紫萁科植物紫萁 *Osmunda japonica* Thunb. 的干燥根茎及叶柄基部。春、秋季二季采挖，洗净，除净须根，晒干。本品略呈棒状或圆锥状，稍弯曲，顶端有的分枝，长5～30 cm，直径3～8 cm。表面棕褐色至棕黑色。根茎横生或斜生，下部多着生黑色而硬的细根；叶柄残基近扁圆形，斜向上，长4～6 cm，直径0.2～0.5 cm，表面棕色或棕黑色，**切断面有马蹄形筋脉纹**（维管束），**常与皮部分开**。质硬，不易折断。气微，味甘、微涩。

2. 贯众 为蹄盖蕨科植物蛾眉蕨 *Lunathyrium acrostichoides*（Sw.）Ching、中华蹄盖蕨 *Athyrium sinense* Rupr. 或球子蕨科植物荚果蕨 *Matteuccia struthiopteris*（L.）Todaro 的干燥根茎及叶柄残基。呈不规则的段或碎块，长2～2.5 cm。表面暗棕色或黑褐色，**叶柄边缘具明显的疣状突起**，背面隆起，腹面稍向内凹，基部具棱脊。质硬而脆，易折断，**断面2条较大维管束呈“八”形排列，有的中间常呈暗色或已成空洞**。气微，味涩，后微苦、辛。

3. 乌毛蕨贯众 为乌毛蕨科植物乌毛蕨 *Blechnum orientale* L. 的干燥根茎。呈圆柱形或棱柱形，上端稍大。长10～20 cm，直径5～6 cm，呈棕褐色或黑褐色。根茎直立粗壮，密被有空洞的叶柄残基及须根和鳞片。叶柄残基扁圆柱形，表面被黑褐色伏生的鳞片，脱落处呈小突起，粗糙。质坚硬，横断面中央呈空洞状，皮部薄，有数十个点状维管束，排成环状，内面的 2 个稍大。叶柄基部较粗，外侧有 1 个瘤状突起，簇生 10 余条须根。气微弱而特异，味微涩。

骨碎补（药典品种）

【来源】本品为水龙骨科植物槲蕨 *Drynaria fortunei*（Kunze）J. Sm. 的干燥根茎。

【产地加工】主产于浙江、福建、湖南、湖北、江西、广东、广西、四川等地。全年均可采挖，除去泥沙，干燥，或再燎去茸毛（鳞片）。

【饮片规格】

骨碎补 除去杂质，洗净，润透，切厚片，干燥。

烫骨碎补 取净骨碎补或片，照烫法用砂烫至鼓起，撞去毛。

【性状】

药材 本品呈扁平长条状，多弯曲，有分枝，长 5 ～ 15 cm，宽 1 ～ 1.5 cm，厚 0.2 ～ 0.5 cm。表面密被深棕色至暗棕色的小鳞片，柔软如毛，经火燎者呈棕褐色或暗褐色，两侧及上表面均具突起或凹下的圆形叶痕，少数有叶柄残基和须根残留。体轻，质脆，易折断，断面红棕色，维管束呈黄色点状，排列成环。气微，味淡、微涩。

饮片

骨碎补 本品呈不规则厚片。表面深棕色至棕褐色，常残留细小棕色的鳞片，有的可见圆形的叶痕。切面红棕色，黄色的维管束点状排列成环。气微，味淡、微涩。

烫骨碎补 本品形如骨碎补或片，体膨大鼓起，质轻、酥松。

【外观质量评价】饮片以条粗壮、色棕、茸毛去干净者为佳。

【药性及功能主治】苦，温。归肝、肾经。疗伤止痛，补肾强骨；外用消风祛斑。用于跌扑闪挫，筋骨折伤，肾虚腰痛，筋骨痿软，耳鸣耳聋，牙齿松动；外治斑秃，白癜风。

【地方习用品】

中华槲蕨 为水龙骨科植物中华槲蕨 *Drynaria baronii*（Christ）Diels 的干燥根茎。主产于陕西、甘肃、青海、四川、云南等地。与正品主要区别：较平直而细长，长 5 ～ 17 cm，宽 0.6 ～ 1 cm，表面淡棕色，鳞片仅一型，披针形，黄棕色，有的易脱落，质较硬，断面黄色。该品种在甘肃地方标准中以“毛姜”名称收载。

细辛（药典品种）

【来源】本品为马兜铃科植物北细辛 *Asarum heterotropoides* Fr. Schmidt var. mandshuricum（Maxim.）Kitag.、汉城细辛 *Asarum sieboldii Miq*. var. seoulense Nakai 或华细辛 *Asarum sieboldii* Miq. 的干燥根和根茎。前 2 种习称“辽细辛”。

【产地加工】北细辛与汉城细辛主产于东北地区。华细辛主产于陕西、河南、山东、浙江等地。夏季果熟期或初秋采挖，除净地上部分和泥沙，阴干。

【饮片规格】

细辛　除去杂质，喷淋清水，稍润，切段，阴干。

【性状】

药材

北细辛　常卷曲成团。根茎横生呈不规则圆柱状，具短分枝，长 1 ～ 10 cm，直径 0.2 ～ 0.4 cm；表面灰棕色，粗糙，有环形的节，节间长 0.2 ～ 0.3 cm，分枝顶端有碗状的茎痕。根细长，密生节上，长 10 ～ 20 cm，直径 0.1 cm；表面灰黄色，平滑或具纵皱纹；有须根和须根痕；质脆，易折断，断面平坦，黄白色或白色。气辛香，味辛辣、麻舌。

汉城细辛　根茎直径 0.1 ～ 0.5 cm，节间长 0.1 ～ 1 cm。

华细辛　根茎长 5 ～ 20 cm，直径 0.1 ～ 0.2 cm，节间长 0.2 ～ 1 cm。气味较弱。

饮片　本品呈不规则的段。根茎呈不规则圆形，外表皮灰棕色，有时可见环形的节。根细，表面灰黄色，平滑或具纵皱纹。切面黄白色或白色。气辛香，味辛辣、麻舌。

【外观质量评价】细辛以根多而细长，气味辛辣浓者为佳，东北产的“辽细辛”为道地药材。

【药性及功能主治】辛，温。归心、肺、肾经。解表散寒，祛风止痛，通窍，温肺化饮。用于风寒感冒，头痛，牙痛，鼻塞流涕，鼻鼽，鼻渊，风湿痹痛，痰饮喘咳。

【地方习用品】

毛细辛　为马兜铃科植物单叶细辛 *Asarum himalaicum* Hook.f. et Thoms. ex Klotzsch. 的干燥全草。主产于甘肃、四川等地。该品种在甘肃地方标准中以“毛细辛”名称收载，在四川、重庆地方标准中以“南坪细辛”收载。本品根茎圆柱形，长短不等，直径 1 ～ 2 mm，表面黄棕至黄褐色，质脆，断面黄白色，节间短，须根生于节结上。叶柄纤弱，叶片薄而皱缩，常破碎，纸质，完整叶心形，全缘，长宽近等，顶端渐尖，基部心形，**上面深绿色，下面灰绿色，两面均被毛茸**。偶见花或果实，花钟形、淡紫褐色，果实类球形。气微辛香，味辛、麻、微苦。

大黄（药典品种）

【来源】本品为蓼科植物掌叶大黄 *Rheum palmatum* L.、唐古特大黄 *Rheum tanguticum* Maxim. ex Balf. 或药用大黄 *Rheum officinale* Baill. 的干燥根和根茎。

【产地加工】根据产地及品种的不同可分为西宁大黄、铨水大黄和川大黄。西宁大黄主产于青海贵德、湟源、湟中等县，多为野生，过去在西宁集散，故名"西宁大黄"。铨水大黄主产于甘肃礼县铨水。川大黄主产于四川、湖北、陕西等地。秋末茎叶枯萎或次春发芽前采挖，除去细根，刮去外皮，切瓣或段，绳穿成串干燥或直接干燥。

【饮片规格】

大黄　除去杂质，洗净，润透，切厚片或块，晾干。

酒大黄　取净大黄片，照酒炙法炒干。

熟大黄　取净大黄块，照酒炖或酒蒸法炖或蒸至内外均呈黑色。

大黄炭　取净大黄片，照炒炭法炒至表面焦黑色、内部焦褐色，具焦香气。

【性状】

药材　本品呈类圆柱形、圆锥形、卵圆形或不规则块状，长 3 ～ 17 cm，直径 3 ～ 10 cm。除尽外皮者表面黄棕色至红棕色，**有的可见类白色网状纹理及星点（异型维管束）散在，习称"锦纹"**。残留的外皮棕褐色，多具绳孔及粗皱纹。质坚实，有的中心稍松软，**断面淡红棕色或黄棕色，显颗粒性，习称"槟榔碴"**；根茎髓部宽广，有**星点**环列或散在；根木部发达，具放射状纹理，形成层环明显，无星点。气清香，味苦而微涩，嚼之粘牙，有沙粒感。

药材新鲜断面在紫外灯下显棕色荧光。

饮片

大黄　为类圆形或不规则形厚片，厚 2 ～ 4 mm，直径 3 ～ 10 cm。斜切片长达 15 cm，切面黄棕色或黄褐色，颗粒性；若为根茎则髓部较大，其中有星点环列或散在，放射状纹理不明显；若为根则木质部发达，具明显的放射状纹理，射线红色，无星点。周边黄棕色至红棕色，可见类白色网状纹理或残存有红棕色至黑棕色外皮；质轻脆，易折断。

酒大黄　形如大黄片，表面深褐色，偶有焦斑；略有酒香。

熟大黄　形如大黄片，表面黑褐色；有特异香气，味微苦。

大黄炭　形如大黄片，表面焦黑色，断面焦褐色；质轻而脆，易折断；无臭，味微苦。

【外观质量评价】无论何种规格大黄皆以体质充实、个头匀整、色泽黄亮、砸开后呈“槟榔碴”、“锦纹”明显、无虚糠、气香、体重者为佳。俗称大黄“十大九糠”，指大黄大多个大多糠，因其在加工过程中水分不易外泄，且受冰冻，故而变糠。

【药性及功能主治】苦，寒。归脾、胃、大肠、肝、心包经。泻下攻积，清热泻火，凉血解毒，逐瘀通经，利湿退黄。用于实热积滞便秘，血热吐衄，目赤咽肿，痈肿疔疮，肠痈腹痛，瘀血经闭，产后瘀阻，跌打损伤，湿热痢疾，黄疸尿赤，淋证，水肿；外治烧烫伤。酒大黄善清上焦血分热毒，用于目赤咽肿，齿龈肿痛。熟大黄泻下力缓，泻火解毒，用于火毒疮疡。大黄炭凉血化瘀止血，用于血热有瘀出血证。

【易混品及伪品】

1. 华北大黄　为蓼科植物华北大黄 *Rheum fronzenbachii* Munt. 的根及根茎。呈圆柱形或类圆柱形，多一端较粗，另一端稍细。栓皮多刮去。表面黄棕色或黄褐色，无横纹。质坚而轻，断面无星点，有细密而直的红棕色射线。气浊，味涩而苦。新断面在荧光灯下显蓝紫色荧光。

2. 藏边大黄　为蓼科植物藏边大黄 *Rheum emodi* Wall. 的根茎。呈类圆锥形或圆柱形。表面多红棕色或灰褐色，多有纵皱纹。横断面浅棕灰色或浅紫灰色，形成层环明显，有放射状棕红色射线。香气弱，味苦而微涩。新断面在荧光灯下显蓝紫色荧光。

3. 河套大黄　为蓼科植物河套大黄 *Rheum hotaoense* C. Y. Cheng et T. C. Kaeo 的干燥根及根茎。呈圆柱形、圆锥形或纵切成块状。具灰褐色栓皮，除去栓皮多为土黄色或黄褐色，表面有抽沟及皱纹。断面淡黄红色，无星点。味涩而微苦。新鲜断面在荧光灯下观察呈蓝紫色荧光。

4. 天山大黄　为蓼科植物天山大黄 *Rheum wittrockii* Lundstr. 的根及根茎。呈类圆柱形。表面棕褐色或灰褐色。断面黄色，形成层环明显，有放射状棕红色射线，并有同心环，无星点。气弱、味苦而涩。新鲜断面在荧光灯下观察呈紫色荧光。

5. 土大黄　为蓼科植物土大黄 *Rumex madaio* Makino 的根或红丝酸模 *Rumex chalepensis* Mill. 及钝叶酸模 *Rumex obtusifolius* L. 的干燥根及根茎。土大黄：根肥厚粗大。表面暗褐色，皱褶而不平坦，残留多数细根。多切成块状，断面黄色，可见由表面凹入的深沟条纹。味苦。红丝酸模：根及根茎呈圆锥形。根茎顶端有茎基残痕及须毛状纤维，表面棕红色至棕灰色，并有多数纵皱纹或散在的皮孔样疤痕。质硬，断面黄色，有棕色形成层环及放射状纹理。气微、味稍苦。钝叶酸模：主根圆锥形或圆柱形，较粗壮。表面棕黄色或黄褐色，多有分枝，质坚硬，难折断。断面呈黄色，表面具凹入的深沟条纹。味苦。

【地方习用品】

水根大黄　历史上甘肃省大部分地区习惯将蓼科植物掌叶大黄 *Rheum palmatum* L.、唐古特大黄 *Rheum tanguticum* Maxim. ex Balf. 的干燥支根及主根（直径小于 3 cm）称为“水根大黄”，为商品大黄规格之一。本品呈不规则的厚片，直径 1 ～ 3 cm，厚 2 ～ 4 mm。表面棕褐色或暗红色。切面黄棕色或淡红棕色，具有锦纹。质坚实。气清香，味苦而微涩，嚼之粘牙，有沙粒感。

拳参（药典品种）

【来源】本品为蓼科植物拳参 *Polygonum bistorta* L. 的干燥根茎。

【产地加工】主产于河北、山西、内蒙古、甘肃等地。春初发芽时或秋季茎叶将枯萎时采挖，除去泥沙，晒干，去须根。

【饮片规格】

拳参　除去杂质，洗净，略泡，润透，切薄片，干燥。

【性状】

药材　本品呈扁长条形或扁圆柱形，弯曲，有的对卷弯曲，两端略尖，或一端渐细，长 6 ～ 13 cm，直径 1 ～ 2.5 cm。表面紫褐色或紫黑色，粗糙，一面隆起，一面稍平坦或略具凹槽，全体密具粗环纹，有残留须根或根痕。质硬，断面浅棕红色或棕红色，维管束呈黄白色点状，排列成环。气微，味苦、涩。

饮片　本品呈类圆形或近肾形的薄片。外表皮紫褐色或紫黑色。切面棕红色或浅棕红色，平坦，近边缘有一圈黄白色小点（维管束）。

【外观质量评价】药材以身干、根条粗大、质坚实、皮黑、断面浅红棕色、无杂质者为佳。

【药性及功能主治】苦、涩，微寒。归肺、肝、大肠经。清热解毒，消肿，止血。用于赤痢热泻，肺热咳嗽，痈肿瘰疬，口舌生疮，血热吐衄，痔疮出血，蛇虫咬伤。

【地方习用品】

草河车　为蓼科植物珠芽蓼 *Polygonum viviparum* L.、圆穗蓼 *Polygonum macrophyllum* D. Don. 的干燥根茎。本品饮片呈类圆形薄片，直径 0.5 ～ 1.5 cm，厚 0.1 ～ 0.2 cm。外表面棕褐色，残留少量须根痕。切面浅紫红色或较暗棕红色，近边缘有 10 ～ 40 个白色小点排成断续的环（维管束）。气微，味苦涩。

虎杖（药典品种）

【来源】本品为蓼科植物虎杖 *Polygonum cuspidatum* Sieb. et Zucc. 的干燥根茎和根。

【产地加工】主产于安徽、江苏、浙江等地。春、秋二季采挖，除去须根，洗净，趁鲜切短段或厚片，晒干。

【饮片规格】

虎杖　除去杂质，洗净，润透，切厚片，干燥。

【性状】

虎杖　本品多为圆柱形短段或不规则厚片，长 1 ～ 7 cm，直径 0.5 ～ 2.5 cm。外皮棕褐色，有纵皱纹和须根痕，切面皮部较薄，木部宽广，棕黄色，射线放射状，皮部与木部较易分离。根茎髓中有隔或呈空洞状。质坚硬。气微，味微苦、涩。

【外观质量评价】以薄厚均匀、坚实、断面色黄者为佳。

【药性及功能主治】微苦，微寒。归肝、胆、肺经。利湿退黄，清热解毒，散瘀止痛，止咳化痰。用于湿热黄疸，淋浊，带下，风湿痹痛，痈肿疮毒，水火烫伤，经闭，癥瘕，跌打损伤，肺热咳嗽。

何首乌（药典品种）

【来源】本品为蓼科植物何首乌 *Polygonum multiflorum* Thunb. 的干燥块根。

【产地加工】全国大部分地区均有出产，主产于河南、湖北、广西、广东等地，以广东德庆何首乌为道地药材。秋、冬二季叶枯萎时采挖，削去两端，洗净，个大的切成块或厚片，干燥。

【饮片规格】

生首乌　去杂质，洗净，稍浸，润透，切厚片或块，干燥。

制何首乌　本品为何首乌的炮制加工品。取何首乌片或块，照炖法用黑豆汁拌匀，置非铁质的适宜容器内，炖至汁液吸尽；或照蒸法，清蒸或用黑豆汁拌匀后蒸，蒸至内外均呈棕褐色，或晒至半干，切片，干燥。

【性状】

药材　本品呈团块状或不规则纺锤形，长 6 ～ 15 cm，直径 4 ～ 12 cm。表面红棕色或红褐色，皱缩不平，有浅沟，并有横长皮孔样突起和细根痕。体重，质坚实，不易折断，断面浅黄棕色或浅红棕色，显粉性，皮部有 4 ～ 11 个类圆形异型维管束环列，形成云锦状花纹，中央木部较大，有的呈木心。气微，味微苦而甘涩。

饮片

生首乌　本品呈不规则的厚片或块。外表皮红棕色或红褐色，皱缩不平，有浅沟，并有横长皮孔样突起及细根痕。切面浅黄棕色或浅红棕色，显粉性；横切面有的皮部可见**云锦状花纹**，中央木部较大，有的呈木心。

制何首乌　本品呈不规则皱缩状的块片，厚约 1 cm。表面黑褐色或棕褐色，凹凸不平。质坚硬，断面角质样，棕褐色或黑色。

【外观质量评价】以体重、质坚实、切面黄棕色、有胶状光泽、云锦花纹明显、粉性足者为佳。

【药性及功能主治】

生首乌苦、甘、涩，微温。归肝、心、肾经。解毒，消痈，截疟，润肠通便。用于疮痈，瘰疬，风疹瘙痒，久疟体虚，肠燥便秘。

制何首乌苦、甘、涩，微温。归肝、心、肾经。补肝肾，益精血，乌须发，强筋骨，化浊降脂。用于血虚萎黄，眩晕耳鸣，须发早白，腰膝酸软，肢体麻木，崩漏带下，高脂血症。

【易混品】

白首乌　为萝藦科牛皮消属（*Cynanchum*）多种植物的块根，不同地区来源也不同。山东、陕西用隔山牛皮消 *C. Wilfordii*（Maxim.）Hemsl. 和戟叶牛皮消 *C. bungei* Decne.；江苏、浙江等地用耳叶牛皮消 *C. auriculatum* Royle ex Wight. 的干燥块根。据历史记载，山东泰山产“泰山何首乌”戟叶牛皮消 *C. bungei* Decne. 为白首乌的道地药材，1977 版药典曾经收载。本品秋、冬季采挖，去净泥土，晒干或切片后晒干。呈纺锤形或不规则的团块状，长 3 ～ 10 cm，直径 1.5 ～ 4 cm。表面类白色，多皱缩，凹凸不平，并有横向疤痕。体轻，切片大小不一，断面类白色，粉性，有辐射状纹理及裂隙。味微甜、苦。

【伪品】

制首乌伪品　系用旋花科植物番薯 *Ipomoea batatas*（L.）Lam. 的块根或薯蓣科植物黄独（黄药子）*Dioscorea bulbifera* Linn. 的块茎切制成块后用黑豆或其他黑色物质共煮，伪充制首乌。与正品非常相似，应注意鉴别使用。

【劣品】

制首乌劣药　用黑豆汁或其他黑色物质拌匀染色后，未蒸或未按炮制法则规定的时间蒸透，干燥后伪充制首乌使用，补益作用较差。可见表面黑褐色或棕褐色，断面黄棕色。

【附注】

首乌藤　本品为蓼科植物何首乌 *Polygonum multiflorum* Thunb. 的干燥藤茎。本品呈圆柱形的段。外表面紫红色或紫褐色。切面皮部紫红色，木部黄白色或淡棕色，导管孔明显，髓部疏松，类白色。气微，味微苦涩。以枝条粗壮、均匀，外皮棕红色，无叶者为佳。本品甘，平。归心、肝经。养血安神，祛风通络。用于失眠多梦，血虚身痛，风湿痹痛，皮肤瘙痒。

川牛膝（药典品种）

【来源】本品为苋科植物川牛膝 *Cyathula officinalis* Kuan 的干燥根。

【产地加工】主产于四川、湖北、云南、贵州等地，以四川天全产量大而质优，为道地药材。秋、冬二季采挖，除去芦头、须根及泥沙，烘或晒至半干，堆放回润，再烘干或晒干。

【饮片规格】

川牛膝　除去杂质及芦头，洗净，润透，切薄片，干燥。

酒川牛膝　取川牛膝片，照酒炙法炒干。

【性状】

药材　本品呈近圆柱形，微扭曲，向下略细或有少数分枝，长 30 ～ 60 cm，直径 0.5 ～ 3 cm。表面黄棕色或灰褐色，具纵皱纹、支根痕和多数横长的皮孔样突起。质韧，不易折断，断面浅黄色或棕黄色，维管束点状，排列成数轮同心环。气微，味甜。

饮片

川牛膝 本品呈圆形或椭圆形薄片。外表皮黄棕色或灰褐色。切面浅黄色至棕黄色，可见多数排列成数轮同心环的黄色点状维管束。气微，味甜。

酒川牛膝 本品形如川牛膝片，表面棕黑色。微有酒香气，味甜。

【外观质量评价】以条粗壮、质柔韧、分枝少、断面色浅黄者为佳。

【药性及功能主治】甘、微苦，平。归肝、肾经。逐瘀通经，通利关节，利尿通淋。用于经闭癥瘕，胞衣不下，跌扑损伤，风湿痹痛，足痿筋挛，尿血血淋。

【易混品及伪品】

1. 麻牛膝 为苋科植物头花杯苋 *Cyathula capitata* Moq. 的根。本品外表面灰褐色，切面棕褐色。味苦涩，具麻味。

2. 牛蒡根 为菊科植物牛蒡 *Arctium lappa L.* 的根。市场上常切成饮片混入川牛膝销售。直径 0.5 ～ 1 cm。外表面淡棕色至棕褐色，具多数明显的纵向沟纹，质地稍软且黏，断面皮部棕褐色至黑褐色，形成层明显，木质部黄白色。气微，味微苦。

【劣品】

川牛膝劣质饮片 将本品非药用部位地上芦头切片后，混入川牛膝饮片中销售。

牛膝（药典品种）

【来源】本品为苋科植物牛膝 *Achyranthes bidentata* Bl. 的干燥根。

【产地加工】主产于河南焦作及周边地区，内蒙古赤峰、河北安国等地亦有栽培。河南焦作产者为道地药材，是著名的四大怀药之一。冬季茎叶枯萎时采挖，除去须根和泥沙，捆成小把，晒至干皱后，将顶端切齐，晒干。

【饮片规格】

牛膝 除去杂质，洗净，润透，除去残留芦头，切段，干燥。

酒牛膝 取净牛膝段，照酒炙法炒干。

【性状】

药材 本品呈细长圆柱形，挺直或稍弯曲，长 15 ～ 70 cm，直径 0.4 ～ 1 cm。表面灰黄色或淡棕色，有微扭曲的细纵皱纹、排列稀疏的侧根痕和横长皮孔样的突起。质硬脆，易折断，受潮后变软，断面平坦，淡棕色，略呈角质样而油润，中心维管束木质部较大，黄白色，其外周散有多数黄白色点状维管束，断续排列成 2 ～ 4 轮。气微，味微甜而稍苦涩。

饮片

牛膝　本品呈圆柱形的段。外表皮灰黄色或淡棕色，有微细的纵皱纹及横长皮孔。质硬脆，易折断，受潮变软。切面平坦，淡棕色或棕色，略呈角质样而油润，中心维管束木部较大，黄白色，其外周散有多数黄白色点状维管束，断续排列成 2 ～ 4 轮。气微，味微甜而稍苦涩。

酒牛膝　本品形如牛膝段，表面色略深，偶见焦斑。微有酒香气。

【外观质量评价】药材以身干、皮细、肉肥、条长、色灰黄、味甘者为佳。

【药性及功能主治】苦、甘、酸，平。归肝、肾经。逐瘀通经，补肝肾，强筋骨，利尿通淋，引血下行。用于经闭，痛经，腰膝酸痛，筋骨无力，淋证，水肿，头痛，眩晕，牙痛，口疮，吐血，衄血。

【易混品及伪品】

1. 红牛膝　为同属植物柳叶牛膝 *Achyranthes longifolia*（Makino）Makino 的根。习称红牛膝，主产于陕西、浙江、江西、湖南、湖北、四川、云南、贵州等地。根多数成簇，外表黄棕色，具明显的纵皱纹，具细的侧根。质韧，不易折断，断面灰棕色或淡红色，筋脉小点（维管束）约 1 ～ 4 层，排列成环。气微，略有甜味，后微苦而麻舌。

2. 土牛膝　为同属植物粗毛牛膝 *A. aspera* L. 的根。根多呈细长圆柱形，长 20 ～ 30 cm，直径 3 ～ 6 mm。表面灰黄色，顶端有切去芦头的痕迹，全体有细顺纹与侧根痕。质柔韧，不易折断，断面纤维性，筋脉小点（维管束）数层排列成环。气无，味微甜而涩。

3. 白牛膝　为石竹科植物狗筋蔓 *Cucubalus baccifer* L. 的干燥根，又名水股牛。在云南有的地区作补养药，误作怀牛膝用。根呈细长圆柱形，稍扭曲，有的有分枝，长短不等，直径 3 ～ 6 mm。表面灰黄色，有纵皱纹及横向皮孔，并有少数须根痕。质脆，易折断。断面皮部灰白色，木部淡黄色。气无，味苦。

【劣品】

牛膝劣质饮片　将本品非药用部位地上芦头，切片后混入牛膝饮片中销售。此外亦有将因贮存不当走油、冻伤后黑条药材切片后掺入。

银柴胡（药典品种）

【来源】本品为石竹科植物银柴胡 *Stellaria dichotoma* L. var. 1anceolata Bge. 的干燥根。

【产地加工】主产于宁夏、甘肃、陕西、内蒙古等地。春、夏间植株萌发或秋后茎叶枯萎时采挖，栽培品于种植后第 3 年 9 月中旬或第 4 年 4 月中旬采挖，除去残茎、须根及泥沙，晒干。

【饮片规格】

银柴胡 除去杂质，洗净，润透，切厚片，干燥。

【性状】

野生品 本品呈类圆柱形，偶有分枝，长 15 ～ 40 cm，直径 0.5 ～ 2.5 cm。表面浅棕黄色至浅棕色，有扭曲的纵皱纹和支根痕，多具孔穴状或盘状凹陷，习称“**砂眼**”，从砂眼处折断可见棕色裂隙中有细砂散出。根头部略膨大，有密集的呈疣状突起的芽苞、茎或根茎的残基，习称“**珍珠盘**”。质硬而脆，易折断，断面不平坦，较疏松，有裂隙，皮部甚薄，木部有黄、白色相间的放射状纹理。气微，味甘。

栽培品 有分枝，下部多扭曲，直径 0.6 ～ 1.2 cm。表面浅棕黄色或浅黄棕色，纵皱纹细腻明显，细支根痕多呈点状凹陷。**几无砂眼**。**根头部有多数疣状突起**。**折断面质地较紧密，几无裂隙，略显粉性，木部放射状纹理不甚明显**。味微甜。

【外观质量评价】药材以身干条长而均匀、圆柱形、外皮棕黄色、断面黄白色者为佳。

【药性及功能主治】甘，微寒。归肝、胃经。清虚热，除疳热。用于阴虚发热，骨蒸劳热，小儿疳热。

太子参（药典品种）

【来源】本品为石竹科植物孩儿参 *Pseudostellaria heterophylla*（Miq.）Pax ex Pax et Hoffm. 的干燥块根。

【产地加工】主产于贵州、福建、安徽等地。夏季茎叶大部分枯萎时采挖，洗净，除去须根，置沸水中略烫后晒干或直接晒干。

【性状】本品呈细长纺锤形或细长条形，稍弯曲，长 3 ～ 10 cm，直径 0.2 ～ 0.6 cm。表面黄白色，较光滑，微有纵皱纹，凹陷处有须根痕。顶端有茎痕。质硬而脆，断面平坦，淡黄白色，角质样或类白色，有粉性。气微，味微甘。

【外观质量评价】以身干、肥润、色黄白、无须根者为佳。

【药性及功能主治】甘、微苦，平。归脾、肺经。益气健脾，生津润肺。用于脾虚体倦，食欲不振，病后虚弱，气阴不足，自汗口渴，肺燥干咳。

【易混品及伪品】

1. 石生蝇子草 为石竹科植物石生蝇子草 *Silene tatarinowii* Regel. 的干燥块根。单个或数个簇生，呈长圆柱形，多弯曲或稍扭曲，有时具分枝，长 2 ～ 13 cm，直径 0.2 ～ 0.8 cm，顶端具多数疣状突起的茎残基或茎痕。表面粗糙，淡黄色或土黄色。断面具大的裂隙，黄白色或类白色，类角质。

2. 云南繁缕 为石竹科植物云南繁缕 *Stellaria yunnanensis* French. 的根。根数个簇生，顶端有疙瘩状茎基，根细纺锤形，长 3 ～ 9 cm，直径 0.2 ～ 0.4 cm，两端细尾状，外表黄白色，有细纵皱。质脆，断面黄白色，角质样，中柱白色。

3. 白花紫萼女娄菜 为石竹科植物白花紫萼女娄菜 *Melandrium tatarinowii*（Regel）Y. W. Tsui var. albiflorum（Francch.）Z. Cheng 的根。呈圆柱形，常弯曲，有的有分枝，长 2 ～ 13 cm，直径 0.3 ～ 0.9 cm，顶端常有疣状突起的茎基。外表黄白色，有细纵皱纹。质松脆，断面白色。

4. 宝铎草 为百合科植物宝铎草 *Disporum sessile* D. Don. 的根，多数簇生，圆锥形或细长条形，略弯曲，长 3 ～ 6 cm，直径 0.1 ～ 0.4 cm。表面淡黄棕色，质硬而脆，有细纵纹。断面平坦，黄白色，久置灰褐色，折断时常连有细韧的木心。气微，味淡。

5. 淡竹叶根 为禾本科植物淡竹叶 *Lophatherum gracile* Brongn. 的干燥块根。本品外形、大小、颜色及气味与太子参极其相似，不同之处是呈纺锤形或细长条形，略弯曲，两端细长，丝状开裂。长 1.5 ～ 5 cm，直径 0.2 ～ 0.5 cm。表面灰黄色或黄白色，有细密扭曲的纵皱纹和残留须根。质较太子参硬而脆，角质，断面黄白或黄褐色，有黄白色细木心。气微，味微甘。

【劣品】

劣质太子参 混入非药用的须根。

威灵仙（药典品种）

【来源】本品为毛茛科植物威灵仙 *Clematis chinensis* Osbeck、棉团铁线莲 *Clematis hexapetala* Pall．或东北铁线莲 *Clematis manshurica* Rupr．的干燥根和根茎。

【产地加工】威灵仙主产于江苏、安徽、浙江等地，棉团铁线莲主产于黑龙江、辽宁、吉林、内蒙古等地，东北铁线莲主产于东北地区。秋季采挖，除去泥沙，晒干。

【饮片规格】

威灵仙 除去杂质，洗净，润透，切段，干燥。

【性状】

药材

威灵仙 根茎呈柱状，长 1.5 ～ 10 cm，直径 0.3 ～ 1.5 cm；表面淡棕黄色；顶端残留茎基；质较坚韧，断面纤维性；下侧着生多数细根。根呈细长圆柱形，稍弯曲，长 7 ～ 15 cm，直径 0.1 ～ 0.3 cm；表面黑褐色，有细纵纹，有的皮部脱落，露出黄白色木部；质硬脆，易折断，**断面皮部较广，木部淡黄色，略呈方形，皮部与木部间常有裂隙。气微，味淡。**

棉团铁线莲 根茎呈短柱状，长 1 ～ 4 cm，直径 0.5 ～ 1 cm。根长 4 ～ 20 cm，直径 0.1 ～ 0.2 cm；**表面棕褐色至棕黑色；断面木部圆形。味咸。**

东北铁线莲 根茎呈柱状，长 1 ～ 11 cm，直径 0.5 ～ 2.5 cm。根较密集，长 5 ～ 23 cm，直径 0.1 ～ 0.4 cm；**表面棕黑色；断面木部近圆形。味辛辣。**

饮片 本品呈不规则的段。**表面黑褐色、棕褐色或棕黑色，有细纵纹，有的皮部脱落，露出黄白色木部。切面皮部较广，木部淡黄色，略呈方形或近圆形，皮部与木部间常有裂隙。**

【外观质量评价】均以根粗大、条匀、质坚、皮黑、断面黄白色、无地上残基者为佳。

【药性及功能主治】辛、咸，温。归膀胱经。祛风湿，通经络。用于风湿痹痛，肢体麻木，筋脉拘挛，屈伸不利。

【地方习用品】

铁丝威灵仙 为百合科植物鞘柄菝葜 *Smilax stans* Maxim. 和黑叶菝葜 *Smilax nigrescens* Wang et Tang ex P. L. Li. 的干燥根及根茎。在北方各省作威灵仙，供药用。主产于甘肃、山西、陕西等地，根茎**呈不规则块状，有针状小刺**，下侧着生多数细长的根。表面灰褐色或灰棕色，**具细小钩状刺**。质韧，不易折断，有弹性。

【劣品】

掺杂威灵仙 威灵仙药用部位为根及根茎，在市场上可见只有根的饮片，另外掺入料子较多如白芍、寻骨风等植物的须根，应注意鉴别。

川乌（药典品种）

【来源】本品为毛茛科植物乌头 *Aconitum carmichaelii* Debx. 的干燥母根。

【产地加工】主产于四川江油、平武等地。6月下旬至8月上旬采挖，除去子根、须根及泥沙，晒干。

【饮片规格】

生川乌　除去杂质。用时捣碎。

制川乌　本品为川乌的炮制加工品。取川乌，大小个分开，用水浸泡至内无干心，取出，加水煮沸4～6 h（或蒸6～8 h）至取大个及实心者切开内无白心，口尝微有麻舌感时，取出，晾至六成干，切片，干燥。

【性状】

生川乌　本品呈不规则的圆锥形，稍弯曲，顶端常有残茎，中部多向一侧膨大，长2～7.5 cm，直径1.2～2.5 cm。表面棕褐色或灰棕色，皱缩，有小瘤状侧根及子根脱离后的痕迹。质坚实，**断面**类白色或浅灰黄色，**形成层环纹呈多角形**。气微，味辛辣、麻舌。

制川乌　本品为不规则或长三角形的片。表面黑褐色或黄褐色，有灰棕色形成层环纹。体轻，质脆，断面有光泽。气微，微有麻舌感。

【外观质量评价】药材以个大、质坚沉重、断面肉色、体饱满、有粉性者为佳。

【药性及功能主治】

生川乌辛、苦，热；有大毒。归心、肝、肾、脾经。祛风除湿，温经止痛。用于风寒湿痹，关节疼痛，心腹冷痛，寒疝作痛及麻醉止痛。

制川乌辛、苦，热；有毒。归心、肝、肾、脾经。祛风除湿，温经止痛。用于风寒湿痹，关节疼痛，心腹冷痛，寒疝作痛及麻醉止痛。

【易混品及伪品】

1. 附子　当前市场流通中附子和川乌二者混用比较普遍，如将小附子炮制后充当制川乌使用，值得注意。

2. 制川乌伪品　市场曾发现用同科植物芍药的饮片染色加工后，伪充制川乌销售。与正品相比，本品多呈类圆形厚片，少见长三角形片，断面无多角形形成层环纹，口尝无麻舌感。

草乌（药典品种）

【来源】本品为毛茛科植物北乌头 *Aconitum kusnezoffii* Reichb. 的干燥块根。

【产地加工】主产于东北各省及内蒙古、河北、山西等地。秋季茎叶枯萎时采挖，除去须根和泥沙，干燥。

【饮片规格】

生草乌　除去杂质，洗净，干燥。

制草乌　本品为草乌的炮制加工品。取草乌，大小个分开，用水浸泡至内无干心，取出，加水煮至取大个切开内无白心、口尝微有麻舌感时，取出，晾至六成干后切薄片，干燥。

【性状】

生草乌　本品呈不规则长圆锥形，略弯曲，形似“**乌鸦头**”，长 2 ～ 7 cm，直径 0.6 ～ 1.8 cm。顶端常有残茎和少数不定根残基，有的顶端一侧有一枯萎的芽，一侧有一圆形或扁圆形不定根残基。表面灰褐色或黑棕褐色，皱缩，有纵皱纹、点状须根痕及数个瘤状侧根。质硬，断面灰白色或暗灰色，有裂隙，形成层环纹多角形或类圆形，髓部较大或中空。气微，味辛辣、麻舌。

制草乌　本品呈不规则圆形或近三角形的片。表面黑褐色，有灰白色多角形形成层环和点状维管束，并有空隙，周边皱缩或弯曲。质脆。气微，味微辛辣，稍有麻舌感。

【外观质量评价】药材以个大、质坚、粉性大、残茎少者为佳。

【药性及功能主治】辛、苦，热。生草乌有大毒，一般炮制后用；制草乌有毒。归心、肝、肾、脾经。祛风除湿，温经止痛。用于风寒湿痹，关节疼痛，心腹冷痛，寒疝作痛及麻醉止痛。

附子（药典品种）

【来源】本品为毛茛科植物乌头 *Aconitum carmichaelii* Debx. 的子根的加工品。

【产地加工】主产于四川江油，陕西、湖北等地亦有栽培，以四川产者为道地药材。6 月下旬至 8 月上旬采挖，除去母根、须根及泥沙，习称“泥附子”，加工成下列规格。

1. 盐附子　选择个大、均匀的泥附子，洗净，浸入食用胆巴的水溶液中过夜，再加食盐，继续浸泡，每日取出晒晾，并逐渐延长晒晾时间，直至附子表面出现大量结晶盐粒（盐霜）、体质变硬为止，习称“盐附子”。

2. 黑顺片 取泥附子，按大小分别洗净，浸入食用胆巴的水溶液中数日，连同浸液煮至透心，捞出，水漂，纵切成厚约 0.5 cm 的片，再用水浸漂，用调色液使附片染成浓茶色，取出，蒸至出现油面、光泽后，烘至半干，再晒干或继续烘干，习称“黑顺片”。

3. 白附片 选择大小均匀的泥附子，洗净，浸入食用胆巴的水溶液中数日，连同浸液煮至透心，捞出，剥去外皮，纵切成厚约 0.3 cm 的片，用水浸漂，取出，蒸透，晒干，习称“白附片”。

【饮片规格】

附片（黑顺片、白附片） 直接入药。

淡附片 取盐附子，用清水浸漂，每日换水 2 ～ 3 次，至盐分漂尽。与甘草、黑豆加水共煮透心，至切开后口尝无麻舌感时，取出，除去甘草、黑豆，切薄片，晒干。

炮附片 取附片，照烫法用砂烫至鼓起并微变色。

【性状】

药材

盐附子 呈圆锥形，长 4 ～ 7 cm，直径 3 ～ 5 cm。表面灰黑色，被盐霜，顶端有凹陷的芽痕，周围有瘤状突起的支根或支根痕。体重，横切面灰褐色，可见充满盐霜的小空隙和多角形形成层环纹，环纹内侧导管束排列不整齐。气微，味咸而麻，刺舌。

饮片

黑顺片 为纵切片，上宽下窄，长 1.7 ～ 5 cm，宽 0.9 ～ 3 cm，厚 0.2 ～ 0.5 cm。外皮黑褐色，切面暗黄色，油润具光泽，半透明状，并有纵向导管束。质硬而脆，断面角质样。气微，味淡。

白附片 无外皮，黄白色，半透明，厚约 0.3 cm。

淡附片 本品呈纵切片，上宽下窄，长 1.7 ～ 5 cm，宽 0.9 ～ 3 cm，厚 0.2 ～ 0.5 cm。外皮褐色。切面褐色，半透明，有纵向导管束。质硬，断面角质样。气微，味淡，口尝无麻舌感。

炮附片 本品形如黑顺片或白附片，表面鼓起黄棕色，质松脆。气微，味淡。

【外观质量评价】盐附子以个大、体重、色灰黑、表面起盐霜者为佳。黑顺片以身干、片大、均匀、外皮黑褐色、切面油润有光泽者为佳。白附片以身干、片大、均匀、色黄白、半透明者为佳。

【药性及功能主治】辛、甘，大热；有毒。归心、肾、脾经。回阳救逆，补火助阳，散寒止痛。用于亡阳虚脱，肢冷脉微，心阳不足，胸痹心痛，虚寒吐泻，脘腹冷痛，肾阳虚衰，阳痿宫冷，阴寒水肿，阳虚外感，寒湿痹痛。

白头翁（药典品种）

【来源】本品为毛茛科植物白头翁 *Pulsatilla chinensis*（Bge.）Regel 的干燥根。

【产地加工】主产于东北各省及内蒙古、河北、河南、山东、安徽、江苏等地。春、秋二季采挖，除去泥沙，干燥。

【饮片规格】

白头翁 除去杂质，洗净，润透，切薄片，干燥。

【性状】

药材 本品呈类圆柱形或圆锥形，稍扭曲，长 6 ～ 20 cm，直径 0.5 ～ 2 cm。表面黄棕色或棕褐色，具不规则纵皱纹或纵沟，皮部易脱落，露出黄色的木部，有的有网状裂纹或裂隙，近根头处常有朽状凹洞。根头部稍膨大，有白色绒毛，有的可见鞘状叶柄残基。质硬而脆，断面皮部黄白色或淡黄棕色，木部淡黄色。气微，味微苦涩。

饮片 本品呈类圆形的片。外表皮黄棕色或棕褐色，具不规则纵皱纹或纵沟，近根头部有白色绒毛。切面皮部黄白色或淡黄棕色，木部淡黄色。气微，味微苦涩。

白头翁饮片性状有 3 点特殊之处：①**皮部有环状裂隙**，裂隙长短不一，时断时续，围绕木部分层排列。由于有裂隙，所以皮部手剥易脱落。②**木部有蛛网状纹理**，由放射状木纹（导管束）和木纹之间的裂孔组成，白头翁的伪品如野棉花根、秋牡丹根的饮片皮部木部都没有这样特点。③**味微苦涩**。

【外观质量评价】药材以根条整齐、坚实、均匀、表面棕褐色，根头部具灰白茸毛者为佳。

【药性及功能主治】苦，寒。归胃、大肠经。清热解毒，凉血止痢。用于热毒血痢，阴痒带下。

【地方习用品】

1. 北白头翁　为同科属植物兴安白头翁 *Pulsatilla dahurica*（Fisch）Spreng. 或朝鲜白头翁 *Pulsatilla cernua*（Thunb.）Bercht. et. Opiz. 的干燥根。主产于东北。本品呈类圆形的片，直径 0.5 ～ 2 cm。断面皮部黄白色或淡黄棕色，木部淡黄色或淡黄棕色，皮部与木部间有空隙；表面具不规则纵皱纹或纵沟。药典品白头翁断面裂隙分布不均，北白头翁相对药典品白头翁裂隙分布均匀。北白头翁表面纵皱纹较药典品白头翁更多且纵皱纹更深，**在断面的表现为外圈呈波浪状起伏**。

2. 甘肃白头翁　为毛茛科植物打火草 *Anemone tomentosa*（Maxim.）Pei 的干燥根。春秋二季采挖，除去茎叶、泥沙，晒干。本品呈圆柱形，下渐细而弯曲，长 8 ～ 10 cm，直径 0.5 ～ 1.2 cm。表面灰棕色至红棕色，具纵向扭曲的沟纹，外皮呈脱落状。根头部稍粗大，附有棕色膜质鳞叶和残存叶柄，根头及叶柄密生白色茸毛。质略韧，折断面裂片状，皮部灰褐色，木质部淡黄色，呈放射状纹理。气特异，味涩而苦。

3. 兰溪白头翁　为蔷薇科植物翻白草 *Potentilla discolor* Bge. 的根。在浙江、江苏、安徽等地曾混同白头翁使用。块根丛生，纺锤形或圆锥形，有的有分枝。表面暗棕色或黄棕色，有扭曲的纵槽纹或支根痕。质坚硬，折断面不平坦，黄白色，皮部易与木部分离。折断面有较显著的焦酸气，味微涩。

4. 黄州白头翁　为蔷薇科植物委陵菜 *Potentilla aiscolor* Bunge. 的根。在湖北、湖南、江西、浙江、河南、广东、四川等地充白头翁入药，称为“广白头翁”。根呈圆柱形，粗直而长，偶有弯曲及分枝。表面红棕色或暗棕色，栓皮易成片状剥离。根头部较粗，带有黄棕色干枯的叶柄残基，亦有白毛。质坚实，木质。折断面不平坦，带裂片状，具红棕色车轮状花纹。味微苦而涩。

【易混品及伪品】

祁州漏芦　为菊科植物祁州漏芦 *Rhaponticum uniflorum*（L.）DC. 的根。由于其根头部有白色茸毛，常误作白头翁使用，尤其是切片。本品呈圆锥形或破裂成片块状，多扭曲，长短不一，直径 1 ～ 2 cm。表面灰褐色或暗棕色，粗糙，具纵沟及菱形的网状裂隙。外皮易剥落。根头部膨大，有残茎及鳞片状叶基，顶端有灰白色绒毛。体轻，质脆，易折断，断面不整齐，灰黄色，有裂隙，中心灰黑色或棕黑色。气特异，味微苦。

白芍（药典品种）

【来源】本品为毛茛科植物芍药 *Paeonia lactiflora* Pall. 的干燥根。

【产地加工】主产于浙江东阳、磐安、缙云，四川中江、渠县，重庆铜梁，安徽亳州涡阳等地。产于浙江者习称“杭白芍”或“东白芍”，产于安徽者习称“亳白芍”，产于四川者习称“川白芍”，均为栽培品。夏、秋二季采挖，洗净，除去头尾和细根，置沸水中煮后除去外皮或去皮后再煮，晒干。

【饮片规格】

白芍 洗净，润透，切薄片，干燥。

炒白芍 取净白芍片，照清炒法炒至微黄色。

酒白芍 取净白芍片，照酒炙法炒至微黄色。

【性状】

药材 本品呈圆柱形，平直或稍弯曲，两端平截，长 5 ～ 18 cm，直径 1 ～ 2.5 cm。表面类白色或淡棕红色，光洁或有纵皱纹及细根痕，偶有残存的棕褐色外皮。质坚实，不易折断，断面较平坦，类白色或微带棕红色，形成层环明显，射线放射状。气微，味微苦、酸。

饮片

白芍 本品呈类圆形的薄片。表面淡棕红色或类白色，平滑。切面类白色或微带棕红色，形成层环明显，可见稍隆起的筋脉纹呈放射状排列。气微，味微苦、酸。

炒白芍 本品形如白芍片，表面微黄色或淡棕黄色，有的可见焦斑。气微香。

酒白芍 本品形如白芍片，表面微黄色或淡棕黄色，有的可见焦斑。微有酒香气。

【外观质量评价】药材以条粗长、质坚实、粉性足、无白心或裂隙者为佳。

【药性及功能主治】苦、酸，微寒。归肝、脾经。养血调经，敛阴止汗，柔肝止痛，平抑肝阳。用于血虚萎黄，月经不调，自汗，盗汗，胁痛，腹痛，四肢挛痛，头痛眩晕。

【劣品】

1. 提取残渣 为芍药干燥根的提取残渣。本品与白芍的主要区别：断面黄棕色至棕褐色，干枯，味淡。

2. 掺滑石粉 为芍药的干燥根掺滑石粉。本品与白芍的主要区别：表面灰白色，断面白色，形成层环及放射状纹理不明显，手摸有滑腻感。气微，味微苦、酸。

【伪品】

宝鸡白芍 为毛茛科植物毛叶草芍药 *Paeonia obovata* Maxim. var. willmottiae（Stapf）Stern. 的干燥根。本品与白芍的主要区别：表面棕褐色，有纵沟纹及明显的根痕。断面皮部狭窄，质地较泡松，有裂隙。气微香，味微苦涩。

赤芍（药典品种）

【来源】本品为毛茛科植物芍药 *Paeonia lactiflora* Pall. 或川赤芍 *Paeonia veitchii* Lynch 的干燥根。

【产地加工】芍药主产于内蒙古和东北各省等地，河北、陕西、山西、甘肃等地亦产。川赤芍主产于四川，甘肃、陕西、青海、云南等地亦产。以内蒙古锡林郭勒盟多伦县的产品质量最佳，称“多伦赤芍”，为道地药材。春、秋二季采挖，除去根茎、须根及泥沙，晒干。

【饮片规格】

赤芍　除去杂质，分开大小，洗净，润透，切厚片，干燥。

【性状】

药材　呈圆柱形，稍弯曲，长 10 ～ 40 cm，直径 0.6 ～ 3 cm。**表面暗棕色至黑棕色，粗糙**，有横向凸起的皮孔，具粗而略扭曲的纵沟纹，**外皮易脱落；质硬而脆**，易折断，**断面平坦，粉白色或黄白色**。习称“**糟皮粉碴**”。**皮部窄，类粉红色，木质部占根的大部分，射线明显，有时具裂隙；气微香，味稍苦、涩**。

饮片　本品为类圆形切片，外表皮棕褐色。切面粉白色或粉红色，皮部窄，木部放射状纹理明显，有的有裂隙。

【外观质量评价】药材以根条粗长、质松、糟皮粉碴者为佳。

【药性及功能主治】苦，微寒。归肝经。清热凉血，散瘀止痛。用于热入营血，温毒发斑，吐血衄血，目赤肿痛，肝郁胁痛，经闭痛经，癥瘕腹痛，跌扑损伤，痈肿疮疡。

【地方习用品】

毛叶赤芍　为毛茛科植物毛叶川赤芍 *Paeonia veitchii* lynch *var.* woodwardii.（Stap. ex.cox）Stern. 或毛叶草芍药 *Paeonia obovata* var. *willmottiae*（Stapf）Stern. 的干燥根及根茎。本品呈圆柱形或圆锥形，略弯曲，少有分枝，长 3 ～ 32 cm，直径 0.5 ～ 2 cm。表面暗棕色、棕褐色或棕红色，有皱纹及纵沟纹，少数表面较平滑，可见须根痕和横向皮孔，有的外皮易脱落。质较硬而脆，易折断，断面较平坦，类白色或局部浅紫红色，皮部狭窄，木部较宽广，可见放射状纹理。气微香，味微苦涩。

【劣品】

黑白芍　目前赤芍价格高于白芍，药商将家种白芍细根不煮不去皮，发汗闷润切片后掺入赤芍，断面发白，外皮紧贴，木部无裂隙。

黄连（药典品种）

【来源】本品为毛茛科植物黄连 *Coptis chinensis* Franch.、三角叶黄连 *Coptis deltoidea* C. Y. Cheng et Hsiao 或云连 *Coptis teeta* wall. 的干燥根茎。以上 3 种分别习称“味连”“雅连”“云连”。

【产地加工】味连（黄连）主产于重庆石柱、南川、武隆、黔江、彭水、城口、巫山、巫溪、丰都、奉节，四川峨眉、洪雅、彭州、夹江，以及湖北恩施等地，均为栽培，以石柱为著名的产地；味连为市场绝对主流商品。雅连（三角叶黄连）主产于四川西部峨眉、洪雅一带，均为栽培，雅连产量不大，未见商品流通。云连主产于云南西北部德钦、维西、腾冲、碧江、剑川等县，原系野生，现有人工栽培；产量较低，销当地。秋季采挖，除去须根和泥沙，干燥，撞去残留须根。

【饮片规格】

黄连片 除去杂质，润透后切薄片，晾干，或用时捣碎。

酒黄连 取净黄连，照酒炙法炒干 。

姜黄连 取净黄连，照姜汁炙法炒干。

萸黄连 取吴茱萸加适量水煎煮，煎液与净黄连拌匀，待液吸尽，炒干。

【性状】

药材

味连 味连多集聚成簇，常弯曲，形如鸡爪，单枝根茎长 3 ～ 6 cm，直径 0.3 ～ 0.8 cm 。表面灰黄色或黄褐色，粗糙，有不规则结节状隆起、须根及须根残基，有的节间表面平滑如茎秆，习称**“过桥”**。上部多残留褐色鳞叶，顶端常留有残余的茎或叶柄。质硬，断面不整齐，皮部橙红色或暗棕色，木部鲜黄色或橙黄色，呈放射状排列，髓部有的中空。气微，味极苦。

雅连 多为单枝，略呈圆柱形，微弯曲，长 4 ～ 8 cm，直径 0.5 ～ 1 cm。“过桥”较长。顶端有少许残茎。

云连 弯曲呈钩状，多为单枝，较细小。

饮片

黄连片 本品呈不规则的薄片。外表皮灰黄色或黄褐色，粗糙，有细小的须根。切面或碎断面鲜黄色或红黄色，具放射状纹理，气微，味极苦。

酒黄连　本品形如黄连片，色泽加深。略有酒香气。

姜黄连　本品形如黄连片，表面棕黄色。有姜的辛辣味。

萸黄连　本品形如黄连片，表面棕黄色。有吴茱萸的辛辣香气。

【外观质量评价】味连以根茎干燥、肥壮、连珠形、残留叶柄及须根少、质坚体重、断面红黄色者为佳；雅连以根茎粗壮、“过桥”枝少者为佳；云连以根茎干燥、条细节多、须根少、色黄绿者为佳。

【药性及功能主治】苦，寒。归心、脾、胃、肝、胆、大肠经。清热燥湿，泻火解毒；用于湿热痞满，呕吐吞酸，泻痢，黄疸，高热神昏，心火亢盛，心烦不寐，心悸不宁，血热吐衄，目赤，牙痛，消渴，痈肿疔疮；外治湿疹，湿疮，耳道流脓。酒黄连善清上焦火热，用于目赤，口疮。姜黄连清胃和胃止呕，用于寒热互结，湿热中阻，痞满呕吐。萸黄连舒肝和胃止呕，用于肝胃不和，呕吐吞酸。

升麻（药典品种）

【来源】本品为毛茛科植物大三叶升麻 *Cimicifuga heracleifolia* Kom.、兴安升麻 *Cimicifuga dahurica*（Turcz.）Maxim. 或升麻 *Cimicifuga foetida* L. 的干燥根茎。根据市场流通情况，按照基源不同，将药材分为“关升麻”“北升麻”。

【产地加工】关升麻主产于黑龙江、吉林、辽宁三省，销全国。北升麻主产于山西、河北、内蒙古，此外，辽宁、吉林亦产，销全国。川升麻主产于四川、陕西，此外，云南、河南、湖北亦产，主销西南、西北、中南地区。秋季采挖，除去泥沙，晒至须根干时，燎去或除去须根，晒干。

【饮片规格】

升麻　除去杂质，略泡，洗净，润透，切厚片，干燥。

【性状】

药材

关升麻　呈不规则长方状，多短分枝或结节状，长 8 ～ 20 cm，直径 1.5 ～ 2.5 cm；表面暗棕色或黑棕色，有时皮部脱落而露出网状的筋脉，上侧有多个大型茎基，长 1.5 ～ 3 cm，直径 0.5 ～ 2.5 cm。两侧及下侧有少数细根断痕；质坚硬而轻，断面黄白色，皮部菲薄，木部呈放射状或网状条纹（纵切面），髓朽蚀成空洞。气微，味微苦。

北升麻 与关升麻类似，但多分枝、结节和空洞窟窿，长 9 ～ 18 cm，直径 1 ～ 1.5 cm；折断面不平坦，纤维性，如网状，微带绿色，有“绿升麻”之称。气微，味微苦、涩。

川升麻 呈不规则块状，形如鸡骨，分枝极多，大小悬殊，长 3.5 ～ 13 cm，直径 0.7 ～ 3 cm；表面灰棕色，茎基痕的空洞直径 0.4 ～ 1 cm，洞壁断面有放射状沟纹；体轻而坚硬，不易折断；断面带灰绿色，有网状沟纹。

饮片 本品为不规则的长形块状，多分枝，呈结节状，长 10 ～ 20 cm，直径 2 ～ 4 cm。表面黑褐色或棕褐色，粗糙不平，有坚硬的细须根残留，上面有数个圆形空洞的茎基痕，洞内壁显网状沟纹；下面凹凸不平，具须根痕。体轻，质坚硬，不易折断，断面不平坦，有裂隙，纤维性，黄绿色或淡黄白色。气微，味微苦而涩。

【外观质量评价】药材以体大、质坚、外皮黑褐色、断面黄绿色、无须根者为佳。

【药性及功能主治】辛、微甘，微寒。归肺、脾、胃、大肠经。发表透疹，清热解毒，升举阳气。用于风热头痛，齿痛，口疮，咽喉肿痛，麻疹不透，阳毒发斑，脱肛，子宫脱垂。

【易混品及伪品】

1. 野升麻 又称“红升麻”，为虎耳草科植物落新妇 *Astilbe chinensis*（Maxim.）Franch. et Savat. 的干燥根茎及根。产于甘肃、陕西、云南等地。呈不规则长条形或略呈结节状。表面黑褐或棕褐色，有数个圆形茎痕及棕黄色绒毛，全体密布红棕色点状须根痕。质坚硬，不易折断。断面红棕色，充实。

2. 广升麻 为菊科植物麻花头 *Serratula chinensis* S. Moore 的根。主产于广东、福建、湖南等地。呈长圆柱形或纺锤形，稍扭曲。表面灰黄色或浅灰色。质脆，易折断。断面浅棕色或灰白色，略呈角质状。气特殊，味微苦、涩。

3. 小升麻 为毛茛科植物金龟草 *Cimicifuga acerina*（Sieb. et Zucc.）Tanaka 的根茎。呈不规则的长块形，多分枝或结节状，长 8 ～ 20 cm，直径 1 ～ 2 cm。表面黑棕色或暗棕色，密布点状须根痕，上面有多数圆柱形的茎基。体轻。断面灰白色，具棕褐色。

4. 腺毛马蓝（味牛膝） 为爵床科植物腺毛马蓝 *Pteracanthus forrestii*（Diels）C. Y. Wu 的根茎。呈不规则长块状或分枝状，长 5 ～ 10 cm，直径 0.8 ～ 2 cm。表面灰褐色，顶端有多数类圆形凹下的茎基，直径 0.2 ～ 0.7 cm，洞内壁灰褐色。皮部与木部分离，皮部脱落处有细纵纹。质坚，不易折断，断面纤维状，皮部深蓝色，木部灰蓝色或灰白色，髓部灰白色。味微涩。

【劣品】

劣品升麻　为升麻饮片提取后残渣掺增重粉，主要特征：切面颜色较浅，呈灰白色，裂隙处可见白色颗粒状附着物，体重，气味弱。

防己（药典品种）

【来源】本品为防己科植物粉防己 *Stephania tetrandra* S．Moore 的干燥根。

【产地加工】主产于浙江、江西、安徽等地。秋季采挖，洗净，除去粗皮，晒至半干，切段，个大者再纵切，干燥。由于防己干燥后切片困难，且产地为提高收益，故多在产地切片，目前市场流通以饮片为主。

【饮片规格】

防己　除去杂质，稍浸，洗净，润透，切厚片，干燥。

【性状】

药材　本品呈不规则圆柱形、半圆柱形或块状，多弯曲，长 5 ～ 10 cm，直径 1 ～ 5 cm。表面淡灰黄色，**在弯曲处常有深陷横沟而成结节状的瘤块样，形如“猪大肠”**。体重，质坚实，断面平坦，灰白色，富粉性，有排列较稀疏的放射状纹理。气微，味苦。

饮片　本品呈类圆形或半圆形的厚片。外表皮淡灰黄色。**切面灰白色，粉性**，有**稀疏的放射状纹理**。气微，味苦。

【外观质量评价】以身干、质坚实、粉性大者为佳。

【药性及功能主治】苦，寒。归膀胱、肺经。祛风止痛，利水消肿。用于风湿痹痛，水肿脚气，小便不利，湿疹疮毒。

【易混品】

1. 广防己　为马兜铃科植物广防己 *Aristolochia fangchi* Y. C. Wu ex Chow et Hwang. 的根。根圆柱形，或对半剖成半圆柱形，梢弯曲，长 8 ～ 20 cm，直径 3 ～ 6 cm。表面灰棕色，栓皮厚，粗糙。多纵皱纹，弯曲处有深横沟，刮去外皮露出灰黄色皮部；剖开面导管束易成刺片剥下。质坚硬，横切面略粉性，可见细密的放射状纹理。味苦。本品因含有马兜铃酸，具有肾毒性，2004 年国家食品药品监督管理局下发通知，不再用作药品生产销售。

2. 木防己　为防己科植物木防己 *Cocculus orbiculatus*（L.）DC. 的根，在贵州、陕

西等地称“木防己”，供药用。根呈圆柱形，扭曲不直。长约 15 cm，直径 1 ～ 2.5 cm。表面黑褐色，有深陷而扭曲的沟纹，可见横长的皮孔状物及除去支根的痕迹。质坚硬，不易折断，断面黄白色，无粉质，皮部薄，木部几乎全部木化，可见放射状狭窄的导管群穿过。气无，味苦。

【伪品】

1. 华防己　为防己科植物称钩风 *Diploclisia chinensis* Merr. 的藤茎。陕西、湖北、湖南以此充青风藤。俗称“湘防己”“华防己”。主要区别点为：老茎表面有不规则的纵裂纹，表面灰棕色，有明显横向皮孔。体重，质坚硬。横切面的木质部有放射状结构约 30 条左右，具细小孔，且显 2 ～ 7 圈清晰的环纹，偏心性。味微苦。

2. 小果微花藤　为茶茱萸科植物小果微花藤 *Iodes vitined*（Hance）Hemsely. 的根。主产于贵州安顺等地。为近年发现的伪品。藤茎呈不规则圆柱形，有的稍弯曲，多剖成对开式 4 开的不规则小块片。长 5 ～ 9 cm，直径 1.5 ～ 6 cm。表面淡黄棕色或浅红黄色，未除去栓皮的呈浅棕色或灰褐色，具不规则纵皱或纵沟，常有凹陷的横沟或裂口。体重，质坚实，不易折断，断面富粉性。皮部类白色，可见点状棕色石细胞群散在。**木部有棕黄色与类白色相间排列的放射状纹理**，或放射状纹理仅位于木部外侧。气微，味淡。

3. 瘤枝微花藤　为茶茱萸科植物瘤枝微花藤 *Iodes segccnii*（Hevl.）Rehder. 的根。形状与上种相似。区别点主要是直径 1 ～ 3.5 cm，断面黄色，粉性差，皮部密布点状棕色石细胞；**木部呈放射状排列**。

北豆根（药典品种）

【来源】本品为防己科植物蝙蝠葛 *Menispermum dauricum* DC. 的干燥根茎。

【产地加工】主产于东北、华北地区，以及陕西、山东、甘肃、青海等地。春、秋二季采挖，除去须根和泥沙，干燥。

【饮片规格】

北豆根　除去杂质，洗净，润透，切厚片，干燥。

【性状】

药材　本品呈细长圆柱形，弯曲，有分枝，长可达 50 cm，直径 0.3 ～ 0.8 cm。表面黄棕色至暗棕色，多有弯曲的细根，并可见突起的根痕和纵皱纹，外皮易剥落。质韧，不易折断，断面不整齐，纤维细，木部淡黄色，呈放射状排列，中心有髓。气微，味苦。

饮片　本品为不规则的圆形厚片。表面淡黄色至棕褐色，木部淡黄色，呈放射状排列，纤维性，中心有髓，白色。气微，味苦。

【外观质量评价】药材以身干、条粗壮而长、外皮黄棕色、断面浅黄色者为佳。

【药性及功能主治】苦，寒；有小毒。归肺、胃、大肠经。清热解毒，祛风止痛。用于咽喉肿痛，热毒泻痢，风湿痹痛。

乌药（药典品种）

【来源】本品为樟科植物乌药 *Lindera aggregata*（Sims）Kosterm. 的干燥块根。

【产地加工】主产于浙江、湖南、安徽、广东、广西等地，以浙江天台山产者质量最优。全年均可采挖，除去细根，洗净，趁鲜切片，晒干，或直接晒干。

【饮片规格】

乌药　未切片者，除去细根，大小分开，浸透，切薄片，干燥。

【性状】

药材　本品多呈纺锤状，略弯曲，有的中部收缩成连珠状，长 6 ～ 15 cm，直径 1 ～ 3 cm。表面黄棕色或黄褐色，有纵皱纹及稀疏的细根痕。质坚硬。切片厚 0.2 ～ 2 mm，切面黄白色或淡黄棕色，射线放射状，可见年轮环纹，中心颜色较深。气香，味微苦、辛，有清凉感。

饮片　本品呈类圆形的薄片。外表皮黄棕色或黄褐色。切面黄白色或淡黄棕色，射线放射状，可见**年轮环纹**。质脆。**气香，味微苦、辛，有清凉感**。

【外观质量评价】药材乌药个以根呈连珠状、质嫩、粉性大、断面浅棕色者为佳；饮片以平整不卷、不破碎、无黑斑、无老根及地上部分者为佳。

【药性及功能主治】辛，温。归肺、脾、肾、膀胱经。行气止痛，温肾散寒。用于寒凝气滞，胸腹胀痛，气逆喘急，膀胱虚冷，遗尿尿频，疝气疼痛，经寒腹痛。

【伪品】

白胶木　为樟科植物白胶木 *Lindera chunii* Merr. 的干燥根。本品与乌药外形相似，呈圆柱形连珠状，长 8 ～ 15 cm，膨大部分 1.5 ～ 2.5 cm。表面灰黄色，具细纵皱纹。质硬，不易折断，断面棕黄色，粉性。气香，味微苦辛。

【劣品】

老根乌药切片　乌药药用部位为连珠状的嫩根，质老、不呈连珠状的直根不可供药用。市场发现有将老根切片后混入饮片中销售者，应注意鉴别。

延胡索（药典品种）

【来源】本品为罂粟科植物延胡索 *Corydalis yanhusuo* W. T. Wang 的干燥块茎。

【产地加工】主产于浙江东阳、磐安、永康等地。此外，江苏、上海、湖南、湖北等地亦有引种栽培。夏初茎叶枯萎时采挖，除去须根，洗净，置沸水中煮或蒸至恰无白心时，取出，晒干。

【饮片规格】

延胡索　除去杂质，洗净，干燥，切厚片或用时捣碎。

醋延胡索　取净延胡索，照醋炙法炒干，或照醋煮法煮至醋吸尽，切厚片或用时捣碎。

【性状】

药材　本品呈不规则的扁球形，直径 0.5 ～ 1.5 cm。表面黄色或黄褐色，有不规则网状皱纹。顶端有略凹陷的茎痕，底部常有疙瘩状突起。质硬而脆，断面黄色，角质样，有蜡样光泽。气微，味苦。

饮片

延胡索　本品呈不规则的圆形厚片。外表皮黄色或黄褐色，有不规则细皱纹。切面或断面黄色，角质样，具蜡样光泽。气微，味苦。

醋延胡索　本品形如延胡索，表面和切面黄褐色，质较硬。微具醋香气。

【外观质量评价】药材以个大、饱满、色黄、质坚、断面金黄色者为佳。

【药性及功能主治】辛、苦，温。归肝、脾经。活血，行气，止痛。用于胸胁、脘腹疼痛，胸痹心痛，经闭痛经，产后瘀阻，跌扑肿痛。

【伪品】

薯蓣珠芽　为薯蓣科植物薯蓣 *Dioscorea opposita* Thunb. 的干燥珠芽的加工品。呈不规则球形，直径 0.8 ～ 1.4 cm。表面棕色或棕褐色。质坚硬，不易折断，断面黑褐色，无蜡样光泽。气微，味甘。

【劣品】

提取残渣　为延胡索饮片提取后残渣。本品形如延胡索饮片，色较深，表面和断面呈黑褐色，质较硬，无光泽。味微苦。

板蓝根（药典品种）

【来源】本品为十字花科植物菘蓝 *Isatis indigotica* Fort. 的干燥根。

【产地加工】主产于河北、甘肃，以及东北各省等地。以河北产质量较佳。秋季采挖，除去泥沙，晒干。

【饮片规格】

板蓝根　除去杂质，洗净，润透，切厚片，干燥。

【性状】

药材　呈圆柱形，稍扭曲，长 10 ～ 20 cm，直径 0.5 ～ 1 cm。**表面淡灰黄色或淡棕黄色**，有纵皱纹、横长皮孔样突起及支根痕。**根头略膨大**，可见暗绿色或暗棕色轮状排列的叶柄残基和密集的疣状突起。体实，质略软，**断面皮部黄白色**，**木部黄色**。气微，**味微甜后苦涩**。

饮片　呈圆形的厚片。外表皮淡灰黄色至淡棕黄色，有纵皱纹。切面皮部黄白色，木部黄色。气微，味微甜后苦涩。

【外观质量评价】药材以条长、粗大、质坚实、粉性足、质油润者为佳。断面粉性差、木质化、色深的质量劣。

【药性及功能主治】苦，寒。归心、胃经。清热解毒，凉血利咽。用于温疫时毒，发热咽痛，温毒发斑，痄腮，烂喉丹痧，大头瘟疫，丹毒，痈肿。

【易混品】

南板蓝根　本品为爵床科植物马蓝 *Baphicacanthus cusia*（Nees）Bremek. 的干燥根茎和根。夏、秋二季采挖，除去地上茎，洗净，晒干。本品根茎呈类圆形，多弯曲，有分枝，长 10 ～ 30 cm，直径 0.1 ～ 1 cm。表面灰棕色，具细纵纹；节膨大，节上长有细根或茎残基；外皮易剥落，呈蓝灰色。质硬而脆，易折断，断面不平坦，皮部蓝灰色，木部灰蓝色至淡黄褐色，中央有髓。根粗细不一，弯曲有分枝，细根细长而柔韧。气微，味淡。

【伪品】

油菜根　为十字花科植物芸苔 *Brassica campestris* L. var. oleifera DC. 的干燥根。本品与板蓝根的主要区别：多扭曲，根头部有类圆形凹陷的茎痕，表面可见扭曲的纵皱纹及须根痕。断面皮部薄，色较深，可见放射状纹理，呈灰黄色至灰褐色，具淡棕色的油润性形成层环。气特异，味甜而特殊。

地榆（药典品种）

【来源】本品为蔷薇科植物地榆 *Sanguisorba officinalis* L. 或长叶地榆 *Sanguisorba officinalis* L. var. longifolia（Bert.）Yu et Li 的干燥根。后者习称“绵地榆”。

【产地加工】主产于河北、江苏、安徽、浙江、河南、湖南、贵州等地。春季将发芽时或秋季植株枯萎后采挖，除去须根，洗净，干燥，或趁鲜切片，干燥。

【饮片规格】

地榆　除去杂质；未切片者，洗净，除去残茎，润透，切厚片，干燥。

地榆炭　取净地榆片，照炒炭法炒至表面焦黑色、内部棕褐色。

【性状】

药材

地榆　本品呈不规则纺锤形或圆柱形，稍弯曲，长 5 ～ 25 cm，直径 0.5 ～ 2 cm。表面灰褐色至暗棕色，粗糙，有纵纹。质硬，断面较平坦，粉红色或淡黄色，木部略呈放射状排列。气微，味微苦涩。

绵地榆　本品呈长圆柱形，稍弯曲，着生于短粗的根茎上；表面红棕色或棕紫色，有细纵纹。质坚韧，断面黄棕色或红棕色，皮部有多数黄白色或黄棕色绵状纤维。气微，味微苦涩。

饮片

地榆　本品呈不规则的类圆形片或斜切片。外表皮灰褐色至深褐色。切面较平坦，粉红色、淡黄色或黄棕色，木部略呈放射状排列；或皮部有多数黄棕色绵状纤维。气微，味微苦涩。

地榆炭　本品形如地榆片，表面焦黑色，内部棕褐色。具焦香气，味微苦涩。

【外观质量评价】药材均以条粗、质硬、断面红色者为佳。

【药性及功能主治】苦、酸、涩，微寒。归肝、大肠经。凉血止血，解毒敛疮。用于便血，痔血，血痢，崩漏，水火烫伤，痈肿疮毒。

苦参（药典品种）

【来源】本品为豆科植物苦参 *Sophora flavescens* Ait. 的干燥根。

【产地加工】全国大部分地区有产，以河北、山西、内蒙古等地产量较大，质量也佳。春、秋二季采挖，除去根头和小支根，洗净，干燥，或趁鲜切片，干燥。

【饮片规格】

苦参　除去残留根头，大小分开，洗净，浸泡至约六成透时，润透，切厚片，干燥。

【性状】

药材　呈长圆柱形，下部常有分枝，长 10 ～ 30 cm，直径 1 ～ 6.5 cm。表面灰棕色或棕黄色，其纵皱纹和横长皮孔样突起，外皮薄，多破裂反卷，易剥落，剥落处显黄色，光滑。质硬，不易折断，断面纤维性；切片厚 3 ～ 6 mm；切面黄白色，具放射状纹理和裂隙，有的具异型维管束呈同心性环列或不规则散在。气微，味极苦。

饮片　呈类圆形或不规则形的厚片。外表皮灰棕色或棕黄色，有时可见横长皮孔样突起，外皮薄，常破裂反卷或脱落，脱落处显黄色或棕黄色，光滑。切面黄白色，纤维性，具放射状纹理和裂隙，有的可见同心性环纹。气微，味极苦。

【外观质量评价】药材以整齐、色黄白、味苦者为佳。

【药性及功能主治】苦，寒。归心、肝、胃、大肠、膀胱经。清热燥湿，杀虫，利尿。用于热痢，便血，黄疸尿闭，赤白带下，阴肿阴痒，湿疹，湿疮，皮肤瘙痒，疥癣麻风；外治滴虫性阴道炎。

山豆根（药典品种）

【来源】本品为豆科植物越南槐 *Sophora tonkinensis* Gagnep. 的干燥根和根茎。

【产地加工】主产于广西田阳、凌云、大新等地。秋季采挖，除去杂质，洗净，干燥。

【饮片规格】

山豆根　除去残茎及杂质，浸泡，洗净，润透，切厚片，干燥。

【性状】

药材 本品根茎呈不规则的结节状，顶端常残存茎基，其下着生根数条。根呈长圆柱形，常有分枝，长短不等，直径 0.7 ～ 1.5 cm。表面棕色至棕褐色，有不规则的纵皱纹及横长皮孔样突起。质坚硬，难折断，断面皮部浅棕色，木部淡黄色。有豆腥气，味极苦。

饮片 本品呈不规则的类圆形厚片。外表皮棕色至棕褐色，有许多纵棱，各纵棱距离相近，高度相近，横切面呈现“**月饼边**”，这是正品山豆根与伪品区别点；切面皮部浅棕色，木部淡黄色。有豆腥气，味极苦。

【外观质量评价】药材以身干、条粗壮而无须根、质坚，断面皮部淡黄棕色，木部淡黄色，有豆腥气，味极苦者为佳。

【药性及功能主治】苦，寒；有毒。归肺、胃经。清热解毒，消肿利咽。用于火毒蕴结，乳蛾喉痹，咽喉肿痛，齿龈肿痛，口舌生疮。

【地方习用品】

1. 北豆根 为防己科植物蝙蝠葛 *Menispermum dauricum* DC. 的干燥根茎。性状见北豆根项下。

2. 西豆根 又名苦甘草。为豆科植物苦豆子 *Sophora alopecuroides* L. 的根。主产于甘肃、陕西、内蒙古等地。销湖南、湖北等地。本品呈圆柱形，长短不一，直径 0.5 ～ 1.5 cm。表面红棕色或棕褐色，具膨大的节与明显的节间，节处可见点状突起的细根痕；粗糙，具纵沟纹，有部分栓皮脱落，脱落处呈浅棕黄色。质硬、脆，折断面不整齐，**皮部薄，木部黄色，隐约可见细小的导管孔，髓黄白色**。微有豆腥气，味苦。

3. 木蓝根 为豆科木蓝属（*Indigofera*）多种植物的根及根茎。在湖北、河南、山西、甘肃、陕西等地作“山豆根”使用。主要来源有宜昌木蓝、华东木蓝、花木蓝及陕甘木蓝等。其中华东木蓝的根茎呈不规则块状，其下着生 3 ～ 5 条根。表面灰黄色或灰棕色，有时栓皮呈鳞片状脱落，有纵皱纹及横长皮孔。极难折断，断面黄色，中央有髓。味微苦。

【易混品及伪品】

百两金 为紫金牛科植物百两金 *Ardisia crispa*（Thunb.）A. DC. 的根及根茎。主产于福建、浙江等地。根茎略膨大。根呈圆柱形，略弯曲。表面灰棕色或暗褐色，具多数纵皱纹及横向环状断裂痕，木部与皮部易分离。质坚脆，断面皮部类白色或浅棕色，木部灰黄色。味微苦、辛。

【劣品】

劣品山豆根 药典明确山豆根药用部位为根及根茎，但市场上有将地上部分枝条

（市场俗称山豆根阳枝）混作山豆根用，因其苦参碱和氧化苦参碱含量较低，不符合药典规定。山豆根常留存茎基，但过长的茎基不符合质量要求，应注意辨别。

葛根（药典品种）

【来源】本品为豆科植物野葛 *Pueraria lobata*（Willd.）Ohwi 的干燥根。习称野葛。

【产地加工】主产于湖南、河南、浙江、四川等地。秋、冬二季采挖，趁鲜切成厚片或小块，干燥。

【饮片规格】

葛根　除去杂质，洗净，润透，切厚片，晒干。

【性状】

药材　本品呈纵切的长方形厚片或小方块，长 5 ～ 35 cm，厚 0.5 ～ 1 cm。外皮淡棕色至棕色，有纵皱纹，粗糙。切面黄白色至淡黄棕色，有的纹理明显。质韧，纤维性强。气微，味微甜。

饮片　本品呈不规则的厚片、粗丝或边长为 5 ～ 12 mm 的方块。切面浅黄棕色至棕黄色。质韧，纤维性强。气微，味微甜。

【外观质量评价】药材以块大、色白、质坚实、粉性足、纤维少者为佳。

【药性及功能主治】甘、辛，凉。归脾、胃、肺经。解肌退热，生津止渴，透疹，升阳止泻，通经活络，解酒毒。用于外感发热头痛，项背强痛，口渴，消渴，麻疹不透，热痢，泄泻，眩晕头痛，中风偏瘫，胸痹心痛，酒毒伤中。

【易混品及伪品】

1. 混入地上藤茎　地上部分藤茎为非药用部位，发现在饮片中混入，为劣药。本品呈小块丁状，切面有成环的放射状导管束，中空有髓。形似葛根，偶见有外皮，手捻无粉性。

2. 云南葛藤　为云南葛藤（苦葛藤）*Pueraria peduncularia*（Benth.）R. Grah. ex Benth. 的干燥根。别称苦葛根。西昌称苦葛藤。在广西与西藏等地混作葛根入药。根黑色。商品多纵切成长条状或短条状，有的稍扭曲，大小不等。表面淡黄色，粗糙，纤维性强，似毛状。外皮灰褐色，具纵皱沟，外皮脱落后显纤维状。横切面有数条紫色的环带。质硬，粉性差，具特异气味，味微苦，有毒。与葛根极易区别。

粉葛（药典品种）

【来源】本品为豆科植物甘葛藤 *Pueraria thomsonii* Benth. 的干燥根。

【产地加工】秋、冬二季采挖，除去外皮，稍干，截段或再纵切两半或斜切成厚片，干燥。

【饮片规格】

粉葛 除去杂质，洗净，润透，切厚片或切块，干燥。

【性状】

药材 本品呈圆柱形、类纺锤形或半圆柱形，长 12 ～ 15 cm，直径 4 ～ 8 cm；有的为纵切或斜切的厚片，大小不一。表面黄白色或淡棕色，未去外皮的呈灰棕色。体重，质硬，富粉性，横切面可见由纤维形成的浅棕色同心性环纹，纵切面可见由纤维形成的数条纵纹。气微，味微甜。

饮片 本品呈不规则的厚片或立方块状。外表面黄白色或淡棕色。切面黄白色，横切面有时可见由纤维形成的浅棕色同心性环纹，纵切面可见由纤维形成的数条纵纹。体重，质硬，富粉性。气微，味微甜。

【外观质量评价】药材以块大、色白、质坚实、粉性足、纤维少者为佳。

【药性及功能主治】甘、辛，凉。归脾、胃经。解肌退热，生津止渴，透疹，升阳止泻，通经活络，解酒毒。用于外感发热头痛，项背强痛，口渴，消渴，麻疹不透，热痢，泄泻，眩晕头痛，中风偏瘫，胸痹心痛，酒毒伤中。

甘草（药典品种）

【来源】本品为豆科植物甘草 *Glycyrrhiza uralensis* Fisch.、胀果甘草 *Glycyrrhiza inflata* Bat. 或光果甘草 *Glycyrrhiza glabra* L. 的干燥根和根茎。

【产地加工】主产于西北、东北和华北地区。甘草主产于内蒙古，以鄂尔多斯市杭锦旗所产者品质最优，习称“内蒙甘草”；胀果甘草主产于新疆、陕北三边及甘肃河西走廊，习称“新疆甘草”或“西北甘草”；光果甘草主产于新疆，且欧洲有产，故习称“欧甘草”或“洋甘草”。春、秋二季采挖，除去须根及茎基，切成适当长度的段，晒干。亦有把外皮削除，切成长段晒干者，习称“粉甘草”；扎成把者称“把甘草”。

【饮片规格】

甘草片 除去杂质，洗净，润透，切厚片，干燥。

炙甘草 取甘草片，照蜜炙法炒至黄色至深黄色，不粘手时取出，晾凉。

【性状】

药材

甘草 根呈圆柱形，长 25 ～ 100 cm，直径 0.6 ～ 3.5 cm。外皮松紧不一。表面红棕色或灰棕色，具显著的纵皱纹、沟纹、皮孔及稀疏的细根痕。质坚实，断面略显纤维性，黄白色，粉性，形成层环明显，射线放射状，有的有裂隙。根茎呈圆柱形，表面有芽痕，断面中部有髓。气微，味甜而特殊。

胀果甘草 根和根茎木质粗壮，有的分枝，外皮粗糙，多灰棕色或灰褐色。质坚硬，木质纤维多，粉性小。根茎不定芽多而粗大。

光果甘草 根和根茎质地较坚实，有的分枝，外皮不粗糙，多灰棕色，皮孔细而不明显。

饮片

甘草片 呈类圆形、椭圆形片状，厚 3 ～ 6 mm，大小不一。外表皮红棕色或灰棕色，微有光泽。切面黄色至深黄色，形成层环明显，射线放射状，习称“菊花心”。气微，味甜而特殊。

炙甘草 本品呈类圆形或椭圆形切片。外表皮红棕色或灰棕色，微有光泽。切面黄色至深黄色，形成层环明显，射线放射状。略有黏性。具焦香气，味甜。

【外观质量评价】商品甘草一般将产于内蒙古西部及陕西、甘肃、宁夏、青海、新疆等地者习称“西草”，尤以内蒙古伊盟、巴盟，以及甘肃、宁夏所产者品质最佳，为道地药材。该品外皮多呈枣红色，微有光泽，粗（直径 2 cm 左右）而嫩，皮细而紧，两头断面中心细小的髓部稍下陷（习称“缩屁股”），质坚脆，易折断，粉性重，断面黄白色，味甜。产于内蒙古东部及东北三省、河北、山西等地者（包括新疆部分产品），习称“东草”，外皮发灰，纤维多，断面色灰黄，品质较次。

【药性及功能主治】甘，平。归心、肺、脾、胃经。补脾益气，清热解毒，祛痰止咳，缓急止痛，调和诸药。用于脾胃虚弱，倦怠乏力，心悸气短，咳嗽痰多，脘腹、四肢挛急疼痛，痈肿疮毒，缓解药物毒性、烈性。炙甘草具有补脾和胃、益气复脉功效，用于脾胃虚弱，倦怠乏力，心动悸，脉结代。

【地方习用品】

1. 黄甘草 在新疆、甘肃等部分地区以豆科同属植物黄甘草 *G. korshinkyi* G. Hrig.

的干燥根及根茎入药。多自产自销。

2. 粗毛甘草　在新疆部分地区曾以豆科同属植物粗毛甘草 *G. aspere* pall. 的干燥根及根茎作甘草使用。其根及根茎甚细，略有甜味。

3. 云南甘草　云南部分地区以豆科同属植物云南甘草 *G. yunnanensis* Chengf. et L. K. Tai 的干燥根及根茎入药，在民间作甘草使用。其根和根茎无甜味。

【易混品及伪品】

1. 苦甘草　为豆科植物苦豆子 *Sophora alopecuroides* L. 的根。详细见山豆根项下。

2. 狗甘草　为豆科植物刺果甘草 *G. pallidiflora* Maxim. 的根。过去在辽宁曾经发现过。呈圆柱形，外皮色黄而光滑，折断面纤维性。味苦。

黄芪（药典品种）

【来源】本品为豆科植物蒙古黄芪 *Astragalus membranaceus*（Fisch）Bge. *var. mongholicus*（Bge）Hsiao 或膜荚黄芪 *Astragalus membranaceus*（Fisch）Bge. 的干燥根。

【产地加工】主产于我国北方各地，其中以山西浑源、应县产的膜荚黄芪，内蒙古产的蒙古黄芪，根条粗直，粉质好，味甜，具浓郁豆香气等，品质优良，为道地药材。近年来，甘肃定西、山东文登等地大量栽培，供应市场。春、秋二季采挖，除去须根和根头，晒干。

【饮片规格】

黄芪　除去杂质，大小分开，洗净，润透，切厚片，干燥。

炙黄芪　取黄芪片，照蜜炙法炒至不粘手。

【性状】

药材　本品呈圆柱形，有的有分枝，上端较粗，长 30 ～ 90 cm，直径 1 ～ 3.5 cm。表面淡棕黄色或淡棕褐色，有不整齐的纵皱纹或纵沟。质硬而韧，不易折断，断面纤维性强，并显粉性，皮部黄白色，木部淡黄色，习称“**金井玉栏**”，有放射状纹理和裂隙，老根中心偶呈枯朽状，黑褐色或呈空洞。气微，味微甜，嚼之有豆腥味。

饮片

黄芪　本品呈类圆形或椭圆形的厚片，外表皮黄白色至淡棕褐色，可见纵皱纹或纵沟。切面皮部黄白色，木部淡黄色，有放射状纹理及裂隙，有的中心偶有枯朽状，黑褐色或呈空洞。气微，味微甜，嚼之有豆腥味。

炙黄芪　本品呈圆形或椭圆形的厚片，直径 0.8 ～ 3.5 cm，厚 0.1 ～ 0.4 cm。外表皮淡棕黄色或淡棕褐色，略有光泽，可见纵皱纹或纵沟。切面皮部黄白色，木部淡黄色，有放射状纹理和裂隙，有的中心偶有枯朽状，黑褐色或呈空洞。具蜜香气，味甜，略带黏性，嚼之微有豆腥味。

【外观质量评价】药材以身干、条粗长而直、皱纹少、粉性足、质坚实而绵、不易折断、味甜、无黑心者为佳。

【药性及功能主治】甘，微温。归肺、脾经。补气升阳，固表止汗，利水消肿，生津养血，行滞通痹，托毒排脓，敛疮生肌。用于气虚乏力，食少便溏，中气下陷，久泻脱肛，便血崩漏，表虚自汗，气虚水肿，内热消渴，血虚萎黄，半身不遂，痹痛麻木，痈疽难溃，久溃不敛。蜜炙后增强益气补中作用，可用于气虚乏力、食少便溏等证。

【地方习用品】

1. 川黄芪　为四川地方习用品种，主要来源有：

（1）金翼黄芪：为豆科植物金翼黄芪 *Astragalus chrysopterus* Bge. 的干燥根。呈圆柱形，长 20 ～ 40 cm，直径 0.5 ～ 1 cm，上部有细密环纹。表面黄棕色至淡棕褐色，有纵皱纹。质硬而韧，显粉性。断面纤维性强，气微，味甜，嚼之有豆腥味。

（2）梭果黄芪：为豆科植物梭果黄芪 *A. ernestii* Comb. 的干燥根。呈圆柱形，少有分枝。表面淡棕色或棕褐色，皱纹少，多具有皮孔。质硬而稍韧。断面较疏松，横切面皮部乳白色或黄白色，木部淡棕色，形成层棕色，环纹不明显。粉性近于黄芪。

（3）多花黄芪：为豆科植物 *A. floridus* Benth. 的根。根呈长圆柱形，常扭曲，上端朽木状。表面棕黄色或棕褐色，皱纹多，质坚硬，粉性不足。气微，味微甜，皮部略带苦涩味。

2. 塘谷耳黄芪　为豆科植物塘谷耳黄芪 *A. tonggolensis* Ulbr. 的根。根呈长圆柱形，头大尾小，根头部常生一主要侧根及许多较细的侧根。表面灰棕色或灰褐色，有明显纵皱纹，可见栓皮脱落后留下的棕褐色疤痕。质坚硬，断面纤维状。气微，味微甜。

3. 扁茎黄芪　为豆科植物扁茎黄芪 *A. complanatus* R. Br. ex Bunge 的根。根呈圆柱形，表面黑褐色，质坚硬，味微苦。

【易混品及伪品】

1. 紫花苜蓿根　为豆科植物紫花苜蓿 *Medicago sativa* L. 的根。呈圆柱形，根头部较粗大，时有地上茎残基，长 10 ～ 50 cm，直径 0.5 ～ 2 cm，分枝较多。表面灰棕色至红棕色，皮孔少而不明显。质地硬脆，折断面刺状，皮部狭窄，仅占断面的 1/5 ～ 1/8。气微，味微苦，略有刺激性。

2. 兰花棘豆根　为豆科植物兰花棘豆 *Oxytropis caerulea*（Pell.）D.C. 的干燥根。呈圆柱形，长 20 ～ 30 cm，直径 1.5 ～ 2.5 cm，下端有分枝，根头部具 7 ～ 22 个二次分枝的地上茎残枝。表面黄褐色，具纵皱纹。绵韧而难折断，断面韧皮部白色，木质部黄白色，纤维性强，味淡。

3. 圆叶锦葵根　为锦葵科植物圆叶锦葵 *Malva rotundifolia* L. 的根。呈圆柱形，长 13 ～ 20 cm，直径 0.5 ～ 1.5 cm，上端较粗，常有 5 ～ 10 个簇生的茎残基，下端渐细。表面淡棕黄色至土黄色，具不规则皱纹及横向皮孔。中部或下部多有分枝。质硬而韧，断面纤维性强，具放射状纹理。气微，味甜，嚼之略有特异气味及黏液。

4. 蜀葵根　为锦葵科植物蜀葵 *Althaea rosea*（L.）Cavan 的干燥根。根呈圆柱形，多分枝。长 20 ～ 50 cm，根头部粗大，上端有 3 ～ 6 个地上茎的残基，表面土黄色，多皱缩，质脆略韧，易折断。断面韧皮部平坦，木质部参差不齐。外周淡黄色，中心黄色，约占半径 1/3，形成层明显，为棕色环状（放射状纹理粗大）。气浓郁，味甜，嚼之有大量黏液。

5. 欧蜀葵根　为锦葵科植物欧蜀葵 *Althaea officinalis* L. 的根。根呈圆柱形，具粗大的根头，下部较细，表面灰黄色至灰褐色。折断面木质部略平坦，韧皮部纤维性，灰白色。气微，味甜而带黏液性。

【附注】

红芪　本品为豆科植物多序岩黄芪 *Hedysarum polybotrys* Hand. -Mazz. 的干燥根。春、秋二季采挖，除去须根和根头，晒干。本品呈圆柱形，少有分枝，上端略粗，长 10 ～ 50 cm，直径 0.6 ～ 2 cm。表面灰红棕色，有纵皱纹、横长皮孔样突起及少数支根痕，外皮易脱落，剥落处淡黄色。质硬而韧，不易折断，断面纤维性，并显粉性，皮部黄白色，木部淡黄棕色，射线放射状，形成层环浅棕色。气微，味微甜，嚼之有豆腥味。

远志（药典品种）

【来源】本品为远志科植物远志 *Polygala tenuifolia* Willd. 或卵叶远志 *Polygala sibirica* L. 的干燥根。

【产地加工】主产于山西、陕西、河北、河南等地。春季长苗时或秋季叶枯萎时采挖根部，除去泥土，晒至皮部稍皱，用手揉搓抽去木心，晒干称“远志筒”；如不能抽去木心的，可将皮部割开，去掉木心称“远志肉”；过于小的远志因不能去木心，商品称“远志棍”或“远志根”。

【饮片规格】

远志　除去杂质，略洗，润透，去心，切段，干燥。

制远志　取甘草，加适量水煎汤，去渣，加入净远志，用文火煮至汤吸尽，取出，干燥。

【性状】

药材　本品呈圆柱形，略弯曲，长 3 ～ 15 cm，直径 0.3 ～ 0.8 cm。表面灰黄色至灰棕色，有较密并深陷的横皱纹、纵皱纹及裂纹，老根的横皱纹较密更深陷，略呈结节状。质硬而脆，易折断，断面皮部棕黄色，木部黄白色，皮部易与木部剥离。气微，味苦、微辛，嚼之有刺喉感。

饮片

远志　本品呈圆柱形的段。外表皮灰黄色至灰棕色，有横皱纹。切面棕黄色，中空。气微，味苦、微辛，嚼之有刺喉感。

制远志　本品形如远志段，表面黄棕色。味微甜。

【外观质量评价】药材以身干、筒粗、色黄、肉厚、去净木心者为佳。一般认为远志筒质量最佳，远志肉次之，远志棍最次。

【药性及功能主治】苦、辛，温。归心、肾、肺经。安神益智，交通心肾，祛痰，消肿。用于心肾不交引起的失眠多梦、健忘惊悸、神志恍惚，咳痰不爽，疮疡肿毒，乳房肿痛。

【易混品及伪品】

1. 野胡麻根　为玄参科植物野胡麻 *Dodartia orientalis* Linn. 的根。产于内蒙古、新疆、甘肃、宁夏、四川、西藏等地。外表浅灰棕色，有纵皱纹，少有深陷的横皱纹和支根疤痕。皮部较远志薄，而木质部特别发达。

2. 三叶香草根　为报春花科植物三叶香草 *Lysimachia insignis* Hemsl. 的根。产于福建等地。根粗大分枝或缢缩成连珠状，根皮淡黄色。

3. 麦冬细根　百合科植物麦冬 *Ophiopogon japonicus*（L.f）Ker-Gawl. 的干燥细根压扁而成。本品与远志的主要区别：呈细长扁圆柱形，直径 1.5 ～ 3 mm。表面黄白色或淡黄色，有细皱纹。质柔韧，断面黄白色，中柱细小，多外露。气微，味甘、微苦。

【劣品】

提取残渣　为远志或卵叶远志的干燥根提取残渣。本品与远志的主要区别：质硬，质地干枯，不滋润，味微苦，嚼之无刺喉感，远志筒中部易霉变。

甘遂（药典品种）

【来源】本品为大戟科植物甘遂*Euphorbia kansui* T. N. liou ex T. P. Wang 的干燥块根。

【产地加工】主产于陕西、山西、河南、甘肃等地。春季开花前或秋末茎叶枯萎后采挖，撞去外皮，晒干。

【饮片规格】

生甘遂　除去杂质，洗净，干燥。

醋甘遂　取净甘遂，照醋炙法炒干。

【性状】

生甘遂　本品呈椭圆形、长圆柱形或连珠形，长 1 ～ 5 cm，直径 0.5 ～ 2.5 cm。表面类白色或黄白色，凹陷处有棕色外皮残留。质脆，易折断，断面粉性，白色，木部微显放射状纹理；长圆柱状者纤维性较强。气微，味微甘而辣。

醋甘遂　本品形如甘遂，表面黄色至棕黄色，有的可见焦斑。微有醋香气，味微酸而辣。

【外观质量评价】以肥大、表面白色或黄白色、细腻、粉性足、无纤维者为佳。

【药性及功能主治】苦，寒；有毒。归肺、肾、大肠经。泻水逐饮，消肿散结。用于水肿胀满，胸腹积水，痰饮积聚，气逆咳喘，二便不利，风痰癫痫，痈肿疮毒。

人参（药典品种）

【来源】本品为五加科植物人参 *Panax ginseng* C. A. Mey. 的干燥根和根茎。

【产地加工】主产于吉林、辽宁、黑龙江三省，现大量为人工栽培。栽培的俗称“园参”；播种或移植在山林野生状态下，自然生长 15 年以上者的称“林下山参”，习称“籽海”或“移山参”。

园参栽种 5 ～ 6 年后，于秋天白露至秋分季节采挖，除去地上部分及泥土，为“鲜人参”或“园参水子”。鲜人参进行加工，其加工品主要有以下几类。

1. 生晒参类　取洗净的鲜参，除去支根，晒干，称“生晒参”；鲜参不除去支根晒干，称“全须生晒参”。主要产品还有：白干参（又称“泡光参”，系选鲜参无分枝、刮去外皮者）、皮尾参（系生长年限不足、枝条短小、厚皮者）、白参须等。

2. 红参类　将刷洗干净的鲜参，除去不定根（艼）和支根，蒸 3 h 左右，取出晒干或烘干。鲜参的支根及须根用此法加工，即为红参须（分红直须、红弯须、红混须）。主要产品还有：边条红参、大力参（亦有归入其他类的）等。

3. 白参（糖参）类　将刷洗干净的鲜参，置沸水中浸烫 3 ～ 7 min，用特制的竹针沿参体平行与垂直方向刺小孔，再浸入浓糖液中 2 ～ 3 次，每次 10 ～ 17 h，取出晒干或烘干。白参类的商品较少。

4. 活性参类　将刷洗干净的鲜参，采用真空冷冻的方法干燥，称为“活性人参”。

【性状】

药材

生晒参　主根呈纺锤形或圆柱形，长 3 ～ 15 cm，直径 1 ～ 2 cm；表面灰黄色，上部或全体有疏浅断续横纹及明显的纵皱，下部有侧根 2 ～ 3 条，并着生多数细长的须根，须根上偶有不明显的细小疣状突起；根茎长 1 ～ 4 cm，直径 0.3 ～ 1.5 cm，多拘挛而弯曲，具不定根（艼）和稀疏的凹窝状茎痕（芦碗）；质较硬，断面淡黄白色，显粉性，有 1 个明显的棕黄色环纹，皮部有黄棕色的点及放射状裂隙；气特异，味微苦、甜。

野山参　要具备“五形全美”的特征，五形指芦、纹、体、皮（艼）、须 5 个方面都符合要求、十分完好而言。人参产地流传一首鉴别野山参的歌谣：“芦碗紧密相互生，圆膀圆芦枣核艼，紧皮细纹疙瘩体，须似皮条长又清，珍珠点点缀须下，据此特征野山参。”

白干参（生晒参类）　略似生晒参，因已刮去表皮，颜色较白，环纹已不明显，纵皱少或无；质较生晒参坚实；断面白色，显菊花心；味甜、微苦。

皮尾参（园参的不定根，属生晒参类）　呈长条圆柱形，上端有茎痕而不带芦，下部不带须根，长 3 ～ 6 cm，直径 0.5 ～ 1 cm；表面土黄色，多数带有褐色环纹及不规则的纵向抽皱；质较轻泡，断面白色，显菊花心。

红参　全长 6 ～ 17 cm，主根长 3 ～ 10 cm；表面半透明，红棕色，偶有不透明的暗褐色斑块，习称“黄马褂”；具纵沟、皱纹及细根痕，上部可见环纹，下部有 2 ～ 3 条扭曲交叉的侧根，根茎上有茎痕及 1 ～ 2 条完整或折断的不定根；质硬而脆，断面平坦，角质样，有光泽，显菊花心；味甜微苦。

白参　主根长 3 ～ 15 cm，直径 0.7 ～ 3 cm；表面淡黄白色，上端有较多断续的环纹，全体可见加工时针刺的点状针痕，下部有 2 ～ 3 个支根；断面白色，有菊花心；气微香，味较甜、微苦，嚼之无渣感。

饮片

生晒参片 外皮灰黄色，体轻质脆，切面灰白色，显菊花纹；香气特异，味甜、微苦。

白参片 为横切片或斜切片，外皮松泡，白色，质嫩而薄，断面黄白色；气微香，味甜，嚼之能溶化。

红参片 为长椭圆形斜片，红棕色，半透明，质坚而脆，切面中央有浅色圆心；气香，味甜、微苦。

【外观质量评价】野山参以生长年限久、芦长、碗密、带圆芦、体丰满、纹细而成螺旋状、有枣核艼、须根带珍珠疙瘩、坚韧不易折断者为佳；原皮生晒参以外表灰黄色、体坚实、皮细有皱纹、内白色、无芦、无须者为佳；全须生晒参以外表灰黄色，体轻虚，皮老，纹深而细、长芦、长须、有艼、无破痕者为佳；白参以支大、色白、皮老、长芦、长须、无破痕、纹深、皮细、不返糖者为佳；红参以身长、体圆、无抽沟、芦长、腿长、有皮肉、红棕色、半透明、无艼帽者为佳。

【药性及功能主治】甘、微苦，微温。归脾、肺、心、肾经。大补元气，复脉固脱，补脾益肺，生津养血，安神益智。用于体虚欲脱，肢冷脉微，脾虚食少，肺虚喘咳，津伤口渴，内热消渴，气血亏虚，久病虚羸，惊悸失眠，阳痿宫冷。

【易混品及伪品】

1. 野豇豆根　为豆科植物野豇豆 *Vigna vexillata*（Linn.）Benth 的根。又称“野红豆根”。无芦及芦碗。表面无横环纹，有纤维状毛绒，黄棕色，加工过的呈灰棕色。折断面纤维性强，具棕色小点，味淡有豆腥气。

2. 栌兰根　为马齿苋科植物栌兰 *Talinum panicalatam*（Jacq.）Gaertn. 的根，又称“土人参根”。无芦头。表面稍光滑，棕红至棕褐色。顶端有圆形茎基，基部常有分枝。断面平坦，有空腔，味淡稍有黏滑感。

3. 山莴苣根　为菊科植物山莴苣 *Lactuca indica* L. 的根。无芦头。表面灰黄色或灰褐色，有纵皱纹，无横纹，有点状须根痕。经蒸煮后，呈半透明状。质坚实，易折断。

4. 商陆根　为商陆科植物商陆 *Phytolacca acinosa* Roxb. 的根经加工而成。无芦头。表面具密而横向凸起的皮孔，深棕色。上有圆柱形中空的残茎基，分枝多。断面有数层淡棕色同心环纹。味淡稍麻舌，有毒。

5. 桔梗　为桔梗科植物桔梗 *Platycodon grandiflorus*（Jacq.）A. Dc. 的干燥根。本品不经蒸煮加工，常以原药材伪充“全须生晒人参”。呈圆柱形或略呈纺锤形，下部渐细，有的有分枝，略扭曲，长 7 ～ 20 cm，直径 0.7 ～ 2 cm。表面白色或淡黄白色，不去外皮者表面黄棕色至灰棕色，具纵扭皱沟，并有横长的皮孔样斑痕及支根痕，上部有横纹。有的顶端有较短的根茎或不明显，其上有数个半月形茎痕。质脆，断面不平坦，形成层环棕色，皮部类白色，有裂隙，木部淡黄白色。气微，味微甜后苦。

6. 华山参　为茄科植物华山参 *Physochlaina infundibularis* Kuang 的根。无芦头。根头部有横环纹。表面有点状须根痕，黄棕色。质坚实，折断面黄白色，加工品呈角质样而平坦。

【附注】

人参叶　本品为五加科植物人参 *Panax ginseng* C. A. Mey. 的干燥叶。秋季采收，晾干或烘干。本品常扎成小把，呈束状或扇状，长 12 ～ 35 cm，掌状复叶带有长柄，暗绿色，3 ～ 6 枚轮生。小叶通常 5 枚，偶有 7 或 9 枚，呈卵形或倒卵形。基部的小叶长 2 ～ 8 cm，宽 1 ～ 4 cm；上部的小叶大小相近，长 4 ～ 16 cm，宽 2 ～ 7 cm。基部楔形，先端渐尖，边缘具细锯齿及刚毛，上表面叶脉生刚毛，下表面叶脉隆起。纸质，易碎。气清香，味微苦而甘。苦、甘，寒。归肺、胃经。补气，益肺，祛暑，生津。用于气虚咳嗽，暑热烦躁，津伤口渴，头目不清，四肢倦乏。

西洋参（药典品种）

【来源】本品为五加科植物西洋参 *Panax quinquefolium* L. 的干燥根。

【产地加工】主产于美国及加拿大。20 世纪 70 年代我国东北各省及北京等地已引种成功。均系栽培品，秋季采挖，洗净，晒干或低温干燥。根据产地不同分为“进口西洋参”与“国产西洋参”；根据加工方法不同，将西洋参药材分为“硬枝西洋参”和“软枝西洋参”2 大类；根据修剪后的外观形态又分为“原丛”“粒头”“枝条”。

【饮片规格】

西洋参　去芦，润透，切薄片，干燥或用时捣碎。

【性状】

药材　本品呈纺锤形、圆柱形或圆锥形，长 3 ～ 12 cm，直径 0.8 ～ 2 cm。表面浅黄褐色或黄白色，可见横向环纹和线形皮孔状突起，并有细密浅纵皱纹和须根痕。主根中下部有一至数条侧根，多已折断。有的上端有根茎（芦头），环节明显，茎痕（芦碗）圆形或半圆形，具不定根（艼）或已折断。体重，质坚实，不易折断，断面平坦，浅黄白色，略显粉性，皮部可见黄棕色点状树脂道，形成层环纹棕黄色，木部略呈放射状纹理。气微香，味微苦而回甜。

进口西洋参外表横纹细密，表皮颜色较暗；国产西洋参外表较光滑，纵纹明显，横纹少而浅。

“硬枝西洋参”加工后外表面饱满，硬度大、粉性大；“软枝西洋参”加工后外表面纵皱纹明显，硬度小，略显粉性。

“原丛”为只剪去须根的产品；“粒头”为修剪后形状短粗的产品，粒头又按长度与直径比例、分支情况分为“圆粒”与“短粒”，圆粒呈椭圆形或类球形，主根长度与直径较接近，短粒形状短粗，主根长度不超过直径3倍；“枝条”为长条形、主根长度超过直径3倍以上、一般无侧枝剪口的产品，又分为“长枝”“短枝”和“尖尾”。

饮片 本品呈长圆形或类圆形薄片。外表皮浅黄褐色。**切面淡黄白至黄白色，形成层环棕黄色，皮部有黄棕色点状树脂道，近形成层环处较多而明显**，木部略呈放射状纹理。**气微香，味微苦而回甜**。

【外观质量评价】栽培西洋参以根条均匀、横纹紧密、体重坚实、气味浓者为佳。

【药性及功能主治】甘、微苦，凉。归心、肺、肾经。补气养阴，清热生津。用于气虚阴亏，虚热烦倦，咳喘痰血，内热消渴，口燥咽干。

【易混品及伪品】栽培西洋参与栽培生晒参均属五加科人参属植物，二者外形相似，但药效和价格差异较大，所以药材市场上以生晒参冒充西洋参者时有发生，应注意区别。

表12 栽培西洋参与栽培生晒参性状区别表

性状特点	西洋参	生晒参
根茎	稍短	稍长
主根	稍短	稍长
须根	须根少，而且短	须根多，而且长
外皮	上端横纹较细，纵纹细密，光滑，皮孔样疤痕疙瘩较多	上端横纹较粗，纵纹深，粗糙，皮孔样疤痕疙瘩较少
断面	黄白色，树脂道色深，形成层明显，呈菊花纹；切片对光透视在木部与皮部之间有亮光环	白色，树脂道色浅，具较细的菊花纹；切片对光透视在木部与皮部之间没有亮光环
质地	较坚实、较重	较轻泡、较轻
气味	气清香，浓郁，味微苦，回甜，舌舔初味苦	气香，味微苦甜，较淡，舌舔初味甜

三七（药典品种）

【来源】本品为五加科植物三七 *Panax notoginseng*（Burk.）F. H. Chen 的干燥根和根茎。

【产地加工】主产云南文山、广南，广西靖西、田阳等地。秋季花开前采挖 5 ～ 7 年的根，洗净，分开主根、支根及根茎，干燥。支根习称“筋条”，根茎习称“剪口”，细根称为“绒根”。

【饮片规格】

三七粉　取三七，洗净，干燥，碾成细粉。

【性状】

三七　主根呈类圆锥形或圆柱形，长 1 ～ 6 cm，直径 1 ～ 4 cm。外皮呈光亮的黑棕色（铁皮）或黄棕色（铜皮）。顶部有根茎痕或残茎，周围有瘤状突起。侧面有断续的纵皱纹，并有枝根分枝及横向皮孔。侧面及底部有切断枝根的痕迹。质坚、体重、难折断。断面灰黑色或灰棕色，具光泽，中央木质部颜色较深，呈放射状纹理。味先苦而后觉微甘。

筋条呈圆柱形或圆锥形，长 2 ～ 6 cm，上端直径约 0.8 cm，下端直径约 0.3 cm。

剪口呈不规则的皱缩块状或条状，表面有数个明显的茎痕及环纹，断面中心灰绿色或白色，边缘深绿色或灰色。

本品的特征可用“**乳包、钉头、铜皮、铁骨、菊花心**”来概括。“乳包”是指顶端或周围的瘤状突起物，又称“狮子头”；“钉头”是指底部切断枝根的痕迹；“铜皮”是指灰黄色的外皮；“铁骨”是指质地坚硬难折断；“菊花心”是指断面放射状纹理。具此 5 个特征者即为正品三七。

【外观质量评价】药材以个大肥实、体重皮细、灰绿色有光泽、断面灰黑带绿、无裂隙者为佳。

【药性及功能主治】甘、微苦，温。归肝、胃经。散瘀止血，消肿定痛。用于咯血，吐血，衄血，便血，崩漏，外伤出血，胸腹刺痛，跌扑肿痛。

【易混品及伪品】

1. 菊叶三七　为菊科植物菊三七 *Gynura segetum*（Lour.）Merr. 的干燥根茎。商品呈拳状或圆块状，肉质而肥大，长 3 ～ 6 cm，直径约 3 cm，外表灰棕色或棕黄色，多具瘤状突起及断续的弧状沟纹。顶端留有茎基及芽痕。质坚实，断面黄色，显菊花心。

味甘淡后微苦。

2. 景天三七　为景天科植物景天三七 *Sedum aizoon* L. 的根茎。根茎粗厚，肉质，近木质化。枝根圆柱形或略带圆锥形，表面暗褐色，不平坦，呈剥裂状，干燥后质疏松。气无，味微涩。

3. 藤三七　为落葵科植物藤三七 *Anredra cordifolia*（Tenore）Van Steenis 的干燥块茎。本品呈不规则纺锤形或类圆柱形，有的稍扁弯曲。长 3 ～ 8 cm，直径 1 ～ 3 cm。全体有许多呈瘤状突起的芽及折断后的圆形疤痕。表面灰褐色，有弯曲的纵皱及少数的残留须根。体较重，质坚脆，断面类白色，颗粒状，或呈黄棕色角质状。气微，味微甜，嚼之有滑腻感。

4. 莪术加工伪制　系由姜科植物蓬莪术 *Curcuma phaeocaulis* Val.、广西莪术 *Curcuma kwangsiensis* S. G. Lee et C. F. Liang 或温郁金 *Curcuma wenyujin* Y. H. Chen et C. Ling 的干燥根茎经雕刻伪制而成。形似三七，表面光滑呈灰褐色，周围有雕刻的瘤状突起或横向皮孔样疤痕，并可见有刀刮痕，质坚实，体重，断面浅棕色，或带黄绿色角质样，有浅棕色内皮层环，并散有深棕色点状筋脉。微具姜辛气，味微苦辛。

5. 苦楝树叶加工伪充　用楝科植物苦楝树和冬青科植物熊胆木的叶，经煮煎所得提取液，加入大戟科植物木薯的淀粉，精心搓捏而成，然后置黄泥中搓滚。呈圆锥形，表面有瘤状突起，纵皱和支根痕不自然。表面灰黄或灰褐色，无栓皮，凹下的部位常伴有泥土。断面灰绿色或灰棕色，无皮部与木部之分，有叶，并常有毛绒状菌丝。气无，味苦，嚼之粘牙。水浸泡或煮后呈糊状。

刺五加（药典品种）

【来源】本品为五加科植物刺五加 *Acanthopanax senticosus*（Rupr. et Maxim.）Harms 的干燥根和根茎或茎。

【产地加工】主产于辽宁、吉林、黑龙江、河北、陕西等地。春、秋二季采收，洗净，干燥。刺五加多用于中成药投料，绝大多数进行产地加工，将茎切成段或厚片，将根或根茎切成类圆形或不规则厚片。

【饮片规格】

刺五加　除去杂质，洗净，稍泡，润透，切厚片，干燥。

【性状】

药材　本品根茎呈结节状不规则圆柱形，直径 1.4 ～ 4.2 cm。根呈圆柱形，多扭曲，长 3.5 ～ 12 cm，直径 0.3 ～ 1.5 cm；表面灰褐色或黑褐色，粗糙，有细纵沟和皱纹，皮较薄，有的剥落，剥落处呈灰黄色。质硬，断面黄白色，纤维性。有特异香气，味微辛、稍苦、涩。

本品茎呈长圆柱形，多分枝，长短不一，直径 0.5 ～ 2 cm。表面浅灰色，老枝灰褐色，具纵裂沟，无刺；幼枝黄褐色，密生细刺。质坚硬，不易折断，断面皮部薄，黄白色，木部宽广，淡黄色，中心有髓。气微，味微辛。

饮片　本品呈类圆形或不规则形的厚片。根和根茎外表皮灰褐色或黑褐色，粗糙，有细纵沟和皱纹，皮较薄，有的剥落，剥落处呈灰黄色；茎外表皮浅灰色或灰褐色，无刺，幼枝黄褐色，密生细刺。切面黄白色，纤维性，茎的皮部薄，木部宽广，中心有髓。根和根茎有特异香气，味微辛、稍苦、涩；茎气微，味微辛。

【外观质量评价】以条粗、质硬、断面黄白色、气清香者为佳。市场有刺五加根、刺五加茎、刺五加皮（根皮、茎皮）规格，刺五加皮不符合药典要求。

【药性及功能主治】辛、微苦，温。归脾、肾、心经。益气健脾，补肾安神。用于脾肺气虚，体虚乏力，食欲不振，肺肾两虚，久咳虚喘，肾虚腰膝酸痛，心脾不足，失眠多梦。

【地方习用品】

甘肃刺五加　本品为五加科植物短柄五加 *Acanthopanax brachypus* Harms 或藤五加 *Acanthopanax leucorrhizus*（Oliv.）Harms 的干燥根、根茎或茎。春、秋二季采挖，除去杂质，晒干。本品根茎粗短，呈不规则结节状。根呈圆柱形，稍弯曲，直径 0.5 ～ 2 cm，长短不等；表面灰黄色或灰棕色，有细密的纵纹及侧根痕，并有微突起的椭圆形皮孔；质坚硬，断面黄白色，纤维性。茎呈长圆柱形，常弯曲，灰褐色或灰棕色，具微突起的椭圆形皮孔，无刺或有疏短的皮刺。微具香气，味淡后微辛。

白芷（药典品种）

【来源】本品为伞形科植物白芷 *Angelica dahurica*（ Fisch. ex Hoffm.）Benth. et Hook. f. 或杭白芷 *Angelica dahurica*（ Fisch. ex Hoffm）Benth. et Hook. f. var. formosana（Boiss.）

Shan et Yuan 的干燥根。

【产地加工】商品根据产地不同主要分为白芷与杭白芷 2 大类。白芷：国内大部分地区种植者为此种，产于河南禹州、长葛者称为“禹白芷”，产于河北安国、定县者为“祁白芷”，产于安徽亳州者为“亳白芷”。杭白芷：浙江杭州栽培品统称“杭白芷”，产于四川者为“川白芷”，产于云南者为“会白芷”。夏、秋间叶黄时采挖，除去须根和泥沙，晒干或低温干燥。浙江产的白芷，通常经洁净处理之后，用 2% ～ 5% 石灰拌匀，在长形竹篓中顺势推出，使表皮渗透石灰，加速吸收水分，随即薄摊晒至半干，再分大小支，晒干。

【饮片规格】

白芷　除去杂质，大小分开，略浸，润透，切厚片，干燥。

【性状】

药材

白芷　根呈圆锥形，长 7 ～ 25 cm，时有少数侧根，亦上粗下细。上部较粗，外直径 1.5 ～ 2 cm，有时稍弯曲，状如胡萝卜。顶端即根头部呈四棱形或近圆形，有凹陷的茎痕，具多数环状纹。根外表黄白色或棕色，皮部散有多数棕色油点，皱纹较密。具支根痕及皮孔样的横向突起，习称“疙瘩丁”，有时较少，有的排列成 4 纵列，并有侧根断后痕迹。质较硬，较轻，断面粉性小，木质部呈圆形，约占横断面的 1/3。气芳香浓郁，味微苦。

杭白芷　根呈圆锥形，上部有方棱，较白芷明显，长 10 ～ 20 cm，上部直径达 1.5 ～ 2.5 cm。向下渐细，顶端有凹陷的茎痕，外有横纹环绕，通体有横长的疙瘩丁及纵皱纹，外皮深灰色或灰白色（浙江地区在加工时用石灰处理所致）。质坚硬而重，断面粉性大，类白色，皮部散有棕色油点，木质部呈类方形，约占横断面 1/2 强。

饮片　本品呈类圆形的厚片。外表皮灰棕色或黄棕色。切面白色或灰白色，具粉性，形成层环棕色，近方形或近圆形，皮部散有多数棕色油点。气芳香，味辛、微苦。

【外观质量评价】各地所产白芷均以根条粗大、质坚实、粉性足、香气浓郁者为佳。

【药性及功能主治】辛，温。归胃、大肠、肺经。解表散寒，祛风止痛，宣通鼻窍，燥湿止带，消肿排脓。用于感冒头痛，眉棱骨痛，鼻塞流涕，鼻鼽，鼻渊，牙痛，带下，疮疡肿痛。

当归（药典品种）

【来源】本品为伞形科植物当归 *Angelica sinensis*（Oliv.）Diels 的干燥根。

【产地加工】主产于甘肃岷县、武山、武都、文县、宕昌等地。其次在四川、云南、陕西、湖北等地亦产。以甘肃岷县产者，断面雪白粉碴呈菊花心的“菊花归”质量最佳。秋末采挖，除去须根和泥沙，待水分稍蒸发后，捆成小把，上棚，用烟火慢慢熏干。

【饮片规格】

当归　除去杂质，洗净，润透，切薄片，晒干或低温干燥。

酒当归　取净当归片，照酒炙法炒干。

【性状】

药材　本品略呈圆柱形，下部有支根 3 ～ 5 条或更多，长 15 ～ 25 cm。表面黄棕色至棕褐色，具纵皱纹和横长皮孔样突起。根头（归头）直径 1.5 ～ 4 cm，具环纹，上端圆钝，或具数个明显突出的根茎痕，有紫色或黄绿色的茎和叶鞘的残基；主根（归身）表面凹凸不平；支根（归尾）直径 0.3 ～ 1 cm，上粗下细，多扭曲，有少数须根痕。质柔韧，断面黄白色或淡黄棕色，皮部厚，有裂隙和多数棕色点状分泌腔，木部色较淡，形成层环黄棕色。有浓郁的香气，味甘、辛、微苦。

饮片

当归　本品呈类圆形、椭圆形或不规则薄片。外表皮黄棕色至棕褐色。切面黄白色或淡棕黄色，平坦，有裂隙，中间有浅棕色的形成层环，并有多数棕色的油点，香气浓郁，味甘、辛、微苦。

酒当归　本品形如当归片。切面深黄色或浅棕黄色，略有焦斑。香气浓郁，并略有酒香气。

【外观质量评价】一般以身干、枝大、身长腿少、质坚、断面黄白色、香气浓郁、味甘者为佳。

【药性及功能主治】甘、辛，温。归肝、心、脾经。补血活血，调经止痛，润肠通便。用于血虚萎黄，眩晕心悸，月经不调，经闭痛经，虚寒腹痛，风湿痹痛，跌扑损伤，痈疽疮疡，肠燥便秘。酒当归活血通经，用于经闭痛经，风湿痹痛，跌扑损伤。

【易混品及伪品】

1. 云南野当归　为伞形科植物云南野当归 *Angelica* sp. 的根。根呈圆锥形，长

5～10 cm，常有数个分枝，以二枝呈“人”字形张开，根头部具横纹，顶端有茎痕或短鳞片残茎。表面棕色或黑褐色，具明显的抽沟或纵皱纹，侧根多切除。质坚硬，粗者不易折断，断面黄白色，有棕色油点，具类似当归的香气，味微苦而辛。

2. 东当归　为伞形科植物 *Angelica acutiloba*（Sieb. et Zucc.）Kitag. 的根。别名日本当归或大和归，朝鲜称倭当归。我国延边地区有栽培。根肥大而柔软，分枝较多，亦呈马尾状，而有特异香气，从外观看油性较少，质干而脆。

3. 欧当归　为伞形科植物欧当归 *Levisticum officinale* Koch 的根。本种是我国自 20 世纪 50 年代从欧洲引种的新品种，具有栽培容易，生长期短的特点（1 年即成），对正品当归有很大的冲击力。其根呈圆锥形，主根粗长，有的有分枝，长短不等，一般在 10 cm 以上，直径 0.7～2 cm。表面灰棕色或灰黄色，有皱纹及横长皮孔状疤痕。根头部有明显 2 个以上茎叶残基。质柔软，折断面呈颗粒性，不同于正品当归断面黄白色，欧当归断面可见棕红色油点，质疏松呈海绵状。气微香，味微甜而麻舌。

4. 独活　为伞形科植物重齿毛当归 *Angelica pubescens* Maxim.f. biserrata Shan et Yuan 的干燥根。常常切片后混入当归饮片销售，应注意鉴别。性状特点见独活项下。

【劣品】

劣品当归　柴性大、干枯无油或断面呈绿褐色者不可供药用。

独活（药典品种）

【来源】本品为伞形科植物重齿毛当归 *Angelica pubescens* Maxim. f. biserrata Shan et Yuan 的干燥根。

【产地加工】主产于四川、湖北、陕西、甘肃等地。春初苗刚发芽或秋末茎叶枯萎时采挖，除去须根和泥沙，烘至半干，堆置 2～3 天，发软后再烘至全干。

【饮片规格】

独活　除去杂质，洗净，润透，切薄片，晒干或低温干燥。

【性状】

药材　本品根略呈圆柱形，下部 2～3 分枝或更多，长 10～30 cm。根头部膨大，圆锥状，多横皱纹，直径 1.5～3 cm，顶端有茎、叶的残基或凹陷。表面灰褐色或棕褐色，具纵皱纹，有横长皮孔样突起及稍突起的细根痕。质较硬，受潮则变软，断面皮部灰白色，有多数散在的棕色油室，木部灰黄色至黄棕色，形成层环棕色。有特异香气，味苦、辛、微麻舌。

饮片　本品呈类圆形薄片。外表皮灰褐色或棕褐色，具皱纹。切面皮部灰白色至灰褐色，有多数散在棕色油点，木部灰黄色至黄棕色，形成层环棕色。有特异香气。味苦、辛、微麻舌。

【外观质量评价】药材以身干、主根粗壮、支根少、质坚实、香味浓者为佳。

【药性及功能主治】辛、苦，微温。归肾、膀胱经。祛风除湿，通痹止痛。用于风寒湿痹，腰膝疼痛，少阴伏风头痛，风寒挟湿头痛。

【地方习用品】

1. 香独活　为伞形科植物毛当归 *Angelica pubescens* Maxim. 的干燥根。主产于浙江昌化、淳安及安徽黟县、歙县等地。此外，江西吉安遂川及湖南郴州地区亦有分布。主销华东地区。形状是：根类圆柱形，微弯曲，长 5 ～ 12 cm，直径 1.5 ～ 3 cm，多分枝。根头部膨大，呈圆锥状，顶端残留茎基及叶鞘。表面棕褐色或灰棕色，有不规则纵沟、皮孔及细根痕。质软韧，断面形成层棕色，皮部灰白色，有裂孔，木部暗紫色。气特异而芳香，味微甘辛。

2. 牛尾独活　为伞形科植物独活 *Heracleum hemsleyanum* Diels. 或短毛独活 *Heracleum moellendorffii* Hance 干燥根及根茎。独活呈长圆柱形，少有分枝，长 15 ～ 30 cm，直径 0.6 ～ 3 cm。根头单一或有数个分叉，顶端有数个茎叶鞘残基。表面灰黄色，有不规则纵沟纹，皮孔细小，稀疏排列。质硬脆，断面皮部黄白色，多裂隙，有众多棕黄色油点，木部黄白色，形成层环棕色。气微香，味微苦。短毛独活呈长圆锥形，少分枝，稍弯曲，长 8 ～ 18 cm，直径 0.7 ～ 2 cm。表面灰黄色至灰棕色，具不规则皱缩沟纹，皮孔细小，横向突起，顶端有残留的茎基及棕黄色的叶鞘。质坚韧，难折断，断面皮部黄白色，多裂隙，可见棕黄色油点，木部淡黄色，形成层环浅棕色。气微香，味微苦。

3. 九眼独活　为五加科植物食用土当归 *Aralia cordata* Thunb. 或甘肃土当归 *Aralia kansuensis* Hoo. 的干燥根及根茎。本品因根茎上有数个凹窝成串排列，故名“九眼独活”。根茎呈圆柱形，稍弯曲，长 10 ～ 30 cm，直径 3 ～ 6 cm。表面黄棕色，粗糙，有多个交错衔接的凹窝状茎痕，凹窝直径 1.5 ～ 2.5 cm，凹窝深 0.5 ～ 1 cm，内有茎叶残基。根分生于根茎凹窝的外围及底部，呈长圆柱形，长 3 ～ 15 cm，直径 0.4 ～ 1 cm。表面淡黄棕色，粗糙，有纵皱纹，质轻，坚脆；断面灰黄色，微显纤维性，有多数裂隙和油点。气微香，味淡，微辛。

羌活（药典品种）

【来源】本品为伞形科植物羌活 *Notopterygium incisum* Ting ex H. T. Chang 或宽叶羌活 *Notopterygium franchetii* H. de Boiss. 的干燥根茎和根。

【产地加工】羌活主产于四川、甘肃、青海、陕西等地，宽叶羌活主产于陕西、青海、内蒙古、湖北等地。春、秋二季采挖，除去须根及泥沙，晒干。

【饮片规格】

羌活　除去杂质，洗净，润透，切厚片，晒干。

【性状】

药材

羌活　为圆柱状略弯曲的根茎，长 4 ～ 13 cm，直径 0.6 ～ 2.5 cm，顶端具茎痕。表面棕褐色至黑褐色，外皮脱落处呈黄色。节间缩短，呈紧密隆起的环状，形似蚕，习称“蚕羌”；节间延长，形如竹节状，习称“竹节羌”。节上有多数点状或瘤状突起的根痕及棕色破碎鳞片。体轻，质脆，易折断，断面不平整，有多数裂隙，皮部黄棕色至暗棕色，油润，有棕色油点，习称“朱砂点”，木部黄白色，射线明显，习称“菊花心”，髓部黄色至黄棕色。气香，味微苦而辛。

宽叶羌活　为根茎和根。根茎类圆柱形，顶端具茎和叶鞘残基，根类圆锥形，有纵皱纹和皮孔；表面棕褐色，近根茎处有较密的环纹，长 8 ～ 15 cm，直径 1 ～ 3 cm，习称“条羌”。有的根茎粗大，不规则结节状，顶部具数个茎基，根较细，习称“大头羌”。质松脆，易折断，断面略平坦，皮部浅棕色，木部黄白色。气味较淡。

饮片　本品呈类圆形、不规则形横切或斜切片，表皮棕褐色至黑褐色，切面外侧棕褐色，木部黄白色，有的可见放射状纹理。体轻，质脆。气香，味微苦而辛。

【外观质量评价】2 种药材均以根条粗长、表面棕褐色、有环轮、断面紧密、朱砂点多、香气浓郁者为佳。一般认为蚕羌品质最优，竹节羌次之，大头羌最次。

【药性及功能主治】辛、苦，温。归膀胱、肾经。解表散寒，祛风除湿，止痛。用于风寒感冒，头痛项强，风湿痹痛，肩背酸痛。

【易混品及伪品】

牛尾独活　为伞形科植物独活 *Heracleum hemsleyanum* Diels. 或短毛独活 *Heracleum moellendorffii* Hance 的干燥根及根茎。独活呈长圆柱形，少有分枝，长 15 ～ 30 cm，直径 0.6 ～ 3 cm。根头单一或有数个分叉，顶端有数个茎叶鞘残基。表面灰黄色，有不规则纵沟纹，皮孔细小，稀疏排列。质硬脆，断面皮部黄白色，多裂隙，有众多棕黄色油点，木部黄白色，形成层环棕色。气微香，味微苦。短毛独活呈长圆锥形，少分枝，稍弯曲，长 8 ～ 18 cm，直径 0.7 ～ 2 cm。表面灰黄色至灰棕色，具不规则皱缩沟纹，皮孔细小，横向突起，顶端有残留的茎基及棕黄色的叶鞘。质坚韧，难折断，断面皮部黄白色，多裂隙，可见棕黄色油点，木部淡黄色，形成层环浅棕色。气微香，味微苦。

前胡（药典品种）

【来源】本品为伞形科植物白花前胡 *Peucedanum praeruptorum* Dunn 的干燥根。

【产地加工】主产于浙江、安徽、江西、四川、贵州等地。以安徽宁国所产宁前胡、浙江淳安的浙前胡、江西上饶的信前胡为道地药材。冬季至次春茎叶枯萎或未抽花茎时采挖，除去须根，洗净，晒干或低温干燥。

【饮片规格】

前胡 除去杂质，洗净，润透，切薄片，晒干。

【性状】

药材 本品呈不规则的圆柱形、圆锥形或纺锤形，稍扭曲，下部常有分枝，形如鸡掌，故名“**鸡脚前胡**”。长 3 ～ 15 cm，直径 1 ～ 2 cm。表面**黑褐色**或灰黄色，根头部多有茎痕及纤维状叶鞘残基，**上端有密集的细环纹**，习称“**蚯蚓头**”，下部有纵沟、纵皱纹及横向皮孔样突起。质较**柔软**，干者质硬，易折断，**断面不整齐**，**淡黄白色**，**可见一棕色环（形成层）**，**皮部约占断面的 3/5**，淡黄色，**散有多数棕黄色小点**，**木部黄棕色**，**显放射状纹理**，习称“**金镶白玉嵌**”。**气芳香**，味先甜后微苦、辛。

饮片 本品呈类圆形或不规则的薄片。外表皮黑褐色或灰黄色，有时可见残留的纤维状叶鞘残基。切面黄白色至淡黄色，皮部散有多数棕黄色油点，可见一棕色环及放射状纹理。气芳香，味微苦、辛。

【外观质量评价】药材以根条粗壮，“蚯蚓头”，条柔软，外皮色黑、断面黄白、呈现“**金镶白玉嵌**”，香气浓者为佳。野生前胡品质优。栽培前胡外观性状发生变异，根茎处无纤维状叶鞘残基，而是膜质状叶鞘残基，指标成分含量很难合格。

【药性及功能主治】苦、辛，微寒。归肺经。降气化痰，散风清热。用于痰热喘满，咯痰黄稠，风热咳嗽痰多。

【地方习用品】

1. 紫花前胡　为同科属植物紫花前胡 *Peucedanum decursivum*（Miq.）Maxim. 的干燥根。分布于河南、安徽、江苏、浙江等地。湖南称为“鸭脚前胡”。秋、冬二季地上部分枯萎时采挖，除去须根，晒干。本品多呈不规则圆柱形、圆锥形或纺锤形，主根较细，有少数支根，长 3 ～ 15 cm，直径 0.8 ～ 1.7 cm。表面棕色至黑棕色，根头部偶有残留茎基和膜状叶鞘残基，有浅直细纵皱纹，可见灰白色横向皮孔样突起和点状须根痕。质硬，断面类白色，皮部较窄，散有少数黄色油点。气芳香，味微苦、辛。

2. 硬前胡　为同科属植物华北前胡 *peucedanum harry-smithii* Fedde ex wolff 或少毛北前胡 *Peucedanum harry-smithii* Fedde ex Wollf var. *subglabrum*（Shan et Sheh）Shan et Sheh 的干燥根。主产于甘肃等地，甘肃省地方标准收载。饮片呈类圆形厚片，直径 0.5 ～ 2 cm，厚 0.2 ～ 0.4 cm，表面棕褐色、黄棕色或灰色，少数饮片可见稀疏的环纹。切面皮部较薄，木部呈黄白色或浅黄色。质地坚硬，气微香，味淡，久嚼微苦辛。

川芎（药典品种）

【来源】本品为伞形科植物川芎 *Ligusticum chuanxiong* Hort. 的干燥根茎。

【产地加工】主产于四川都江堰市、崇州市，此处的川芎产量大、质量优，为道地药材。平原栽培 5 ～ 6 月采挖，山地栽培 8 ～ 9 月采挖。挖取全株，除去茎苗及泥土，晾干或炕干后撞去须根。忌日晒。

【饮片规格】

川芎　除去杂质，分开大小，洗净，润透，切厚片，干燥。

【性状】

药材　本品为不规则结节状拳形团块，直径 2 ～ 7 cm。表面黄褐色，粗糙皱缩，有多数平行隆起的轮节，顶端有凹陷的类圆形茎痕，下侧及轮节上有多数小瘤状根痕。质坚实，不易折断，断面黄白色或灰黄色，散有黄棕色的油室，形成层环呈波状。气浓香，味苦、辛，稍有麻舌感，微回甜。

饮片　本品为不规则厚片，形如蝴蝶者，习称“蝴蝶片”。外表皮黄褐色，有皱缩纹。切面黄白色或灰黄色，具有明显波状环纹或多角形纹理，散生黄棕色油点。质坚实。气浓香，味苦、辛，微甜。

【外观质量评价】药材以个大、质坚、外皮黄褐、内有黄白色菊花心、香气浓、油性大者为佳。

【药性及功能主治】辛，温。归肝、胆、心包经。活血行气，祛风止痛。用于胸痹心痛，胸胁刺痛，跌扑肿痛，月经不调，经闭痛经，癥瘕腹痛，头痛，风湿痹痛。

【易混品及伪品】

茶芎　为伞形科植物抚芎 *Ligusticum sinense* Oliv. cv. Fuxiong. 的根茎。主要栽培于江西的九江地区。江西民间用之与茶叶一起泡开水饮用，故名“茶芎”。可治疗感冒头痛。呈扁圆形结节状团块，顶端有乳头状突起的茎痕，在根茎上略排成一行。香气浓，味辛辣、微苦，麻舌。本品销至湖北、湖南、安徽、贵州等地。

【劣品】

山川芎　川芎多在山区育种而在平原栽种。其种子来源于山川芎茎秆的结节（芎苓子）。当立秋季节采收芎苓子，取下芎苓子后剩下的根茎“母子”，即“山川芎”。这种川芎呈疙瘩状，表面显著凹凸不平，质硬，油性小，切面灰白色，故名“奶芎片”。

藁本（药典品种）

【来源】本品为伞形科植物藁本 *Ligusticum sinense* Oliv. 或辽藁本 *Ligusticum jeholense* Nakai et Kitag. 的干燥根茎和根。

【产地加工】藁本主产于四川、湖北及陕西等地，又称“川藁本”，多栽培，为藁本的主流品种；辽藁本主产于东北、华北诸省区及山东等地。秋季茎叶枯萎或次春出苗时采挖，除去泥沙，晒干或烘干。

【饮片规格】

藁本　除去杂质，洗净，润透，切厚片，晒干。

【性状】

药材

藁本　根茎呈不规则结节状圆柱形，稍扭曲，有分枝，长 3 ～ 10 cm，直径 1 ～ 2 cm。表面棕褐色或暗棕色，粗糙，有纵皱纹，上侧残留数个凹陷的圆形茎基，下侧有多数点状突起的根痕及残根。体轻，质较硬，易折断，断面黄色或黄白色，纤维状。气浓香，味辛、苦、微麻。

辽藁本　较小，根茎呈不规则的团块状或柱状，长 1 ～ 3 cm，直径 0.6 ～ 2 cm。有多数细长弯曲的根。

饮片

藁本片 本品呈不规则的厚片。外表皮棕褐色至黑褐色，粗糙。切面黄白色至浅黄褐色，具裂隙或孔洞，纤维性。气浓香，味辛、苦、微麻。

辽藁本片 外表皮可见根痕和残根突起呈毛刺状，或有呈枯朽空洞的老茎残基。切面木部有放射状纹理和裂隙。

【外观质量评价】2 种藁本均以身干、体长、根苗少、整齐、香气浓者为佳。

【药性及功能主治】辛，温。归膀胱经。祛风，散寒，除湿，止痛。用于风寒感冒，巅顶疼痛，风湿痹痛。

【地方习用品】

1. 新疆藁本 为伞形科植物姨妈菜 *Conioselinum tataricum* Hoffm. 的根茎。产于新疆等地，部分省区大量使用。形体较大，呈不规则块状或稍扭曲柱状，长 6 ～ 8 cm，直径 2 ～ 4 cm。外表棕褐色，上面有大而密接深陷的圆形孔洞状的茎痕，下面密布较粗而常呈纤维状的支根或支根痕。质硬而微韧，折断面不整齐，木部露出黄色纤维，中心色白显空隙。气芳香，味甜、微辛麻。

2. 北藁本 为伞形科植物细叶藁本 *Ligusticum tenuissimum*（Nakai）Kitag. 的根及根茎。在我国北方与辽藁本同作药用，统称为“北藁本”，产于辽宁、吉林等地。根茎较粗大，肥厚，分枝，具横皱纹，表面深褐色。

【伪品】

山藁本

（1）伞形科植物泽芹 *Sium suave* Walt. 干燥地上全草。产于江苏。茎呈圆柱形，节明显，近基部下方有一团根痕。表面棕黑色、棕色或绿色，有多数条纹。质坚硬，折断面边缘黄白色，纤维性。中间有大形空洞，叶片大多脱落，残留的叶柄呈管状，基部鞘状抱茎。手搓叶片具清香气。

（2）伞形科植物骨缘当归 *Angelica cartilaginomarginata*（Makino.）Nakai var. *foliosa* Yuan et Shan 的干燥不带根的全草。产于江苏、安徽等地。茎圆柱形，直径达 4 mm，光滑，具纵纹，外表青绿色至淡棕色；疏被短毛，叶鞘明显，密被毛茸。叶大多皱缩卷曲，黄绿色或暗绿色，叶缘有白色骨质边缘，易碎而脱落。花亦大多脱落，仅花梗残留。气微香。

防风（药典品种）

【来源】本品为伞形科植物防风 *Saposhnikovia divaricata*（Turcz.）Schischk. 的干燥根。

【产地加工】防风主产于黑龙江、吉林、辽宁及内蒙古、河北、山西、山东、陕西等地，以产于东北特别是黑龙江者品质最优，习称“关防风”，产于内蒙古、河北及山西者为“口防风”，质量较次。春、秋二季采挖未抽花茎植株的根，除去须根和泥沙，晒干。

【饮片规格】

防风　除去杂质，洗净，润透，切厚片，干燥。

【性状】

药材　本品呈长圆锥形或长圆柱形，下部渐细，有的略弯曲，长 15 ～ 30 cm，直径 0.5 ～ 2 cm。表面灰棕色，粗糙，有纵皱纹、多数横长皮孔样突起及点状的细根痕。根头部有明显密集的环纹，状如蚯蚓，习称“**蚯蚓头**”或“**旗杆顶**”，有的环纹上残存棕褐色毛状叶基，习称“**扫帚头**”。体轻，质松，易折断，断面不平坦，断面中间有黄色圆心，外围有棕色环，最外层淡黄棕色，散生黄棕色油点，有裂隙，习称“**菊花心**”。气特异，味微甘。栽培品与野生品性状不同，质地较重硬，断面平坦，皮部类白色，裂隙不明显，菊花心及凤眼圈不明显，木质部浅黄色。气稍淡，味微甘。

饮片　本品为圆形或椭圆形的厚片。外表皮灰棕色，有纵皱纹，有的可见横长皮孔样突起、密集的环纹或残存的毛状叶基。断面可见形成层环色深，皮部棕色，有多数放射状裂隙及众多细小油点，木部色黄，习称“**凤眼圈**”。气特异，味微甘。

【外观质量评价】以根茎粗长、无分枝，断面皮部浅棕色、木部浅黄色者为佳。

【药性及功能主治】辛、甘，微温。归膀胱、肝、脾经。祛风解表，胜湿止痛，止痉。用于感冒头痛，风湿痹痛，风疹瘙痒，破伤风。

【地方习用品】

1. 川防风　为伞形科植物竹节前胡 *Peucedanum dielsianum* Fedde. ex Wolff. 及其同属植物华中前胡 *Peucedanum medicum* Dunn 的干燥根。产重庆万州、涪陵，四川宜宾、泸州，及湖北恩施等地。根头部有一段由叶片残痕形成的环节状叶片残痕，故又名竹节防风。根呈圆锥形，长 10 ～ 30 cm，直径 0.5 ～ 1.5 cm。表面棕色，栓皮脱落处显黄棕色，具不规则纵沟和较密的侧根痕，环纹不明显。质硬脆，断面致密。气微，味淡。

2. 云防风　为伞形科植物竹叶防风 *Seseli mairei* Wolff 及松叶防风 *Seseli yunnanense* Franch. 的干燥根。此 2 种在贵州作防风使用。根均呈圆柱形，稍弯曲，多单条不分支，长 6 ～ 15 cm，直径 0.3 ～ 1 cm。近根头处有横纹，顶端有棕色纤维状物。质脆易断，断面不平坦，皮部类白色或肉色，多棕色油点，中心木质部浅黄色。气香，味略甜。

3. 西北小防风　为伞形科植物葛缕子 *Carum carvi* L. 的干燥根。又名马缨子防风，产于甘肃、青海，在当地作防风入药。本品呈长圆锥形，下部稍弯曲，长 5 ～ 25 cm，直径 0.3 ～ 1.2 cm。表面黄褐色或棕褐色，全体较光滑，根头部有环纹，顶端钝圆或紧缩成瓶颈状，有纵皱纹，具横长皮孔及点状突起的侧根痕。质坚脆，易折断，断面平坦，皮部类白色，木部黄棕色或淡黄色。气微，味微甘。栽培品根较粗壮，直径 0.5 ～ 2 cm，表面灰黄色或黄棕色，断面皮部类白色、木部淡黄色或黄棕色，味微甘。

此外同科属植物田葛缕子 *Carum buriaticum* Turcz. 又名狗樱子或狗英子，其根在西北部分地区亦作小防风入药，性状描述可见北沙参项下。

4. 水防风　为伞形科植物宽萼防风 *Libanotis laticalycina* Shan et Sheh 或华山前胡 *Peucedanum ledebourielloides* K. T. Fu 的干燥根。前者在河南汜水、山西运城作防风，后者在陕西华阴、岐山作防风。

【劣品】

1. 家种防风　种植防风在性状方面发生变异，与野生品相比，虽然皮部棕色，但质地紧密，无放射状裂隙。

2. 母防风　防风已抽花茎植株的根。本品地上部分有开花结实与不开花结实 2 个类型，开花结实者叶略窄瘦，根心变硬，药农称“母防风”或“硬防风”；只生叶不开花结实者，叶光泽肥大，根浆足丰满，有菊花心，称为“公防风”或“软防风”。药用以“公防风”为佳，“母防风”根柴性大，气味淡，不宜入药。

柴胡（药典品种）

【来源】本品为伞形科植物柴胡 *Bupleurum chinense* DC. 或狭叶柴胡 *Bupleurum scorzonerifolium* Willd. 的干燥根。按性状不同，分别习称“北柴胡”及“南柴胡”。

【产地加工】北柴胡产于东北、华北、华东及西北地区，南柴胡主产于东北、华北各省区及浙江、福建、湖北等地。春、秋二季采挖，除去茎叶及泥沙，干燥。

【饮片规格】

柴胡片　除去杂质和残茎，洗净，润透，切厚片，干燥。

醋柴胡　取柴胡片，照醋炙法炒干。

【性状】

药材

北柴胡　呈圆柱形或长圆锥形，长 6 ～ 15 cm，直径 0.3 ～ 0.8 cm。根头膨大，顶端残留 3 ～ 15 个茎基或短纤维状叶基，下部分枝。表面黑褐色或浅棕色，具纵皱纹、支根痕及皮孔。质硬而韧，不易折断，断面显纤维性，皮部浅棕色，木部黄白色。气微香，味微苦。

栽培的北柴胡与野生品性状有异，栽培品一般较野生品根条粗长，表面呈棕黄色或灰黄色，质硬脆，断面呈黄白色，纤维性强，气味较淡。

南柴胡　根较细，圆锥形，顶端有多数细毛状枯叶纤维，下部多不分枝或稍分枝。表面红棕色或黑棕色，靠近根头处多具细密环纹。质稍软，易折断，断面略平坦，不显纤维性。具败油气。

饮片

北柴胡　本品呈不规则厚片。外表皮黑褐色或浅棕色，具纵皱纹和支根痕。切面淡黄白色，纤维性。质硬。气微香，味微苦。

南柴胡　本品呈类圆形或不规则片。外表皮红棕色或黑褐色。有时可见根头处具细密环纹或有细毛状枯叶纤维。切面黄白色，平坦。具败油气。

醋北柴胡　本品形如北柴胡片，表面淡棕黄色，微有醋香气，味微苦。

醋南柴胡　本品形如南柴胡片，微有醋香气。

【外观质量评价】北柴胡以主根粗大、少分枝、黄褐色、微有香气者为佳；南柴胡以根条粗、红棕色、质松脆、败油气较浓者为佳。

【药性及功能主治】辛、苦，微寒。归肝、胆、肺经。疏散退热，疏肝解郁，升举阳气。用于感冒发热，寒热往来，胸胁胀痛，月经不调，子宫脱垂，脱肛。

【地方习用品】柴胡属植物在我国约有 30 多种，很多种在不同的地区入药：

1. 红柴胡　为同科属植物银州柴胡 *B. yinchowense* Shan et Y. Li. 的干燥根。主要分布在甘肃、宁夏及陕西北部。本品呈长圆锥形，下端渐细，微弯曲，长 11 ～ 20 cm，直径 0.3 ～ 0.5 cm。表面浅红棕色或浅黄棕色，具细密纵纹及少数细小横向突起皮孔，稀有支根。根头少有分枝，残留 1 ～ 3 条茎基。质坚硬，折断面纤维性。气微香，味微苦。

2. 黑柴胡　为同科属植物黑柴胡 *B. smithii* Woiff.、小叶黑柴胡 *B. smithii* Woiff. var.

parvifolium Shan et Y. Li或黄花鸭跖柴胡 *B. commelynoideum* Boiss. var. *flaviflorum* Shan et Y. Li的干燥根及根茎。黑柴胡与小叶黑柴胡性状特征相似，根呈圆柱形或圆锥形，常弯曲，稀有分枝，长3～7 cm，直径0.2～0.7 cm。表面黑褐色或棕褐色，粗糙，有多数疣状突起及须根断痕，根头增粗，有数个分枝根茎，具芽痕，顶端残留数个茎基，基部少有或无膜质叶基。质较松脆，易折断，断面略平坦，皮部浅棕色，具多数裂隙，木部黄白色，有放射状裂隙。气微香，味微苦。黄花鸭跖柴胡根较细小，根茎小或无。在甘肃、宁夏及山西部分地区使用。

3. 竹叶柴胡　为同科属植物膜缘柴胡 *B. marginatum* Wall. ex DC. 的干燥根及地上部分，在云南、安徽、福建、湖北部分地区使用。竹叶柴胡直根发达，外皮深红棕色，纺锤形，有细纵皱纹及稀疏的小横突起，长10～15 cm，直径5～8 mm，根的顶端常有一段红棕色的地下茎，木质化，长2～10 cm，有时扭曲缩短与根较难区分。根头部有1～3茎残基，根多不分枝或少分枝，顶端残留数个茎基和叶基，表面颜色较浅，茎基部有密集的节，质坚韧，不易折断，断面略显纤维性。气清香，味微苦辛。

4. 藏柴胡　为同科属植物窄竹叶柴胡 *B. marginatum* Wall. ex DC. var. *stenophyllum*（Wolff）Shan et Y. Li的干燥根。本品原产于西藏，现在甘肃渭源等地有大量引种。多呈长圆柱形，略弯曲，少有分枝。表面棕黄色至棕褐色，根头及根的上半部横皱纹密集而凸起，下半部纵皱纹明显，可见多数点状凸起疤痕（须根痕）。质硬，不易折断，断面皮部黄棕色至棕褐色，木部淡黄白色，可见放射状裂隙。微有败油气。饮片多呈现2种形式：栽培1～2年的，质地略带韧性，切面皮部相对显得略宽，因含糖性成分而易变色，呈黄棕色至棕褐色环，习称"熊猫眼"；栽培3～4年的，质地较硬，纤维性强，切面多呈黄白色，皮部色泽亦较淡。

5. 锥叶柴胡　为同科属植物锥叶柴胡 *B. bicaule* Helm. 的干燥根。又名海拉尔柴胡、黑柴胡（此处为市场习用名，须与植物黑柴胡进行区分）。根呈长圆锥形，较直。根头部膨大，残留多数粗细不一的茎基和棕黑色毛刷状纤维，根上部较粗，近根头部处常有鼓起，下部多不分枝或稍分枝。表面黑褐色或略带红棕色，皮孔大，凸出，横向排列。质硬脆，易折断，断面平坦，不显纤维性，栓皮层易剥落，皮部淡棕色，木部黄白色，多见放射状纹理呈"菊花心"样。略具败油气，味微甜略有胡萝卜味。

【易混品及伪品】

1. 大叶柴胡　为伞形科植物大叶柴胡 *B. longiradiatum* Turcz. 及紫花大叶柴胡 *B. longiradiatum* Turcz. *var. prophyranthum Shan.* et Y. Li的根及根茎。根茎及根呈长圆锥形略弯曲，长3～9 cm，直径3～8 mm。外皮有明显的节及节间，作蚯蚓头状，顶端有残基，粗糙皱缩，着生少数细根，表面棕色至暗棕色，向上渐浅，密生环节。主根质坚硬，不易折断，断面黄色平整，中心有空洞。嚼之有芹菜样气味，麻舌。本品主产于东北，二十世纪七八十年代当地曾作为柴胡使用，曾发生中毒事件。不可作柴胡使用。

2. 弯茎还阳参　市场习称“大头柴胡”或“黑大头”，具体基源植物未知。

3. 掺入各种柴胡料子　料子为某些性状相似、价格便宜易得的其他植物，如瞿麦根、丝石竹、当归或欧当归地上部分等，应注意在断面、颜色、气味方面与正品柴胡区分。

北沙参（药典品种）

【来源】本品为伞形科植物珊瑚菜 *Glehnia littoralis* Fr.Schmidt ex Miq. 的干燥根。

【产地加工】主产于山东莱阳、河北秦皇岛、辽宁大连及内蒙古赤峰等地，以产于山东莱阳者品质最佳。夏、秋二季采挖，除去须根，洗净，稍晾，置沸水中烫后，除去外皮，干燥。或洗净直接干燥。

【饮片规格】

北沙参　除去残茎和杂质，略润，切段，干燥。

【性状】

北沙参　本品呈细长圆柱形，偶有分枝，长 15 ～ 45 cm，直径 0.4 ～ 1.2 cm。表面淡黄白色，略粗糙，偶有残存外皮，不去外皮的表面黄棕色。全体有细纵皱纹和纵沟，并有棕黄色点状细根痕；顶端常留有黄棕色根茎残基；上端稍细，中部略粗，下部渐细。质脆，易折断，断面皮部浅黄白色，木部黄色。气特异，味微甘。

【外观质量评价】药材以枝条细长、圆柱形、粗细均匀、去净栓皮、味甘色黄白者为佳。

【药性及功能主治】甘、微苦，微寒。归肺、胃经。养阴清肺，益胃生津。用于肺热燥咳，劳嗽痰血，胃阴不足，热病津伤，咽干口渴。

【易混品及伪品】

1. 迷果芹　为伞形科植物迷果芹 *Sphallerocarpus gracilis*（Bess.）K. Pol. 的根。根呈长圆柱形，微弯曲，少分支，约长 8 ～ 20 cm，略短；直径 5 ～ 20 mm，略粗；表面黄白色，略深于北沙参，纵沟与北沙参不同，皮孔呈横向延长并突起；断面乳白色，形成层环不如北沙参明显；有胡萝卜样气味，咀嚼不发黏。

2. 田葛缕　为伞形科植物 *Carum buriaticum* Turez. 的根。又叫野胡萝卜、狗缨子。根呈圆柱形，略弯曲，长 10 ～ 30 cm，直径 0.2 ～ 1.5 cm。根头部具凹陷的茎基痕，外表粗糙，有纵皱或沟纹，质坚硬，易折断，断面粗糙，皮层呈土黄色，木质部呈鲜明的白黄色。气弱，味微甘而略苦。分布于东北、华北及西北地区。

3. 硬阿魏根　为伞形科植物硬阿魏 *Ferula bungeana* Kitag. 的干燥根。经加工后的根呈长条形，长 20 ～ 26 cm，直径 3.5 ～ 7 cm。外表呈白色或肉白色，质地坚硬，折断面平坦，无香气，味淡。

4. 石沙参　为桔梗科植物石沙参 *Adenophora palyantha* Nak. 的根。根常因加工而呈扭曲状，多单一，根头部有盘节状的节痕。外表土黄色或淡黄色，具纵皱及须根痕。质脆，断面粗糙，类白色或黄色。

龙胆（药典品种）

【来源】本品为龙胆科植物条叶龙胆 *Gentiana manshurica* Kitag.、龙胆 *Gentiana scabra* Bge.、三花龙胆 *Gentiana triflora* Pall. 或坚龙胆 *Gentiana rigescens* Franch. 的干燥根和根茎。前三种习称“龙胆”，后一种习称“坚龙胆”。

【产地加工】龙胆主产于东北三省及河南、安徽、浙江、江西、广东、广西、湖南等地。坚龙胆主产于贵州、云南、广西、四川等地。春、秋二季采挖，洗净，干燥。

【饮片规格】

龙胆　除去杂质，洗净，润透，切段，干燥。

【性状】

药材

龙胆　根茎呈不规则的块状，长 1 ～ 3 cm，直径 0. 3 ～ 1 cm；表面暗灰棕色或深棕色，上端有茎痕或残留茎基，周围和下端着生多数细长的根。根圆柱形，略扭曲，长 10 ～ 20 cm，直径 0.2 ～ 0.5 cm；表面淡黄色或黄棕色，上部多有显著的横皱纹，下部较细，有纵皱纹及支根痕。质脆，易折断，断面略平坦，皮部黄白色或淡黄棕色，木部色较浅，呈点状环列。气微，味甚苦。

坚龙胆　表面无横皱纹，外皮膜质，易脱落，木部黄白色，易与皮部分离。

饮片

龙胆 本品呈不规则形的段。根茎呈不规则块片，表面暗灰棕色或深棕色。根圆柱形，表面淡黄色至黄棕色，有的有横皱纹，具纵皱纹。切面皮部黄白色至棕黄色，木部色较浅。气微，味甚苦。

坚龙胆 本品呈不规则形的段。根表面无横皱纹，膜质外皮已脱落，表面黄棕色至深棕色。切面皮部黄棕色，木部色较浅。

【外观质量评价】各种龙胆均以根条粗长、均匀顺直、外表黄色或黄棕色、无碎断者为佳。

【药性及功能主治】苦，寒。归肝、胆经。清热燥湿，泻肝胆火。用于湿热黄疸，阴肿阴痒，带下，湿疹瘙痒，肝火目赤，耳鸣耳聋，胁痛口苦，强中，惊风抽搐。

【地方习用品】龙胆的地方习用品及混淆品种较多，主要有同科属植物建德龙胆 *G. manshurica* Kitag. var. *yanchowensis* J. P. Luo et Z. G. Lou、头花龙胆 *G. cephalantha* Franch.、亚木龙胆 *G. suffrutescens* J. P. Luo et Z. G. Lou、德钦龙胆 *G. atuntsiensis* W. W. Sm.、红花龙胆 *G. rhodantha* Franch. 等。

【伪品】

1. 兔儿伞 菊科植物兔儿伞 *Syneilesis aconitifolia*（Bunge）Maxim. 干燥根及根茎。根茎呈圆柱形，表面棕褐色，上端具残留的茎基，下端有多数细根，呈马尾状。根表面灰黄色或土褐色，密被毛茸，断面黄白色，中央有棕色小油点。气特异，味辛，入口不苦或微苦。

2. 桃儿七 小檗科植物桃儿七 *Sinopodophyllum emodii*（Wall.）Ying 的干燥根及根茎。根茎呈不规则的块状，粗壮，上端可见凹陷的茎痕。根簇生于根茎下面，呈细圆柱形，长 6 ～ 12 cm，直径 2 ～ 3 mm。表面灰褐色，平坦或微显纵皱纹，但无横纹。质硬而脆，易折断。

此外还发现将威灵仙、当归等药材的细尾或须根混入龙胆饮片中使用，口尝无苦味。

秦艽（药典品种）

【来源】本品为龙胆科植物秦艽 *Gentiana macrophulla* Pall.、麻花秦艽 *Gentiana straminea*

Maxim.、粗茎秦艽 *Gentiana crassicaulis* Duthie ex Burk. 或小秦艽 *Gentiana dahurica* Fisch. 的干燥根。前 3 种按性状不同分别习称“秦艽”和“麻花艽”，后一种习称“小秦艽”。

【产地加工】秦艽主产于甘肃、山西、河北、内蒙古、陕西、宁夏等地，麻花秦艽主产于青海、甘肃、四川、西藏等地，粗茎秦艽主产于四川、云南、西藏等地，小秦艽主产于内蒙古、河北、山西、陕西、宁夏等地。春、秋二季采挖，除去泥沙；秦艽和麻花艽晒软，堆置“发汗”至表面呈红黄色或灰黄色时，摊开晒干，或不经“发汗”直接晒干；小秦艽趁鲜时搓去黑皮，晒干。

【饮片规格】

秦艽　除去杂质，洗净，润透，切厚片，干燥。

【性状】

药材

秦艽　商品习称“萝卜艽”“鸡腿艽”。呈类圆柱形，上粗下细，扭曲不直，长 10 ～ 30 cm，直径 1 ～ 3 cm。表面黄棕色或灰黄色，有纵向或扭曲的纵皱纹，顶端有残存茎基及纤维状叶鞘。质硬而脆，易折断，断面略显油性，皮部黄色或棕黄色，木部黄色。气特异，味苦、微涩。

麻花艽　又称“辫子艽”。呈类圆锥形，多由数个小根纠聚而膨大，直径可达 7 cm。表面棕褐色，粗糙，有裂隙呈网状孔纹。质松脆，易折断，断面多呈枯朽状。

粗茎秦艽　又称“川秦艽”“萝卜艽”或“牛尾艽”。根略呈圆柱形，较粗大，根多为独根不分枝，很少互相扭绕，长 12 ～ 20 cm，直径 1 ～ 3.5 cm。表面黄棕色或暗棕色，有纵向扭转的皱纹，根头部有淡黄色叶柄残基及纤维状的叶基维管束，外皮松泡，味苦涩而臭。

小秦艽　习称“兴安秦艽”“狗秦艽”“狗尾艽”“山秦艽”。呈类圆锥形或类圆柱形，长 8 ～ 15 cm，直径 0.2 ～ 1 cm。表面棕黄色。主根通常 1 个，残存的茎基有纤维状叶鞘，下部多分枝。断面黄白色。

饮片　本品呈类圆形的厚片。外表皮黄棕色、灰黄色或棕褐色，粗糙，有扭曲纵纹或网状孔纹。切面皮部黄色或棕黄色，木部黄色，有的中心呈枯朽状。气特异，味苦、微涩。

【外观质量评价】药材以主根粗壮、质实肉厚、色棕黄、气味浓者为佳。

【药性及功能主治】辛、苦，平。归胃、肝、胆经。祛风湿，清湿热，止痹痛，退虚热。用于风湿痹痛，中风半身不遂，筋脉拘挛，骨节酸痛，湿热黄疸，骨蒸潮热，小儿疳积发热。

【地方习用品】

1. 甘南秦艽　为龙胆科植物甘南秦艽 *Gentiana gannanensis* Y. Wang et Z. C. Lou. 的干燥根。根较粗长，长 20 ～ 40 cm，上端直径 2 ～ 6 cm，并与 4 ～ 10 个根茎相连。根上部具明显的斜向裂隙，根下部不分支。质地坚实，较难折断，中央有时形成小空洞。

2. 大花秦艽　为龙胆科植物大花秦艽 *G. macrophylla* Pall. var. *fetissowi*（Regel et Winkl.）Ma et K. C. Hsia 的干燥根。植物形态与大叶秦艽相似。

3. 西藏秦艽　为龙胆科植物西藏秦艽 *G. tibetica* King 的干燥根。根略呈扁圆柱形，长 6 ～ 20 cm，直径 0.8 ～ 2.8 cm。大多数主根很短即分枝为 2 ～ 4 支根，或主根内部腐朽而分裂成为数个扁圆柱形的支根。支根横切面可见木质部均朝向中心，少数根不分裂而成圆柱形。味苦涩。主产于西藏、四川及云南等地。

4. 细梗秦艽　为龙胆科植物细梗秦艽 *G. dahurica* Fisch. var.（Terr.）Ma et K. C. Hsia 的干燥根。本种为兴安秦艽的变种，形态与兴安秦艽相似。根较细，长 5 ～ 15 cm，直径 0.6 ～ 1.4 cm。表面粗糙，具黑棕色栓皮，下部细根表面栓皮多脱落而呈棕黄色。中下部有众多纵向裂隙而不规则地分为 4 ～ 10 支，互相交错扭曲成束。质地疏松，有的呈枯朽状，易折断，断面外侧栓皮棕黑色，木部浅棕黄色。味苦。产于甘肃、青海。

5. 网根秦艽　为龙胆科植物网根秦艽 *G. walujewii* Regel et Schmalh. 的干燥根。又名新疆秦艽、黄花秦艽。主根一般都很短，有 2 ～ 5 条支根，支根分离至一定距离又联合，后又分离，多数到末端合为一根。有少数根不分离。味极苦。产于新疆。

【易混品及伪品】

1. 黄秦艽　为龙胆科植物黄秦艽 *Veratrilla baillonii* Franch. 的干燥根。本品为云南民间草药，在药名上虽然与秦艽有关，但不属于秦艽类。根呈有规则的圆柱形或扁圆柱形，长短不等，长 10 ～ 25 cm，直径 0.5 ～ 2 cm，上端根茎部分有分枝，并具叶的残基。表面棕褐色，粗糙，有纵沟纹。栓皮脱落处呈土黄色。质坚硬，易折断。断面鲜黄色，木部明显。微臭，味苦。

2. 黑大艽　为毛茛科植物西伯利亚乌头 *Aconitum barbatum* Pers. var. hispidom DC. 和草地乌头 *A. umbrosum*（Korsh）Kom. 的干燥根。根略呈圆锥形或近圆柱形，长 10 ～ 20 cm，直径 3 ～ 5 cm，根头部多为数个合生，向下渐扭结在一起。表面棕褐色，有时栓皮部分脱落，而显浅黄白色。体轻松，质脆，易折断。气微，味苦而麻。本品有一定毒性。

3. 高乌头　为毛茛科植物高乌头 *Aconitum sinomontanum* Nakai 的干燥根。根呈类圆柱形或不规则形，稍扁而扭曲，有分枝。长短不等，直径 1.5 ～ 4 cm，根头部可见凹陷的茎痕或留有茎的残基，周围有时残留棕色叶鞘纤维。表面棕色至棕褐色，粗糙不平，可见明显的网状纵向裂隙，有的成腐朽的空腔，并有不规则的皱纹。质地松而脆，易折断。断面呈蜂窝状或中空。味苦，有毒性。

4. 牛扁　为毛茛科植物牛扁 *Aconitum barbatum* Pers. var. puberulum Ledeb. 的干燥根。根略呈倒圆锥形，长 10 ～ 20 cm，直径 3 ～ 5 cm，根头部多为数个合生，向下渐扭在一起。表面棕黄褐色，有的栓皮部分脱落而显浅黄白色。体轻而质脆，易折断。微臭，味苦而麻。

5. 红秦艽　为唇形科植物甘西鼠尾草 *Salvia przewalskii* Maxim. 及几种同属植物的干燥根。在西南地区习惯称为“红秦艽”，其实与正品秦艽完全不同，实际为丹参类药材。其外形略似秦艽，外皮红褐色或紫褐色，断面内心呈紫红色，或有腐朽部分。

白前（药典品种）

【来源】本品为萝藦科植物柳叶白前 *Cynanchum stauntonii*（Decne.）Schltr. ex Levl. 或芫花叶白前 *Cynanchum glaucescens*（Decne.）Hand.-Mazz. 的干燥根茎和根。

【产地加工】白前主产于浙江、江苏、安徽、湖北、湖南等地。秋季采挖，洗净，晒干。

【饮片规格】

白前　除去杂质，洗净，润透，切段，干燥。

蜜白前　取净白前，照蜜炙法炒至不粘手。

【性状】

药材

柳叶白前　根茎呈细长圆柱形，有分枝，稍弯曲，长 4 ～ 15 cm，直径 1.5 ～ 4 mm。表面黄白色或黄棕色，节明显，节间长 1.5 ～ 4.5 cm，顶端有残茎。质脆，断面中空，形如鹅毛上的“鹅管”，习称“**鹅管白前**”。节处簇生纤细弯曲的根，长可达 10 cm，直径不及 1 mm，有多次分枝呈毛须状，常盘曲成团。气微，味微甜，根茎嚼之带粉性。

芫花叶白前　根茎较短小或略呈块状；表面灰绿色或灰黄色，节间长 1 ～ 2 cm。质较硬。根稍弯曲，直径约 1 mm，分枝少。

饮片

柳叶白前　根茎呈细圆柱形的段，直径1.5～4 mm。表面黄白色或黄棕色，节明显。质脆，断面中空。有时节处簇生纤细的根或根痕，根直径不及1 mm。气微，味微甜。

芫花叶白前　根茎呈细圆柱形的段，表面灰绿色或灰黄色。质较硬。根直径约1 mm。

蜜白前　呈细圆柱形的段，直径1.5～4 mm。表面深黄色至黄棕色，节明显。断面中空。有时节处簇生纤细的根或根痕。略有黏性，味甜。

【外观质量评价】均以根茎粗、形如鹅管者为佳。

【药性及功能主治】辛、苦，微温。归肺经。降气，消痰，止咳。用于肺气壅实，咳嗽痰多，胸满喘急。

白薇（药典品种）

【来源】本品为萝藦科植物白薇 *Cynanchum atratum* Bge. 或蔓生白薇 *Cynanchum versicolor* Bge. 的干燥根和根茎。

【产地加工】主产于辽宁、黑龙江、吉林、山东等地。以山东所产者为佳，习称“东白薇”。春、秋二季采挖，洗净，干燥。

【饮片规格】

白薇　除去杂质，洗净，润透，切段，干燥。

【性状】

药材　本品根茎粗短，有结节，多弯曲。上面有圆形的茎痕，下面及两侧簇生多数细长的根，根长10～25 cm，直径0.1～0.2 cm。表面棕黄色。质脆，易折断，**断面皮部黄白色，木部黄色，占直径1/3**。气微，味微苦。

饮片　本品呈不规则的段。根茎不规则形，可见圆形凹陷的茎痕，结节处残存多数簇生的根。根细，直径小于0.2 cm，表面棕黄色。切面皮部类白色或黄白色，本部较皮部窄小，黄色。质脆。气微，味微苦。

【外观质量评价】药材以身干、根粗壮而长、条匀、色棕黄、断面白色实心者为佳。

【药性及功能主治】苦、咸，寒。归胃、肝、肾经。清热凉血，利尿通淋，解毒疗疮。用于温邪伤营发热，阴虚发热，骨蒸劳热，产后血虚发热，热淋，血淋，痈疽肿毒。

【易混品及伪品】

老瓜头　为同科属植物华北白前 *Cynanchum mongolicum*（Maxim.）Hemsl. 的干燥根及根茎。分布于甘肃、宁夏等西北地区，在当地混作白薇或白前使用。根状茎短小，其上有多数芽及多条地上茎残基，**外表带紫色**，下有明显的粗根 1 ～ 2 条，表面土黄色，质硬易断，**断面皮部黄白色，木部较大，黄色**。细根多数簇生，质脆易断，直径较小。气微，味淡。

白蔹（药典品种）

【来源】本品为葡萄科植物白蔹 *Ampelopsis japonica*（Thunb.）Makino 的干燥块根。

【产地加工】主产河南、安徽、江西及湖北等地。春、秋二季采挖，除去泥沙和细根，切成纵瓣或斜片，晒干。

【饮片规格】

白蔹　除去杂质，洗净，润透，切厚片，干燥。

【性状】

药材　本品纵瓣呈长圆形或近纺锤形，长 4 ～ 10 cm，直径 1 ～ 2 cm。切面周边常向内卷曲，中部有 1 突起的棱线。外皮红棕色或红褐色，有纵皱纹、细横纹及横长皮孔，易层层脱落，脱落处呈淡红棕色。斜片呈卵圆形，长 2.5 ～ 5 cm，宽 2 ～ 3 cm。切面类白色或浅红棕色，可见放射状纹理，周边较厚，微翘起或略弯曲。体轻，质硬脆，易折断，折断时，有粉尘飞出。气微，味甘。

饮片　本品为不规则的厚片。外皮红棕色或红褐色，有纵皱纹、细横纹及横长皮孔，易层层脱落，脱落处呈淡红棕色。切面类白色或浅红棕色，可见放射状纹理，周边较厚，微翘起或略弯曲。体轻，质硬脆，易折断，折断时有粉尘飞出。气微，味甘。

【外观质量评价】以断面色粉白、肥大、粉性足者为佳。

【药性及功能主治】苦，微寒。归心、胃经。清热解毒，消痈散结，敛疮生肌。用于痈疽发背，疔疮，瘰疬，烧烫伤。

紫草（药典品种）

【来源】本品为紫草科植物新疆紫草 *Arnebia euchroma*（Royle）Johnst. 或内蒙紫草 *Arnebia guttata* Bunge 的干燥根。

【产地加工】新疆紫草主产于新疆，内蒙紫草主产于内蒙古。内蒙紫草主要在内蒙古地区销售且储量很小，市场流通量小。春、秋二季采挖，除去泥沙，干燥。

【饮片规格】

新疆紫草 除去杂质，切厚片或段。

内蒙紫草 除去杂质，洗净，润透，切薄片，干燥。

【性状】

药材

新疆紫草（软紫草） 呈不规则的长圆柱形，多扭曲，长 7 ～ 20 cm，直径 1 ～ 2.5 cm。表面紫红色或紫褐色，皮部疏松，呈条形片状，常 10 余层重叠，易剥落。顶端有的可见分歧的茎残基。体轻，质松软，易折断，断面不整齐，木部较小，黄白色或黄色。气特异，味微苦、涩。

内蒙紫草（黄花软紫草） 呈圆锥形或圆柱形，扭曲，长 6 ～ 20 cm，直径 0.5 ～ 4 cm。根头部略粗大，顶端有残茎 1 或多个，被短硬毛。表面紫红色或暗紫色，皮部略薄，常数层相叠，易剥离。质硬而脆，易折断，断面较整齐，皮部紫红色，木部较小，黄白色。气特异，味涩。

饮片

新疆紫草切片 为不规则的圆柱形切片或条形片状，直径 1 ～ 2.5 cm。紫红色或紫褐色。皮部深紫色。圆柱形切片，木部较小，黄白色或黄色。

内蒙紫草切片 为不规则的圆柱形切片或条形片状，有的可见短硬毛，直径 0.5 ～ 4 cm，质硬而脆。紫红色或紫褐色。皮部深紫色。圆柱形切片，木部较小，黄白色或黄色。

【外观质量评价】药材均是以条粗大、色紫、皮厚、无残茎泥沙者为佳。

【药性及功能主治】甘、咸，寒。归心、肝经。清热凉血，活血解毒，透疹消斑。用于血热毒盛，斑疹紫黑，麻疹不透，疮疡，湿疹，水火烫伤。

【习用品】

1. 进口紫草 为市售主流品种，其基源暂不确定，主要来源于巴基斯坦、阿富汗、塔吉克斯坦等国家，产量大、价格便宜，外观性状与新疆紫草相似，可以归属于软紫草类。进口紫草根据不同性状又分为进口软紫草和进口硬紫草。与新疆紫草相比，进口软皮紫草多扭曲，表面暗紫或紫褐色，皮部疏松，呈条形片状，常10余层重叠，易剥落。顶端有的可见分歧的茎残基。体轻，质松软。还有最重要的一点即颜色偏暗（相对新疆紫草），木心粗。木部偏大。进口硬皮紫草呈不规则的长圆锥或长圆柱形，表面紫红色或紫褐色，皮部疏松，表面平坦，呈条形片状，常10余层重叠，易剥落。

2. 硬紫草　紫草科植物紫草 *Lithospermum erythrorhizon* Sieb. et Zucc. 的干燥根。主产于河北、辽宁等地。古代本草文献记载的紫草多指硬紫草，《中国药典》2005版前也一直收载。药材呈圆锥形，扭曲，有分歧，长7～14 cm，直径1～2 cm。表面紫红色或紫黑色，粗糙，有皱纹，皮部薄，易脱落。质硬而脆，易折断，断面皮部深紫色，木部较大，灰黄色。

3. 滇紫草　紫草科植物滇紫草 *Onosma paniculatum* Bur. et Franch 的干燥根。主产于四川、云南、贵州等地。根呈扭曲不直的圆柱形，长10～30 cm，直径0.3～2.5 cm。表面栓皮呈层片状，紫褐色或紫红色。根皮有时脱落，呈不规则层片状。体轻，质硬，易折断。断面黄白色，较平坦。气微弱，味淡微酸。

通过对紫草药用资源进行考证可以得知，古代所用紫草，基本上是现在已经停用的紫草科植物紫草，也就是通常所说的硬紫草，另外，云南、西藏、四川产的滇紫草也为古代常用品种；软紫草属植物新疆紫草作为紫草使用，至少是清朝以后的事情，认为软紫草品质好，基本上是1949年前后才出现的说法，而《中国药典》2005版以后，也因为硬紫草资源匮乏，无法形成商品，改为只收载新疆紫草和内蒙紫草。可见紫草的使用，是随着时间、用量、地域、紫草科新物种的发现等多种因素变化而发生变化的。市场上新疆产紫草的资源供给依赖于野生资源，供应量有限，故市场上紫草的主流货为进口紫草。

丹参（药典品种）

【来源】本品为唇形科植物丹参 *Salvia miltiorrhiza* Bge. 的干燥根和根茎。

【产地加工】全国栽培丹参产量大的有山东、四川、河南、河北、陕西、山西、湖北、安徽等地，根据产地与市场流通情况，分为“川丹参”“山东丹参”和“其他产区丹参”。一般认为川丹参优于山东丹参。春、秋二季采挖，除去泥沙，干燥。

【饮片规格】

丹参　除去杂质和残茎，洗净，润透，切厚片，干燥。

酒丹参　取丹参片，照酒炙法炒干。

【性状】

药材　本品根茎短粗，顶端有时残留茎基。根数条，长圆柱形，略弯曲，有的分枝并具须状细根，长 10 ～ 20 cm，直径 0.3 ～ 1 cm。表面棕红色或暗棕红色，粗糙，具纵皱纹。老根外皮疏松，多显紫棕色，常呈鳞片状剥落。质硬而脆，断面疏松，有裂隙或略平整而致密，皮部棕红色，木部灰黄色或紫褐色，导管束黄白色，呈放射状排列。气微，味微苦涩。

栽培品较粗壮，直径 0.5 ～ 1.5 cm。表面红棕色，具纵皱纹，外皮紧贴不易剥落。质坚实，断面较平整，略呈角质样。

饮片

丹参　本品呈类圆形或椭圆形的厚片。外表皮棕红色或暗棕红色，粗糙，具纵皱纹。切面有裂隙或略平整而致密，有的呈角质样，皮部棕红色，木部灰黄色或紫褐色，有黄白色放射状纹理。气微，味微苦涩。

酒丹参　本品形如丹参片，表面红褐色，略具酒香气。

【外观质量评价】药材以条粗、色紫红、无碎断者为佳。

【药性及功能主治】苦，微寒。归心、肝经。活血祛瘀，通经止痛，清心除烦，凉血消痈。用于胸痹心痛，脘腹胁痛，癥瘕积聚，热痹疼痛，心烦不眠，月经不调，痛经经闭，疮疡肿痛。

【地方习用品】

紫丹参　同属植物甘西鼠尾草 *Salviae przewalskii* Maxim. 或褐毛甘西鼠尾草 *Salviae przewalskii* Maxim. var. mandarinorum（Diels）Stib. 的干燥根。主产于甘肃、四川、云南等地。甘肃地方标准以“紫丹参”收载，四川称“红秦艽”。其根长圆柱形，上粗下细，长 10 ～ 20 cm，直径 1 ～ 4 cm。表面暗红棕色，根头部常有数个根茎合生。根扭曲成辫子状，外皮常有部分脱落而显红褐色。质松而脆，易折断，断面不平坦，可见浅黄色维管束。气微，味微苦。

【易混品及伪品】

1. 牛蒡根　为菊科植物牛蒡 *Arctium lappa* L. 的根。常切片后混入丹参饮片使用。

2. 续断　为川续断科植物川续断 *Dipsacus asper* Wall. ex Henry 的干燥根。

黄芩（药典品种）

【来源】本品为唇形科植物黄芩 *Scutellaria baicalensis* Georgi 的干燥根。

【产地加工】主产于河北北部、内蒙古、辽宁、吉林等地。春、秋二季采挖，除去须根和泥沙，晒后撞去粗皮，晒干。

【饮片规格】

黄芩片　除去杂质，置沸水中煮 10 min，取出，闷透，切薄片，干燥；或蒸 0.5 h，取出，切薄片，干燥（注意避免暴晒）。

酒黄芩　取黄芩片，照酒炙法炒干。

【性状】

药材　本品呈圆锥形，扭曲，长 8 ～ 25 cm，直径 1 ～ 3 cm。表面棕黄色或深黄色，有稀疏的疣状细根痕，上部较粗糙，有扭曲的纵皱纹或不规则的网纹，下部有顺纹和细皱纹。质硬而脆，易折断，断面黄色，中心红棕色；老根中心呈枯朽状或中空，暗棕色或棕黑色。气微，味苦。

栽培品较细长，多有分枝。表面浅黄棕色，外皮紧贴，纵皱纹较细腻。断面黄色或浅黄色，略呈角质样。味微苦。

饮片

黄芩片　本品为类圆形或不规则形薄片。外表皮黄棕色或棕褐色。切面黄棕色或黄绿色，具放射状纹理。

酒黄芩　本品形如黄芩片。略带焦斑，微有酒香气。

【外观质量评价】药材以条长、质坚实、色黄者为佳。

【药性及功能主治】苦，寒。归肺、胆、脾、大肠、小肠经。清热燥湿，泻火解毒，止血，安胎。用于湿温、暑湿，胸闷呕恶，湿热痞满，泻痢，黄疸，肺热咳嗽，高热烦渴，血热吐衄，痈肿疮毒，胎动不安。

【地方习用品】

1. 甘肃黄芩　为唇形科植物甘肃黄芩 *Scutellaria rehderiana* Diels 的根及根茎。本品根及根茎较正品瘦小，稍扭曲，外表褐色或黄色，直径 0.3 ～ 0.7 cm。质轻，易折断，断面黄色。味微苦。

2. 滇黄芩　为唇形科植物滇黄芩 *Scutellaria amoena* C. H. Wright. 的根。呈圆锥形的不规则条状，带有分枝。表面黄褐色或棕黄色，常有粗糙的栓皮。断面显纤维性，鲜黄色或微带绿色。

3. 粘毛黄芩　为唇形科植物粘毛黄芩 *Scutellaria viscidula* Bge. 的根。呈细长的圆锥形或圆柱形。表面与黄芩相似，很少中空或腐朽。

玄参（药典品种）

【来源】本品为玄参科植物玄参 *Scrophularia ningpoensis* Hemsl. 的干燥根。

【产地加工】传统产于浙江东阳、杭州及磐安等地，为著名的“浙八味”之一，但产量少，主流产区为湖北恩施一带。冬季茎叶枯萎时采挖，除去根茎、幼芽、须根及泥沙，晒或烘至半干，剪去芦头及须根，堆闷 3 ～ 6 天，使块根内色变黑紫色无白心，质地柔韧，反复数次至干燥。

【饮片规格】

玄参　除去残留根茎和杂质，洗净，润透，切薄片，干燥；或微泡，蒸透，稍晾，切薄片，干燥。

【性状】

药材　本品呈类圆柱形，中间略粗或上粗下细，有的微弯曲，长 6 ～ 20 cm，直径 1 ～ 3 cm。表面灰黄色或灰褐色，有不规则的纵沟、横长皮孔样突起和稀疏的横裂纹和须根痕。质坚实，不易折断，断面黑色，微有光泽。气特异似焦糖，味甘、微苦。

饮片　本品呈类圆形或椭圆形的薄片。外表皮灰黄色或灰褐色。切面黑色，微有光泽，有的具裂隙。气特异似焦糖，味甘、微苦。

【外观质量评价】药材以支条肥大、皮细而紧、质坚实、芦头去净、肉色乌黑者为佳。

【药性及功能主治】甘、苦、咸，微寒。归肺、胃、肾经。清热凉血，滋阴降火，解毒散结。用于热入营血，温毒发斑，热病伤阴，舌绛烦渴，津伤便秘，骨蒸劳嗽，目赤，咽痛，白喉，瘰疬，痈肿疮毒。

【易混品】

北玄参　为玄参科植物北玄参 *Scrophularia buergeriana* Miq. 的根。作玄参使用。本品分布于黑龙江、吉林、辽宁、河北、山东、山西、内蒙古、江苏等地。与玄参的主要区别为根呈圆柱形，较小，表面灰黑色，有细根及细根痕。

【劣品】

玄参饮片中混入芦头切片　芦头为非药用部位，在玄参饮片中有时可见将芦头切片混入使用，芦头切片质地疏松，常有空隙。

地黄（药典品种）

【来源】本品为玄参科植物地黄 *Rehmannia glutinosa* Libosch. 的新鲜或干燥块根。

【产地加工】主产于河南孟州、温县、博爱、武陟，浙江笕桥、仙居，河北邯郸、衡水，山西，山东，陕西，江苏等地。河南、山西产量大。以河南所产地黄质量佳，为“四大怀药”之一。秋季采挖，除去芦头、须根及泥沙，鲜用；或将地黄缓缓烘焙至约八成干。前者习称“鲜地黄”，后者习称“生地黄”。

【饮片规格】

生地黄　除去杂质，洗净，闷润，切厚片，干燥。

【性状】

药材

鲜地黄　呈纺锤形或条状，长 8 ～ 24 cm，直径 2 ～ 9 cm。外皮薄，表面浅红黄色，具弯曲的纵皱纹、芽痕、横长皮孔样突起及不规则疤痕。肉质，易断，断面皮部淡黄白色，可见橘红色油点，木部黄白色，导管呈放射状排列。气微，味微甜、微苦。

生地黄　多呈不规则的团块状或长圆形，中间膨大，两端稍细，有的细小，长条状，稍扁而扭曲，长 6 ～ 12 cm，直径 2 ～ 6 cm。表面棕黑色或棕灰色，极皱缩，具不规则的横曲纹。体重，质较软而韧，不易折断，断面棕黑色或乌黑色，有光泽，具黏性。气微，味微甜。

饮片　本品呈类圆形或不规则的厚片。外表皮棕黑色或棕灰色，极皱缩，具不规则的横曲纹。切面棕黑色或乌黑色，有光泽，具黏性。气微，味微甜。

【外观质量评价】药材以块根肥大、体重、断面乌黑色者为佳，小条者为次。注意：有芦头、生心、焦枯、霉变者均不符合药用要求。

【药性及功能主治】

鲜地黄甘、苦，寒。归心、肝、肾经。功能清热生津，凉血，止血。用于热病伤阴，舌绛烦渴，温毒发斑，吐血，衄血，咽喉肿痛。

生地黄甘，寒。归心、肝、肾经。功能清热凉血，养阴生津。用于热入营血，温毒发斑，吐血衄血，热病伤阴，舌绛烦渴，津伤便秘，阴虚发热，骨蒸劳热，内热消渴。

【附注】

熟地黄　本品为生地黄的炮制加工品。

（1）取生地黄，照酒炖法炖至酒吸尽，取出，晾晒至外皮黏液稍干时，切厚片或块，干燥，即得。

（2）取生地黄，照蒸法蒸至黑润，取出，晒至约八成干时，切厚片或块，干燥，即得。

本品为不规则的块片、碎块，大小、厚薄不一。表面乌黑色，有光泽，黏性大。质柔软而带韧性，不易折断，断面乌黑色，有光泽。气微，味甜。

本品甘，微温。归肝、肾经。补血滋阴，益精填髓。用于血虚萎黄，心悸怔忡，月经不调，崩漏下血，肝肾阴虚，腰膝酸软，骨蒸潮热，盗汗遗精，内热消渴，眩晕，耳鸣，须发早白。

胡黄连（药典品种）

【来源】本品为玄参科植物胡黄连 *Picrorhiza scrophulariiflora* Pennell 的干燥根茎。

【产地加工】主产于西藏。秋季采挖，除去须根和泥沙，晒干。

【饮片规格】

胡黄连　除去杂质，洗净，润透，切薄片干燥或用时捣碎。

【性状】

药材　本品呈圆柱形，略弯曲，偶有分枝，长 3 ～ 12 cm，直径 0.3 ～ 1 cm。表面灰棕色至暗棕色，粗糙；有较密的环状节，具稍隆起的芽痕或根痕，上端密被暗棕色鳞片状的叶柄残基。体轻，质硬而脆，易折断，断面略平坦，淡棕色至暗棕色，木部有 4 ～ 10 个类白色点状维管束排列成环，形似“**八哥眼**”。气微，味极苦。

饮片　本品呈不规则的圆形薄片。外表皮灰棕色至暗棕色。切面灰黑色或棕黑色，木部有 4 ～ 10 个类白色点状维管束排列成环，气微，味极苦。

【外观质量评价】以条粗、体轻、质脆、断面灰黑色、味极苦者为佳。

【药性及功能主治】苦，寒。归肝、胃、大肠经。退虚热，除疳热，清湿热。用于骨蒸潮热，小儿疳热，湿热泻痢，黄疸尿赤，痔疮肿痛。

【地方习用品】

印度胡黄连　为玄参科植物印度胡黄连 *Picrorhiza kurrooa* Royle 的根茎。本品系胡黄连的进口品种，质量较佳。呈圆柱形，平直或弯曲，多不分支，多切成 2 ～ 4 cm 的小段，直径 3 ～ 8 mm。表面灰黄色至黄棕色，有光泽，粗糙，具纵皱纹及横环纹。

栓皮有的脱落，露出褐色的皮部。顶端有残留叶基，密集成鳞片状，暗红棕色，或脱落留半环状节痕。质硬而脆，易折断，折断时有粉尘飞出。断面皮部灰黑色，木部黄白色，木部维管束 4 ～ 7 个，排列成环状，中央有灰黑色的髓部。气微，味极苦而持久。

【伪品】

兔耳草根茎　常见伪品有玄参科植物兔耳草 *Lagotis glauca* Gaertn 的根茎。根茎呈圆柱形，弯曲，长达 6 cm，直径 0.4 ～ 1 cm。表面深棕色至黑棕色，密生环纹，须根痕多而明显，全体形似蚕。质硬而脆，断面平坦，皮部暗棕色，木部黄白色。气微，味淡。

巴戟天（药典品种）

【来源】本品为茜草科植物巴戟天 *Morinda officinalis* How 的干燥根。

【产地加工】主产广东高要、德庆，广西百色、苍梧，以及福建等地。原为野生，现多为家种，销全国。全年均可采挖，洗净，除去须根，晒至六七成干，轻轻捶扁，晒干。

【饮片规格】

巴载肉　取净巴戟天，照蒸法蒸透，趁热除去木心，切段，干燥。

盐巴戟天　取净巴戟天，照盐蒸法蒸透，趁热除去木心，切段，干燥。

制巴戟天　取甘草，捣碎，加水煎汤，去渣，加入净巴戟天拌匀，照煮法煮透，趁热除去木心，切段，干燥。

【性状】

药材　本品为扁圆柱形，略弯曲，长短不等，直径 0.5 ～ 2 cm。表面**灰黄色或暗灰色，具纵纹和横裂纹**，有的皮部横向断离露出木部；质韧，**断面皮部厚，紫色或淡紫色**，易与木部剥离；**木部坚硬，黄棕色或黄白色，齿轮状，直径 1 ～ 5 mm，占整个断面 1/3**。气微，味甘而微涩，**嚼之有痒舌感**。

饮片

巴戟肉　本品呈扁圆柱形短段或不规则块。表面灰黄色或暗灰色，具纵纹和横裂纹。切面皮部厚，紫色或淡紫色，中空。气微，味甘而微涩。

盐巴戟天　本品呈扁圆柱形短段或不规则块。表面灰黄色或暗灰色，具纵纹和横裂纹。切面皮部厚，紫色或淡紫色，中空。气微，味甘、咸而微涩。

制巴戟天　本品呈扁圆柱形短段或不规则块。表面灰黄色或暗灰色，具纵纹和横裂纹。切面皮部厚，紫色或淡紫色，中空。气微，味甘而微涩。

【外观质量评价】药材以条大、肥壮、连珠状、肉厚、色紫者为佳。

【药性及功能主治】甘、辛，微温。归肾、肝经。补肾阳，强筋骨，祛风湿。用于阳痿遗精，宫冷不孕，月经不调，少腹冷痛，风湿痹痛，筋骨痿软。

【易混品及伪品】

1. 恩施巴戟　湖北地区曾以同科植物四川虎刺 *Damnacanthus officinarus* Huang 的干燥根作巴戟天使用，习称“恩施巴戟”。

2. 羊角藤　同属植物羊角藤 *Morinda umbellate* L. 的干燥根。

3. 假巴戟　为同属植物假巴戟 *Morinda shughuaeusis* C. Y. Chen et M. S. Huang 的干燥根。

4. 香巴戟　为木兰科植物铁箍散 *Schisandra propinqua*（Wall.）Baill. var. sinensis Oliv. 的干燥根及根茎。

以上几种伪品与正品的鉴别特征见表 13。

表 13　巴戟天与伪品鉴别特征表

性状特点	巴戟天	恩施巴戟	羊角藤	假巴戟	香巴戟
形状	扁圆柱形	短圆柱形或压扁	圆柱形	圆柱形	细长，有分枝
外表面	皮部常断裂露出木部，形似连珠	具细的横皱纹	具少数横皱纹	具少数横皱纹	横裂深者露出木部
断面	皮部较厚紫色，木部约占直径 1/3	皮部较厚，木心已抽去，中间有圆形小孔	皮部较薄，木部约占直径 60% ～ 70%	皮部菲薄，易脱落，木部约占直径 80% 以上	皮部较薄，木部约占直径 80% 以上

茜草（药典品种）

【来源】本品为茜草科植物茜草 *Rubia cordifolia* L．的干燥根和根茎。

【产地加工】主产于陕西、河北、山东、河南等地，以陕西、河南产量最大，品质最佳，茜草以野生为主。春、秋二季采挖，除去泥沙，干燥。

【饮片规格】

茜草 除去杂质，洗净，润透，切厚片或段，干燥。

茜草炭 取茜草片或段，照炒炭法炒至表面焦黑色。

【性状】

药材 本品根茎呈结节状，丛生粗细不等的根。根呈圆柱形，略弯曲，长10～25 cm，直径0.2～1 cm；表面红棕色或暗棕色，具细纵皱纹和少数细根痕；皮部脱落处呈黄红色。质脆，易折断，断面平坦，皮部狭窄，紫红色，木部宽广，浅黄红色，导管孔多数。气微，味微苦，久嚼刺舌。

饮片

茜草 本品呈不规则的厚片或段。根呈圆柱形，外表皮红棕色或暗棕色，具细纵纹；皮部脱落处呈黄红色。切面皮部狭窄，紫红色，木部宽广，浅黄红色，二者极易分离。在放大镜下观察可见众多小空隙。气微，味微苦，嚼之如软木，唾液可染红。水试：热水浸泡可使水变淡红色。

茜草炭 本品形如茜草片或段，表面黑褐色，内部棕褐色。气微，味苦、涩。

【外观质量评价】药材以根条粗长而均匀、表面红棕色、断面黄红色者为佳。

【药性及功能主治】苦，寒。归肝经。凉血，祛瘀，止血，通经。用于吐血，衄血，崩漏，外伤出血，瘀阻经闭，关节痹痛，跌扑肿痛。

【地方习用品】

1. 大叶茜草 为同科属植物大叶茜草 *Rubia schumanniana*. Pritz. 的根及根茎。又名西南茜草，分布于西南地区的四川、贵州、云南等地，四川、重庆地方标准有收载。本品呈细长圆柱形，弯曲，结节状，长10～30 cm，直径1～3 mm；节上有时残存细小须根。表面红褐色或紫红色，有纵沟。质脆易折断，断面平坦，红色。皮层薄，木部较宽，淡红色或黄色。具髓。气微，味微甜。

2. 小茜草 为同科属植物金剑草 *Rubia alata* Roxb. 或卵叶茜草 *Rubia ovatifolia* Z. R. Zhang 的根及根茎。甘肃地方标准有收载。金剑草根茎呈较小的团块状，丛生粗细不等的根，常有一明显的主根。根呈圆柱形，长6～10 cm，直径1～3 mm。表面红棕色或棕褐色，略有细的纵皱纹及细根痕。质较硬而脆，断面平坦，皮部狭窄，紫红色，木质部约占横断面的1/2，呈浅红色或黄红色。气微，味淡，久嚼麻舌。卵叶茜草根茎呈结节状，主根不明显，丛生多数细根。根直径0.5～2 mm，表面暗棕色。

【易混品及伪品】

1. 黑果茜草 为同科属黑果茜草 *Rubia cordifolia* L. var. Pratensis Maxim. 的根及根

茎。分布于甘肃。形状是：主根较粗，周围丛生少数须根，直径 1 ～ 4 mm。表面较粗糙。主根横断面皮部菲薄，木部约占横断面的 4/5。

2. 大茜草　为同科属植物大茜草 *Rubia magna Hsiao* 的根茎。根茎较粗壮，圆柱形，直径在 0.5 cm 以上，糟朽的木栓呈红色，细根少；木部浅黄红色。

3. 云南茜草　为同科属植物紫参 *Rubia yunnanensis*（Franch.）Diels 的根。主产于云南中部及北部各县。湖南作“小红参”入药。具有活血通经、镇静、止痛的功能；也有作茜草药用的。根呈长圆柱形，偶有分枝，数条或十数条丛生于短小的根茎下，长 5 ～ 15 cm，直径 1 ～ 4 mm。表面深棕红色，具纵皱纹。质脆，易折断，断面露出浅红色木质部。气微，味苦涩微甜。

4. 篷子菜　为茜草科植物篷子菜 *Galium verum* L. 的根。又称“白茜草”。外表颜色较淡，横切面呈黄白色或淡黄褐色，粗者可见淡褐色同心环纹。用热水浸泡可使水变成淡黄色（正品为淡红色）。

续断（药典品种）

【来源】本品为川续断科植物川续断 *Dipsacus asper* Wall. ex Henry 的干燥根。

【产地加工】主产于四川、湖北、贵州及云南等地，以湖北五峰、鹤峰所产者为道地药材，习称“五鹤续断”。秋季采挖，除去根和须根，用微火烘至半干，堆置“发汗”至内部变绿色时，再烘干。

【饮片规格】

续断片　洗净，润透，切厚片，干燥。

酒续断　取续断片，照酒炙法炒至微带黑色。

盐续断　取续断片，照盐炙法炒干。

【性状】

药材　本品呈圆柱形，略扁，有的微弯曲，长 5 ～ 15 cm，直径 0.5 ～ 2 cm。表面灰褐色或黄褐色，有稍扭曲或明显扭曲的纵皱及沟纹，可见横列的皮孔样斑痕和少数须根痕。质软，久置后变硬，易折断，断面不平坦，皮部墨绿色或棕色，外缘褐色或淡褐色，木部黄褐色，导管束呈放射状排列。气微香，味苦、微甜而后涩，有类似龙眼肉气味。

饮片

续断片　本品呈类圆形或椭圆形的厚片。外表皮灰褐色至黄褐色，有纵皱。切面皮部墨绿色或棕褐色，木部灰黄色或黄褐色，可见放射状排列的导管束纹，形成层部位多有深色环。气微，味苦、微甜而涩。

酒续断　本品形如续断片，表面浅黑色或灰褐色，略有酒香气。

盐续断　本品形如续断片，表面黑褐色，味微咸。

【外观质量评价】药材以根条粗壮，质软，断面绿褐色、呈现“**绿豆碴**”者为佳。

【药性及功能主治】苦、辛，微温。归肝、肾经。补肝肾，强筋骨，续折伤，止崩漏。用于肝肾不足，腰膝酸软，风湿痹痛，跌扑损伤，筋伤骨折，崩漏，胎漏。酒续断多用于风湿痹痛，跌扑损伤，筋伤骨折。盐续断多用于腰膝酸软。

【易混品及伪品】

1. 糙苏根　为唇形科植物糙苏 *Phlomis umbrosa* Turcz. 的干燥根。锥状圆柱形，上端略粗，向下渐细，长9～12 cm，中部直径约1 cm。表面深黄棕色至黄褐色，有纵皱、沟纹及须根痕。质坚硬而柔润。断面略平坦，外层棕色，内层淡褐色或黑绿色。味苦、微辛。

2. 土木香　为菊科植物土木香 *Inula helenium* L. 及总状土木香 *Inula racemosa* Hook. f. 的干燥根。土木香切片后作为料子掺入续断饮片中。类圆形或不规则形片。外表皮黄棕色至暗棕色，可见纵皱纹和纵沟。切面灰褐色至暗褐色，有放射状纹理，散在褐色油点，中间有棕色环纹。气微香，味苦、辛。

天花粉（药典品种）

【来源】本品为葫芦科植物栝楼 *Trichosanthes kirilowii* Maxim. 或双边栝楼 *Trichosanthes rosthornii* Harms 的干燥根。

【产地加工】栝楼根主产于河南、山东，以河南安阳一带所产质量最好，习称“安花粉”。双边栝楼主产于山东、四川等地。秋、冬二季采挖，洗净，除去外皮，切段或纵剖成瓣，干燥。

【饮片规格】

天花粉　略泡，润透，切厚片，干燥。

【性状】

药材

栝楼根 本品呈不规则圆柱形、纺锤形或瓣块状，长 8 ～ 16 cm，直径 1.5 ～ 5.5 cm。表面黄白色或淡棕黄色，有纵皱纹、细根痕及略凹陷的横长皮孔，有的有黄棕色外皮残留。质坚实而重，不易折断。纵切面白色或淡黄色，可见黄色条状筋脉纹。**横断面白色或淡黄色，富粉性。散有黄色筋脉纹点及导管群，呈放射状排列**。气微，味微苦。

双边栝楼根 根似栝楼根，但有时呈藕状，皮色略深，呈灰棕色，有网状皱纹，纤维较多，粉性较差。去皮的根表面显灰黄色或棕黄色，断面淡灰黄色，粉性较差，筋脉较多。气微，味苦涩。

饮片 本品呈类圆形、半圆形或不规则形的厚片。外表皮黄白色或淡棕黄色。切面可见黄色木质部小孔，略呈放射状排列。气微，味微苦。

【外观质量评价】以上 2 种药材均以块大、色白、粉性足、质坚而细腻、筋脉少者为佳。

【药性及功能主治】甘、微苦，微寒。归肺、胃经。清热泻火，生津止渴，消肿排脓。用于热病烦渴，肺热燥咳，内热消渴，疮疡肿毒。

【易混品及伪品】

其他植物块根 天花粉在全国各地的混淆品种较多，需认真鉴别使用。

（1）同属植物长萼栝楼 *T. laceribractea* Hayata. 的块根。在广东、广西等地使用，习称“广花粉”。呈长纺锤形或圆柱状，多切成段或纵瓣，表面灰黄色，断面黄白色，粉性，可见稀疏的棕黄色小孔，异型维管束明显。稍有土腥气，味微苦涩。

（2）同属植物南方栝楼 *T. tamiaoshanensis*（C. Y. Cheng. et Yuch）S. K. Chen. 的十燥块根。块根呈长纺锤形，直径 2 ～ 9 cm，表面灰黄色，断面白色。粉性，味微苦，涩。

（3）同属植物湖北栝楼 *T. hupehensis* C. Y. Cheng et C. H. Yueh. 的干燥块根。块根粗大，圆柱形，直径 4 ～ 12 cm，表面浅棕色。有斜向或纵向突起的皮孔，去皮后呈灰黄色，断面色浅，可见棕黄色导管小孔呈放射状排列，粉性差，纤维较多，味极苦。

（4）同属植物长猫栝楼 *T. cavaleriei* Levl. 的干燥块根。块根呈椭圆形或梭状椭圆形，直径 1 ～ 3 cm，表面浅灰黄色，有纵向线状皮孔。断面灰黄色，纤维性，稍有角质样，味苦。

（5）同属植物粉花栝楼 *T. subrosta* C. Y. Cheng et C. H. Yueh. 的干燥块根。块根呈不规则纺锤形或长纺锤形。长 7 ～ 18 cm，直径 1 ～ 4 cm。表面灰褐色，刮皮后呈灰黄色带浅紫棕色，有细纵皱纹及少数凹陷的须根痕。断面黄白色，粉性强。味淡，微苦涩。

（6）同属植物王瓜 *T. cucumeroides*（Ser.）Maxim. 的干燥块根。块根呈纺锤形或圆柱形，肥壮。长 10 ～ 20 cm，直径 1.5 ～ 3 cm。根粗细不均，单生或 2 ～ 9 个簇生状，表面灰白色或黄白色，粉性呈颗粒状。气微，味极苦，涩。

（7）葫芦科植物木鳖 *Momordica cochinchinensis*（Lour.）Spreng. 的干燥块根。块根粗壮，呈长圆形，直径 8 ～ 18 cm。表面浅棕黄色，较粗糙，有较密的圆形皮孔，去皮后色稍浅，有扭曲的纵皱纹，断面浅灰黄色，质较松，粉性差，纤维极多。味苦。

（8）防己科植物血散薯 *Stephania dielsiana* Y. C. Wu. 的干燥块根。药材表面呈暗褐色，去皮黄棕色，断面浅灰黄色，常切成斜片，粉性差，纤维性。味苦，略有麻舌感。

桔梗（药典品种）

【来源】本品为桔梗科植物桔梗 *Platycodon grandiflorum*（Jacq.）A. DC. 的干燥根。

【产地加工】商品药材分为北桔梗与南桔梗，一般将产于内蒙古、河北、山西及与东北诸省者称北桔梗，产于安徽、江苏、浙江者称南桔梗。春、秋二季采挖，洗净，除去须根，趁鲜剥去外皮或不去外皮，干燥。根据加工方法不同分为“去皮桔梗”与“带皮桔梗”。

【饮片规格】

桔梗　除去杂质，洗净，润透，切厚片，干燥。

【性状】

药材　本品呈圆柱形或略呈纺锤形，下部渐细，有的有分枝，略扭曲，长 7～20 cm，直径0.7～2 cm。顶端有较短的根茎（芦头），着生数个半月形的茎痕（芦碗）。表面白色或淡黄白色，不去外皮者表面黄棕色至灰棕色，具纵扭皱沟，并有横长的皮孔样斑痕及支根痕，上部有横纹。有的顶端有较短的根茎或不明显，其上有数个半月形茎痕。质脆，断面不平坦，有裂隙，习称“菊花心”。皮部类白色，形成层环棕色，木部淡黄白色，合称“**金井玉栏**”。气微，味微甜后苦。

饮片　本品呈椭圆形或不规则厚片。外皮多已除去或偶有残留。切面皮部类白色，较窄；形成层环纹明显，棕色；木部宽，有较多裂隙。气微，味微甜后苦。

【外观质量评价】药材以根条肥大、外表色白、体坚实、味苦者为佳。

【药性及功能主治】苦、辛，平。归肺经。宣肺，利咽，祛痰，排脓。用于咳嗽痰多，胸闷不畅，咽痛音哑，肺痈吐脓。

【劣品】

硫熏桔梗　色白，气味刺鼻，口尝微酸。

党参（药典品种）

【来源】本品为桔梗科植物党参 *Codonopsis pilosula*（Franch.）Nannf.、素花党参 *Codonopsis pilosula* Nannf. var. *modesta*（Nannf.）L. T. Shen 或川党参 *Codonopsis tangshen* Oliv. 的干燥根。

【产地加工】

1. 党参　主要分布于华北、东北、西北部分地区，全国许多地区引种。产于山西平顺、壶关等地者习称“潞党”；产于陕西凤县、甘肃两当者称为“凤党”或“西党”；产于东北地区者称为“东党”；产于甘肃渭源、陇西等地者称为“白条党”，产量最大；产于山西五台山地区的野生品称为“台党”，品质最佳。此种党参为商品党参的主流品种。

2. 素花党参（西党参）　商品称“纹党”，主产于甘肃文县、岷县、临潭、卓尼、舟曲，重庆南坪，及四川平武、松潘等地，其中以甘肃文县产者品质最优。

3. 川党参　又称“板桥党参”，简称“板党”。主产于湖北恩施市板桥镇及周边地区。

秋季白露前后采挖，以生长 3 年以上浆汁饱满者质量最佳。将根挖出后，洗净泥土，按其大小、长短、粗细分为老、大、中条，分别加工晾晒，晒至半干（即参体柔软，绕指而不断），用手或木板搓揉，使皮部与木质部紧贴，饱满柔软，然后再晒再搓，反复 3 ～ 4 次，至七八成干时，捆成小把，最后晒干即成。采挖时注意勿伤皮或折断，以免浆汁流出损失及霉烂。晾晒时勿堆大堆，以防霉烂。如用火烘干，只能用微火，不能用大火，否则，易起鼓泡，而使皮肉分离。搓的次数不宜过多，否则会变成“油条”，影响质量。

【饮片规格】

党参片　除去杂质，洗净，润透，切厚片，干燥。

米炒党参　取党参片，照炒法用米拌炒至表面深黄色，取出，筛去米，放凉。

【性状】

药材

党参 呈长圆柱形，稍弯曲，长 10 ～ 35 cm，直径 0.4 ～ 2 cm。表面黄棕色至灰棕色，**根头部有多数疣状突起的茎痕及芽，习称“狮子盘头”**，每个茎痕的顶端呈凹下的圆点状；**根头下有致密的环状横纹，向下渐稀疏，有的达全长的一半，栽培品环状横纹少或无**；全体有纵皱纹和散在的横长皮孔样突起，**支根断落处常有黑褐色胶状物**。质稍硬或略带韧性，断面稍平坦，有裂隙或放射状纹理，皮部淡黄白色至淡棕色，木部淡黄色。有特殊香气，味微甜。

素花党参（西党参） 长 10 ～ 35 cm，直径 0.5 ～ 2.5 cm。表面黄白色至灰黄色，**根头下致密的环状横纹常达全长的一半以上**。断面裂隙较多，皮部呈淡棕色至粉红色（胭脂色），俗称“**美人面**”。味较党参甜。

川党参 长 10 ～ 45 cm，直径 0.5 ～ 2 cm。表面灰黄色至黄棕色，有明显不规则的纵沟。大条者有“狮子盘头”，但茎痕较少而小，有的芦茎小于正身，俗称“**泥鳅头**”。质较软而结实，断面裂隙较少，皮部黄白色，木部淡黄色。味较甜。

饮片

党参片 本品呈类圆形的厚片。外表皮灰黄色至黄棕色，有时可见根头部有多数疣状突起的茎痕和芽。切面皮部淡黄色至淡棕色，木部淡黄色，有裂隙或放射状纹理。有特殊香气，味微甜。

米炒党参 本品形如党参片，表面深黄色，偶有焦斑。

【外观质量评价】药材以“狮子盘头”芦明显、根条粗壮而直、无分枝或少分枝、嚼之无渣或少渣、味甜者为佳。

【药性及功能主治】甘，平。归脾、肺经。健脾益肺，养血生津。用于脾肺气虚，食少倦怠，咳嗽虚喘，气血不足，面色萎黄，心悸气短，津伤口渴，内热消渴。

【地方习用品】党参品种甚多，除上述《中国药典》收载的党参、素花党参和川党参外，地方习用的品种主要有以下几种。

1. 管花党参 别名“白党”“叙府党参”。为桔梗科植物管花党参 *Codonopsis tubulosa* Kom. 的干燥根。主产于贵州、云南及四川西南部，过去在叙府（宜宾）集散，故名“叙府党参”。根呈圆柱形，稍弯曲，长 5 ～ 20 cm，直径 0.5 ～ 1.2 cm。表面黄白色而较光洁。有较大的“狮子盘头”及不明显的横纹，全体多有纵皱纹及点状须根痕。质坚硬，易折断，断面白色，有淡黄色的心（类似桔梗），糖分少。气微，味微甜而酸。

2. 新疆党参　为桔梗科植物新疆党参（直立党参）*Codonopsis clamatidea*（Schrenk）Clarke. 的干燥根。均为野生。产于新疆、西藏。根略呈纺锤形，两端尖。长 12 ～ 60 cm，直径 0.7 ～ 3.2 cm。根头扁圆锥形，有的有 2 ～ 6 分支，根头两侧各有一横长芦碗，每个芦碗中有 2 ～ 4 个疣状突起芽痕。根头下有环状横纹，可达全体一半。表面淡灰棕色，有纵沟。质脆，易折断，断面黄白色，中心有黄心。气微、味微甜。

3. 球花党参　为桔梗科植物球花党参 *Codonopsis canescens* Nannf. 的干燥根。药材呈纺锤形，长 12 ～ 30 cm，直径 0.9 ～ 2.4 cm。根头顶端有 1 个或数个类圆柱形木质残茎，侧面残留少数疣状突起的草质残基。

【易混品及伪品】

1. 迷果芹　为伞形科植物迷果芹 *Sphallerocarpus gracilis*（Bess.）K. Pol. 的根。性状特征见北沙参项下。

2. 羊乳参　为桔梗科植物羊乳参 *Codonopsis lanceolata*（Sieb.et Zucc）Trautv. 的干燥根。又名奶参、山海螺。分布于华北、东北及中南地区。根呈圆柱形或纺锤形，粗壮，顶端有茎痕。表面呈黄褐色，粗糙，有横皱纹及小的疣状突起。体甚疏松，折断面呈淡红色，裂隙多，有蜂窝。气微，味甜微苦。

南沙参（药典品种）

【来源】本品为桔梗科植物轮叶沙参 *Adenophora tetraphylla*（Thunb.）Fisch. 或沙参 *Adenophora stricta* Miq. 的干燥根。

【产地加工】主产于安徽、江苏、浙江、贵州等地。以安徽、江苏、浙江所产者质量最佳，贵州所产者产量大。春、秋二季采挖，除去须根，洗后趁鲜刮去粗皮，洗净，干燥。

【饮片规格】

南沙参　除去根茎，洗净，润透，切厚片，干燥。

【性状】

药材　本品呈圆锥形或圆柱形，略弯曲，长 7 ～ 27 cm，直径 0.8 ～ 3 cm。表面黄白色或淡棕黄色，凹陷处常有残留粗皮，上部多有深陷横纹，呈断续的环状，下部有纵纹和纵沟。顶端具 1 或 2 个根茎。体轻，质松泡，易折断，断面不平坦，黄白色，多裂隙。气微，味微甘。

饮片 本品呈圆形、类圆形或不规则形厚片。外表皮黄白色或淡棕黄色，切面黄白色，有不规则裂隙。气微，味微甘。

【外观质量评价】以条粗长、饱满无外皮、不空心、色黄白而味甘者为佳。

【药性及功能主治】甘，微寒。归肺、胃经。养阴清肺，益胃生津，化痰，益气。用于肺热燥咳，阴虚劳嗽，干咳痰黏，胃阴不足，食少呕吐，气阴不足，烦热口干。

木香（药典品种）

【来源】本品为菊科植物木香 *Aucklandia lappa* Decne. 的干燥根。

【产地加工】历史上木香原产于印度、缅甸，经广州口岸进口，习称“广木香”，1949 年后，国内木香栽培发展迅速，主产于云南西北部，习称“云木香”，其他如重庆、四川、湖北等地亦有栽培。秋、冬二季采挖，除去泥沙和须根，切段，大的再纵剖成瓣，干燥后撞去粗皮。

【饮片规格】

木香 除去杂质，洗净，闷透，切厚片，干燥。

煨木香 取未干燥的木香片，在铁丝匾中，用一层草纸，一层木香片，间隔平铺数层，置炉火旁或烘干室内，烘煨至木香中所含的挥发油渗至纸上，取出。

【性状】

药材 本品呈圆柱形或半圆柱形，长 5 ～ 10 cm，直径 0.5 ～ 5 cm。表面黄棕色至灰褐色，有明显的皱纹、纵沟及侧根痕。质坚，不易折断，断面灰褐色至暗褐色，周边灰黄色或浅棕黄色，形成层环棕色，有放射状纹理及散在的褐色点状油室。气香特异，味微苦。

饮片

木香 本品呈类圆形或不规则的厚片。外表皮黄棕色至灰褐色，有纵皱纹。切面棕黄色至棕褐色，中部有明显菊花心状的放射纹理，形成层环棕色，褐色油点（油室）散在。气香特异，味微苦。

煨木香 本品形如木香片。气微香，味微苦。

【外观质量评价】以条匀、质坚实、油性大、香气浓者为佳。

【药性及功能主治】辛、苦，温。归脾、胃、大肠、三焦、胆经。行气止痛，健脾消食。用于胸胁、脘腹胀痛，泻痢后重，食积不消，不思饮食。煨木香实肠止泻，用于泄泻腹痛。

【易混品及伪品】

1. 川木香　菊科植物川木香 *Vladimiria souliei*（Franch.）Ling 或灰毛川木香 Vladim-iria souliei（Franch.）Ling var. cinerea Ling 的干燥根。详细见川木香项下。

2. 土木香　为菊科植物土木香 *Inula helenium* L. 及总状土木香 *Inula racemosa* Hook. f. 的干燥根。主产于河北，此外新疆、西藏、甘肃等地亦产。根呈圆锥形，稍弯曲，长 5 ～ 20 cm，根头较粗大，顶端常有凹陷的茎痕及叶鞘残基。表面黄棕色或暗棕色，有纵皱及须根痕。根头部多纵切或斜切成截形或楔形，边缘向外反卷。质坚硬，不易折断，断面略平坦，黄白色至浅灰黄色，有凹点状油室，环纹（形成层）色较深，木部略显放射状纹理。气微香，味苦，辛。

川木香（药典品种）

【来源】本品为菊科植物川木香 *Vladimiria souliei*（Franch.）Ling 或灰毛川木香 *Vladimiria souliei*（Franch.）Ling var. cinerea Ling 的干燥根。

【产地加工】主产于四川阿坝藏族羌族自治州、甘孜藏族自治州，西藏东部地区。秋季采挖，除去须根、泥沙及根头上的胶状物，干燥。

【饮片规格】

川木香　除去根头部的黑色“油头”和杂质，洗净，润透，切厚片，晾干或低温干燥。

煨川木香　取净川木香片，在铁丝匾中，用一层草纸，一层川木香片，间隔平铺数层，置炉火旁或烘于室内，烘煨至川木香中所含的挥发油渗至纸上，取出，放凉。

【性状】

药材　本品呈圆柱形，习称“铁杆木香”，或有纵槽的半圆柱形，习称“槽子木香”。稍弯曲，长 10 ～ 30 cm，直径 1 ～ 3 cm。表面黄褐色或棕褐色，具纵皱纹，外皮脱落处可见丝瓜络状细筋脉；根头偶有黑色发黏的胶状物，习称“**油头**”。体较轻，质硬脆，易折断，断面黄白色或黄色，有深黄色稀疏油点及裂隙，木部宽广，有放射状纹理；**有的中心呈枯朽状**。气微香，味苦，嚼之粘牙。

饮片

川木香　本品呈类圆形切片，直径 1.5 ～ 3 cm。外皮黄褐色至棕褐色。切面黄白色至黄棕色，有深棕色稀疏油点，木部显菊花心状的放射纹理，有的中心呈枯朽状，周边有一明显的环纹，体较轻，质硬脆。气微香，味苦，嚼之粘牙。

煨川木香 本品形如川木香片，气微香，味苦，嚼之粘牙。

【外观质量评价】药材以根条粗大、坚实、香气浓、含油多者为佳。

【药性及功能主治】辛、苦，温。归脾、胃、大肠、胆经。行气止痛。用于胸胁、脘腹胀痛，肠鸣腹泻，里急后重。

白术（药典品种）

【来源】本品为菊科植物白术 *Atractylodes macrocephala* Koidz. 的干燥根茎。

【产地加工】主产于浙江、安徽、江西、湖南、湖北等地。多为栽培。浙江产者又称“浙白术”，为著名浙八味之一，其中尤以浙江於潜产者质量最佳，为道地药材，习称“於术”。近年来新产区发展很快，产量较大，如安徽亳州、河北安国等地。冬季下部叶枯黄、上部叶变脆时采挖，除去泥沙，烘干或晒干，再除去须根。商品按产地加工方法的不同分为烘术与晒术。

【饮片规格】

白术 除去杂质，洗净，润透，切厚片，干燥。

麸炒白术 将蜜炙麸皮撒入热锅内，待冒烟时加入白术片，炒至黄棕色、逸出焦香气，取出，筛去蜜炙麸皮。

【性状】

药材

白术（烘术） 根茎肥厚，有若干不规则的瘤状分枝，全体集成拳状团块，大者直径 4 ～ 5 cm。下部两侧膨大似如意头，称为**“云头”**，向上渐细，有的留有一段木质地上茎，俗称**“白术腿”**。全体呈脚蹄形。外表暗棕色，偶有烧灼痕，质坚实，不易折断。烘术淡灰黄色，带角质，肉多孔隙，俗称**“骨头渣”**。气清香，味甘、微辛，嚼之有黏性。

冬术 为白术采收后选择较大根茎晒干所得，所以又称“生白术”或“晒白术”。该品外表黄灰色，具浅波纹及皮孔，每一瘤状分枝的顶端常有茎基残基及芽痕。晒干后性柔软、结实饱满、不呈蜂窝状。断面色红黄而油润，中间略有菊花纹及少数棕黄色油室小点。气清香特殊，味甘微辛辣，略带黏液性。

烘术与生晒术 2 种商品中，烘术因易于保存不易发油而为主流加工品种，但烘术常易有内心空洞、焦枯等因烘炕工艺掌握不好而造成的质量问题。生晒术虽质糯致密、油润，但易因贮存环境湿热而产生泛油，故不易保存。

饮片

白术　本品呈不规则的厚片。外表皮灰黄色或灰棕色。切面黄白色至淡棕色，散生棕黄色的点状油室，木部具放射状纹理；烘干者切面角质样，色较深或有裂隙。气清香，味甘、微辛，嚼之略带黏性。

麸炒白术　本品形如白术片，表面黄棕色，偶见焦斑。略有焦香气。

【外观质量评价】药材均以个大整齐、表面黄褐色、断面黄白色、质坚实而不空泡、香气浓者为佳。

【药性及功能主治】苦、甘，温。归脾、胃经。健脾益气，燥湿利水，止汗，安胎。用于脾虚食少，腹胀泄泻，痰饮眩悸，水肿，自汗，胎动不安。

【易混品及伪品】

1. 菊三七　为菊科植物菊三七 *Gynura segetum*（Lour.）Merr. 的根茎。呈拳形肥厚团块，长 3 ～ 7 cm，直径 2 ～ 5 cm。表面灰棕色或棕黄色，有瘤状突起及断续的弧状沟纹，突起物顶端常有茎基和芽痕，下部有细根痕。质坚，不易折断，断面淡黄色。纵切面有灰黄色筋脉，横切面显菊花心状。味淡而后微苦。

2. 芍药根头　为毛茛科植物芍药 *Paeonia lactiflora* Pall. 的根茎切片。药材多为不规则纵切片。表面灰棕色或棕褐色。断面不平坦，类白色或浅棕色，具放射状纹理。味微苦、略酸。

苍术（药典品种）

【来源】本品为菊科植物茅苍术 *Atractylodes lancea*（Thunb.）DC. 或北苍术 *Atractylodes chinensis*（DC.）Koidz. 的干燥根茎。前者习称“茅苍术”或“南苍术”，后者习称“北苍术”。

【产地加工】茅苍术主产于江苏句容、溧水；湖北襄阳，河南桐柏、唐河，浙江，安徽，江西亦产。河南桐柏、江苏句容、安徽太平所产者质量最佳，习称“茅苍术”，为道地药材。北苍术主产于河北、山西、陕西等地。春秋二季采挖，除去泥沙，晒干，撞去须根。

【饮片规格】

苍术 除去杂质，洗净，润透，切厚片，干燥。

麸炒苍术 取苍术片，照麸炒法炒至表面深黄色。

【性状】

药材

茅苍术 呈不规则连珠状或结节状圆柱形，略弯曲，偶有分枝，长 3 ～ 10 cm，直径 1 ～ 2 cm。表面灰棕色，有皱纹、横曲纹及残留须根，顶端具茎痕或残留茎基。质坚实，断面黄白色或灰白色，散有多数橙黄色或棕红色油室，习称**“朱砂点”**，暴露稍久，可析出白色细针状结晶，称为**“起霜”**。气香特异，味微甘、辛、苦。

北苍术 呈疙瘩块状或结节状圆柱形，长 4 ～ 9 cm，直径 1 ～ 4 cm。表面黑棕色，除去外皮者黄棕色。质较疏松，断面散有黄棕色油室。香气较淡，味辛、苦。

饮片

苍术 本品呈不规则类圆形或条形厚片。外表皮灰棕色至黄棕色，有皱纹，有时可见根痕。切面黄白色或灰白色，散有多数橙黄色或棕红色油室，有的可析出白色细针状结晶。气香特异，味微甘、辛、苦。

麸炒苍术 本品形如苍术片，表面深黄色，散有多数棕褐色油室。有焦香气。

【外观质量评价】药材均以质坚实、断面朱砂点多、香气浓者为佳。

【药性及功能主治】辛、苦，温。归脾、胃、肝经。燥湿健脾，祛风散寒，明目。用于湿阻中焦，脘腹胀满，泄泻，水肿，脚气痿躄，风湿痹痛，风寒感冒，夜盲，眼目昏涩。

【地方习用品】

关苍术 同属植物关苍术 *Atractylodes japonica* Koidz. ex Kitam. 的根茎，在东北地区亦作苍术入药。主产于黑龙江、吉林、辽宁、内蒙古等地。多自产自销。根茎呈结节状圆柱形，长 4 ～ 12 cm，直径 1 ～ 6 cm，表面深褐色，质较轻，质松，断面黄白色，“朱砂点”不明显，纤维性。气特异。味辛微苦。

紫菀（药典品种）

【来源】本品为菊科植物紫菀 *Aster tataricus* L.f. 的干燥根及根茎。

【产地加工】主产于河北、河南、安徽、山西、黑龙江等地，以河北正定的紫菀质量最优。春、秋二季采挖，除去有节的根茎（习称“母根”）和泥沙，编成辫状晒干，或直接晒干。

【饮片规格】

紫菀　除去杂质，洗净，稍润，切厚片或段，干燥。

蜜紫菀　取紫菀片，照蜜炙法炒至不粘手。

【性状】

药材　本品根茎呈不规则块状，大小不一，顶端有茎、叶的残基；质稍硬。**根茎簇生多数细根**，长 3 ～ 15 cm，直径 0.1 ～ 0.3 cm，**多编成辫状**；**表面紫红色或灰红色**，有纵皱纹；**质较柔韧**，不易折断，**断面灰白色或灰棕色**，**边缘带紫色**。**气微香**，**味甜、微苦**，**嚼后微有麻辣感**。

饮片

紫菀　本品呈不规则的厚片或段。根外表皮紫红色或灰红色，有纵皱纹。切面淡棕色，中心具棕黄色的木心。气微香，味甜，微苦。

蜜紫菀　本品形如紫菀片（段），表面棕褐色或紫棕色。有蜜香气，味甜。

【外观质量评价】药材以身干、条长、色紫红、质柔软、残茎叶去除干净者为佳。

【药性及功能主治】辛、苦，温。归肺经。润肺下气，消痰止咳。用于痰多喘咳，新久咳嗽，劳嗽咳血。

【地方习用品】

1. 山紫菀（硬紫菀）　为菊科橐吾属（Ligularia）多种植物的根及根茎。包括掌叶橐吾 *Ligularia przewalskii*（Maxim.）Diels.、箭叶橐吾 *Ligularia sagitta*（Maxim.）Mattf.、离舌橐吾 *Ligularia veitchana*（Hewsl.）Greenm. 和齿叶橐吾 *Ligularia dentate*（A. Gray）Hara.

紫菀与山紫菀主要区别点见表 14：

表 14　紫菀与山紫菀鉴别要点表

鉴别要点	紫菀	山紫菀
形状	常编成辫状	马尾状或扭曲成团块状
表面	紫红色或灰色	黄棕色或棕褐色，密生黄色或黄棕色短绒毛
断面	无木心	中央有浅黄色木心
质地	质柔韧，不易折断	体轻质脆，易折断

此外，尚有紫菀属（*Aster*）的多种植物的根及根茎在各地应用。

三棱（药典品种）

【来源】本品为黑三棱科植物黑三棱 *Sparganium stoloniferum* Buch.-Ham. 的干燥块茎。

【产地加工】主产于江苏、河南、山东、安徽等地。冬季至次年春采挖，洗净，削去外皮，晒干。本品商品习称“荆三棱”。

【饮片规格】

三棱 除去杂质，浸泡，润透，切薄片，干燥。

醋三棱 取净三棱片，照醋炙法炒至色变深。

【性状】

药材 本品呈圆锥形，略扁，长 2 ～ 6 cm，直径 2 ～ 4 cm。表面黄白色或灰黄色，有刀削痕，须根痕小点状，略呈横向环状排列。**质坚实而重，入水可下沉，极难折断。断面黄白色或灰白色**，外皮与中央分为 2 层，**中央有不明显的维管束小点**。气微，味淡，**嚼之微有麻辣感**。

饮片

三棱 本品呈类圆形的薄片。外表皮灰棕色。**切面灰白色或黄白色**，粗糙，有多数明显的细筋脉点。气微，味淡，嚼之微有麻辣感。

醋三棱 本品形如三棱片，切面黄色至黄棕色，偶见焦黄斑，微有醋香气。

【外观质量评价】药材以个匀、体重、质坚实、去净外皮、表面黄白色者为佳。

【药性及功能主治】辛、苦，平。归肝、脾经。破血行气，消积止痛。用于癥瘕痞块，痛经，瘀血经闭，胸痹心痛，食积胀痛。

【易混品】

泡三棱 为莎草科植物荆三棱 *Scirpus yagara* Ohwi. 的干燥块茎。商品称为“黑三棱（黑皮三棱）”。二者的商品名称与植物名称恰恰相反，应注意区别。本品呈类环形或尖卵形，长 3 ～ 4 cm，直径 2 ～ 3 cm。外皮棕黑色，皱缩，略有光泽，有轮状节痕 5 ～ 8 条，具侧根。除去后有残痕。亦有用刀削去外皮者，色黄。体轻泡而坚硬，极难折断。入水则漂浮水面，很少下沉。劈开面平坦，黄色，不分层，散有许多明显的维管束小点。气微，味淡，嚼之味辛涩。

泽泻（药典品种）

【来源】本品为泽泻科植物东方泽泻 *Alisma orientale*（Sam.）Juzep. 或泽泻 Alisma plantago-aquatica Linn. 的干燥块茎。

【产地加工】主产于福建建瓯，四川眉山、乐山，江西等地。以福建、四川产者最为著名，故有建泽泻（包括江西泽泻）与川泽泻之称，品质以建泽泻为优，川泽泻产量大。冬季茎叶开始枯萎时采挖，洗净，干燥，除去须根和粗皮。

【饮片规格】

泽泻　除去杂质，稍浸，润透，切厚片，干燥。

盐泽泻　取泽泻片，照盐水炙法炒干。

【性状】

药材　本品呈类球形、椭圆形或卵圆形，长 2 ～ 7 cm，直径 2 ～ 6 cm。表面黄白色或淡黄棕色，有不规则的横向环状浅沟纹，习称“**冈纹**”，尤以建泽泻明显。具多数细小突起的须根痕，底部有的有瘤状芽痕。**质坚实，断面黄白色，粉性，有多数细孔**。气微，味微苦。另外，建泽泻商品多椭圆形独茎者，称“一枝花”。有的根茎顶端生 2 个茎，称“马鞍桥”或“双花泻”。川泽泻较建泽泻个小，“冈纹”不明显，断面深乳黄色，质地略显松泡。

饮片

泽泻　本品呈圆形或椭圆形厚片。外表皮黄白色或淡黄棕色，可见细小突起的须根痕。切面黄白色，粉性，有多数细孔。气微，味微苦。

盐泽泻　本品形如泽泻片，表面淡黄棕色或黄褐色，偶见焦斑。味微咸。

【外观质量评价】以块大、黄白色、光滑、质地充实、粉性足者为佳。

【药性及功能主治】甘、淡，寒。归肾、膀胱经。利水渗湿，泄热，化浊降脂。用于小便不利，水肿胀满，泄泻尿少，痰饮眩晕，热淋涩痛，高脂血症。

香附（药典品种）

【来源】本品为莎草科植物莎草 *Cyperus rotundus* L. 的干燥根茎。

【产地加工】主产山东、浙江、福建、湖南、河南等地。产于山东者，称“东香附”，产于浙江者为“金香附”，均为佳品。本品于秋季挖采，割去茎叶，用火燎去须根后，直接晒干，或置沸水中略煮（或蒸透）后再晒干，为“光香附”；不经火燎，直接晒干者，称“毛香附”。

【饮片规格】

香附　除去毛须及杂质，切厚片或碾碎。

醋香附　取香附片（粒），照醋炙法炒干。

【性状】

药材　本品多呈纺锤形，有的略弯曲，长 2 ～ 3.5 cm，直径 0.5 ～ 1 cm。表面棕褐色或黑褐色，有纵皱纹，并有 6 ～ 10 个略隆起的环节，节上有未除净的棕色毛须和须根断痕；去净毛须者较光滑，环节不明显。质硬。经蒸煮者断面黄棕色或红棕色，角质样；生晒者断面色白而显粉性，内皮层环纹明显，中柱色较深，点状维管束散在。气香，味微苦。

饮片

香附　本品为不规则厚片或颗粒状。外表皮棕褐色或黑褐色，有时可见环节。切面色白或黄棕色，质硬，内皮层环纹明显。气香，味微苦。

醋香附　本品形如香附片（粒），表面黑褐色。微有醋香气，味微苦。

【外观质量评价】药材以粒大、饱满、棕褐色、质坚实、香气浓者为佳。

【药性及功能主治】辛、微苦、微甘，平。归肝、脾、三焦经。疏肝解郁，理气宽中，调经止痛。用于肝郁气滞，胸胁胀痛，疝气疼痛，乳房胀痛，脾胃气滞，脘腹痞闷，胀满疼痛，月经不调，经闭痛经。

【地方习用品】

大香附　同属植物粗根茎莎草 *Cyperus stoloniferus* Retz. 的根茎。产于广东沿海一带，当地称“咸水香附”。其性状与香附相近而较大，外表多具隆起的密集环节，长 2 ～ 5 cm，直径约 1.5 cm。质地稍轻而硬。

【易混品及伪品】

1. 扁秆藨草　莎草科植物扁秆藨草 *Scirpus plamculmis* Fr. Schmidf. 的干燥块茎。块茎呈类球形或卵圆形，两端略尖，长 1.2 ～ 2.7 cm，直径 0.6 ～ 1.6 cm。表面黑褐色，皱缩不平，具数条微凹的环节及点状须根痕，节上残留 1 到数个坚硬的短根茎。顶端具明显的茎基痕，周围具纤维状毛状物，基部有根茎残留。体轻，质坚硬，断面黄白色，可见点状维管束散在，无内皮层环。气香，味微甘、微辛。

2. 竹节香附　为毛茛科植物多被银莲花 *Anemone raddeana* Regel 的干燥根茎。又名

“两头尖”。本品呈类长纺锤形，两端尖细，微弯曲，其中近一端处较膨大，长 1 ～ 3 cm，直径 2 ～ 7 mm。表面棕褐色至棕黑色，具微细纵皱纹，膨大部位常有 1 ～ 3 个支根痕呈鱼鳍状突起，偶见不明显的 3 ～ 5 环节。质硬而脆，易折断，断面略平坦，类白色或灰褐色，略角质样。气微，味先淡后微苦而麻辣。有大毒。

天南星（药典品种）

【来源】本品为天南星科植物天南星 *Arisaema erubescens*（Wall.）Schott、异叶天南星 *Arisaema heterophyllum* Bl. 或东北天南星 *Arisaema amurense* Maxim. 的干燥块茎。

【产地加工】主产于四川、河南、贵州、云南及广西等地。秋、冬二季茎叶枯萎时采挖，除去须根及外皮，干燥。

【饮片规格】

生天南星 除去杂质，洗净，干燥。

制天南星 取净天南星，按大小分别用水浸泡，每日换水 2 ～ 3 次，如起白沫时，换水后加白矾（每 100 kg 天南星，加白矾 2 kg），泡 1 日后，再进行换水，至切开口尝微有麻舌感时取出。将生姜片、白矾置锅内加适量水煮沸后，倒入天南星共煮至无干心时取出，除去姜片，晾至四至六成干，切薄片，干燥。

【性状】

生天南星 本品呈扁球形，高 1 ～ 2 cm，直径 1.5 ～ 6.5 cm。表面类白色或淡棕色，较光滑，顶端有凹陷的茎痕，周围有麻点状根痕，有的块茎周边有小扁球状侧芽的，习称“**虎掌南星**”，亦有不带侧芽的。质坚硬，不易破碎，断面不平坦，白色，粉性。气微辛，味麻辣。

制天南星 本品呈类圆形或不规则形的薄片。黄色或淡棕色，质脆易碎，断面角质状。气微，味涩，微麻。

【外观质量评价】药材以体大、色白、粉性足、有侧芽者为佳。

【药性及功能主治】

制天南星苦、辛，温；有毒。归肺、肝、脾经。燥湿化痰，祛风止痉，散结消肿。用于顽痰咳嗽，风痰眩晕，中风痰壅，口眼㖞斜，半身不遂，癫痫，惊风，破伤风；外用治痈肿，蛇虫咬伤。

生天南星苦、辛、温；有毒。归肺、肝、脾经。散结消肿。外用治痈肿，蛇虫咬伤。

半夏（药典品种）

【来源】本品为天南星科植物半夏 *Pinellia ternata*（Thunb.）Breit. 的干燥块茎。

【产地加工】主产于主产四川、湖北、河南、山东、贵州、甘肃等地。夏、秋二季采挖，洗净，除去外皮和须根，晒干。

【饮片规格】

生半夏 用时捣碎。

法半夏 取半夏，大小分开，用水浸泡至内无干心，取出；另取甘草适量，加水煎煮2次，合并煎液，倒入用适量水制成的石灰液中，搅匀，加入上述已浸透的半夏，浸泡，每日搅拌1～2次，并保持浸液pH值12以上，至剖面黄色均匀，口尝微有麻舌感时，取出，洗净，阴干或烘干，即得。

姜半夏 取净半夏，大小分开，用水浸泡至内无干心时，取出；另取生姜切片煎汤，加白矾与半夏共煮透，取出，晾干，或晾至半干，干燥；或切薄片，干燥。

清半夏 取净半夏，大小分开，用8%白矾溶液浸泡或煮至内无干心，口尝微有麻舌感，取出，洗净，切厚片，干燥。

【性状】

生半夏 本品**呈类球形**，有的稍偏斜，直径0.7～1.6 cm。**表面白色或浅黄色，顶端有凹陷的茎痕，周围密布麻点状根痕**；下面钝圆，较光滑。质坚实，**断面洁白，富粉性**。气微，味辛辣、麻舌而刺喉。

法半夏 本品呈类球形或破碎成不规则颗粒状。表面淡黄白色、黄色或棕黄色。质较松脆或硬脆，断面黄色或淡黄色，颗粒者质稍硬脆。气微，味淡略甘、微有麻舌感。

姜半夏 本品呈片状、不规则颗粒状或类球形。表面棕色至棕褐色。质硬脆，断面淡黄棕色，常具角质样光泽。气微香，味淡、微有麻舌感，嚼之略粘牙。

清半夏 本品呈椭圆形、类圆形或不规则的片。切面淡灰色至灰白色或黄白色至黄棕色，可见灰白色点状或短线状维管束迹，有的残留栓皮处下方显淡紫红色斑纹。质脆，易折断，断面略呈粉性或角质样。气微，味微涩、微有麻舌感。

【外观质量评价】药材以个大、质坚实、色白、粉性足者为佳。

【药性及功能主治】辛、温；有毒。归脾、胃、肺经。燥湿化痰，降逆止呕，消痞散结。用于湿痰寒痰，咳喘痰多，痰饮眩悸，风痰眩晕，痰厥头痛，呕吐反胃，胸脘痞闷，梅核气；外治痈肿痰核。法半夏燥湿化痰，用于痰多咳喘，痰饮眩悸，风痰眩晕，痰厥头痛。姜半夏温中化痰，降逆止呕，用于痰饮呕吐，胃脘痞满。清半夏燥湿化痰，用于湿痰咳嗽，胃脘痞满，痰涎凝聚，咯吐不出。

【易混品及伪品】

1. 掌叶半夏　天南星科植物掌叶半夏 *Pinellia pedatisecta* Schott. 的小块茎。别名狗爪半夏。主产于河南、河北、山东、安徽等地，在江苏、河北、四川等省个别地区将其小块茎混用为半夏。药材块茎扁圆形或不规则，直径 1.5 ～ 2 cm，高约 1 cm，周围常附着 2 ～ 5 小块茎或小茎痕，上端平，中间有一深陷的圆形残痕，残痕直径约为块茎直径的 1/2，周围密布麻点，下部钝圆。

2. 同科犁头尖属（*Typhonium*）植物的块茎

（1）鞭檐犁头尖 *T. flagelliforme*（Lodd.）Blume. 的块茎。别名水半夏、半夏、土半夏。主产于广西，作为半夏的代用品在全国部分地区使用。现代药理研究证实水半夏无降逆止呕作用，应区别使用。块茎略呈椭圆形、圆锥形或半圆形，直径 0.5 ～ 1.5 cm，高 0.8 ～ 3 cm。表面类白色或淡黄色，略有皱纹，并有多数隐约可见的细小根痕，上端有凸起的黄棕色叶痕或芽痕。质坚实，断面白色，粉性。气微，味辣，麻舌而刺喉。

（2）犁头尖 *T. divaricatum*（L.）Decne. 的块茎。别名土半夏、芋叶半夏。在福建、广东、广西等地曾混作土半夏使用。

（3）三叶犁头尖 *T. trifoliatum Wang* et Lo ex H. Li et al. 的块茎。别名范半夏、代半夏，在山西曾混作半夏使用。

（4）马蹄犁头尖 *T. trilotatum*（L.）Schott 的块茎，别名山半夏。在云南个别地区曾混作半夏使用。

3. 天南星属（Arisaema）植物的小块茎

（1）山珠南星 *A. yunnanensis* Buchet 的块茎。别名山珠半夏。在云南省混作半夏使用。本品块茎圆球形或类圆球形，直径 1 ～ 3 cm，顶部有明显的环纹。

（2）天南星 *A. erubescens*（Wall.）Schott、异叶天南星 *Arisaema heterophyllum* Blume. 的小块茎，为天南星的主要来源，不应作半夏使用，详见天南星项下。

白附子（药典品种）

【来源】本品为天南星科植物独角莲 *Typhonium giganteum* Engl. 的干燥块茎。

【产地加工】主产于河南禹州、长葛，甘肃天水、武都，湖北等地，以河南禹州所产者产量大，质优，故习称“禹白附”。秋季采挖，除去须根和外皮，晒干。

【饮片规格】

生白附子　除去杂质。

制白附子　取净白附子，分开大小个，浸泡，每日换水2～3次，数日后如起黏沫，换水后加白矾泡1日后再进行换水，至口尝微有麻舌感为度，取出。将生姜片、白矾粉置锅内加适量水，煮沸后，倒入白附子共煮至无白心，捞出，除去生姜片，晾至六七成干，切厚片，干燥。

【性状】

生白附子　本品呈椭圆形或卵圆形，长2～5 cm，直径1～3 cm。表面白色至黄白色，略粗糙，有环纹及须根痕，顶端有茎痕或芽痕。质坚硬，断面白色，粉性。气微，味淡、麻辣刺舌。

制白附子　本品为类圆形或椭圆形厚片，外表皮淡棕色，切面黄色，角质。味淡，微有麻舌感。

【外观质量评价】药材以个大、均匀、肥壮饱满、色白、质坚、体重、粉性足者为佳。

【药性及功能主治】辛，温；有毒。归胃、肝经。祛风痰，定惊搐，解毒散结，止痛。用于中风痰壅，口眼㖞斜，语言謇涩，惊风癫痫，破伤风，痰厥头痛，偏正头痛，瘰疬痰核，毒蛇咬伤。

【易混品及伪品】

关白附　为毛茛科植物黄花乌头 *Aconitum coreanum*（Levl.）Raip. 的干燥块根。主产辽宁、吉林、黑龙江及河北等地。本品母根略似草乌，呈倒长圆锥形，略弯曲，长4～7 cm，直径1～1.5 cm。表面暗棕色，多突起的皱纹，顶端亦有如草乌母根之残基。体轻，质地疏松，断面有裂隙，粉性较小。子根呈卵形、椭圆形或长圆形，长1.5～4 cm，直径1～1.5 cm。表面浅棕色或灰褐色，有皱纹和瘤状突起侧根痕。顶端无残基而有突起的芽，质坚硬难折断，断面较平坦。类白色，富粉性。气微弱，味辛辣而有麻舌感，有毒。

石菖蒲（药典品种）

【来源】本品为天南星科植物石菖蒲 *Acorus tatarinowii* Schott 的干燥根茎。

【产地加工】主产于四川、浙江、安徽、江苏、江西等地，以浙江、四川产量最大，品正质优。主要依赖野生资源，尚无家种。秋、冬二季采挖，除去须根和泥沙，晒干。

【饮片规格】

石菖蒲　除去杂质，洗净，润透，切厚片，干燥。

【性状】

药材　本品呈扁圆柱形，多弯曲，常有分枝，长 3 ～ 20 cm，直径 0.3 ～ 1 cm。**表面棕褐色或灰棕色**，粗糙，**有疏密不匀的环节**，**节间长 0.2 ～ 0.8 cm**，具细纵纹，一面残留须根或圆点状根痕；叶痕呈三角形，左右交互排列，有的其上有毛鳞状的叶基残余。**质硬**，**断面纤维性**，**类白色或微红色**，**内皮层环明显**，**可见多数维管束小点及棕色油细胞**。**气芳香**，味苦、微辛。

饮片　本品呈扁圆形或长条形的厚片。外表皮棕褐色或灰棕色，有的可见环节及根痕。切面纤维性，类白色或微红色，有明显环纹及油点。气芳香，味苦、微辛。

【外观质量评价】药材以条长、粗壮、节密、坚实、无须根、香气浓者为佳。

【药性及功能主治】辛、苦，温。归心、胃经。开窍豁痰，醒神益智，化湿开胃。用于神昏癫痫，健忘失眠，耳鸣耳聋，脘痞不饥，噤口下痢。

【地方习用品】

1. 九节菖蒲　为毛茛科植物阿尔泰银莲花 *Anemone altaica* Fisch. 的根茎。本品呈纺锤形，略弯曲，偶有短分枝，长约 1 ～ 6 cm，中部直径约 3 ～ 7 mm。表面黄白色至棕色，上具多数横向半环状突起的鳞叶痕，交互排列成节状，并有细小的根痕。质坚脆，易折断，断面类白色至浅黄色。气无，味淡微辛。

2. 水菖蒲（藏菖蒲）　为天南星科植物水菖蒲 *Acorus calamus* L. 的干燥根茎。为藏族习用药材。主产于湖北、湖南、辽宁、四川等地。湖北、宁夏、北京、黑龙江等地的地方标准收载。本品略呈扁圆柱形，少有分枝，长 5 ～ 15 cm，直径 1 ～ 1.5 cm，**表面黄棕色**，**具环节**，**节间距离约 1 ～ 3 cm**。上方有大的三角形的叶痕，左右交互排列，下方具多数凹陷的圆点状根痕。**质硬**，**断面海绵样**，**类白色或淡棕色**，**内皮层环明显**，**有多数小空洞及维管束小点**。气较浓而特异，味辛。

千年健（药典品种）

【来源】本品为天南星科植物千年健 *Homalomena occulta*（Lour.）Schott 的干燥根茎。

【产地加工】主产于广西南部和云南东南部等地区。春、秋两季均可采挖，以秋季采挖者质较佳，除去泥土，截成 15 ～ 40 cm 的段，晒干。

【饮片规格】

千年健 除去杂质，洗净，润透，切片，干燥。

【性状】

药材 根茎呈圆柱形或略扁，稍弯曲。长 15 ～ 40 cm，直径 0.8 ～ 1.5 cm。表面黄棕色或红棕色，粗糙。可见多数扭曲的纵沟纹及圆形根痕。质硬而脆，易折断，断面红褐色，黄色针状纤维束多而明显，习称“**一包针**”，相对另一断面呈多数针眼状小孔及少数黄色针状纤维束，可见深褐色具光泽的油点。香气辛烈，稍有樟脑气，味辛、微苦。

饮片 本品呈类圆形或不规则形的片。外表皮黄棕色至红棕色，粗糙，有的可见圆形根痕。切面红褐色，具有众多黄色纤维束，有的呈针刺状。气香，味辛、微苦。

【外观质量评价】以条大、红棕色、体坚实、香气浓烈者为佳。

【药性及功能主治】苦、辛，温。归肝、肾经。祛风湿，壮筋骨。用于风寒湿痹，腰膝冷痛，拘挛麻木，筋骨痿软。

百部（药典品种）

【来源】本品为百部科植物直立百部 *Stemona sessilifolia*（Miq.）Miq.、蔓生百部 *Stemona japonica*（Bl.）Miq. 或对叶百部 *Stemona tuberosa* Lour. 的干燥块根。前 2 种习称“小百部”，后者习称“大百部”。

【产地加工】直立百部主产安徽、江苏、山东，此外河南、江西、湖北、四川亦有分布。销全国并出口。蔓生百部分布于山东、安徽、江苏、浙江、福建、江西、湖南、湖北、陕西、四川等地。对叶百部分布于湖南、湖北、广东、广西、四川、云南、贵州等地。春、秋二季采挖，除去须根，洗净，置沸水中略烫或蒸至无白心，取出，晒干。

【饮片规格】

百部 除去杂质，洗净，润透，切厚片，干燥。

蜜百部 取百部片，照蜜炙法炒至不粘手。

【性状】

药材

直立百部　呈纺锤形，上端较细长，皱缩弯曲，长 5 ～ 12 cm，直径 0.5 ～ 1 cm。表面黄白色或淡棕黄色，有不规则深纵沟，间或有横皱纹。质脆，易折断，断面平坦，角质样，淡黄棕色或黄白色，皮部较宽，中柱扁缩。气微，味甘、苦。

蔓生百部　两端稍狭细，表面多不规则皱褶和横皱纹。

对叶百部　呈长纺锤形或长条形，长 8 ～ 24 cm，直径 0.8 ～ 2 cm。表面浅黄棕色至灰棕色，具浅纵皱纹或不规则纵槽。质坚实，断面黄白色至暗棕色，中柱较大，髓部类白色。

饮片

百部　本品呈不规则厚片或不规则条形斜片；表面灰白色、棕黄色，有深纵皱纹；切面灰白色、淡黄棕色或黄白色，角质样；皮部较厚，中柱扁缩。质韧软。气微、味甘、苦。

蜜百部　本品形同百部片，表面棕黄色或褐棕色，略带焦斑，稍有黏性。味甜。

【外观质量评价】药材均以肉质饱满、不带根茎者为佳。

【药性及功能主治】甘、苦，微温。归肺经。润肺下气止咳，杀虫灭虱。用于新久咳嗽，肺痨咳嗽，顿咳；外用于头虱，体虱，蛲虫病，阴痒。蜜百部润肺止咳，用于阴虚劳嗽。

百合（药典品种）

【来源】本品为百合科植物卷丹 *Lilium lancifolium* Thunb.、百合 *Lilium brownii* F. E. Brown var. *viridulum* Baker 或细叶百合 *Lilium pumilum* DC. 的干燥肉质鳞叶。

【产地加工】百合分布很广，药用主要来源于家种栽培品，主产于江苏宜兴、浙江湖州、湖南邵阳、甘肃兰州等地，以上四地为全国四大产区。秋季采挖，洗净，剥取鳞叶，置沸水中略烫，干燥。

【饮片规格】

百合　除去杂质。

蜜百合　取净百合，照蜜炙法炒至不粘手。

【性状】

百合 呈长椭圆形，长 2 ～ 5 cm，宽 1 ～ 2 cm，中部厚 1.3 ～ 4 mm。表面黄白色至淡棕黄色，有的微带紫色，有数条纵直平行的白色维管束。顶端稍尖，基部较宽，边缘薄，微波状，略向内弯曲。质硬而脆，断面较平坦，角质样。气微，味微苦。

3 种植物来源中，卷丹长 2 ～ 3.5 cm，宽 1 ～ 1.5 cm，厚 0.1 ～ 0.3 cm，有脉纹 3 ～ 8 条；百合长 1.5 ～ 3 cm，宽 0.5 ～ 1 cm，厚约 0.4 cm，脉纹 3 ～ 5 条或不明显；细叶百合长 5.5 cm，宽 2.5 cm，厚约 0.35 cm，色较暗，脉纹不明显。

百合商品有按用途分为药用百合和食用百合者，最常用的仍为按产地划分：

（1）主产于浙江湖州、江苏宜兴一带的栽培品，被誉为“龙牙百合”，主要供食用，其性状特征为片形均匀，色白微黄，味甘淡而不苦，此外，广东、江西等地之栽培品亦属此类。尤以浙江湖州一带所产质佳，色白瓣宽。

（2）主产于四川、湖南、湖北等地的野生品名为“川百合”，湖南邵阳及四川、湖北等地亦有栽培，多供药用，其特征为片较小而薄，色黄棕（较龙牙百合深），外皮比龙牙百合粗糙，味甘苦。瓣片多不均匀，常扭曲。

（3）主产于甘肃兰州及青海等地之栽培品，近年产量较大，其特点为片大，长可达 6 cm。多供食用。

蜜百合 本品形如百合，表面棕黄色，偶见焦斑，略带黏性。味甜。

【外观质量评价】均以片形均匀，肥厚，色黄白，质硬、脆，无黑片、油片者佳。

【药性及功能主治】甘，寒。归心、肺经。养阴润肺，清心安神。用于阴虚燥咳，劳嗽咳血，虚烦惊悸，失眠多梦，精神恍惚。

【地方习用品】

兰州百合 本品为百合科植物兰州百合 *Lilium davidii Duchartre* var. *unicolor* Cotton. 的干燥肉质鳞叶。秋季采挖，洗净，剥取鳞叶，置沸水中略烫，干燥。本品呈长椭圆形、卵圆形肉质片状，长 1 ～ 4 cm，宽 0.5 ～ 2 cm。表面黄白色或略显淡棕黄色，有的微带紫色，有数条纵直平行的维管束。顶端稍尖，基部较宽，边缘薄，微波状，略向内弯曲。质硬而脆，断面较平坦，角质样。气微，味甜。

川贝母（药典品种）

【来源】本品为百合科植物川贝母 *Fritillaria cirrhosa* D．Don、暗紫贝母 *Fritillaria unibracteata* Hsiao et K. C. Hsia、甘肃贝母 *Fritillaria przewalskii* Maxim、梭砂贝母 *Fritillaria delavayi* Franch.、太白贝母 *Fritillaria taipaiensis* P. Y. Li 或瓦布贝母 *Fritillaria unibracteata* Hsiao et K. C. Hsia var. wabuensis（S. Y. Tang et S. C. Yue）Z. D. Liu, S. Wang et S. C. Chen 的干燥鳞茎。按性状不同分别习称“松贝”“青贝”“炉贝”和“栽培品”（太白贝母、瓦布贝母）。

【产地加工】

1. 川贝母　为商品“青贝”的主流品种之一，主产于四川甘孜、西藏芒康、云南德钦以及青海玉树等地。

2. 暗紫贝母　为商品“松贝”之主流品种，主产于四川茂县、汶川、平武、马尔康，及青海等地，过去集散于四川松潘，故称“松贝”。

3. 甘肃贝母　又称“岷贝”，个头较小，形如珍珠，故又称“珍珠贝”，主产于四川康定、雅江，甘肃岷县、文县、武都，青海班玛、久治等地。

4. 梭砂贝母　又称“炉贝”，过去多在四川康定集散（原名“打箭炉”，故称“炉贝”）。

5. 太白贝母　原野生于陕西洋县，重庆巫峡、巫山等地，20 世纪 90 年代重庆市巫溪县引种成功。

6. 瓦布贝母　主产于四川省阿坝州、甘孜州及相邻的青海省、甘肃省等地。

夏、秋二季或积雪融化后采挖，除去须根、粗皮及泥沙，晒干或低温干燥。

【性状】

松贝　呈类圆锥形或近球形，高 0.3 ～ 0.8 cm，直径 0.3 ～ 0.9 cm。表面类白色。外层鳞叶 2 瓣，大小悬殊，大瓣紧抱小瓣，未抱部分呈新月形，习称“**怀中抱月**”；顶部闭合，内有类圆柱形、顶端稍尖的心芽和小鳞叶 1 ～ 2 枚；先端钝圆或稍尖，顶部闭合；底部平坦或凹入，能放平坐稳，习称“**观音坐莲**”“**怀抱子**”，中心有 1 灰褐色的鳞茎盘，偶有残存须根。质硬而脆，断面白色，富粉性。气微，味微苦。

青贝　呈圆锥形略似桃，高 0.4 ～ 1.4 cm，直径 0.4 ～ 1.6 cm。外层鳞叶 2 瓣，大小相近，相对抱合，在顶端形成裂口，习称“**观音合掌**”或“**开口笑**”，内有心芽和小鳞叶 2 ～ 3 枚及细圆柱形的残茎，底部钝圆。质硬而脆，断面白色，富粉性。气微，味微苦。

岷贝　性状与松贝相似，体小，高约 5 mm，直径约 4 mm。有的小鳞叶不生于抱合的中心，而生于大鳞叶的前后。前面呈怀中抱月形，后面相对处有一浅沟（为另一小鳞叶脱落后的痕迹），少有外层鳞叶近相等者。

炉贝　呈长圆锥形，高 0.7 ～ 2.5 cm，直径 0.5 ～ 2.5 cm。表面类白色或浅棕黄色，有的具棕色斑点，习称“**虎皮斑**”。外层鳞叶2瓣，大小相近，顶部开裂而略尖，均呈开口状，露出细小的小鳞叶或心芽，习称“**马牙嘴**”。基部稍尖或较钝，略显锥形，不能放平直立。“梭砂贝母”之“梭”字的由来与此相关。

栽培品 呈类扁球形或短圆柱形，高0.5～2 cm，直径1～2.5 cm。表面类白色或浅棕黄色，稍粗糙，有的具浅黄色斑点。外层鳞叶2瓣，大小相近，顶部多开裂而较平。

【外观质量评价】以鳞茎完整、均匀、色白、有粉性者为佳。

【药性及功能主治】苦、甘，微寒。归肺、心经。清热润肺，化痰止咳，散结消痈。用于肺热燥咳，干咳少痰，阴虚劳嗽，痰中带血，瘰疬，乳痈，肺痈。

【易混品及伪品】

1. 轮叶贝母 为百合科植物轮叶贝母 *Fritillaria maximowiczii* Freyn 的干燥鳞茎。呈圆锥形或卵圆形，高0.4～1.2 cm，直径0.4～1.0 cm。表面浅黄色或浅黄棕色。顶端渐尖，基部突出多数鳞芽。一侧有浅纵沟。质坚硬，难折断。破碎面黄白色，角质，嚼之黏牙，味淡微苦。以基部鳞盘显著为其特征。产于河北北部（承德、遵化）、辽宁、吉林和黑龙江等地。

2. 米贝母 为百合科植物米贝母 *Fritillaria davidii* Franch. 的干燥鳞茎。药材多呈圆形、类圆形或不规则而皱缩，直径0.6～2 cm。表面白色或油质浸色，上部具5～20片大小不等肥厚鳞叶，向内弯曲，近于互相抱合，稍似莲花状；中下部为子鳞茎脱落后而遗留下小突起的鳞盘；底部具残存须根的圆形疤痕。质坚硬，断面粉白色。气微，味微甜。本品在四川彭州当地作民间药使用，但其与中药贝母有别。米贝母为植物名而非药材名，它与川贝母中薏米型的“米贝”（珍珠贝）在名称上易混淆，但实质不同。

3. 光慈姑 为百合科植物老鸦瓣 *Tulipa edulis*（Miq.）Baker 的干燥鳞茎。主产于河南、安徽、山东及江苏等地。自销或销外地。本品呈类圆锥形或桃形，顶端尖，基部圆平，中心凹入，一侧有一纵沟，高1～2 cm，直径0.5～1 cm。表面类白色或黄白色，光滑。质硬而脆，断面白色，富粉性，内有一圆锥形心芽。气微，味淡。本品含秋水仙碱，有毒。

4. 丽江山慈姑 为百合科植物丽江山慈姑（益辟坚）*Iphigenia indica*（L.）Kunth. 的干燥鳞茎。呈不规则短圆锥形，直径0.7～2 cm，高1～1.5 cm。顶端渐尖，基部常呈脐状凹入或平截。表面黄白色或灰黄棕色，光滑，一侧有自基部至顶部的纵沟。质坚硬，断面角质样或略显粉性，类白色。味苦而微麻舌。

5. 西藏洼瓣花 为百合科植物西藏洼瓣花 *Lloydia tibetica* Baker ex Oliver. 的干燥鳞茎。本品在陕西太白山民间草医混称“尖贝”与“狗牙贝”。

6. 唐菖蒲　为鸢尾科植物唐菖蒲 *Gladiolus gandavensis* Van Houtte. 的干燥鳞茎。为不规则块状，较扁，大小不等。两端有凹窝，无粉性，断面角质样。无臭，味淡。

7. 太白米　为百合科植物太白米 *Notholirion hyacinthinum*（Wils.）Stapf 的干燥鳞茎。又称假百合。四川有以其米粒状珠芽混称米贝母或充川贝母者。鳞茎呈卵形，鳞茎皮膜质，淡褐色，下部有多数须根，上生珠芽。分布于陕西、甘肃、四川、云南、西藏等地。

平贝母（药典品种）

【来源】本品为百合科植物平贝母 *Fritillaria ussuriensis* Maxim. 的干燥鳞茎。

【产地加工】主产于东北三省，以黑龙江五常、尚志，吉林桦甸、抚松、通化等地所产者为主。春季采挖，除去外皮、须根及泥沙，晒干或低温干燥。

【性状】

平贝母　本品呈扁球形，高0.5～1 cm，直径0.6～2 cm。表面乳白色或淡黄白色，外层鳞叶2瓣，肥厚，大小相近或一片稍大抱合，顶端略平或微凹入，常稍开裂；中央鳞片小。质坚实而脆，断面粉性。气微，味苦微酸。

平贝母大小悬殊，性状差异性大，小的（5 mm以下）有“怀中抱月”的特点，形似川贝母中的松贝，故常冒充松贝。与松贝相比较，平贝母的小瓣比大瓣短，大瓣顶端钝圆不尖，味入口即苦，这3点可与松贝区别。个大的（5 mm以上）特点就是“平”，两面都平坦，而其他贝母都是下平上尖，很好区别。大的鳞茎呈扁平圆球形，顶平开口见心，底部内陷，形如小算盘珠。

【外观质量评价】药材以鳞茎均匀、皮细、坚实、粉质重者为佳。

【药性及功能主治】苦、甘，微寒。归肺、心经。清热润肺，化痰止咳。用于肺热燥咳，干咳少痰，阴虚劳嗽，咳痰带血。

浙贝母（药典品种）

【来源】本品为百合科植物浙贝母 *Fritillara thunbergii* Miq. 的干燥鳞茎。

【产地加工】主产于浙江象山、鄞州、磐安及江苏南通、泰州等地。初夏植株枯萎时采挖，洗净。大小分开，大者除去芯芽，习称“大贝”或“元宝贝”；小者不去芯芽，习称“珠贝”。分别撞擦，除去外皮，拌以煅过的贝壳粉，吸去擦出的浆汁，干燥，商品称“灰贝”；或取鳞茎，大小分开，洗净，除去芯芽，趁鲜切成厚片，洗净，干燥，习称“浙贝片”。

【饮片规格】

浙贝母 除去杂质，洗净，润透，切厚片，干燥；或打成碎块。

【性状】

药材

大贝 为鳞茎外层的单瓣鳞叶，略呈新月形，高 1 ～ 2 cm，直径 2 ～ 3.5 cm。外表面类白色至淡黄色，内表面白色或淡棕色，被有白色粉末。质硬而脆，易折断，断面白色至黄白色，富粉性。气微，味微苦。

珠贝 为完整的鳞茎，呈扁圆形，高 1 ～ 1.5 cm，直径 1 ～ 2.5 cm。表面类白色，外层鳞叶 2 瓣，肥厚，略似肾形，互相抱合，内有小鳞叶 2 ～ 3 枚和干缩的残茎。

饮片 为鳞茎外层的单瓣鳞叶切成的片。椭圆形或类圆形，直径 1 ～ 2 cm，边缘表面淡黄色，切面平坦，粉白色。质脆，易折断，断面粉白色，富粉性。

【外观质量评价】以鳞叶肥厚、质坚实、粉性足、断面白色为佳。

【药性及功能主治】苦，寒。归肺、心经。清热化痰止咳，解毒散结消痈。用于风热咳嗽，痰火咳嗽，肺痈，乳痈，瘰疬，疮毒。

【附注】

东贝母 为浙贝母的类似品，其来源为浙贝母的变种东贝母 *Fritillara thunbergii* Miq. var. Chekiangensis Hsiao et K. G. Hsia. 的鳞茎。《中国药典》未收载。此为野生变种，现主要栽培在浙江东阳、磐安一带。其性状：个大者呈椭圆形，外层 2 枚鳞叶几乎等大，对合，上端开口；小个者呈卵形，外层 2 ～ 3 枚鳞叶大小悬殊，紧密抱合，质坚实；味很苦。在药材市场发现有药商挑选小个东贝母冒充“松贝”出售。但松贝类白色，且有“观音坐莲”、味微苦等特征；东贝母白色，底部不平，味很苦，以资区别。

黄精（药典品种）

【来源】本品为百合科植物滇黄精 *Polygonatum kingianum* Coll. et Hemsl.、黄精 *Polygonatum sibiricum* Delar ex Red. 或多花黄精 *Polygonatum cyrtonema* Hua 的干燥根茎。

按形状不同，习称“大黄精”“鸡头黄精”“姜形黄精”。

【产地加工】大黄精产于西南各省区，尤以云南、贵州及广西者为佳；鸡头黄精主产于河北、内蒙古及吉林、辽宁、黑龙江、河南、山东、山西、陕西等地；姜形黄精主产于湖南、湖北、贵州、四川等地。春、秋二季采挖，除去须根，洗净，置沸水中略烫或蒸至透心，干燥。

【饮片规格】

黄精　除去杂质，洗净，略润，切厚片，干燥。

酒黄精　取净黄精，照酒炖法或酒蒸法炖透或蒸透，稍晾，切厚片，干燥。

【性状】

药材

大黄精　即滇黄精，本品根茎为黄精类中最为粗大者，故习称“大黄精”，其质量最佳。药材呈**肥厚肉质的结节块状**，结节长可达 10 cm 以上，宽 3 ～ 6 cm，厚 2 ～ 3 cm。表面淡黄色至黄棕色，具环节，有皱纹及须根痕，结节上侧茎痕呈圆盘状，圆周凹入，中部突出。质硬而韧，不易折断，**断面角质，淡黄色至黄棕色。气微，味甜，嚼之有黏性，习称“冰糖碴”**。

鸡头黄精　**根茎横走，为粗细不等的圆柱形**。呈**结节状弯柱形**，长 3 ～ 10 cm，直径 0.5 ～ 1.5 cm。在生长期间每年形成 1 个节间，一头粗，一头细，习称“**年节间**”。结节长 2 ～ 4 cm，略呈圆锥形，常有分枝。表面黄白色或灰黄色，半透明，有纵皱纹，茎痕圆形，直径 5 ～ 8 mm。

姜形黄精　呈**长条结节块状**，长短不等，常数个块状结节相连，形如生姜。表面灰黄色或黄褐色，粗糙，结节上侧有突出的圆盘状茎痕，直径 0.8 ～ 1.5 cm。

味苦者不可药用。

饮片

黄精　本品呈不规则的厚片，外表皮淡黄色至黄棕色。切面略呈角质样，淡黄色至黄棕色，可见多数淡黄色筋脉小点。质稍硬而韧。气微，味甜，嚼之有黏性。

酒黄精　本品呈不规则的厚片。表面棕褐色至黑色，有光泽，中心棕色至浅褐色，可见筋脉小点。质较柔软。味甜，微有酒香气。

【外观质量评价】3 种黄精均以块大、肥厚、柔润、色黄、断面角质透明、味甜、呈“冰糖碴”者为佳。习惯认为姜形黄精质量最好，鸡头黄精次之，大黄精质较次。酒黄精以个大、肥厚、蒸透至内外乌黑色、质柔韧、气香、味纯甜不刺喉者为佳。

【药性及功能主治】甘，平。归脾、肺、肾经。补气养阴，健脾，润肺，益肾。用于脾胃气虚，体倦乏力，胃阴不足，口干食少，肺虚燥咳，劳嗽咳血，精血不足，腰膝酸软，须发早白，内热消渴。

【易混品及伪品】黄精与玉竹同为百合科 Polygonatum 属植物，由于品种复杂，商品时有混淆。从性状鉴别来看，黄精呈结节状，一端大一端小，节不甚明显；玉竹条细长，较平直，粗细均匀，节多而明显。黄精有甜苦之分，味苦者不可入药。苦黄精的来源有数种，主要为同属植物湖北黄精 *P. zanlanscianense* Pamp.、卷叶黄精 *P. cirrhifolium*（Wall.）Royle.、轮叶黄精 *P. verticillatum*（L.）All. 和垂叶黄精 P. curvistylum Hua。黄精的其他易混品及伪品也与玉竹类似，可见玉竹项下。

玉竹（药典品种）

【来源】本品为百合科植物玉竹 *Polygonatum odoratum*（Mill.）Druce 的干燥根茎。

【产地加工】主产湖南、浙江、江苏、广东、河南及安徽、江西、山东、辽宁、吉林等地。以湖南“湘玉竹”产量大，品质佳。秋季采挖，除去须根，洗净，晒至柔软后，反复揉搓、晾晒至无硬心，晒干；或蒸透后，揉至半透明，晒干。

【饮片规格】

玉竹 除去杂质，洗净，润透，切厚片或段，干燥。

【性状】

药材 本品呈长圆柱形，略扁，少有分枝，长 4 ～ 18 cm，直径 0.3 ～ 1.6 cm。表面黄白色或淡黄棕色，半透明，具纵皱纹和微隆起的环节，有白色圆点状的须根痕和圆盘状茎痕。干品质硬而脆，遇潮后变软，易折断，断面角质样或显颗粒性。气微，味甘，嚼之发黏。

饮片 本品呈不规则厚片或段。外表皮黄白色至淡黄棕色，半透明，有时可见环节。切面角质样或显颗粒性。气微，味甘，嚼之发黏。

【外观质量评价】药材以身干、条长、肉厚、黄白色半透明、无干姜皮、不泛油、味甜者为佳。

【药性及功能主治】甘，微寒。归肺、胃经。养阴润燥，生津止渴。用于肺胃阴伤，燥热咳嗽，咽干口渴，内热消渴。

【地方习用品】

其他同属植物根茎 除正品外，其他同属植物的根茎在不同地区亦习惯作为玉竹使用，同时也存在着伪品。

（1）同属植物毛筒玉竹 *Polygonatum inflatum* Kom. 的根茎。在东北作玉竹药用。根茎长 5 ～ 10 cm，有的弯曲，直径 6 ～ 10 mm 左右，表面黄棕色至深棕色，节呈环状，须根脱落或留存。产于黑龙江、辽宁、吉林，在当地作玉竹使用。

（2）同属植物二苞玉竹 *Polygonatum involucratum*（Franch. et Sav.）Maxim. 的根茎。山西称“小玉竹”。根茎呈细长圆柱形，直径 3 ～ 5 mm，较之他种玉竹细而短小，产于东北及华北地区。在当地作玉竹使用。

（3）同属植物新疆玉竹 *Polygonatum rosecum*（Ledeb.）Kunth 的根茎。又名紫花玉竹、玫瑰红玉竹。根茎呈细圆柱形，粗细大致均匀，直径 3 ～ 7 mm。产于新疆塔里木盆地，在当地作玉竹使用。

（4）同属植物康定玉竹 *Polygonatum pratii* Baker. 的根茎。根茎呈细长圆柱形，近等粗，常有叉状分枝，直径 3 ～ 5 mm，药材为淡黄棕色，味甜，嚼之有黏性。产于云南及四川西部地区。

（5）同属植物热河黄精 *Polygonatum macropodium* Turcz. 的根茎。在东北南部和华北部分地区作玉竹药用，称“大玉竹”。根茎圆柱形，长 5 ～ 10 cm，直径约 0.5 cm，一端稍尖，有时分叉。表面深棕色。节呈环状隆起，疏密不一。

（6）同属植物互卷黄精 *Polygonatum alternicirrhosum* Hand-Mazz. 的根茎。在四川绵阳地区作玉竹使用。

【易混品及伪品】

1. 深裂竹根七　百合科植物深裂竹根七 *Disporopsis pernyi*（Hua）Diels 的根茎。呈圆柱形，直径 5 ～ 10 mm，质地较正品玉竹坚硬，略扁或弯曲，外表棕色。本品在西南地区混称“大玉竹”。

2. 假万寿竹　百合科植物假万寿竹 *Disporopsis fuscopicta* Hance. 的根茎。本品在广西部分地区误作玉竹使用。

土茯苓（药典品种）

【来源】本品为百合科植物光叶菝葜 *Smilax glabra* Roxb. 的干燥根茎。

【产地加工】国内主产于广东、湖南、湖北、浙江、安徽、四川等地。市场上土茯苓多为从越南等周边国家进口的土茯苓，国产土茯苓因资源及采挖成本等原因而货源较少。夏、秋二季采挖，除去须根，洗净，趁鲜切成薄片，干燥。

【饮片规格】

土茯苓 未切片者，浸泡，洗净，润透，切薄片，干燥。

【性状】

药材 本品略呈圆柱形，稍扁或呈不规则条块，有结节状隆起，具短分枝，长5～22 cm，直径2～5 cm。表面黄棕色或灰褐色，凹凸不平，有坚硬的须根残基，分枝顶端有圆形芽痕，有的外皮现不规则裂纹，并有残留的鳞叶。质坚硬。切片呈长圆形或不规则，厚1～5 mm，边缘不整齐；切面类白色至淡红棕色，粉性，可见点状维管束及多数小亮点；质略韧，折断时有粉尘飞扬，以水湿润后有黏滑感。气微，味微甘、涩。

饮片 本品**呈长圆形或不规则的薄片，边缘不整齐。切面类白色至淡红棕色，粉性，可见点状维管束及多数小亮点；以水湿润后有黏滑感**。气微，味微甘、涩。

【外观质量评价】以身干、片大、粉性大、筋脉少、断面淡棕色者为佳。

【药性及功能主治】甘、淡，平。归肝、胃经。解毒，除湿，通利关节。用于梅毒及汞中毒所致的肢体拘挛，筋骨疼痛；湿热淋浊，带下，痈肿，瘰疬，疥癣。

【地方习用品】当前全国各地作为土茯苓使用的品种繁多，据统计共有4科5个属32种植物之多，包括百合科菝葜属植物23种，百合科肖菝葜属植物4种，薯蓣科植物2种，旋花科植物1种，蓼科植物2种。

1. 红土茯苓 为百合科植物菝葜 *Smilax china* L. 以及菝葜属多种植物的根茎。根茎呈圆柱形，稍弯曲，呈不规则结节块状和凹陷，长8～18 cm，直径2～4 cm。节膨大处有粗大疙瘩刺，质坚硬，难折断。断面黄白色（日久变红棕色）。

2. 白土茯苓 为百合科植物肖菝葜 *Heterosmilax japonica* Kunth 以及肖菝葜属植物的根茎。呈不规则块状，长10～30 cm，直径5～8 cm。表面黄褐色，粗糙，有须根坚硬残基，质坚硬，难折断。断面周围呈白色，中心黄色，显粉性。

【易混品及伪品】

1. 薯蓣科植物 为薯蓣科植物粉背薯蓣 *Dioscorea hypoglauca* Palibin 或绵萆薢 *Dioscorea spongiosa* J. Q. Xi., M. Mizuno et W. L Zhao 的干燥根茎切片。性状特征见“粉萆薢”“绵萆薢”项下。

2. 旋花科植物红土瓜 *Ipomoea hungaiensis* Lingelsh. et Borza 的干燥根茎。

3. 蓼科植物金荞麦 *Fagopyrum dibotrys*（D. Don）Hara 或硬枝万年 *Fagopyrum urophyllum*（But. et Franch）H. Ggross. 的干燥根茎。

天冬（药典品种）

【来源】本品为百合科植物天冬 *Asparagus cochinchinensis*（Lour.）Merr. 的干燥块根。

【产地加工】主产于贵州、四川、广西、云南、湖南等地，以贵州所产者产量大品质优。根据市场流通情况分为“大天冬”与“小天冬”。秋、冬二季采挖，洗净，除去茎基和须根，置沸水中煮或蒸至透心，趁热除去外皮，洗净，干燥。

【饮片规格】

天冬　除去杂质，迅速洗净，切薄片，干燥。

【性状】

药材　本品呈**长纺锤形，略弯曲**，长 5 ～ 18 cm，直径 0.5 ～ 2 cm。大天冬长≥5 cm，直径≥ 0.9 cm，小天冬长≥ 4 cm，直径≥ 0.5 cm。**表面黄白色至淡黄棕色，半透明**，光滑或具深浅不等的纵皱纹，偶有残存的灰棕色外皮。质硬或柔润，有黏性，**断面角质样，中柱黄白色**。气微，**味甜、微苦**。

饮片　本品呈类圆形或不规则形的片。外表面黄白色至淡黄棕色，半透明，光滑或具深浅不等的纵皱纹，偶有残存的灰棕色外皮。质硬或柔润，有黏性。切面角质样，中柱黄白色。气微，味甜、微苦。

【外观质量评价】药材以个大、饱满、半透明、黄白色者为佳。

【药性及功能主治】甘、苦，寒。归肺、肾经。养阴润燥，清肺生津。用于肺燥干咳，顿咳痰黏，腰膝酸痛，骨蒸潮热，内热消渴，热病津伤，咽干口渴，肠燥便秘。

【伪品】

羊齿天门冬　为百合科植物羊齿大门冬 *Asparagus filicinus* Buch. -Ham. ex D. Don. 的干燥块根。本品呈纺锤形。根较瘦小，长 2 ～ 8 cm，直径 0.5 ～ 0.9 cm。表面黄棕色，残存外皮棕褐色，质硬脆，易折断，断面类白色，有的呈空壳状。气微，味苦，微麻舌。

麦冬（药典品种）

【来源】本品为百合科植物麦冬 *Ophiopogon japonicus*（L.f）Ker-Gawl. 的干燥块根。

【产地加工】商品有杭麦冬与川麦冬之分。杭麦冬主产于浙江杭州、余姚，江苏无锡、镇江等地；川麦冬主产于四川绵阳等地。川麦冬栽培后次年 4 月上旬采挖，杭麦冬生长时间较长，第 2 年 6 ～ 7 月采挖。采挖后，洗净，反复暴晒、堆置，至七八成干，除去须根，干燥。

【饮片规格】

麦冬 除去杂质，洗净，润透，轧扁，干燥。

【性状】

药材 本品呈纺锤形，两端略尖，长 1.5 ～ 3 cm，直径 0.3 ～ 0.6 cm。表面淡黄色或灰黄色，有细纵纹。质柔韧，断面黄白色，半透明，中柱细小。气微香，味甘、微苦。

饮片 本品形如麦冬，或为轧扁的纺锤形块片。表面淡黄色或灰黄色，有细纵纹。质柔韧，断面黄白色，半透明，中柱细小。气微香，味甘、微苦。

【外观质量评价】药材均以身干、个肥大、黄白色、半透明、质柔软、有香气、嚼之发黏者为佳。

【药性及功能主治】甘、微苦，微寒。归心、肺、胃经。养阴生津，润肺清心。用于肺燥干咳，阴虚痨嗽，喉痹咽痛，津伤口渴，内热消渴，心烦失眠，肠燥便秘。

【易混品】

山麦冬 为百合科植物湖北麦冬 *Liriope spicata*（Thunb.）Lour. var. prolifera Y. T. Ma 或短葶山麦冬 Liriope muscari（Decne.）Baily 的干燥块根。湖北麦冬主产于湖北襄阳老河口、谷城等地，销全国。短葶山麦冬华东地区均有产，主产于福建惠安、仙游等地。湖北麦冬呈纺锤形，两端略尖，长 1.2 ～ 3 cm，直径 0.4 ～ 0.7 cm；表面淡黄色至棕黄色，具不规则纵皱纹；质柔韧，干后质硬脆，易折断，断面淡黄色至棕黄色，角质样，中柱细小；气微，味甜，嚼之发黏。短葶山麦冬稍扁，长 2 ～ 5 cm，直径 0.3 ～ 0.8 cm，具粗纵纹；味甘、微苦。

薤白（药典品种）

【来源】本品为百合科植物小根蒜 *Allium macrostemon* Bge. 或薤 *Allium chinense* G. Don 的干燥鳞茎。

【产地加工】小根蒜主产于东北各省及江苏、湖北等地，全国大部分地区有分布。薤主产于长江流域各省。夏、秋二季采挖，洗净，除去须根，蒸透或置沸水中烫透，晒干。

【性状】

小根蒜　呈不规则卵圆形，高 0.5 ～ 1.5 cm，直径 0.5 ～ 1.8 cm。表面黄白色或淡黄棕色，皱缩，半透明，有类白色膜质鳞片包被，底部有突起的鳞茎盘。质硬，角质样。有蒜臭，味微辣。

薤　呈略扁的长卵形，高 1 ～ 3 cm，直径 0.3 ～ 1.2 cm。表面淡黄棕色或棕褐色，具浅纵皱纹。质较软，断面可见鳞叶 2 ～ 3 层，嚼之粘牙。

【外观质量评价】以个大、质坚、饱满、黄白色、半透明者为佳。

【药性及功能主治】辛、苦，温。归心、肺、胃、大肠经。通阳散结，行气导滞。用于胸痹心痛，脘腹痞满胀痛，泻痢后重。

知母（药典品种）

【来源】本品为百合科植物知母 *Anemarrhena asphodeloides* Bge. 的干燥根茎。

【产地加工】主产于河北、山西、陕西、内蒙古，以河北易县产者质量最佳，习称“西陵知母”，此外华北、东北及西北其他省区亦产。春、秋二季采挖，除去须根和泥沙，晒干，习称“毛知母”；或除去外皮，晒干，为“知母肉”。

【饮片规格】

知母　除去杂质，洗净，润透，切厚片，干燥，去毛屑。

盐知母　取知母片，照盐水炙法炒干。

【性状】

药材　本品呈长条状，微弯曲，略扁，偶有分枝，长 3 ～ 15 cm，直径 0.8 ～ 1.5 cm，一端有浅黄色的茎叶残痕。表面黄棕色至棕色，上面有一凹沟，具紧密排列的环状节，节上密生黄棕色的残存叶基，习称“**金包头**”，由两侧向根茎上方生长；下面隆起而略皱缩，并有凹陷或突起的点状根痕。质硬，易折断，断面黄白色。气微，味微甜、略苦，嚼之带黏性。

饮片

知母　本品呈不规则类圆形的厚片。外表皮黄棕色或棕色，可见少量残存的黄棕色叶基纤维和凹陷或突起的点状根痕。切面黄白色至黄色。气微，味微甜、略苦，嚼之带黏性。

盐知母　本品形如知母片，色黄或微带焦斑。味微咸。

【外观质量评价】毛知母药材以身条肥大、外皮附金黄色细绒毛、质坚实而柔润、断面白色、嚼之味苦而发黏者为佳；知母肉药材以条肥大、滋润、质坚、色白、嚼之发黏者为佳。

【药性及功能主治】苦、甘，寒。归肺、胃、肾经。清热泻火，滋阴润燥。用于外感热病，高热烦渴，肺热燥咳，骨蒸潮热，内热消渴，肠燥便秘。

重楼（药典品种）

【来源】本品为百合科植物云南重楼 *Paris polyphylla* Smith var. *yunnanensis*（Franch.）Hand.-Mazz. 或七叶一枝花 *Paris polyphylla* Smith var. *chinensis*（Franch. ）Hara 的干燥根茎。

【产地加工】七叶一枝花分布于四川、云南、江苏、安徽、浙江、江西、湖南、湖北、福建、广西等地。云南重楼分布于云南、贵州、广西、福建、湖北、湖南等地。秋季采挖，除去须根，洗净，晒干。

【饮片规格】

重楼 除去杂质，洗净，润透，切片，晒干。

【性状】

药材 本品呈结节状扁圆柱形，略弯曲，长 5 ～ 12 cm，直径 1.0 ～ 4.5 cm。表面黄棕色或灰棕色，外皮脱落处呈白色；密具层状突起的粗环纹，一面结节明显，结节上具椭圆形凹陷茎痕，另一面有疏生的须根或疣状须根痕。顶端具鳞叶和茎的残基。质坚实，断面平坦，白色至浅棕色，粉性或角质。气微，味微苦、麻。

饮片 本品为近圆形、椭圆形或不规则片状。表面白色、黄白色或浅棕色，周边表皮黄棕色或棕褐色，**粉性或角质**。气微，味微苦、麻。

【外观质量评价】药材以粗壮、质坚实、断面色白、粉性足者为佳。通常认为七叶一枝花优于云南重楼。云南重楼中粉质优于胶质。

【药性及功能主治】苦，微寒；有小毒。归肝经。清热解毒，消肿止痛，凉肝定惊。用于疔疮痈肿，咽喉肿痛，蛇虫咬伤，跌扑伤痛，惊风抽搐。

【易混品及伪品】

1. 同科属多种植物　据有关资料统计重楼属入药的植物有 10 余种，如狭叶重楼、长叶隔重楼、海南重楼、凌云重楼、南重楼、金线重楼、球药重楼、黑籽重楼、五指莲、日本重楼等。大都是横生的根茎。但即使同一种，性状也差别很大（如云南重楼直径在 1.2 ～ 6 cm），切成饮片后更难区别。近年重楼价格暴涨，正品之外的重楼属根茎和其他科属的根茎都有混杂冒充。

2. 万年青　为百合科植物万年青 *Rohdea japonica*（Thunb）Roth 或开口箭属 *Tupistra* 植物的根茎。根茎呈圆柱形，长短不一，直径 1 ～ 2 cm。 表面呈棕色或棕褐色，具密集波状环节，并有圆点状根痕。质硬，略带韧性，断面呈白色或浅棕色，味甜微苦涩。

粉萆薢（药典品种）

【来源】本品为薯蓣科植物粉背薯蓣 *Dioscorea hypoglauca* Palibin 的干燥根茎。

【产地加工】主产于浙江、安徽、江西、湖南等地。秋、冬二季采挖，除去须根，洗净，切片，晒干。

【性状】

粉萆薢　本品为不规则的薄片，边缘不整齐，大小不一，厚约 0.5 mm。有的有棕黑色或灰棕色的外皮。切面黄白色或淡灰棕色，维管束呈小点状散在。质松，略有弹性，易折断，新断面近外皮处显淡黄色。气微，味辛、微苦。

【外观质量评价】药材以身干、色黄白、片大而薄、有弹性、整齐而不破碎者为佳。

【药性及功能主治】苦，平。归肾、胃经。利湿去浊，祛风除痹。用于膏淋，白浊，白带过多，风湿痹痛，关节不利，腰膝疼痛。

【易混品及伪品】

1. 绵萆薢　见“绵萆薢”条。

2. 白萆薢　为同科植物纤细薯蓣 *Dioscorea gracmima* Miq. 的根茎。呈竹节状，类圆柱形。表面皱缩，具有细密的纹理，直径约 0.5 cm。干燥后质坚硬，不易折断。切成薄片，断面淡黄色，粉质。味苦。

3. 山萆薢　为同科植物山萆薢 *Dioscorea tokoro* Makino. 的根茎。呈圆柱形，不规则弯曲或分枝，直径约 1 cm。表面着生多数须根，有不规则的纵长皱纹。质坚硬。切片后，断面淡黄色，粉性。味苦。

绵萆薢（药典品种）

【来源】本品为薯蓣科植物绵萆薢 *Dioscorea spongiosa* J. Q. Xi, M. Mizuno et W. L . Zhao 或福州薯蓣 *Dioscorea futschauensis* Uline ex R. Kunth 的干燥根茎。

【产地加工】主产于湖南、江西、福建、浙江等地。秋、冬二季采挖，除去须根，洗净，切片，晒干。

【性状】

绵萆薢 本品为不规则的斜切片，边缘不整齐，大小不一，厚 2 ～ 5 mm。外皮黄棕色至黄褐色，有稀疏的须根残基，呈圆锥状突起。质疏松，略呈海绵状，切面灰白色至浅灰棕色，黄棕色点状维管束散在。气微，味微苦。

【外观质量评价】药材以身干、色白、片子厚薄均匀者为佳。

【药性及功能主治】苦，平。归肾、胃经。利湿去浊，祛风除痹。用于膏淋，白浊，白带过多，风湿痹痛，关节不利，腰膝疼痛。

山药（药典品种）

【来源】本品为薯蓣科植物薯蓣 *Dioscorea opposita* Thunb. 的干燥根茎。

【产地加工】主产河南温县、武陟、博爱等地。过去大都集中在河南沁阳（旧属怀庆府）集散，故名“怀山药”；其产量大，质量优，销全国并大量出口。此外，河北、山西、浙江等地亦有分布。冬季茎叶枯萎后采挖，切去根头，洗净，除去外皮和须根，干燥，习称“毛山药”；或除去外皮，趁鲜切厚片，干燥，称为“山药片”；也有选择肥大顺直的干燥山药，置清水中，浸至无干心，闷透，切齐两端，用木板搓成圆柱状，晒干，打光，习称“光山药”。

【饮片规格】

山药 山药除去杂质，分开大小个，泡润至透，切厚片，干燥。切片者呈类圆形的厚片。

麸炒山药 取净山药片，照麸炒法炒至黄色。

【性状】

药材

毛山药　本品略呈圆柱形，弯曲而稍扁，长 15 ～ 30 cm，直径 1.5 ～ 6 cm。表面黄白色或淡黄色，有纵沟、纵皱纹及须根痕，偶有浅棕色外皮残留。体重，质坚实，不易折断，断面白色，粉性。气微，味淡、微酸，嚼之发黏。

山药片　为不规则的厚片，皱缩不平，切面白色或黄白色，质坚脆，粉性。气微，味淡、微酸。

光山药　呈圆柱形，两端平齐，长 9 ～ 18 cm，直径 1.5 ～ 3 cm。表面光滑，白色或黄白色。

饮片

山药　切片者呈类圆形的厚片。表面类白色或淡黄白色，质脆，易折断，断面类白色，富粉性。

麸炒山药　本品形如山药片，表面黄白色或微黄色，偶见焦斑，略有焦香气。

【外观质量评价】药材以条粗、质坚实、粉性足、断面色洁白者为佳。

【药性及功能主治】甘，平。归脾、肺、肾经。补脾养胃，生津益肺，补肾涩精。用于脾虚食少，久泻不止，肺虚喘咳，肾虚遗精，带下，尿频，虚热消渴。麸炒山药补脾健胃，用于脾虚食少，泄泻便溏，白带过多。

【地方习用品】

广山药　为薯蓣科植物山薯 *D. fordii* Prain et Burk. 或褐苞薯蓣 *D. persimilis* Prain et Burk. 的干燥根茎。本品与怀山药相比，较粗，直径 1 ～ 7 cm，多一端稍粗，另端细。表面粉白色，显刮削痕。质较松而不结，用指甲刮之易脱粉。断面白色或淡黄色，粉性，呈颗粒状，散有少量棕色点状物。气微，味甘微酸，嚼之黏性较差，久煮易烂。广山药饮片与怀山药饮片外观相似，可用显微鉴别区别，广山药粉末中可见石细胞，怀山药则无。

【易混品及伪品】

1. 参薯　为薯蓣科植物参薯 *Dioscorea elata* L. 的干燥块茎。主产于四川、湖北及湖南等地，四川称之为“方山药”。自产自销并外销。块茎变异较大，有圆柱形、圆锥形、球形，长短粗细不同。表面黄白色或浅棕色，断面白色或浅黄色，富粉性。气无，味甘、淡。粉末中可见石细胞。

2. 脚板山药　为薯蓣科植物脚板山药 *Dioscorea alata* L. f. flabella Malkino. 的块茎。形似脚板，故称“脚板苕”。未切片者呈脚板状或不规则团块状，多去净栓皮。表面淡紫红色，间有白色，凹凸不平。切片者呈不规则片状。粉末中可见石细胞。

3. 木薯　为大戟科植物木薯 *Manihot esculenta* Grantz. 的块根。加工成圆形片或斜切片状，片厚 2 ～ 4 mm，直径 2 ～ 5 cm。外表白色或淡黄色，偶见棕色外皮残留。切面粉白色，有淡黄色筋脉点辐射状散在，偶见淡棕色环（形成层），多数中央具裂隙。木心淡黄色呈纤维形，或木心被抽去呈孔洞状，粉性足，手捏之有滑感。气无，味甜微酸。

4. 番薯　为旋花科植物番薯 *Ipomoea batatas*（L.）Lam. 的干燥块茎。呈类圆形斜切片。切面白色或黄白色，粉性，可见淡黄棕色的筋脉点或线纹。近皮部有一圈淡黄棕色的环纹。质柔软，具弹性，手弯成弧状而不折断。具甘薯的清香气，味甘甜。

射干（药典品种）

【来源】本品为鸢尾科植物射干 *Belamcanda chinensis*（L.）DC. 的干燥根茎。

【产地加工】主产于湖北、河南、江苏、安徽等地。习惯认为湖北所产者质坚色黄、品质较佳，习称“汉射干”。夏、秋季采挖。将挖得的根茎除去茎叶，晒干即成；或晒至半干时，放于铁丝筛中，用微火烘烤，边烤边翻，直至毛须烧净，再晒干即成。

【饮片规格】

射干　除去杂质，洗净，润透，切薄片，干燥。

【性状】

药材　本品呈不规则结节状，长 3 ～ 10 cm，直径 1 ～ 2 cm。表面黄褐色、棕褐色或黑褐色，皱缩，有较密的环纹。上面有数个圆盘状凹陷的茎痕，偶有茎基残存；下面有残留细根及根痕。质硬，断面黄色，颗粒性。气微，味苦、微辛。

饮片　本品呈不规则形或长条形的薄片。外表皮黄褐色、棕褐色或黑褐色，皱缩，可见残留的须根和须根痕，有的可见环纹。**切面淡黄色或鲜黄色，具散在筋脉小点或筋脉纹**，有的可见环纹。气微，**味苦、微辛。咀嚼后，唾液变黄**。

【外观质量评价】以粗壮、坚硬、断面色黄者为佳。

【药性及功能主治】苦，寒。归肺经。清热解毒，消痰，利咽。用于热毒痰火郁结，咽喉肿痛，痰涎壅盛，咳嗽气喘。

【易混品及伪品】

川射干　本品为鸢尾科植物鸢尾 *Iris tectorum* Maxim. 的干燥根茎。本品呈不规则条状或圆锥形，略扁，有分枝，长 3 ～ 10 cm，直径 1 ～ 2.5 cm。表面灰黄褐色或棕色，有环纹和纵沟。常有残存的须根及凹陷或圆点状突起的须根痕。质松脆，易折断，断面黄白色或黄棕色。气微，味甘、微辛而后有刺舌感。

干姜（药典品种）

【来源】本品为姜科植物姜 *Zingiber officinale* Rosc. 的干燥根茎。

【产地加工】主产于四川犍为，贵州长顺、兴仁，湖北来凤，广东新会，以及浙江、山东、湖南、广西、江西、福建等地。冬季采挖，除去须根和泥沙，晒干或低温干燥。根据切片与否又分为“干姜”与“干姜片”。

【饮片规格】

干姜片　趁鲜切片晒干或低温干燥

炮姜　取干姜，照烫法用砂烫至鼓起，表面棕褐色。

姜炭　取干姜，照炒炭法炒至表面黑色、内部棕褐色。

【性状】

药材

干姜　呈扁平块状，具指状分枝，长 3 ～ 7 cm，厚 1 ～ 2 cm。表面灰黄色或浅灰棕色，粗糙，具纵皱纹和明显的环节。分枝处常有鳞叶残存，分枝顶端有茎痕或芽。质坚实，断面黄白色或灰白色，粉性或颗粒性，内皮层环纹明显，维管束及黄色油点散在。气香、特异，味辛辣。

饮片

干姜片　本品呈不规则纵切片或斜切片，具指状分枝，长 1 ～ 6 cm，宽 1 ～ 2 cm，厚 0.2 ～ 0.4 cm。外皮灰黄色或浅黄棕色，粗糙，具纵皱纹及明显的环节。切面灰黄色或灰白色，略显粉性，可见较多的纵向纤维，有的呈毛状。质坚实，断面纤维性。气香、特异，味辛辣。

炮姜　呈不规则膨胀的块状，具指状分枝。表面棕黑色或棕褐色。质轻泡，断面边缘处显棕黑色，中心棕黄色，细颗粒性，维管束散在。气香、特异，味微辛、辣。

姜炭　本品形如干姜片块，表面焦黑色，内部棕褐色，体轻，质松脆。味微苦，微辣。

【外观质量评价】药材以色白、粉质多、味辛辣者为佳，尤以四川犍为产者为道地，称“犍干姜”。

【药性及功能主治】

干姜辛，热。归脾、胃、肾、心、肺经。温中散寒，固阳通脉，温肺化饮。用于脘腹冷痛，呕吐泄泻，肢冷脉微，寒饮喘咳。

炮姜辛，热。归脾、胃、肾经。温经止血，温中止痛。用于阳虚失血，吐衄崩漏，脾胃虚寒，腹痛吐泻。

【地方习用品】

筠姜　本品为姜科植物姜 *Zingiber officinale* Rosc. 的新鲜根茎经蒸制的炮制加工品。为四川地方炮制品。取生姜，洗净，大小分档，蒸制至透心，取出，稍晾，拌回蒸液，干燥；或拌回蒸液，润透，切厚片，干燥，得筠姜片。本品呈扁平块状，具指状分枝，长 3 ～ 7 cm，厚 0.3 ～ 2 cm。表面黄白色或黄棕色，粗糙，皱缩，具纵皱纹和环节。分枝处常有鳞叶残存，分枝顶端有茎痕或芽。质坚硬，断面较平坦，黄白色至深棕色，透明角质样，内皮层环纹明显，维管束散在。气香、特异，味辛辣。

【劣品】

劣品干姜　市场上会有不同加工方法的干姜出现，主要有硫熏干姜与无硫干姜，硫熏干姜常常二氧化硫超标，闻之有硫熏刺鼻味；还有粉姜与柴姜，南方产区所产多为粉姜，北方山东产区多为柴姜，柴姜表面灰褐色至黑褐色，纤维性强，粉性差，多为食用。以上硫熏干姜、柴姜性状与药典描述出入大，不应作药用。

莪术（药典品种）

【来源】本品为姜科植物蓬莪术 *Curcuma phaeocaulis* Val.、广西莪术 *Curcuma kwangsiensis* S. G. Lee et C. F. Liang 或温郁金 *Curcuma wenyujin* Y. H. Chen et C. Ling 的干燥根茎。广西莪术习称“桂莪术”，温郁金习称“温莪术”。

【产地加工】根据来源与市场流通情况分为蓬莪术、桂莪术与温莪术。蓬莪术主产于四川温江和乐山地区；桂莪术主产于广西上思、贵港、大新等地；温莪术主产于浙江温州瑞安。冬季茎叶枯萎后采挖，洗净，蒸或煮至透心，晒干或低温干燥后除去须根和杂质。温莪术主要在产地提取莪术油，产量低，市场少见。

【饮片规格】

莪术　除去杂质，略泡，洗净，蒸软，切厚片，干燥。

醋莪术　取净莪术，照醋煮法煮至透心，取出，稍凉，切厚片，干燥。

【性状】

药材

蓬莪术　呈卵圆形、长卵形、圆锥形或长纺锤形，顶端多钝尖，基部钝圆，长 2～8 cm，直径 1.5～4 cm。表面灰黄色至灰棕色，上部环节突起，有圆形微凹的须根痕或残留的须根，有的两侧各有 1 列下陷的芽痕和类圆形的侧生根茎痕，有的可见刀削痕。体重，质坚实，**断面灰褐色至蓝褐色**，**蜡样**，常附有灰棕色粉末，**皮层与中柱易分离**，**内皮层环纹棕褐色**。气微香，味微苦而辛。

桂莪术　环节稍突起，**断面黄棕色至棕色**，**常附有淡黄色粉末**，**内皮层环纹黄白色**。

温莪术　断面黄棕色至棕褐色，常附有淡黄色至黄棕色粉末。气香或微香。

饮片

莪术　本品呈类圆形或椭圆形的厚片。外表皮灰黄色或灰棕色，有时可见环节或须根痕。切面黄绿色、黄棕色或棕褐色，内皮层环纹明显，散在“筋脉”小点。气微香，味微苦而辛。

醋莪术　本品形如莪术片，色泽加深，角质样，微有醋香气。

【外观质量评价】药材以个均匀、质坚实、断面色发绿、香气浓者为佳。以桂莪术为主流商品，尤以广西贵港产者质佳。

【药性及功能主治】辛、苦，温。归肝、脾经。行气破血，消积止痛。用于癥瘕痞块，瘀血经闭，胸痹心痛，食积胀痛。

姜黄（药典品种）

【来源】本品为姜科植物姜黄 *Curcuma longa* L. 的干燥根茎。

【产地加工】主产于四川犍为、沐川、宜宾等川南地区，此外，云南、福建、广东、广西等省区，及缅甸、印度等国家亦产。根据产地不同，分为“川姜黄”“云南姜黄”及“进口姜黄”。冬季茎叶枯萎时采挖，洗净，煮或蒸至透心，晒干，除去须根。

【饮片规格】

姜黄　除去杂质，略泡，洗净，润透，切厚片，干燥。

【性状】

药材　本品呈不规则卵圆形、圆柱形或纺锤形，常弯曲，有的具短叉状分枝，长

2～5 cm，直径 1～3 cm。表面深黄色，粗糙，有皱缩纹理和明显环节，称为**“蝉肚姜黄”**。并有圆形分枝痕及须根痕。质坚实，不易折断，**断面棕黄色至金黄色，角质样，有蜡样光泽**，内皮层环纹明显，维管束呈点状散在。**气香特异，味苦、辛。**

饮片 本品为不规则或类圆形的厚片。外表皮深黄色，有时可见环节。切面棕黄色至金黄色，角质样，内皮层环纹明显，纤维束呈点状散在。气香特异，味微苦、辛。

【外观质量评价】以长圆形、质坚实、断面色金黄、气味辛香者为佳，长形姜黄优于圆形姜黄，母姜（主根茎）占比 <5% 者为佳。

【药性及功能主治】辛、苦，温。归脾、肝经。破血行气，痛经止痛。用于胸胁刺痛，胸痹心痛，痛经经闭，癥瘕，风湿肩臂疼痛，跌扑肿痛。

【易混品】

片姜黄　又称“片子姜黄”，为姜科植物温郁金 *Curcuma wenyujin* Y. H. Chen et C. Ling 的干燥根茎。冬季茎叶枯萎后采挖，洗净，除去须根，趁鲜纵切厚片，晒干。呈长圆形或不规则的片状，大小不一，长 3～6 cm，宽 1～3 cm，厚 0.1～0.4 cm。外皮灰黄色，粗糙皱缩，有时可见环节及须根痕。切面黄白色至棕黄色，有一圈环纹及多数筋脉小点。质脆而坚实。断面灰白色至棕黄色，略粉质。气香特异，味微苦而辛凉。片姜黄主流货多由产于云南、福建的蓬莪术鲜切、晒干后冒充。温郁金根茎由于价格及品相原因很少流入市场。

郁金（药典品种）

【来源】本品为姜科植物温郁金 *Curcuma wenyujin* Y. H. Chen et C. Ling、姜黄 *Curcuma longa* L、广西莪术 *Curcuma kwangsiensis* S. G. Lee et C. F. Liang 或蓬莪术 *Curcuma phaeocaulis* Val. 的干燥块根。前两者分别习称“温郁金”和“黄丝郁金”，其余按性状不同习称“桂郁金”或“绿丝郁金”。

【产地加工】

黄丝郁金主产于四川犍为、宜宾、新津，及重庆等地；销全国并出口。绿丝郁金主产地同上种。温郁金主产于浙江瑞安等地。桂郁金主产于广西、云南等地。冬季茎叶枯萎后采挖，除去泥沙及细根，放于沸水中煮至粉质略为熟透为度，取出晒干。

【饮片规格】

郁金 洗净，润透，切薄片，干燥。

【性状】

药材

温郁金　呈长圆形或卵圆形，稍扁，有的微弯曲，两端渐尖，长 3.5 ～ 7 cm，直径 1.2 ～ 2.5 cm。表面灰褐色或灰棕色，具不规则的纵皱纹，纵纹隆起处色较浅。质坚实，断面灰棕色，角质样；内皮层环明显。气微香，味微苦。

黄丝郁金　呈纺锤形，有的一端细长，长 2.5 ～ 4.5 cm，直径 1 ～ 1.5 cm。表面棕灰色或灰黄色，具细皱纹。断面橙黄色，外周棕黄色至棕红色。气芳香，味辛辣。

桂郁金　呈长圆锥形或长圆形，长 2 ～ 6.5 cm，直径 1 ～ 1.8 cm。表面具疏浅纵纹或较粗糙网状皱纹。气微，味微辛苦。

绿丝郁金　呈长椭圆形，较粗壮，长 1.5 ～ 3.5 cm，直径 1 ～ 1.2 cm。气微，味淡。

饮片　本品呈椭圆形或长条形薄片。外表皮灰黄色、灰褐色至灰棕色，具不规则的纵皱纹。切面灰棕色、橙黄色至灰黑色。角质样，内皮层环明显。

【外观质量评价】药材均以质坚实、外皮皱纹细、断面色黄者为佳，尤以黄丝郁金为上等。

【药性及功能主治】辛、苦，寒。归肝、心、肺经。活血止痛，行气解郁，清心凉血，利胆退黄。用于胸胁刺痛，胸痹心痛，经闭痛经，乳房胀痛，热病神昏，癫痫发狂，血热吐衄，黄疸尿赤。

高良姜（药典品种）

【来源】本品为姜科植物高良姜 *Alpinia officinarum* Hance 的干燥根茎。

【产地加工】主产于广东、广西等地。夏末秋初采挖，除去须根和残留的鳞片，洗净，切段，晒干。

【饮片规格】

高良姜　除去杂质，洗净，润透，切薄片，晒干。

【性状】

药材　本品呈圆柱形，多弯曲，有分枝，长 5 ～ 9 cm，直径 1 ～ 1.5 cm。**表面棕红色至暗褐色，有细密的纵皱纹和灰棕色的波状环节**，节间长 0.2 ～ 1 cm，一面有圆形的根痕。质坚韧，不易折断，断面灰棕色或红棕色，纤维性，中柱约占 1/3。气香，味辛辣。

饮片　本品呈类圆形或不规则形的薄片。外表皮棕红色至暗棕色，有的可见环节和须根痕。切面灰棕色至红棕色，外周色较淡，具多数散在的筋脉小点，中心圆形，约占 1/3。气香，味辛辣。

【外观质量评价】以色红棕、坚实、气香浓、分枝少者为佳。

【药性及功能主治】辛，热。归脾、胃经。温胃止呕，散寒止痛。用于脘腹冷痛，胃寒呕吐，嗳气吞酸。

【伪品】

1. 大高良姜　姜科植物大高良姜 *Alpinia galangal*（L.）willd. 的根茎。果实为药材红豆蔻。其根茎在云南等地亦作高良姜药用，称“大高良姜”。根茎性状与高良姜相似，唯直径较粗，1.5 ～ 3 cm，表面淡红棕色。断面纤维性强。气味不如高良姜浓，质量较差。

2. 益智根　姜科植物益智 *Alpinia oxyphylla* Miq. 的根茎。本品呈圆柱形，多弯曲，多分枝。直径 0.3 ～ 3 cm。表面棕红色，有波状环节。气香，味辛辣。

天麻（药典品种）

【来源】本品为兰科植物天麻 *Gastrodia elata* Bl. 的干燥块茎。

【产地加工】主产云南、四川、贵州、陕西、湖北、湖南及东北各省。天麻药材现为人工栽培品，野生天麻已经形成不了商品。天麻栽培品根据基源品种（变型）不同分为红天麻与乌天麻。冬季采收者，习称“冬麻”，为商品主流；春季采收者，习称“春麻”，商品较少。采收后立即洗净，蒸透，敞开低温干燥。

【饮片规格】

天麻　洗净，润透或蒸软，切薄片，干燥。

【性状】

药材　本品呈椭圆形或长条形，略扁，皱缩而稍弯曲，长 3 ～ 15 cm，宽 1.5 ～ 6 cm，厚 0.5 ～ 2 cm。表面黄白色至淡黄棕色，有纵皱纹及由潜伏芽排列而成的横环纹多轮，习称“**蟾蜍皮**”，有时可见棕褐色菌索。顶端有红棕色至深棕色鹦嘴状的芽或残留茎基，习称“**鹦哥嘴**”或“**红小辫**”，另端有圆脐形疤痕，习称“**肚脐疤**”。质坚硬，不易折断，断面较平坦，黄白色至淡棕色，角质样。气微酸，如“**马尿气**”，味甘。

乌天麻　主要产于贵州西部、云南东北部至西北部 1500 m 以上高海拔地区。冬麻椭圆形、卵形或宽卵形，略扁，且短、粗，肩宽、肥厚，俗称“酱瓜”形；长5～12 cm，宽2.5～6 cm，厚0.8～4 cm；表面灰黄色或黄白色，纵皱纹细小，“芝麻点”多且大；环节纹深且粗，且环节较密，一般为9～13节；“鹦哥嘴”呈红棕色或深棕色，较小；“肚脐眼”小巧，下凹明显；体重，质坚实，难折断，断面平坦，黄白色，无白心，一般无空心，角质样；气微，味回甜，久嚼有黏性。春麻宽卵形、卵形，扁，且短，肩宽；长5～12 cm，宽2.5～6 cm，厚0.8～4 cm；有花茎残留基，表皮纵皱纹粗大，外皮多未断，断面常中空。

红天麻　主产于长江及黄河流域海拔500～1500 m的山区，遍及西南及东北大部分地区，目前我国大部分地区栽培者多为此变型。冬麻长圆柱形或长条形，略扁，稍弯曲，肩部窄，不厚实；长6～15 cm，宽1.5～6 cm，厚0.5～2 cm；表面灰黄色或浅棕色，纵皱纹细小；“芝麻点”小且少，环节纹浅且较细，且环节较稀而多，一般为15～25节；“鹦哥嘴”呈红棕色，较肥大；“肚脐眼”较粗大，下凹不明显；质坚硬，不易折断，断面较平坦，黄白色至淡棕色，角质样，一般无空心；气微苦，略甜。春麻长圆柱形或长条形，扁，弯曲皱缩，肩部窄，不厚实；长6～15 cm，宽1.5～6 cm，厚0.5～2 cm；多留有花茎残留基，表皮纵皱纹粗大，外皮多未去净，黄褐色或灰褐色，体轻，质松泡，易折断，断面常中空。

饮片　本品呈不规则的薄片。外表皮淡黄色至淡黄棕色，有时可见点状排成的横环纹。切面黄白色至淡棕色。角质样，半透明。气微，味甘。

【外观质量评价】药材以质地坚实、沉重，断面明亮，无空心者（冬麻）为佳。

【药性及功能主治】甘，平。归肝经。息风止痉，平抑肝阳，祛风通络。用于小儿惊风，癫痫抽搐，破伤风，头痛眩晕，手足不遂，肢体麻木，风湿痹痛。

山慈菇（药典品种）

【来源】本品为兰科植物杜鹃兰 *Cremastra appendiculata*（D. Don）Makino、独蒜兰 *Pleione bulbocodioides*（Franch.）Rolfe或云南独蒜兰 *Pleione yunnanensis* Rolfe的干燥假鳞茎。前者习称“毛慈菇”，后二者习称“冰球子”。

【产地加工】杜鹃兰主产于四川、贵州，并分布于河南、山西、陕西、甘肃、湖北、浙江、广东等地。独蒜兰主产于贵州，并分布于安徽、浙江、四川、云南、广西等地。夏、秋二季采挖，除去地上部分及泥沙，分开大小置沸水锅中蒸煮至透心，干燥。

【饮片规格】

山慈菇 除去杂质，水浸约 1 h，润透，切薄片，干燥或洗净干燥，用时捣碎。

【性状】

毛慈菇 呈不规则扁球形或圆锥形，顶端渐突起，基部有须根痕。长 1.8 ～ 3 cm，膨大部直径 1 ～ 2 cm。表面黄棕色或棕褐色，有纵皱纹或纵沟，中部有 2 ～ 3 条微突起的环节，俗称为“腰带”，节上有鳞片叶干枯腐烂后留下的丝状纤维。质坚硬，难折断，断面灰白色或黄白色，略呈角质。气微，味淡，带黏性。

冰球子 呈圆锥形，瓶颈状或不规则团块状，直径 1 ～ 2 cm，高 1.5 ～ 2.5 cm。顶端渐尖，尖端断头处呈盘状，基部膨大且圆平，中央凹入，有 1 ～ 2 条环节，多偏向一侧。撞去外皮者表面黄白色，带表皮者浅棕色，光滑，有不规则皱纹。断面浅黄色，角质半透明。

【外观质量评价】药材以个大、质硬、断面半透明、黑粒碎粒少者为佳。

【药性及功能主治】甘、微辛，凉。归肝、脾经。清热解毒，化痰散结。用于痈肿疔毒，瘰疬痰核，蛇虫咬伤，癥瘕痞块。

【易混品及伪品】

1. 山兰 为兰科植物山兰 *Oreorchis patens*（Lindle）Lindle 的干燥假鳞茎，主产于东北，二者性状极为相似，常用来混充毛慈菇，但山兰的环节微凹下，毛慈菇的环节微突起。

2. 筒瓣兰 为兰科植物筒瓣兰 *Anthogonium gracile* Lindl. 的干燥假鳞茎。

3. 光慈姑 为百合科植物老鸦瓣 *Tulipa edulis*（Miq.）Baker. 的干燥鳞茎。主产于河南、安徽、山东及江苏等地。自销或销外地。本品呈类圆锥形或桃形，顶端尖，基部圆平，中心凹入，一侧有一纵沟，高 1 ～ 2 cm，直径 0.5 ～ 1 cm。表面类白色或黄白色，光滑。质硬而脆，断面白色，富粉性，内有一圆锥形心芽。气微，味淡。本品含秋水仙碱，有毒。

4. 丽江山慈姑 为百合科植物丽江山慈姑（益辟坚）*Iphigenia indica*（L.）Kunth. 的干燥鳞茎。呈不规则短圆锥形，直径 0.7 ～ 2 cm，高 1 ～ 1.5 cm。顶端渐尖，基部常呈脐状凹入或平截。表面黄白色或灰黄棕色；光滑，一侧有自基部至顶部的纵沟。质坚硬，断面角质样或略显粉性，类白色。味苦而微麻舌。

5. 金果榄 为防己科植物青牛胆 *Tinospora sagittata*（Oliv.）Gagnep. 或金果榄 *Tin.ospora capillipes* Gagnep. 的干燥块根。呈不规则团块状，长 5 ～ 10 cm，直径 3 ～ 6 cm。表面棕黄色或淡褐色，粗糙不平。有深皱纹。质坚硬，不易击碎。断面淡黄色，粉性。味苦。

白及（药典品种）

【来源】本品为兰科植物白及 *Bletilla striata*（Thunb.）Reichb.f. 的干燥块茎。

【产地加工】主产于贵州、四川、安徽、江西、湖北、湖南等地。贵州、四川产者为最佳。夏、秋二季采挖，除去须根，洗净，置沸水中煮或蒸至无白心，晒至半干，除去外皮，晒干。

【饮片规格】

白及 洗净，润透，切薄片，晒干。

【性状】

药材 本品呈不规则扁圆形，多有 2～3 个爪状分枝，长 1.5～5 cm，厚 0.5～1.5 cm。表面灰白色或黄白色，有数圈同心环节和棕色点状须根痕，上面有突起的茎痕，下面有连接另一块茎的痕迹。质坚硬，不易折断，断面类白色，角质样。气微，味苦，嚼之有黏性。

饮片 本品呈不规则的薄片。外表皮灰白色或黄白色。切面类白色，角质样，半透明，维管束小点状，散生。质脆。气微，味苦，嚼之有黏性。

【外观质量评价】药材以个大坚实、色白明亮、无须根者为佳。

【药性及功能主治】苦、甘、涩，微寒。归肺、肝、胃经。收敛止血，消肿生肌。用于咯血，吐血，外伤出血，疮疡肿毒，皮肤皲裂。

【地方习用品】

黄花白及 为同属植物黄花白及 *Bletilla ochracea* Schltr. 的块茎。在四川、甘肃等地作白及使用。其性状与正品相似，惟形较瘦小，长不过 3.5 cm，外皮有纵皱，棕黄色或黄色。

【劣品】

劣品白及 为干枯、发黑者，品质较差不宜入药。

白茅根（药典品种）

【来源】本品为禾本科植物白茅 *Imperata cylindrica*（L.）Beauv. var. major（Nees）C. E. Hubb. 的干燥根茎。

【产地加工】全国各地均产，但以华北地区较多。大多自产自销。春、秋二季采挖，洗净，晒干，除去须根和膜质叶鞘，捆成小把。

【饮片规格】

白茅根 洗净，微润，切段，干燥，除去碎屑。

茅根炭 取净白茅根段，照炒炭法炒至焦褐色。

【性状】

药材 本品呈长圆柱形，长30～60 cm，直径0.2～0.4 cm。表面黄白色或淡黄色，微有光泽，具纵皱纹，节明显，稍突起，节间长短不等，通常长1.5～3 cm。体轻，质略脆，断面皮部白色，多有裂隙，放射状排列，中柱淡黄色，易与皮部剥离。气微，味微甜。

饮片

白茅根 本品呈圆柱形的段。外表皮黄白色或淡黄色，微有光泽，具纵皱纹，有的可见稍隆起的节。切面皮部白色，多有裂隙，放射状排列，中柱淡黄色或中空，易与皮部剥离。气微，味微甜。

茅根炭 本品形如白茅根，表面黑褐色至黑色，具纵皱纹，有的可见淡棕色稍隆起的节。略具焦香气，味苦。

【外观质量评价】以条粗、色白、无须根、味甜者为佳。

【药性及功能主治】甘，寒。归肺、胃、膀胱经。凉血止血，清热利尿。用于血热吐血，衄血，尿血，热病烦渴，湿热黄疸，水肿尿少，热淋涩痛。

【伪品】

白草 为禾本科植物白草*pennisetum flaccidum* Griseb. 的根茎。性状与白茅根类似，唯断面中央有白色髓，有时中空，皮部无放射状的裂隙，皮部与中柱不易剥离。味淡。

芦根（药典品种）

【来源】本品为禾本科植物芦苇*Phragmites communis* Trin. 的新鲜或干燥根茎。

【产地加工】主产于江苏、浙江、安徽、湖北、湖南等省。全年均可采挖，除去芽、须根及膜状叶，鲜用或晒干。

【饮片规格】

芦根 除去杂质，洗净，切段，干燥。

【性状】

药材

鲜芦根　**呈长圆柱形**，有的略扁，长短不一，直径 1 ～ 2 cm。**表面黄白色，有光泽**，外皮疏松可剥离，**节呈环状**，有残根和芽痕。体轻，质韧，不易折断。**切断面黄白色，中空**，壁厚 1 ～ 2 mm，**有小孔排列成环。气微，味甘**。

芦根　呈扁圆柱形。节处较硬，节间有纵皱纹。

饮片　本品呈扁圆柱形段。表面黄白色，节间有纵皱纹。切面中空，有小孔排列成环。

【外观质量评价】均以条粗、色黄白、有光泽、无须根者为佳。

【药性及功能主治】甘，寒。归肺、胃经。清热泻火，生津止渴，除烦，止呕，利尿。用于热病烦渴，肺热咳嗽，肺痈吐脓，胃热呕哕，热淋涩痛。

【伪品】

菰　同科植物菰 *Zizania caduciflora*（Turcz. ex Trin）Hand. -Mazz. 的根茎，即茭白，又称茭笋，为广东少数地区曾经习用的品种。根茎已切成段，直径 0.5 ～ 1.8 cm。外表金黄或棕黄色，环节突起，节上有根痕及芽痕，节间有细纵皱纹。体轻，质软韧。横切面中空，小孔排列成环。纵切面有 3 ～ 7 个横隔膜残基。气无，味淡。

【附注】

苇茎　本品为禾本科植物芦苇 *Phragmites communis* Trin. 的嫩茎。形状呈长圆柱形，长 30 cm，直径 0.4 ～ 0.6 cm。表面黄白色，光滑，具光泽。有的一侧显纵皱纹，节间长 10 ～ 17 cm，节部稍膨大，有的具残存的叶鞘，叶鞘外表面具棕褐色环节纹，其下有的具 3 ～ 5 mm 宽的粉带，内表面淡白色，有的具残存的绒毛状髓质横膜。

仙茅（药典品种）

【来源】本品为石蒜科植物仙茅 *Curculigo orchioides* Gaertn. 的干燥根茎。

【产地加工】主产于云南、广西、四川、贵州等地。秋、冬二季采挖，除去根头和须根，洗净，干燥。

【饮片规格】

仙茅　除去杂质，洗净，切段，干燥。

【性状】

药材 本品呈圆柱形，略弯曲，长 3 ～ 10 cm，直径 0.4 ～ 1.2 cm。表面棕色至褐色，粗糙，有细孔状的须根痕和横皱纹。质硬而脆，易折断，断面不平坦，灰白色至棕褐色，近中心处色较深。气微香，味微苦、辛。

饮片 本品呈类圆形或不规则形的厚片或段，外表皮棕色至褐色，粗糙，有的**可见纵横皱纹和细孔状的须根痕。切面灰白色至棕褐色，有多数棕色小点，中间有深色环纹**。气微香，味微苦、辛。

【外观质量评价】以身干、条粗匀、质坚、表面色黑者为佳。

【药性及功能主治】辛，热；有毒。归肾、肝、脾经。补肾阳，强筋骨，祛寒湿。用于阳痿精冷，筋骨痿软，腰膝冷痛，阳虚冷泻。

【易混品及伪品】当前市场存在进口仙茅，其直径较粗，价格较国产仙茅便宜，其基源不明确，注意鉴别。

（张晓明、沈涛、王磊）

第二章

茎木类中药

桂枝（药典品种）

【来源】本品为樟科常绿乔木肉桂 *Cinnamomum cassia* Presl 的干燥嫩枝。

【产地加工】主产于广东、广西。越南北部亦产。春、夏二季采收，除去叶，切片晒干，生用。

【饮片规格】

桂枝 取原药材，除去杂质，粗细分开，洗净，淋润至透，切厚片，晾干或低温干燥。

【性状】

药材 本品呈长圆柱形，多分枝，长 30 ～ 75 cm，粗端直径 0.3 ～ 1 cm。表面红棕色至棕色，有纵棱线、细皱纹及小疙瘩状的叶痕、枝痕和芽痕，皮孔点状。质硬而脆，易折断。切片厚 2 ～ 4 mm，切面皮部红棕色，木部黄白色至浅黄棕色，髓部略呈方形。有特异香气，味甜、微辛，皮部味较浓。

饮片 本品呈类圆形或椭圆形的厚片。表面红棕色至棕色，有时可见点状皮孔或纵棱线。切面皮部红棕色，木部黄白色或浅黄棕色，髓部类圆形或略呈方形，有特异香气，味甜、微辛。

【外观质量评价】以幼嫩、棕红色、气香者为佳。

【药性及功能主治】辛、甘，温。归心、肺、膀胱经。发汗解肌，温通经脉，助阳化气。用于风寒感冒，脘腹冷痛，血寒经闭，关节痹痛，痰饮，水肿，心悸。

海风藤（药典品种）

【来源】本品为胡椒科植物风藤 *Piper kadsura*（Choisy）Ohwi 的干燥藤茎。

【产地加工】主产于福建、广东、浙江等地。夏、秋二季采割，除去根、叶，晒干。

【饮片规格】

海风藤 除去杂质，浸泡，润透，切厚片，晒干。

【性状】

药材 本品呈扁圆柱形，微弯曲，长 15 ～ 60 cm，直径 0.3 ～ 2 cm。表面灰褐色或褐色，粗糙，有纵向棱状纹理及明显的节，节间长 3 ～ 12 cm，节部膨大，上生不定根。体轻，质脆，易折断，断面不整齐，皮部窄，木部宽广，灰黄色，导管孔多数，射线灰白色，放射状排列，皮部与木部交界处常有裂隙，中心有灰褐色髓。气香，味微苦、辛。

饮片 本品呈不规则的扁圆柱形厚片，直径 0.3 ～ 2 cm。**表面灰褐色或褐色，有纵向棱状纹理。切面皮部窄，木部宽广呈灰黄色，导管孔多束，有灰黄色与灰白色相间排列的放射状纹理，皮部与木部交界处有裂隙，中心有灰褐色髓。体轻，质脆。气香，味微苦、辛。**

【外观质量评价】以身干、质硬、体轻、气味辛香、无叶者为佳。

【药性及功能主治】辛、苦，微温。归肝经。祛风湿，通经络，止痹痛。用于风寒湿痹，肢节疼痛，筋脉拘挛，屈伸不利。

【易混品及伪品】

1. 南藤 为胡椒科植物湖北胡椒 *Piper wallichii*（Miq.）Hand –Mazz. var. hupehence（C.DC.）和绒毛胡椒 *Piper puberulum*（benth）Maxim. 的干燥藤茎。长约 30 cm，直径 0.1 ～ 0.3 cm。表面灰褐色或灰棕色，有纵纹和膨大的节，节间 7 ～ 9 cm，光滑或被短毛。质轻而脆。横断面皮部窄，维管束与射线相间呈放射状排列，木部有小孔，中心有灰褐色的髓。叶互生，卵状披针形或卵形，叶片皱缩，灰绿色。气清香，味辛辣。

2. 浙海风藤（小风藤） 为胡椒科植物山蒟 *Piper hancei* Maxim 的干燥藤茎或带叶茎枝。呈圆柱形，多缠绕成团，直径 0.1 ～ 0.4 cm。表面灰棕色，有明显膨大的节，节间长 5 ～ 10 cm。质轻而脆，断面中心有灰褐色的髓。叶片椭圆形，长 6 ～ 12 cm，宽 2.5 ～ 4.5 cm，灰绿色。气清香，味辛辣。

3. 广东海风藤 为木兰科植物异型南五味子 *Kadsura heteroclita*（Roxb.）Caib 的干

燥藤茎。呈圆柱形，直径 1 ～ 3 cm。多横切成片。栓皮黄棕色，柔软似棉。除去栓皮者，表面呈棕色。质坚硬，不易折断。横切面皮部占半径的 1/4，棕色，显纤维状。木部黄棕色或浅棕色，密布麻点状小孔，圆形的棕褐色的髓位于中央，多呈空洞或裂隙状。有樟木香气，味微涩。

4. 松萝海风藤　为松萝科植物松萝 *Usnea diffacta* Vain. 或长松萝 *Usnea longissima* Aeh 的叶状体，在西北、西南地区，及江西、湖北等地作海风藤用。其叶状体为丝状，缠绕成团，长 15 ～ 40 cm；主枝基部直径 0.8 ～ 1.5 mm，向下呈二叉状分枝，至先端渐细，细如头发，表面灰绿色或黄绿色。较粗的枝表面有明显的环状裂纹，用手拉之略能伸长，而开裂露出强韧的中轴。微有枯草气，味酸。

青风藤（药典品种）

【来源】本品为防已科植物青藤 *Sinomenium acuturm*（Thunb.）Rehd. et Wils. 和毛青藤 *Sinamenium acutum*（Thunb.）Rehd. et Wils. var. cinereum Rehd. et Wils. 的干燥藤茎。

【产地加工】主产于浙江、安徽、河南、湖北等地。秋末冬初采割，扎把或切长段，晒干。

【饮片规格】

青风藤　除去杂质，略泡，润透，切厚片，干燥。

【性状】

药材　本品呈长圆柱形，常微弯曲，长 20 ～ 70 cm 或更长，直径 0.5 ～ 2 cm。表面绿褐色至棕褐色，有的灰褐色，有细纵纹和皮孔。节部稍膨大，有分枝。体轻，质硬而脆，易折断，断面不平坦，灰黄色或淡灰棕色，皮部窄，木部射线呈放射状排列，髓部淡黄白色或黄棕色。气微，味苦。

饮片　本品呈类圆形的厚片。外表面绿褐色至棕褐色，有的灰褐色，有纵纹，有的可见皮孔。切面灰黄色至淡灰黄色，皮部窄，木部有明显的放射状纹理，习称“车轮纹”，其间具有多数小孔，髓部淡黄白色至棕黄色。气微，味苦。

【外观质量评价】以条匀、外皮色绿褐者为佳。

【药性及功能主治】苦、辛，平。归肝、脾经。祛风湿，通经络，利小便。用于风湿痹痛，关节肿胀，麻痹瘙痒。

【易混品及伪品】

1. 木防己　为防己科植物木防己 *Cocculus trilobus*（Thunb.）DC. 的藤茎。本品藤茎常扭曲，表面稍粗糙，常密具黄绿色斑点。味微苦。

2. 称钩风　为防己科植物中华称钩风 *Diploclisia chinensis* Merr. 的藤茎。主要性状特征为：老茎表面有不规则的纵裂纹，表面灰棕色，有明显横向皮孔。体重，质坚硬。横切面的木质部作放射状约 30 条左右，具细小孔，且显 2 ～ 7 圈清晰的环纹，偏心性。味微苦。

3. 清风藤　为清风藤科植物清风藤 *Sabia japonica* Maxim. 的藤茎。主要区别点为：老藤色灰黑，光滑，外表有纵皱及叶柄残基。断面皮部薄，灰黑色，木部黄白色，射线不明显。

4. 鸡矢藤　为茜草科植物鸡矢藤 *Paederia scandens*（Lour.）Merr. 的藤茎。主要区别点为：呈扭曲状扁圆柱形，表面黄棕色。断面呈“C”字形。具特异致呕臭气。

木通（药典品种）

【来源】本品为木通科植物木通 *Akebia quinata*（Thunb.）Decne.、三叶木通 *Akebia trifoliata*（Thunb.）Ko 或白木通 *Akebia trioliata*（Thunb.）Koidz. var. australis（Diels）Rehd. 的干燥藤茎。

【产地加工】出产于安徽、浙江、江西、湖南、湖北等地。秋季采收，截取茎部，除去细枝，阴干。

【饮片规格】

木通　除去杂质，用水浸泡，泡透后捞出，切片，干燥。

【性状】

药材　本品呈圆柱形，常稍扭曲，长 30 ～ 70 cm，直径 0.5 ～ 2 cm。表面灰棕色至灰褐色，外皮粗糙而有许多不规则的裂纹或纵沟纹，具突起的皮孔。节部膨大或不明显，具侧枝断痕。体轻，质坚实，不易折断，断面不整齐，皮部较厚，黄棕色，可见淡黄色颗粒状小点，木部黄白色，射线呈放射状排列，髓小或有时中空，黄白色或黄棕色。气微，味微苦而涩。

饮片　本品呈圆形、椭圆形或不规则形片。外表皮灰棕色或灰褐色。切面木质部淡黄褐色或黄白色，射线呈放射状排列，习称**“车轮纹”**，导管孔紧密排列，中央髓部小或有时中空。气微，味微苦而涩。

【外观质量评价】以条匀，无黑心者为佳。

【药性及功能主治】苦，寒。归心、小肠、膀胱经。利尿通淋，清心除烦，通经下乳。用于淋证，水肿，心烦尿赤，口舌生疮，经闭乳少，湿热痹痛。

【易混品及伪品】

关木通　为马兜铃科植物木通马兜铃 *Aristolochia mandshuriensis* Komar. 的干燥藤茎。主产于东北各省以及陕西、甘肃等。由于关木通含马兜铃酸，具有肾毒性及致癌作用，国家药监部门曾发文禁止流通使用。其鉴别特征：藤茎呈长圆柱形，稍弯曲，长短不一，直径 1 ～ 3 cm。表面灰黄色或浅棕黄色，节部稍膨大，节上有枝痕。去皮较深处可见淡黄色带光泽的纵直脊纹（中柱鞘纤维束）。体轻质硬，不易折断，断面黄白色或黄色，皮部狭窄，木部宽广，与射线相间呈放射状排列，木质部有多层整齐排列的小孔（导管），形如蜘蛛网，髓部不明显。气微、味苦。摩擦其切面，有樟脑样气味。

川木通（药典品种）

【来源】本品为毛茛科植物小木通 *Clematis armandii* Franch. 或绣球藤 *Clematis montana* Buch. -Ham. 的干燥藤茎。

【产地加工】主产于四川、贵州、湖南、陕西、湖北等地。春、秋二季采收，除去粗皮，晒干，或趁鲜切薄片，晒干。

【饮片规格】

川木通　未切片者，略泡，润透，切厚片，干燥。

【性状】

药材　本品呈长圆柱形，略扭曲，长 50 ～ 100 cm，直径 2 ～ 3.5 cm。表面黄棕色或黄褐色，有纵向凹沟及棱线；节处多膨大，有叶痕及侧枝痕。残存皮部易撕裂。质坚硬，不易折断。切片厚 2 ～ 4 mm，边缘不整齐，残存皮部黄棕色，木部浅黄棕色或浅黄色，有黄白色放射状纹理及裂隙，其间布满导管孔，髓部较小，类白色或黄棕色，偶有空腔。气微，味淡。

饮片　本品呈类圆形厚片。切面边缘不整齐，残存皮部黄棕色，木部浅黄棕色或浅黄色，有黄白色放射状纹理及裂隙，其间密布细孔状导管，髓部较小，类白色或黄棕色，偶有空腔。气微，味淡。

【外观质量评价】以条匀、断面色黄白、黑心少者为佳。

【药性及功能主治】苦，寒。归心、小肠、膀胱经。利尿通淋，清心除烦，通经下乳。用于淋证，水肿，心烦尿赤，口舌生疮，经闭乳少，湿热痹痛。

【地方习用品】商品川木通的品种来源大多为毛茛科铁线莲属（*Clematis*）植物的茎。除上述二种外，作川木通药用常见的还有下列几种。

1. 钝齿铁线莲　为毛茛科植物钝齿铁线莲 *Clematis apiifolia* DC. var. obtusidentata Rehd. et Wils. 的干燥藤茎。药材与上述小木通、绣球藤相似，不同点为本种茎表面有 6 条纵沟和 6 条宽棱，使茎成六棱形，表面灰黄色或黄褐色，栓皮多脱落，断面皮层棕褐色，木质部浅黄色，导管小孔直径较大，药材多切成厚 4 ～ 5 mm 饮片，饮片略呈梅花状，表面有 6 条纵沟，将饮片分成 6 个大瓣，内有 3 条次生射线纹理。

2. 粗齿铁线莲　为毛茛科植物粗齿铁线莲 *Clematis argentilucida*（Levl. Et Vant.）W. T. Wang. 的干燥藤茎。与小木通主要的区别是：粗大，直径一般为 1.2 ～ 3.5 cm，最粗可达到 4.5 cm。表面有 6 个粗大的纵棱和 6 个纵槽，每个大棱有多个细纵棱，每个槽中有 2 个细纵棱。粗皮呈长片状，层层纵向撕裂脱落。横切面上皮部有 6 处内陷，木质部导管孔较大。鲜时切的横切面上常粘附有黑色或灰黄色胶质物。重庆万州地区将节膨大不突出、髓心不黑者称“金钱木通”，供出口。

通草（药典品种）

【来源】本品为五加科植物通脱木 *Tetrapanax papyrifer*（Hook.）K. Koch 的干燥茎髓。

【产地加工】主产于贵州、云南、四川、湖南、湖北等地。秋季割取茎，截成段，趁鲜取出髓部，理直，晒干。

【饮片规格】

通草　除去杂质，切厚片。

【性状】

药材　本品呈圆柱形，长 20 ～ 40 cm，直径 1 ～ 2.5 cm。表面白色或淡黄色，有浅纵沟纹。体轻，质松软，稍有弹性，易折断，断面平坦，显银白色光泽，中部有直径 0.3 ～ 1.5 cm 的空心或半透明的薄膜，纵剖面呈梯状排列，实心者少见。气微，味淡。

饮片　本品为圆形或类圆形厚片。表面白色或淡黄色，有浅纵沟纹。体轻，质松软，稍有弹性，切面平坦，呈银白色光泽，中部空心或有半透明的薄膜，实心者少见。气微，味淡。

【外观质量评价】以条粗、色洁白、有弹性者为佳。

【药性及功能主治】甘、淡，微寒。归肺、胃经。清热利尿，通气下乳。用于湿热淋证，水肿尿少，乳汁不下。

【易混品及伪品】

小通草　见下。

小通草（药典品种）

【来源】本品为旌节花科植物喜马山旌节花 *Stachyurus himalaicus* Hook. f. et Thoms.、中国旌节花 *Stachyurus chinensis* Franch. 或山茱萸科植物青荚叶 *Heluringia japonica*（Thunb.）Dietr．的干燥茎髓。

【产地加工】主产于湖北、四川、贵州、湖南等地。秋季割取茎，截成段，趁鲜取出髓部，理直，晒干。

【饮片规格】

小通草　除去杂质，切段。

【性状】

旌节花　呈圆柱形，长 30 ～ 50 cm，直径 0.5 ～ 1 cm。表面白色或淡黄龟，**无纹理**。体轻，质松软，捏之能变形，有弹性，易折断，断面平坦，无空心，显银白色光泽。**水浸后有黏滑感**。气微，味淡。

青荚叶　**表面有浅纵条纹。质较硬，捏之不易变形。水浸后无黏滑感**。

【外观质量评价】均以色白、条匀、无斑点者为佳。

【药性及功能主治】甘、淡，寒。归肺、胃经。清热，利尿，下乳。用于小便不利，淋证，乳汁不下。

【地方习用品】

1. 绣球小通草　为虎耳草科植物云南绣球藤 *Hydrangea davidii* Franch 的干燥茎髓。呈圆柱形，长 30 ～ 50 cm，直径 0.3 ～ 0.9 cm，表面淡黄白色，无纹理，每隔 3 ～ 16 cm 有明显或不明显的对生凹陷（叶柄着生出）。体轻，质柔软可卷曲，捏之能变形。断面平坦，显银白色光泽。水浸后无粘腻感。气微，无味。四川地方标准收载。

2. 棣棠小通草　本品为蔷薇科植物棣棠 *Kerria japonica*（L.）DC. 的干燥茎髓。秋季割取茎，趁鲜取出髓部，干燥。为贵州省少数民族习用药材，当地标准收载。本品圆柱形，直径 0.3 ～ 1.1 cm，表面白色或略带黄色。体轻，松软，手指轻捏易变扁。断面平坦，显银白色光泽，中央实心。无臭，味淡。

【劣品】

增重小通草　为喜马山旌节花、中国旌节花、青荚叶的干燥茎髓加增重粉制成。本品与小通草外观相似，主要区别：表面灰白色，可见白色粉末状物，对光有亮星。质重。

大血藤（药典品种）

【来源】本品为木通科植物大血藤 *Sargentodoxa cuneata*（Oliv.）Rehd. et Wils. 的干燥藤茎。

【产地加工】主产于湖北、四川、江西、河南等地。秋、冬二季采收，除去侧枝，截段，干燥。

【饮片规格】

大血藤　除去杂质，洗净，润透，切厚片，干燥。

【性状】

药材　本品呈圆柱形，略弯曲，长 30 ～ 60 cm，直径 1 ～ 3 cm。表面灰棕色，粗糙，外皮常呈鳞片状剥落，剥落处显暗红棕色，有的可见膨大的节和略凹陷的枝痕或叶痕。质硬，断面皮部红棕色，有数处向内嵌入木部，木部黄白色，有多数细孔状导管，射线呈放射状排列。气微，味微涩。

饮片　本品为类椭圆形的厚片。外表皮灰棕色，粗糙。切面皮部红棕色，有数处向内嵌入木部，木部黄白色，有多数导管孔，射线呈放射状排列。气微，味微涩。

【外观质量评价】药材以条匀、径粗、质坚韧、断面纹理明显、色棕红、气香者为佳。

【药性及功能主治】苦，平。归大肠、肝经。清热解毒，活血，祛风止痛。用于肠痈腹痛，热毒疮疡，经闭，痛经，跌扑肿痛，风湿痹痛。

【易混品及伪品】在长江以南地区，民间称大血藤的中药，主要是一些木兰科五味子属植物。在四川有将翼梗五味子 *Schisandra henryi* Clarke 的茎称作大血藤者；在湖北、四川有将华中五味子 *Schisandra Rehd.* et Wils. 的茎称为大血藤或红藤者；湖北、陕西有些地区将铁箍散 *S.propinqua*（Wall.）Bail. var. *sinensis* Oliv. 的茎作为大血藤入药。大血藤科大血藤的茎与木兰科五味子属植物的茎在外观形态有明显区别：大血藤茎表面栓皮呈棕褐色，木质部黄白色，有淡红色菊花形放射状射线，故有“五花血藤”之称；五味子属植物茎表面呈棕黄色，木质部淡棕色或棕黄色，有细小的略呈圈状排列的针孔（大型导管），中央有圆点形髓部。二者虽然都具有舒筋活血的功效，但其化学成分不同，不能混用。

苏木（药典品种）

【来源】本品为豆科植物苏木 *Caesalpinia sappan* L．的干燥心材。

【产地加工】主产于台湾、广东、广西等地。多于秋季采伐，除去白色边材，干燥。

【饮片规格】

苏木 锯成长约 3 cm 的段，再劈成片或碾成粗粉。

【性状】

药材 本品呈长圆柱形或对剖半圆柱形。表面黄红色至棕红色，具刀削痕，常见纵向裂缝。质坚硬。**断面略具光泽，年轮明显，有的可见暗棕色、质松、带亮星的髓部**。气微，味微涩。将本品浸入热水中，水染成鲜艳的桃红色，加酸则变为黄色，再加碱又变为红色。

饮片 本品呈细条状、不规则片状，或为粗粉。片、条表面黄红色至棕红色，常见纵向纹理。质坚硬。有的可见暗棕色、质松、带亮星的髓部。气微，味微涩。

【外观质量评价】药材以质坚实、色深红、有香气、无边材者为佳。

【药性及功能主治】甘、咸，平。归心、肝、脾经。活血祛瘀，消肿止痛。用于跌打损伤，骨折筋伤，瘀滞肿痛，经闭痛经，产后瘀阻，胸腹刺痛，痈疽肿痛。

鸡血藤（药典品种）

【来源】本品为豆科植物密花豆 *Spatholobus suberectus* Dunn 的干燥藤茎。

【产地加工】主产于广西、广东、云南等地。缅甸、越南亦产。秋、冬二季采收，除去枝叶，切片，晒干。按照产地及是否野生，商品规格分为“进口野生”“国产野生”及“国产栽培”。

【性状】

鸡血藤 本品为椭圆形、长矩圆形或不规则的**斜切片**，厚 0.3 ～ 1 cm。栓皮灰棕色，有的可见灰白色斑，栓皮脱落处显红棕色。质坚硬。**切面木部红棕色或棕色，导管孔多数；韧皮部树脂状分泌物呈红棕色至黑棕色，与木部相间排列呈数个同心性椭圆形环或偏心性半圆形环；髓部偏向一侧**。气微，味涩。

【外观质量评价】药材以条匀、树脂状分泌物较多者为佳。

【药性及功能主治】苦、甘，温。归肝、肾经。活血补血，调经止痛，舒筋活络。用于月经不调，痛经，经闭，风湿痹痛，麻木瘫痪，血虚萎黄。

【地方习用品及易混品】商品鸡血藤来源比较复杂，各地区习惯用药亦不同，主要有以下数种。

1. 鸡血藤属（*Millettia*）植物

（1）山鸡血藤：豆科植物香花崖豆藤 *Millettia dielsiana* Harms 的藤茎。主产于中南及华东、华西地区，在江西、福建、广东、广西、四川等地的个别地区作鸡血藤使用。本品呈椭圆形、类圆形或不规则的斜切片，长径 3 ～ 8 cm，短径 1.5 ～ 3 cm，厚 3 ～ 6 mm。外皮粗糙，灰褐色至棕褐色，皮孔椭圆形，纵向开裂。皮部或皮部内侧有一圈红棕色至棕褐色的树脂状物，约占横切面半径的 1/4。木部淡黄色，有多数细孔，髓部小。质坚硬，气微，味涩微苦。

（2）网络鸡血藤：豆科植物网络鸡血藤 *Millettia reticulate* Benth. 的藤茎。在江苏、浙江、安徽、湖南、湖北、广东、广西等地使用。茎藤圆柱形，直径约 3 cm，表面灰黄色，粗糙，具横向环纹，皮孔椭圆形至长椭圆形，长 1 ～ 5 mm，横向开裂。皮部占横切面半径的 1/7，分泌物深褐色，木质部黄白色，导管孔不明显，髓小居中。

2. 昆明鸡血藤属（Callerya）植物

丰城鸡血藤：豆科植物丰城崖豆藤 *Callerya nitida* var hirsutissima（Z，Wei）XY. Zhu 的干燥藤茎。秋、冬两季采收，除去枝叶，切片，晒干。本品为椭圆形、长矩圆形或不规则的斜切片，厚 0.1 ～ 0.5 cm。表面灰褐色或棕褐色，有纵长或横长的皮孔。切断面皮部约占半径的 1/4，有一圈渗出的红棕色至黑棕色树脂状物，木部淡黄色或黄色，可见细密的导管孔，髓极小。质坚硬。气微，味微苦涩。

3. 油麻藤属（Mucuna）植物

（1）常春油麻藤：豆科植物常春油麻藤 *Mucuna sempervirens* Hensl. 藤茎。产于福建，当地作鸡血藤用，藤茎呈圆柱形，直径 1.6 ～ 4.7 cm。表面灰褐色，粗糙，具纵沟和细密的横环纹，疣状凸起的皮孔，商品为椭圆形斜切片。韧皮都具棕黄色树脂状分泌物。木质部灰黄色，导管孔放射状排列。韧皮部与木质部相间排列呈数层同心性环，髓小居中。

（2）白花油麻藤：豆科植物白花油麻藤 *Mucuna birdwoodiana* Tutch. 藤茎。主产于广东、广西。在广东、广西、湖南、浙江等地亦作鸡血藤药用，湖南地方标准以“鸡血藤”收载。本品呈椭圆形、类圆形或不规则的斜切片，厚 0.5 ～ 1.5 cm。栓皮棕褐色至灰褐色，表面具横向突起的皮孔。质坚韧。切面木部灰黄色至灰棕色，导管孔多数；韧皮部有树脂状分泌物呈红褐色至棕黑色，与木质部相间排列呈同心性环。髓小。气微，味涩、微苦。

4. 南五味子属（*Kadsura*）植物

（1）滇鸡血藤：木兰科植物内五味子 *Kadsura interior* A. C. Smith. 的藤茎。本品呈圆形、椭圆形或不规则的斜切片，直径 1.8 ～ 6.5 cm，表面灰棕色，栓皮剥落处呈暗红紫色，栓皮较厚，粗者具多数裂隙，呈龟裂状；细者具纵沟，常附有苔类和地衣。质坚硬，不易折断。横切面皮部窄，红棕色，纤维性强。木部宽，浅棕色，有多数细孔状导管。髓部小，黑褐色，呈空洞状。具特异香气，味苦而涩。

（2）大血藤：木通科植物大血藤 *Sargentodoza cuneata*（Oliv.）Rehd. et Wils. 的干燥藤茎。在东北、西北、中南部分地区曾伪充鸡血藤用，其形态特征及功效见“大血藤”项下。

降香（药典品种）

【来源】本品为豆科植物降香檀 *Dalbergia odorifera* T. Chen 树干和根的干燥心材。

【产地加工】主产于海南等地。全年均可采收，除去边材，阴干。

【饮片规格】

降香　除去杂质，劈成小块，碾成细粉或镑片。

【性状】

降香　本品呈类圆柱形或不规则块状。**表面紫红色或红褐色，切面有致密的纹理。质硬，有油性。气微香，味微苦。火试：燃烧时香气浓烈，有油渗出，稍后留有白灰。水浸后无染色现象，可用来区别苏木与降香。**

【外观质量评价】药材以色紫红、坚实、不带外皮及白木、油润、香气浓者为佳。

【药性及功能主治】辛，温。归肝、脾经。化瘀止血，理气止痛。用于吐血，衄血，外伤出血，肝郁胁痛，胸痹刺痛，跌扑伤痛，呕吐腹痛。

檀香（药典品种）

【来源】本品为檀香科植物檀香 *Santalum album* L. 树干的干燥心材。

【产地加工】主产于印度、澳大利亚、印度尼西亚等地。以印度所产老山檀香质量最佳。采伐木材后，锯成段，除去边材即为檀香。制造工艺品后所剩碎材亦可供药用。

【饮片规格】

檀香　除去杂质，镑片或锯成小段，劈成小碎块。

【性状】

檀香　本品为长短不一的圆柱形木段，有的略弯曲，一般长约 1 m，直径 10 ～ 30 cm。外表面灰黄色或黄褐色，光滑细腻，有的具疤节或纵裂，横截面呈棕黄色，显油迹，棕色年轮明显或不明显，纵向劈开纹理顺直。质坚实，不易折断。气清香，燃烧时香气更浓；味淡，嚼之微有辛辣感。

【外观质量评价】以色黄、质坚、显油迹、香气浓者为佳。

【药性及功能主治】辛，温。归脾、胃、心、肺经。行气温中，开胃止痛。用于寒凝气滞，胸膈不舒，胸痹心痛，脘腹疼痛，呕吐食少。

【易混品及伪品】

1. 紫檀　为豆科植物紫檀 *Pterocarpus santalinus* L. 的木部心材。主产于印度南部，我国海南、台湾亦产。呈长方块状或小碎块，显棕红色，久与空气接触时变暗。质坚实，不易折断。切断面有深浅相隔的层纹。本品用水煮不产生红色溶液，故可以与其他红色木材区分。

2. 扁柏木　为柏科植物扁柏 *Chamaecyparis* ssp. 的木材。呈不规则的段块状，有的稍弯曲，外表黄色或黄棕色，有纵沟纹和疤节，纵向劈开纹理多弯曲。横断面年轮明显，具香气，燃烧时冒浓烟，香气无明显变化，味微苦。

3. 掺伪品　用檀香树干边材制成的饮片。呈纵劈的不规则短小片块，表面黄白色，纵纹细密，有的不甚顺直。质坚硬而略有韧性，劈下的细小节段横向折断时多稍有牵连而不全断离。

沉香（药典品种）

【来源】本品为瑞香科植物白木香 *Aquilaria sinensis*（Lour.）Gilg 含有树脂的木材。

【产地加工】主产于广东、广西、海南等地，又名“国产沉香”。全年均可采收，割取含树脂的木材，除去不含树脂的部分，阴干。

【饮片规格】

沉香　除去枯废白木，劈成小块。用时捣碎或研成细粉。

【性状】

药材　本品呈不规则块、片状或盔帽状，有的为小碎块。**表面凹凸不平，有刀痕，偶有孔洞，可见黑褐色树脂与黄白色木部相间的斑纹，孔洞及凹窝表面多呈朽木状。质较坚实，断面刺状。气芳香，味苦。入水半沉或上浮，燃烧时有浓烟，并有强烈的香气散发及黑色油状物渗出。**

饮片　本品呈不规则片状、长条形或类方形小碎块状，长 0.3 ～ 7.0 cm，宽 0.2 ～ 5.5 cm。表面凹凸不平，有的有刀痕，偶有孔洞，可见黑褐色树脂与黄白色木部相间的斑纹。质较坚实，刀切面平整，折断面刺状。气芳香，味苦。

【外观质量评价】药材以质坚体重、含树脂多、香气浓郁、味苦、无朽木、无不含树脂的木材者为佳。

【药性及功能主治】辛、苦，微温。归脾、胃、肾经。行气止痛，温中止呕，纳气平喘。用于胸腹胀闷疼痛，胃寒呕吐呃逆，肾虚气逆喘急。

【伪品】沉香历来为珍贵中药材，价格昂贵，商品时有伪品出现。

1. 劣质白木香　为瑞香科植物白木香 *Aquilaria sinensis*（Lour.）Gilg 的木材的劣质品。呈不规则块状，表面凹凸不平，有刀痕，偶具孔洞，无或少见黑褐色树脂与黄白色相间斑纹。质坚实，断面刺状。气微香，味淡。火烧略有香气，无油状物渗出。

2. 甲沉香　为樟科植物樟树 *Cinnamomum camphora*（L.）Presl. 经多年水浸腐朽船底板的残木。呈不规则块状或朽木状。表面粗糙，黑褐色，常有纤维散在。质轻，较易折断，断面呈枯朽状，未枯朽者断面呈淡棕黄色。微香，有腐木气，火烧有樟脑气，无油状物渗出。

3. 经药水或沉香油浸泡加工的杂木　主要区别点：断面无黑褐色树脂与黄白色相间斑纹，火烧略有或无香气。

【附注】

进口沉香 为瑞香科植物沉香 *Aquilaria agallocha* Roxb. 含有树脂的木材。主产于越南、柬埔寨、印尼、马来西亚、泰国等地，我国海南、台湾亦有分布。药材多呈长方形条状或块状，外表绿褐色者称绿油迦南香，紫黑色者称紫油迦南香。均油润光滑，锯开后，断面黑褐色或紫黑色，油性重，软碴（绿油迦南香）者，以指甲刻之，如锥画沙，油随即溢出，用刀刮削，能捻捏成丸、成饼，散发耐久的幽香，味麻辣，嚼之黏牙，燃之出油，入水下沉。

络石藤（药典品种）

【来源】本品为夹竹桃科植物络石 *Trachelospermum jasminoides*（Lindl.）Lem. 的干燥带叶藤茎。

【产地加工】主产于浙江、江苏、湖北、安徽等地。冬季至次春采割，除去杂质，晒干。

【饮片规格】

络石藤 除去杂质，洗净，稍润，切段，干燥。

【性状】

药材 本品茎呈圆柱形，弯曲，多分枝，长短不一，直径 1 ～ 5 mm；表面红褐色，有点状皮孔和不定根；质硬，断面淡黄白色，常中空。叶对生，有短柄；展平后叶片呈椭圆形或卵状披针形，长 1 ～ 8 cm，宽 0.7 ～ 3.5 cm；全缘，略反卷，上表面暗绿色或棕绿色，下表面色较淡；革质。气微，味微苦。

饮片 本品呈不规则的段。**茎圆柱形，表面红褐色，可见点状皮孔。切面纤维状，黄白色，有时中空。叶全缘，略反卷；革质，折断可见白色丝毛。气微，味微苦。**

【外观质量评价】药材以身干、条长、叶多、色绿者为佳。

【药性及功能主治】苦，微寒。归心、肝、肾经。祛风通络，凉血消肿。用于风湿热痹，筋脉拘挛，腰膝酸痛，喉痹，跌扑损伤。

【地方习用品】

1. 薜荔藤　为桑科植物薜荔 *Ficus pumila* L. 的干燥带叶藤茎。在东北、华北、西北、华东及中南部分地区作络石藤使用。茎枝呈圆柱形，细长而弯曲，长短不一，直径 0.1 ～ 0.5 cm，有分枝，枝条棕褐色或灰棕色，表面稍抽皱，近节处可见众多成簇的细须根及点状突起的根痕。质脆，易折断，断面浅黄色，可见髓部呈圆点状，偏于一侧。叶互生，多已脱落，常卷折，完整叶展开呈椭圆形，表面光滑，棕绿色，全缘，背面叶脉网状突起，形成许多小凹窝，黄褐色，革质较厚。无臭、味淡。

2. 广东络石藤　为茜草科植物匍匐九节 *Psychotria serpens* L. 的地上全株。在广州作络石藤使用。本品茎枝圆柱形，有分枝，长可达 150 cm 以上。商品多已加工成短段，长度 3 cm，直径 0.3 ～ 0.8 cm，表面黑褐色，有纵纹及节。质坚硬，断面浅红棕色，中心有深色的小髓，嫩枝多中空。叶卵形或卵状椭圆形，灰绿色至青色，全缘，革质。气微，味涩，微甘。

钩藤（药典品种）

【来源】本品为茜草科植物钩藤 *Uncaria rhynchophylla*（Miq.）Miq. ex Havil、大叶钩藤 *Uncaria.macrophylla* Wall.、毛钩藤 *Uncaria hirsuta* Havil.、华钩藤 *Uncaria sinensis*（Oliv）Havil. 或无柄果钩藤 *Uncaria sessilifructus* Roxb. 的干燥带钩茎枝。

【产地加工】钩藤主产于广西、广东、湖南、江西一带；大叶钩藤主产于云南、广西、海南等地；毛钩藤主产于广东、广西、贵州、福建及台湾等地；华钩藤主产于四川、湖北、云南、贵州等地；无柄果钩藤主产于广西和云南。秋、冬二季采收，去叶，切段，晒干。

【性状】

钩藤　本品茎枝呈圆柱形或类方柱形，长 2 ～ 3 cm，直径 0.2 ～ 0.5 cm。**表面红棕色至紫红色者具细纵纹，光滑无毛；黄绿色至灰褐色者有的可见白色点状皮孔，被黄褐色柔毛。多数枝节上对生 2 个向下弯曲的钩（不育花序梗），或仅一侧有钩，另一侧为突起的疤痕；钩略扁或稍圆，先端细尖，基部较阔；钩基部的枝上可见叶柄脱落后的窝点状痕迹和环状的托叶痕。质坚韧，断面黄棕色，皮部纤维性，髓部黄白色或中空。**气微，味淡。

【外观质量评价】以茎细、钩全、色紫棕者为佳。按来源分华钩藤与钩藤，习惯认为钩藤质量优于华钩藤。按产地分温钩藤、西钩藤和广西钩藤。温钩藤（浙江温州产）皮色黑褐色，粗糙，不光亮；西钩藤（四川产，系华钩藤）钩大，色淡黄，基部较宽，质次；广西钩藤钩小，色枣红，有光泽，皮细，多双钩，质佳。现在商品上还分为双钩藤、单钩藤、混钩藤、钩藤枝。以双钩藤为优。

【药性及功能主治】甘，凉。归肝、心包经。息风定惊，清热平肝。用于肝风内动，惊痫抽搐，高热惊厥，感冒夹惊，小儿惊啼，妊娠子痫，头痛眩晕。

桑寄生（药典品种）

【来源】本品为桑寄生科植物桑寄生 *Taxillus chinensis*（DC.）Danser 的干燥带叶茎枝。

【产地加工】主产于广西、广东、福建等地，故又名“南寄生”。冬季至次春采割，除去粗茎，切段，干燥，或蒸后干燥。

【饮片规格】

桑寄生　除去杂质，略洗，润透，切厚片或短段，干燥。

【性状】

药材　本品茎枝呈圆柱形，长 3 ～ 4 cm，直径 0.2 ～ 1 cm；表面红褐色或灰褐色，具细纵纹，并有多数细小突起的棕色皮孔，嫩枝有的可见棕褐色茸毛；质坚硬，断面不整齐，皮部红棕色，木部色较浅。叶多卷曲，具短柄；叶片展平后呈卵形或椭圆形，长 3 ～ 8 cm，宽 2 ～ 5 cm；表面黄褐色，幼叶被细茸毛，先端钝圆，基部圆形或宽楔形，全缘；革质。气微，味涩。

饮片　本品为厚片或不规则短段。外表皮红褐色或灰褐色，具细纵纹，并有多数细小突起的棕色皮孔，嫩枝有的可见棕褐色茸毛。切面皮部红棕色，木部色较浅。叶多卷曲或破碎，完整者展平后呈卵形或椭圆形，表面黄褐色，幼叶被细茸毛，先端钝圆，基部圆形或宽楔形，全缘；革质。气微，味涩。

【外观质量评价】以枝细质嫩、色红褐、叶未脱落者为佳。

【药性及功能主治】苦、甘，平。归肝、肾经。祛风湿，补肝肾，强筋骨，安胎元。用于风湿痹痛，腰膝酸软，筋骨无力，崩漏经多，妊娠漏血，胎动不安，头晕目眩。

【易混品】

槲寄生　见下槲寄生项下。

槲寄生（药典品种）

【来源】本品为桑寄生科植物槲寄生 *Viscum coloratum*（Komar.）Nakai 的干燥带叶茎枝。

【产地加工】主产于河北、辽宁、吉林、内蒙古等地，又名“北寄生”。冬季至次春采割，除去粗茎，切段，干燥，或蒸后干燥。

【饮片规格】

槲寄生　除去杂质，略洗，润透，切厚片，干燥。

【性状】

药材　本品茎枝呈圆柱形，2～5叉状分枝，长约30 cm，直径0.3～1 cm；表面黄绿色、金黄色或黄棕色，有纵皱纹；节膨大，节上有分枝或枝痕；体轻，质脆，易折断，断面不平坦，皮部黄色，木部色较浅，射线放射状，髓部常偏向一边。叶对生于枝梢，易脱落，无柄；叶片呈长椭圆状披针形，长2～7 cm，宽0.5～1.5 cm；先端钝圆，基部楔形，全缘；表面黄绿色，有细皱纹，主脉5出，中间3条明显；革质。气微，味微苦，嚼之有黏性。

饮片　本品呈不规则的厚片。茎外皮黄绿色、黄棕色或棕褐色。切面皮部黄色，木部浅黄色，有放射状纹理，髓部常偏向一边。叶片黄绿色或黄棕色，全缘，有细皱纹；革质。气微，味微苦，嚼之有黏性。

【外观质量评价】以枝嫩、色黄绿、叶多、嚼之有黏性者为佳。

【药性及功能主治】苦，平。归肝、肾经。祛风湿，补肝肾，强筋骨，安胎元。用于风湿痹痛，腰膝酸软，筋骨无力，崩漏经多，妊娠漏血，胎动不安，头晕目眩。

【地方习用品】

扁枝槲寄生　为同科属植物扁枝槲寄生 *Viscum articulatum* Burn.f 的干燥茎枝。本品茎枝扁平，具有2～3个叉状分支，长15～30 cm，表面黄绿色或黄棕色，有明显的纵条纹或皱纹；节膨大而略扁，每节上部宽，下部渐尖。叶于枝梢节上呈鳞片状突起。质软，不易折断。气微，味微苦。

桑枝（药典品种）

【来源】本品为桑科植物桑 *Morus alba* L. 的干燥嫩枝。

【产地加工】全国大部分地区均产，以南方育蚕区产量较大。春末夏初采收，去叶，晒干，或趁鲜切片，晒干。市场所售多为产地趁鲜切片。

【饮片规格】

桑枝　未切片者，洗净，润透，切厚片，干燥。

【性状】

药材 本品呈长圆柱形，少有分枝，长短不一，直径 0.5 ～ 1.5 cm。表面灰黄色或黄褐色，有多数黄褐色点状皮孔及细纵纹，并有灰白色略呈半圆形的叶痕和黄棕色的腋芽。质坚韧，不易折断，断面纤维性。切片厚 0.2 ～ 0.5 cm，皮部较薄，木部黄白色，射线放射状，髓部白色或黄白色。气微，味淡。

饮片 本品呈类圆形或椭圆形的厚片。直径 0.5 ～ 1.5 cm。外表皮灰黄色或黄褐色，有点状皮孔。切面皮部较薄，木部黄白色，射线放射状，髓部白色或黄白色。气微，味淡。

【外观质量评价】饮片以片形整齐、无破碎或连刀片、枝细质嫩者为佳。

【药性及功能主治】微苦，平。归肝经。祛风湿，利关节。用于风湿痹病，肩臂、关节酸痛麻木。

【劣品】

老枝　市场上尚有直径大于 1.5 cm 的桑枝药材切片，不符合药典标准，此类桑枝饮片为不合格品。

皂角刺（药典品种）

【来源】本品为豆科植物皂荚 *Gleditsia sinensis* Lam. 的干燥棘刺。

【产地加工】主产于河北、山西、山东、河南、江苏、湖北、广西等地。全年均可采收，干燥，或趁鲜切纵片，干燥。根据不同的产地加工，商品分为天丁片、皂刺 2 种。

【饮片规格】

皂角刺 除去杂质；未切片者略泡，润透，切厚片，干燥。

【性状】

皂角刺 本品为**主刺和 1 ～ 2 次分枝的棘刺**。**主刺长圆锥形**，长 3 ～ 15 cm 或更长，直径 0.3 ～ 1 cm；分枝刺长 1 ～ 6 cm，刺端锐尖，**表面紫棕色或棕褐色**。体轻，质坚硬，不易折断。切片厚 0.1 ～ 0.3 cm，常带有尖细的刺端；**木部黄白色**，**髓部疏松如沙粒状**，**淡红棕色**；质脆，易折断。气微，**味淡**。

【外观质量评价】以外皮色紫棕、质坚、主刺呈圆锥形者为佳。

【药性及功能主治】辛，温。归肝、胃经。消肿托毒，排脓，杀虫。用于痈疽初起或脓成不溃；外治疥癣麻风。

【易混品】

1. 野皂角刺　为豆科植物野皂角 *Gleditsia heterophylla* Bunge. 带枝条的棘刺。枝条表面呈灰白色或灰绿色，皮部极薄；木部宽广，浅黄绿色；髓小，浅棕色。主刺较小，长约 0.6 ～ 6 cm，基部直径 0.1 ～ 0.4 cm，末端尖锐，主刺上常有一对短分枝，少数无分枝，分枝长 0.2 ～ 0.8 cm，直径约 0.1 cm。全刺表面呈红棕色或棕褐色。质硬，体轻，易折断。气微，味淡。其与正品的区别点：条灰、皮薄、刺形扁、刺小髓小、皮光质松。

2. 日本皂角刺　为豆科植物日本皂角 *Gleditsia japonica* Miq. 的棘刺。全刺圆锥形或扁圆柱形，有主刺及分枝棘刺，主刺长 3.5 ～ 17 cm，基部直径 0.2 ～ 0.5 cm，由下向上渐细，末端尖锐，分枝刺大部分在主刺下部，长 0.4 ～ 6 cm，直径 0.3 ～ 0.6 cm，全刺表面红棕色或紫棕色，略具光泽，有的较粗糙，暗灰色带有黑色小斑点，体轻，质硬，易折断。断面木部浅黄棕色，髓大而疏松，淡红棕色。气微，**味涩**。

3. 山皂角刺　为豆科植物山皂角 *Gleditsia melaneantha* Tanget. Wang. 的棘刺。性状与皂角刺相近，其主要区别点在于：刺体较扁平，形体较小。有的表面红棕色且具光泽，有的表面灰褐色或黑褐色，质地松枯，可折断。

【伪品】

1. 酸枣刺　为鼠李科植物酸枣 *Ziziphus jujube* Mill. var. spinosa（Bunge）Hu ex H. F. Chow. 的茎刺。本品多为斜切的饮片。直径 0.5 ～ 1.5 cm，表面铅灰色或黑色而具光泽，皮孔圆形，棕色，中央具一纵线。茎分枝处具一对黑色托叶刺，刺细长尖锐，直或弯曲。切面皮部极窄，木部木质化，髓灰褐色。气微，味淡。

2. 蔷薇属植物茎刺　为蔷薇科蔷薇属多种植物的茎刺。商品多切斜片，表面灰棕色或灰黑色，具纵向纹理，可见纵向扁长的皮刺，细致黄褐色，皮刺呈倒钩状。木部木质化，有类白色放射状纹理。髓灰褐色，疏松，具亮点。气微，味淡。

3. 柘树茎刺　为桑科植物柘树 *Cudrania tricuspidata*（Carr.）Hu. 的带棘刺的枝条。主要区别点为刺细长约至 5 cm，先端细而尖，断面中心髓小。

竹茹（药典品种）

【来源】本品为禾本科植物青秆竹 *Bambusa tuldoides* Munro、大头典竹 *Sinocalamus beecheyanus*（Munro）McClure var. pubescens P. F. Li 或淡竹 *Phyllostachys nigra*（Lodd.）

Munro var. henonis（Mitf.）Stapf ex Rendle 的茎秆的干燥中间层。

【产地加工】主产于江苏、安徽、浙江、江西等地，全年均可采制，取新鲜茎，除去外皮，将稍带绿色的中间层刮成丝条，或削成薄片，捆扎成束，阴干。前者称“散竹茹”，后者称“齐竹茹”。

【饮片规格】

竹茹　除去杂质，切段或揉成小团。

姜竹茹　取净竹茹，照姜汁炙法炒至黄色。

【性状】

竹茹　本品为卷曲成团的不规则丝条或呈长条形薄片状。宽窄厚薄不等，浅绿色、黄绿色或黄白色。纤维性，体轻松，质柔韧，有弹性。气微，味淡。

姜竹茹　本品形如竹茹，表面黄色。微有姜香气。

【外观质量评价】以身干、色绿、丝细均匀、质柔软、有弹性者为佳。

【药性及功能主治】甘，微寒。归肺、胃，心、胆经。清热化痰，除烦，止呕。用于痰热咳嗽，胆火挟痰，惊悸不宁，心烦失眠，中风痰迷，舌强不语，胃热呕吐，妊娠恶阻，胎动不安。

（张晓明、沈涛、王磊）

第三章

皮类中药

桑白皮（药典品种）

【来源】本品为桑科植物桑 *Morus alba* L. 的干燥根皮。

【产地加工】全国大部分地区均有生产。秋末叶落时至次春发芽前采挖根部，刮去黄棕色粗皮，纵向剖开，剥取根皮，晒干。当前药材市场上大多是桑白皮丝，原药材较少。

【饮片规格】

桑白皮　洗净，稍润，切丝，干燥。

蜜桑白皮　取桑白皮丝，照蜜炙法炒至不粘手。

【性状】

药材　本品呈扭曲的卷筒状、槽状或板片状，长短宽窄不一，厚 1 ～ 4 mm。外表面白色或淡黄白色，较平坦，有的残留橙黄色或棕黄色鳞片状粗皮；内表面黄白色或灰黄色，有细纵纹。体轻，质韧，纤维性强，难折断，易纵向撕裂，撕裂时有粉尘飞扬。气微，味微甘。

饮片

桑白皮　本品呈丝条状，外表面白色或淡黄白色，有的残留橙黄色或棕黄色鳞片状粗皮；内表面黄白色或灰黄色，有细纵纹。体轻，质韧，纤维性强。气微，味微甘。

蜜桑白皮　性状与生片相似，深黄色，质滋润，略有光泽，有蜜香气，味甜。

【外观质量评价】药材以纯根皮、色白、皮厚、质柔韧、刮净粗皮、嚼之有黏性、成丝团者为佳。

【药性及功能主治】甘，寒。归肺经。泻肺平喘，利水消肿。用于肺热喘咳，水肿胀满尿少，面目肌肤浮肿。

牡丹皮（药典品种）

【来源】本品为毛茛科植物牡丹 *Paeonia suffruticosa* Andr. 的干燥根皮。

【产地加工】主产于安徽、四川、湖北、湖南、陕西等地，产于安徽铜陵凤凰山的“凤丹皮”质量最佳，为道地药材。秋季采挖根部，除去细根和泥沙，剥取根皮，晒干或刮去粗皮，除去木心，晒干。前者习称“连丹皮”，后者习称“刮丹皮”。

【饮片规格】

牡丹皮 迅速洗净，润后切薄片，晒干。

【性状】

药材 连丹皮呈筒状或半筒状，有纵剖开的裂缝，略向内卷曲或张开，长 5 ～ 20 cm，直径 0.5 ～ 1.2 cm，厚 0.1 ～ 0.4 cm。外表面灰褐色或黄褐色，有多数横长皮孔样突起和细根痕，栓皮脱落处粉红色；内表面淡灰黄色或浅棕色，有明显的细纵纹，常见发亮的结晶。质硬而脆，易折断，断面较平坦，淡粉红色，粉性。气芳香，味微苦而涩。刮丹皮外表面有刮刀削痕，外表面红棕色或淡灰黄色，有时可见灰褐色斑点状残存外皮。

饮片 本品呈圆形或卷曲形的薄片。连丹皮外表面灰褐色或黄褐色，栓皮脱落处粉红色；刮丹皮外表面红棕色或淡灰黄色。内表面有时可见发亮的结晶，习称“**亮银星**”。切面淡粉红色，粉性。气芳香，味微苦涩。

【外观质量评价】药材以身干、无木心、无须根、条粗长、皮厚、断面粉白色、粉性足、香气浓、亮银星多者为佳。

【药性及功能主治】苦、辛，微寒。归心、肝、肾经。清热凉血，活血化瘀。用于热入营血，温毒发斑，吐血衄血，夜热早凉，无汗骨蒸，经闭痛经，跌扑伤痛，痈肿疮毒。

【伪品】

牡丹根茎皮 呈不规则半筒状，两端多向外反卷，厚约 3 mm。外表皮黑褐色，较粗糙，剥去外皮呈浅棕黄色；内表面粉白色。质较硬。

【劣品】

1. 木心未除去者。

2. 提取残渣 本品与牡丹皮的主要区别：表面色浅，灰白色。质地松脆易碎，气味弱。

厚朴（药典品种）

【来源】本品为木兰科植物厚朴 *Magnolia officinalis* Rehd. et Wils. 或凹叶厚朴 *Magnolia officinalis* Rehd. et Wils. var. *biloba* Rehd. et Wils. 的干燥干皮、根皮及枝皮。

【产地加工】主产于四川、湖北、浙江等地，根据产地不同分为“川厚朴”与“温厚朴”。4～6月剥取，根皮和枝皮直接阴干；干皮置沸水中微煮后，堆置阴湿处，“发汗”至内表面变紫褐色或棕褐色时，蒸软，取出，卷成筒状，干燥。各地产品因生长部位及加工的不同而有筒朴、蔸朴（靴朴）、枝朴、根朴等规格。

【饮片规格】

厚朴 刮去粗皮，洗净，润透，切丝，干燥。

姜厚朴 取厚朴丝，照姜汁炙法炒干。

【性状】

药材

干皮 呈卷筒状或双卷筒状，长30～35 cm，厚0.2～0.7 cm，习称“**筒朴**”；近根部的干皮一端展开如喇叭口，长13～25 cm，厚0.3～0.8 cm，习称“**靴筒朴**”。外表面灰棕色或灰褐色，粗糙，有时呈鳞片状，较易剥落，有明显椭圆形皮孔和纵皱纹，刮去粗皮者显黄棕色。内表面紫棕色或深紫褐色，较平滑，具细密纵纹，划之显油痕。质坚硬，不易折断，断面颗粒性，外层灰棕色，内层紫褐色或棕色，有油性，有的可见多数小亮星。气香，味辛辣、微苦。

根皮（根朴） 呈单筒状或不规则块片；有的弯曲似鸡肠，习称“**鸡肠朴**”。质硬，较易折断，断面纤维性。

枝皮（枝朴） 呈单筒状，长10～20 cm，厚0.1～0.2 cm。质脆，易折断，断面纤维性。

饮片

厚朴 本品呈弯曲的丝条状或单、双卷筒状。外表面灰褐色，有时可见椭圆形皮孔或纵皱纹。内表面紫棕色或深紫褐色，较平滑，具细密纵纹，划之显油痕。切面颗粒性，有油性，有的可见小亮星。气香，味辛辣、微苦。

姜厚朴 本品形如厚朴丝，表面灰褐色，偶见焦斑。略有姜辣气。

【外观质量评价】药材均以厚皮肉细、油性大、断面紫褐色、有小亮星、气味浓厚者为佳。

【药性及功能主治】苦、辛，温。归脾、胃、肺、大肠经。燥湿消痰，下气除满。用于湿滞伤中，脘痞吐泻，食积气滞，腹胀便秘，痰饮喘咳。

【易混品及伪品】近年来，由于厚朴货源紧缺，商品中出现很多伪品，多达7科30余种，主要是2大类：一类是木兰科植物的树皮，常见有湖北木兰、四川木莲、桂南木莲、凹叶木兰、山玉兰、望春玉兰、紫玉兰、玉兰、威士木兰等的树皮；第二类为非木兰科植物的树皮，如胡桃科、大戟科、樟科、杜鹃科、五加科、蔷薇科等植物的树皮。以上伪品的性状特征均与正品厚朴有原则上区别，注意区分。

肉桂（药典品种）

【来源】本品为樟科植物肉桂 *Cinnamomum cassia* Presl 的干燥树皮。

【产地加工】根据产地有国产肉桂与进口肉桂的不同，国产肉桂主产于广西、广东、福建等地；进口肉桂主产于越南、柬埔寨、斯里兰卡、印度等国家。其中以产于越南的“清化桂”品质最优。肉桂的采收树龄要根据商品的不同要求来确定。一般加工成企边桂、板桂、油桂者树龄需10～20年。加工成桂通者只需5～6年。

【饮片规格】

肉桂　除去杂质及粗皮。用时捣碎。

【性状】

药材　本品呈槽状或卷筒状，长30～40 cm，宽或直径3～10 cm，厚0.2～0.8 cm。外表面灰棕色，稍粗糙，有不规则的细皱纹和横向突起的皮孔，有的可见灰白色的斑纹；内表面红棕色，略平坦，有细纵纹，划之显油痕。质硬而脆，易折断，断面不平坦，外层棕色而较粗糙，内层红棕色而油润，两层间有1条黄棕色的线纹。气香浓烈，味甜、辣。从肉桂大树主干上环状剥取，经加工制成的竖向两边向内对称卷起的桂皮称为企边桂，呈槽状，板边平整有卷起，厚度0.3～0.8 cm。将剥取的肉桂树皮薄皮制成单筒状或双筒状卷起者称为桂通（桂筒），呈卷筒状，单筒或双筒，厚度0.2～0.8 cm。

饮片　本品呈槽状或卷筒状，长30～40 cm，宽或直径3～10 cm，厚0.2～0.8 cm。外表面灰棕色，稍粗糙，有不规则的细皱纹和横向突起的皮孔，有的可见灰白色的斑纹；内表面红棕色，略平坦，有细纵纹，划之显油痕。质硬而脆，易折断，断面不平坦，外层棕色而较粗糙，内层红棕色而油润，两层间有1条黄棕色的线纹。气香浓烈，味甜、辣。

【外观质量评价】以皮厚、体重、表面细致、含油量高、香气浓、甜味重而微辛者为佳。

【药性及功能主治】辛、甘，大热。归肾、脾、心、肝经。补火助阳，引火归原，散寒止痛，温通经脉。用于阳痿宫冷，腰膝冷痛，肾虚作喘，虚阳上浮，眩晕目赤，心腹冷痛，虚寒吐泻，寒疝腹痛，痛经经闭。

【易混品及伪品】

桂皮 本品来源于樟科植物阴香 *Cinnamomum burmannii*（Nees）.、细叶香桂 *Cinnamomum chigii* Metcalf.、川桂 *Cinnamomum wilsonii* Gamble.、天竺桂 *Cinnamomum japonicum* Sieb. 的干燥树皮。主产于福建、浙江、广东、广西、四川等地。本品多用于制作香料或副食佐料（如五香粉），很少供药用，但为中药行业经营。性状：呈筒状或不规则的块状，长 30 ～ 60 cm，厚 2 ～ 4 mm。外皮灰褐色，密生不明显的小皮孔或灰白色花斑，内表面红棕色或灰棕色，光滑，有不明显的细纵纹，指划之微有油痕。质硬而脆，易折断，断面不整齐，气清香，略有樟脑气，味微甜辛。

合欢皮（药典品种）

【来源】本品为豆科植物合欢 *Albizia julibrissin* Durazz. 的干燥树皮。

【产地加工】全国大部分地区均产。夏、秋二季剥取，晒干。

【饮片规格】

合欢皮 除去杂质，洗净，润透，切丝或块，干燥。

【性状】

药材 本品呈卷曲筒状或半筒状，长 40 ～ 80 cm，厚 0.1 ～ 0. 3 cm。外表面灰棕色至灰褐色，稍有纵皱纹，有的成浅裂纹，密生明显的椭圆形横向皮孔，棕色或棕红色，偶有突起的横棱或较大的圆形枝痕，常附有地衣斑；内表面淡黄棕色或黄白色，平滑，有细密纵纹。质硬而脆，易折断，断面呈纤维性片状，淡黄棕色或黄白色。气微香，味淡、微涩、稍刺舌，而后喉头有不适感。

饮片 本品呈弯曲的丝或块片状。外表面灰棕色至灰褐色，稍有纵皱纹，**密生明显的椭圆形横向皮孔，棕色或棕红色**。内表面淡黄棕色或黄白色，平滑，具细密纵纹。**切面呈纤维性片状，淡黄棕色或黄白色。气微香，味淡、微涩、稍刺舌，而后喉头有不适感。**

【外观质量评价】以身干、皮细嫩、无栓皮、皮孔明显者为佳。

【药性及功能主治】甘，平。归心、肝、肺经。解郁安神，活血消肿。用于心神不安，忧郁失眠，肺痈，疮肿，跌扑伤痛。

【易混品及伪品】

山合欢皮　为同科植物山合欢 *Albizzia Kalkora*（Roxb.）的干燥树皮。呈灰褐色、棕褐色、灰黑色相间，老树皮粗糙，有纵裂隙。木栓层厚，易剥落，嫩皮有明显纵棱线，嫩树皮上有皮孔，老树皮上不易见。味淡，嚼之稍有刺舌感。

黄柏（药典品种）

【来源】本品为芸香科植物黄皮树 *Phellodendron chinense* Schneid. 的干燥树皮。习称“川黄柏”。

【产地加工】主产于湖北、四川、云南、贵州等地。剥取树皮后，除去粗皮，晒干。

【饮片规格】

黄柏　除去杂质，喷淋清水，润透，切丝，干燥。

盐黄柏　取黄柏丝，照盐水炙法。

黄柏炭　取黄柏丝，照炒炭法炒至表面焦黑色。

【性状】

药材　本品呈板片状或浅槽状，长宽不一，厚 1 ～ 6 mm。外表面黄褐色或黄棕色，平坦或具纵沟纹，有的可见皮孔痕及残存的灰褐色粗皮；内表面暗黄色或淡棕色，具细密的纵棱纹。体轻，质硬，断面纤维性，呈裂片状分层，深黄色。气微，味极苦，嚼之有黏性。

饮片

黄柏　本品呈丝条状。**外表面黄褐色或黄棕色。内表面暗黄色或淡棕色，具纵棱纹。切面纤维性，呈裂片状分层，深黄色。味极苦。**

盐黄柏　本品形如黄柏丝，表面深黄色，偶有焦斑。味极苦，微咸。

黄柏炭　本品形如黄柏丝，表面焦黑色，内部深褐色或棕黑色。体轻，质脆，易折断。味苦涩。

【外观质量评价】以皮厚、色鲜黄、无栓皮者为佳。

【药性及功能主治】苦，寒。归肾、膀胱经。清热燥湿，泻火除蒸，解毒疗疮。用于湿热泻痢，黄疸尿赤，带下阴痒，热淋涩痛，脚气痿躄，骨蒸劳热，盗汗，遗精，疮疡肿毒，湿疹湿疮。盐黄柏滋阴降火，用于阴虚火旺，盗汗骨蒸。

【易混品及伪品】

他种树皮染色　为其他植物的树皮，用染料染色加工制成。本品与黄柏的主要区别：内外表面的色泽无明显差异，外表面未见皮孔，内表面光滑，无明显细密的纵棱纹。嚼之无黏性。

关黄柏（药典品种）

【来源】本品为芸香科植物黄檗 *Phellodendron amurense* Rupr. 的干燥树皮。

【产地加工】主产于东北三省及内蒙古、河北等地。剥取树皮，除去粗皮，晒干。

【饮片规格】

关黄柏　除去杂质，喷淋清水，润透，切丝，干燥。

盐关黄柏　取关黄柏丝，照盐水炙法炒干。

【性状】

药材　本品呈板片状或浅槽状，长宽不一，厚 2 ～ 4 mm。外表面黄绿色或淡棕黄色，较平坦，有不规则的纵裂纹，皮孔痕小而少见，偶有灰白色的粗皮残留；内表面黄色或黄棕色。体轻，质较硬，断面纤维性，有的呈裂片状分层，鲜黄色或黄绿色。气微，味极苦，嚼之有黏性。

饮片

关黄柏　本品呈丝状。**外表面黄绿色或淡棕黄色**，较平坦。内表面黄色或黄棕色。**切面鲜黄色或黄绿色，有的呈片状分层**。气微，**味极苦**。

盐关黄柏　本品形如关黄柏丝，深黄色，偶有焦斑。略具咸味。

【外观质量评价】以皮厚、断面鲜黄、无栓皮者为佳。

【药性及功能主治】苦，寒。归肾、膀胱经。清热燥湿，泻火除蒸，解毒疗疮。用于湿热泻痢，黄疸尿赤，带下阴痒，热淋涩痛，脚气痿躄，骨蒸劳热，盗汗，遗精，疮疡肿毒，湿疹湿疮。盐关黄柏滋阴降火，用于阴虚火旺，盗汗骨蒸。

白鲜皮（药典品种）

【来源】本品为芸香科植物白鲜 *Dictamnus dasycarpus* Turcz. 的干燥根皮。

【产地加工】主产于辽宁、河北、四川、江苏、浙江、安徽等地。以辽宁产者质量最佳。春、秋二季采挖根部，除去泥沙和粗皮，剥取根皮，干燥。

【饮片规格】

白鲜皮 除去杂质，洗净，稍润，切厚片，干燥。

【性状】

药材 本品呈卷筒状，长 5 ～ 15 cm，直径 1 ～ 2 cm，厚 0.2 ～ 0. 5 cm。外表面灰白色或淡灰黄色，具细纵皱纹和细根痕，常有突起的颗粒状小点；内表面类白色，有细纵纹。质脆，折断时有粉尘飞扬，断面不平坦，略呈层片状，剥去外层，迎光可见闪烁的小亮点。有羊膻气，味微苦。

饮片 本品呈不规则的厚片。**外表皮灰白色或淡灰黄色**，具细纵皱纹及细根痕，**常有突起的颗粒状小点**；内表面类白色，有细纵纹。**切面类白色，略呈层片状**。**有羊膻气**，味微苦。

【外观质量评价】以身干、条大、肉厚、呈卷筒状、无木心、色灰白、羊膻气明显者为佳。

【药性及功能主治】苦，寒。归脾、胃、膀胱经。清热燥湿，祛风解毒。用于湿热疮毒，黄水淋漓，湿疹，风疹，疥癣疮癞，风湿热痹，黄疸尿赤。

【易混品及伪品】

锦鸡儿 为豆科植物锦鸡儿 *Caragana sinica*（Buchoz）Rehder. 的干燥根皮。本品呈卷筒状或半卷筒状，栓皮多已除尽。外表面淡黄白色，具明显的棕褐色横向凹纹，内表面浅棕黄色，有细纵纹。质坚硬。断面纤维性，略显粉性。气微香，味苦，嚼之有豆腥气。

【劣品】

1. 非药用部位超标 如白鲜的根及根茎未除去木心，特征为根茎较粗大有节，细根断面圆形及椭圆形，具有明显的淡黄色木质部。

2. 经双氧水处理 为白鲜的根皮经双氧水处理加工而成，可见表面颜色较白，质地较酥脆，易碎，手握有刺手感。无明显羊膻气。

3. 残渣掺增重粉 为白鲜皮经提取后的残渣掺增重粉而成。表面颜色较浅，可见白色结晶状物，无羊膻气。

五加皮（药典品种）

【来源】本品为五加科植物细柱五加 *Acanthopanax gracilistylus* W. W. Smith 的干燥根皮。

【产地加工】主产于湖北、河南、安徽等地，又名“南五加皮”。夏、秋二季采挖根部，洗净，剥取根皮，晒干。

【饮片规格】

五加皮 除去杂质，洗净，润透，切厚片，干燥。

【性状】

药材 本品**呈不规则卷筒状**，长 5 ～ 15 cm，直径 0.4 ～ 1.4 cm，厚约 0.2 cm。**外表面灰褐色**，有**稍扭曲的纵皱纹和横长皮孔样斑痕**；**内表面淡黄色或灰黄色**，有细纵纹。体轻，质脆，易折断，断面不整齐，灰白色。**气微香**，**味微辣而苦**。

饮片 本品呈不规则的厚片。外表面灰褐色，有稍扭曲的纵皱纹及横长皮孔样斑痕；内表面淡黄色或灰黄色，有细纵纹。切面不整齐，灰白色。气微香，味微辣而苦。

【外观质量评价】以粗长、皮厚、气香、无木心者为佳。

【药性及功能主治】辛、苦，温。归肝、肾经。祛风除湿，补益肝肾，强筋壮骨，利水消肿。用于风湿痹病，筋骨痿软，小儿行迟，体虚乏力，水肿，脚气。

【地方习用品】

1. 红毛五加 为五加科植物红毛五加 *Acanthopanax giraldii* Harms 的干燥茎皮。呈卷筒状。外表面黄色或棕色，密被红棕色毛状针刺，针刺长 3 ～ 5 mm，倒向一端。质轻脆，易折断。本品产于四川、云南等地，曾在四川、青海、甘肃作五加皮使用。

2. 无梗五加 为五加科植物无梗五加 *Acanthopanax sessiliflorus*（Ruper. Et Maxim.）的干燥根皮。使用于东北地区。根皮卷筒状，表面灰褐色至灰黑色，内表面淡黄棕色。无纤维性。根茎和茎呈不规则圆柱形，表面暗灰色或灰黑色，有明显隆起的椭圆形皮孔；质硬，折断面无纤维性。气微香，味淡。

【易混品】

香加皮 本品为萝藦科植物杠柳 *Periploca sepium* Bge. 的干燥根皮。习称“北五加皮”，在药材市场中混用的现象比较常见。本品有毒，其性状与五加皮不同，应区别使用。性状特征见香加皮项下。

香加皮（药典品种）

【来源】本品为萝藦科植物杠柳 *Periploca sepium* Bge. 的干燥根皮。

【产地加工】主产于河北、山西、河南、陕西、山东等地，主销北方各省区，故称"北五加皮"。春、秋二季采挖，剥取根皮，晒干。

【饮片规格】

香加皮 除去杂质，洗净，润透，切厚片，干燥。

【性状】

药材 本品呈卷筒状或槽状，少数呈不规则的块片状，长 3 ～ 10 cm，直径 1 ～ 2 cm，厚 0.2 ～ 0.4 cm。外表面灰棕色或黄棕色，栓皮松软常呈鳞片状，易剥落。内表面淡黄色或淡黄棕色，较平滑，有细纵纹。体轻，质脆，易折断，断面不整齐，黄白色。有特异香气，味苦。

饮片 本品呈不规则的厚片。**外表面灰棕色或黄棕色，栓皮常呈鳞片状。内表面淡黄色或淡黄棕色，有细纵纹。切面黄白色。有特异香气，味苦。**

【外观质量评价】以根皮厚、色灰棕、香气浓者为佳。

【药性及功能主治】辛、苦，温；有毒。归肝、肾、心经。利水消肿，祛风湿，强筋骨。用于下肢浮肿，心悸气短，风寒湿痹，腰膝酸软。

地骨皮（药典品种）

【来源】本品为茄科植物枸杞 *Lycium chinense* Mill. 或宁夏枸杞 *Lycium barbarum* L. 的干燥根皮。

【产地加工】全国大部分地区均有。春初或秋后采挖根部，洗净，剥取根皮，晒干。

【饮片规格】

地骨皮 除去杂质及残余木心，洗净，晒干或低温干燥。

【性状】

药材 本品呈筒状或槽状，长 3 ～ 10 cm，宽 0.5 ～ 1.5 cm，厚 0.1 ～ 0.3 cm。外表面灰黄色至棕黄色，**粗糙，有不规则纵裂纹，易成鳞片状剥落。内表面黄白色至灰黄色，较平坦，有细纵纹，常有白色碱霜。体轻，质脆，易折断，**断面不平坦，外层黄棕色，内层灰白色。气微，**味微甘而后苦。以“糟皮、白里、无香气”为鉴别特征。**

饮片　本品呈筒状或槽状，长短不一。外表面灰黄色至棕黄色，粗糙，有不规则纵裂纹，易成鳞片状剥落。内表面黄白色至灰黄色，较平坦，有细纵纹。体轻，质脆，易折断，断面不平坦，外层黄棕色，内层灰白色。气微，味微甘而后苦。

【外观质量评价】以块大、肉厚、无木心、“糟皮、白里、无香气”特征明显者为佳。

【药性及功能主治】甘，寒。归肺、肝、肾经。凉血除蒸，清肺降火。用于阴虚潮热，骨蒸盗汗，肺热咳嗽，咯血，衄血，内热消渴。

【易混品及伪品】

1. 香加皮　药材地骨皮与香加皮（杠柳皮）外形相似，但后者内表面淡黄色，香气浓郁，可资鉴别。

2. 黑果枸杞根皮　茄科同属植物黑果枸杞 *Lycium ruthenicum* Murray. 的干燥根皮。性状：外表面灰黄白色至土黄色，粗糙，有不规则裂纹。栓皮易脱落，剥落处呈黄棕色。内表面灰白色至淡黄褐色，有细纵纹。体轻，易折断，断面不平坦。气特异，味咸而后苦，无甘味。

【劣品】

枝皮混入地骨皮　地骨皮药用部位为根皮，枝皮为非药用部位，应作为劣药对待。枝皮特征：比根皮薄，无“白里”特征。

地枫皮（药典品种）

【来源】本品为木兰科植物地枫皮 *Illicium difengpi* K. I. B. et K. I. M. 的十燥树皮。

【产地加工】主产于广西。春、秋二季剥取，晒干或低温干燥。

【饮片规格】

地枫皮　除去杂质，洗净，打碎，干燥。

【性状】

药材　本品呈卷筒状或槽状，长 5 ～ 15 cm，直径 1 ～ 4 cm，厚 0.2 ～ 0.3 cm。外表面灰棕色至深棕色，有的可见灰白色地衣斑，**粗皮易剥离或脱落，脱落处棕红色。**内表面棕色或棕红色，具明显的细纵皱纹。**质松脆，易折断，断面颗粒状。气微香，味微涩。**

饮片　本品形如药材，呈不规则颗粒状或块片状，气微香，味微涩。

【外观质量评价】以质松脆、气芳香者为佳。

【药性及功能主治】微辛、涩，温；有小毒。归膀胱、肾经。祛风除湿，行气止痛。用于风湿痹痛，劳伤腰痛。

【伪品】

大八角皮　为同属植物 *I. majus. Hook. f. et. Thms* 大八角的干燥树皮。主产于广西桂林地区。呈半卷筒状、槽状、板状，长 30～50 cm，厚 0.2～0.5 cm。外表面灰黑色，栓皮不易剥落。内表面纵皱纹不明显。质坚硬不易折断，断面红棕色较平坦。气微香，味涩微苦，具黏性。本品有毒，切不可药用。

杜仲（药典品种）

【来源】本品为杜仲科植物杜仲 *Eucommia ulmoides* Oliv. 的干燥树皮。

【产地加工】商品过去有川杜仲与汉杜仲之分。川杜仲主产于四川大巴山山脉及贵州娄山山脉者品质最优，为道地药材；汉杜仲主产于陕西、湖北，集散于汉口，品质亦佳。4～6 月剥取，刮去粗皮，堆置“发汗”至内皮呈紫褐色，晒干。

【饮片规格】

杜仲　刮去残留粗皮，洗净，切块或丝，干燥。

盐杜仲　取杜仲块或丝，照盐炙法炒至断丝、表面焦黑色。

【性状】

药材　本品呈板片状或两边稍向内卷，大小不一，厚 3～7 mm。外表面淡棕色或灰褐色，有明显的皱纹或纵裂槽纹，有的树皮较薄，未去粗皮，可见明显的皮孔。内表面暗紫色，光滑。质脆，易折断，断面有细密、银白色、富弹性的橡胶丝相连。气微，味稍苦。

饮片

杜仲　本品呈小方块或丝状。外表面淡棕色或灰褐色，有明显的皱纹。**内表面暗紫色，光滑。断面有细密、银白色、富弹性的橡胶丝相连，能拉 1 cm 以上而不断。**气微，味稍苦。

盐杜仲　本品形如杜仲块或丝，表面黑褐色，内表面褐色，折断时胶丝弹性较差。味微咸。

【外观质量评价】药材以身干、皮厚、无粗皮、断面白丝多、内表面暗紫色者为佳。

【药性及功能主治】甘，温。归肝、肾经。补肝肾，强筋骨，安胎。用于肝肾不足，腰膝酸痛，筋骨无力，头晕目眩，妊娠漏血，胎动不安。

【易混品及伪品】

1. 红杜仲、杜仲藤　为夹竹桃科植物毛杜仲藤 *Parabarium huaitingii* Chun et Tsian 或杜仲藤 *Parabarium micranthum*（A. DC.）Pierre. 的树皮。性状特征：为卷筒状，长短不一，厚 1～2.5 mm，外表面灰棕色或灰褐色，可见横长皮孔。质硬而脆，折断有白色胶丝相连，但弹性差，拉之即断，内表面红棕色，有细纵纹。味涩。

2. 土杜仲　为卫矛科植物白杜 *Euonymus bungeanus* Maxim 的树皮。板块状，外表面灰黄色，折断有白色胶丝，但拉之即断。

秦皮（药典品种）

【来源】本品为木犀科植物苦枥白蜡树 *Fraxinus rhynchophylla* Hance、白蜡树 *Fraxinus chinensis* Roxb.、尖叶白蜡树 *Fraxinus szaboana* Lingelsh. 或宿柱白蜡树 *Fraxinus stylosa* Lingelsh. 的干燥枝皮或干皮。

【产地加工】目前秦皮药材仍以野生资源为主要来源，主产地为陕西、四川、辽宁等地。春、秋二季剥取，晒干。

【饮片规格】

秦皮　除去杂质，洗净，润透，切丝，干燥。

【性状】

药材

枝皮　呈卷筒状或槽状，长 10～60 cm，**厚 1.5～3 mm**。外表面灰白色、灰棕色至黑棕色或相间呈斑状，平坦或稍粗糙，并有灰白色圆点状皮孔及细斜皱纹，有的具分枝痕。内表面黄白色或棕色，平滑。质硬而脆，断面纤维性，黄白色。气微，味苦。

干皮　为长条状块片，厚 3～6 mm。外表面灰棕色，具龟裂状沟纹及红棕色圆形或横长的皮孔。质坚硬，断面纤维性较强。

饮片　本品为长短不一的丝条状。**外表面灰白色、灰棕色或黑棕色。内表面黄白色或棕色，平滑。切面纤维性，易分层。**质硬。**气微，味苦。水试：取本品，加热水浸泡，浸出液在日光下可见碧蓝色荧光。**

【外观质量评价】药材以条长呈筒状、外皮薄而光滑、苦味浓者为佳，枝皮优于干皮。

【药性及功能主治】苦、涩，寒。归肝、胆、大肠经。清热燥湿，收涩止痢，止带，明目。用于湿热泻痢，赤白带下，目赤肿痛，目生翳膜。

【易混品及伪品】

核桃楸皮　为胡桃科植物核桃楸 *Juglans mandshurica* Maxin 的干燥枝皮。本品呈扭曲的单卷或双卷状。长短不一，厚 0.1 ～ 0.2 cm。外表面浅灰棕色或灰棕色，有细纵纹及圆形突起的皮孔。内表面暗棕色，平滑有细纹。质坚韧，不易折断，断面纤维性。气微弱，味微苦。水浸液无蓝色荧光。

椿皮（药典品种）

【来源】本品为苦木科植物臭椿 *Ailanthus altissima*（*Mill.*）Swingle 的干燥根皮或干皮。

【产地加工】全国大部分地区均有分布，主产于浙江、江苏、湖北、河北等地。全年均可剥取，晒干，或刮去粗皮晒干。

【饮片规格】

椿皮　除去杂质，洗净，润透，切丝或段，干燥。

麸炒椿皮　取椿皮丝（段），照麸炒法炒至微黄色。

【性状】

药材　根皮呈不整齐的片状或卷片状，大小不一，厚 0.3 ～ 1 cm。外表面灰黄色或黄褐色，粗糙，有多数纵向皮孔样突起和不规则纵、横裂纹，除去粗皮者显黄白色；内表面淡黄色，较平坦，密布梭形小孔或小点。质硬而脆，断面外层颗粒性，内层纤维性。气微，味苦。

干皮呈不规则板片状，大小不一，厚0.5～2 cm。外表面灰黑色，极粗糙，有深裂。

饮片

椿皮　本品呈不规则的丝条状或段状。外表面灰黄色或黄褐色，粗糙，有多数纵向皮孔样突起和不规则纵、横裂纹，除去粗皮者显黄白色。内表面淡黄色，较平坦，密布梭形小孔或小点。气微，味苦。

麸炒椿皮　本品形如椿皮丝（段），表面黄色或褐色，微有香气。

【外观质量评价】药材以肉厚、无粗皮、色黄白者为佳。

【药性及功能主治】苦、涩，寒。归大肠、胃、肝经。清热燥湿，收敛止带，止泻，止血。用于赤白带下，湿热泻痢，久泻久痢，便血，崩漏。

【易混品及伪品】

香椿皮　为楝科植物香椿 *Toona sinensis*（A. Juss.）Roem 的干燥根皮及树皮。性状：呈块片或长卷形，厚薄不一，外表红棕色，有纵纹及裂隙，内表面黄棕色，有细纵纹，断面呈显著纤维性。稍有香气，味淡，嚼之有香气。

海桐皮

【来源】全国商品海桐皮品种很多，主要有豆科植物刺桐 *Erythria variegate* L. var. orientalis（L.）Merr. 或乔木刺桐 *Erythria arborecens* Roxb，五加科植物刺楸 *Kalopanax septemlobus*（Thunb.）Koidz，芸香科植物樗叶花椒 *Zanthoxylum ailanthoides* Sieb. Et Zucc. 或朵椒 *Zanthoxylum molle* Dehd.，及木棉科植物木棉 *Gassampinus malabariea*（DC）Merr. 的干燥树皮。《中国药典》1977 版中，曾将刺桐与乔木刺桐以“海桐皮”收载，刺楸以“川桐皮”收载，樗叶花椒及朵椒以“浙桐皮”收载。

【产地加工】刺桐与乔木刺桐主产于湖南、湖北、安徽。刺楸主产于安徽、湖南、湖北、广西等地，为天津、河北、河南、安徽、江西、湖北、湖南、山东、吉林、甘肃等地的习用品。樗叶花椒和朵椒主产于浙江，为浙江、福建、上海、辽宁、北京、陕西等地的习用品。木棉主产于广东、广西等地。

【饮片规格】

海桐皮　除去杂质，洗净，润透，切块，干燥。

【性状】

刺桐与乔木刺桐海桐皮　又名刺桐皮。本品呈板片状，两边略弯曲，厚 0.3 ～ 1 cm。常有宽窄不同的纵凹纹，并散布钉刺。钉刺长圆锥形，高 5 ～ 8 mm，顶端锐尖，刺尖稍弯，基部直径 0.5 ～ 1 cm。较平坦，有细网纹。外表面淡棕色，内表面黄棕色。硬而韧，不易折断。断面呈纤维性。气微香，味微苦。

刺楸海桐皮　又称川桐皮。本品呈片状或微卷曲的不规则块片，厚 0.6 ～ 1 cm。外表面黑褐色，粗糙，多有不规则鳞片状裂纹，并有分布较密的钉刺；钉刺扁圆锥形，纵向着生，高约 1 cm，顶尖，基部直径 1 ～ 2 cm。内表面棕褐色，有斜网状的细条纹。质脆，易折断，断面略呈层片状，层间有白色粉霜。气香，味微辣而麻。

浙桐皮　樗叶花椒呈片状或板片状，两边略卷曲，厚约 0.1 cm。外表面灰褐色，具纵裂纹，并有分布较密的钉刺；钉刺类圆形，高 1 ～ 1.5 cm，顶尖，基部直径 1 ～ 1.5 cm。

内表面棕黄色，光滑，在钉刺相对的皮内有印痕。质硬而韧，不易折断，断面不整齐。气微香，味微麻辣。朵椒外表面灰褐色，粗糙，钉刺稍大，刺尖多脱落。

木棉海桐皮 亦称广东海桐皮。本品呈厚板状或向内卷曲，厚 1 ～ 2 cm。外表面灰棕色或灰褐色，乳头状突起的钉刺较大，钉刺上有横环纹，顶端有锐尖，有的锐刺已脱落，钉刺基部直径 0.4 ～ 1.5 cm。内表面黄棕色，光滑，有细纵纹。质坚硬，不易折断，断面纤维性强，气微，味淡，嚼之有黏性。

【外观质量评价】均以皮薄、带钉刺者为佳。海桐皮全国各地药用的品种不同，均具祛风通络的作用，而且大多有较长的使用历史，质量上无明显的优次之分。

【药性及功能主治】辛、微苦，温。归肝、脾经。祛风湿，通络止痛。用于腰膝疼痛；外治湿疹。

紫荆皮

【来源】紫荆皮为少用中药材，《中国药典》历次版本均无收载。其全国使用品种各异，主要有：木兰科植物长梗南五味子 *Kadsura Longipedunculata* Finet et Gagnep. 的干燥根皮，又名紫金皮、浙江紫荆皮；豆科植物紫荆 *Cercis chinensis* Bunge. 的干燥树皮；大戟科植物余甘子 *Phyllanthus emblica* L. 的干燥树皮，又名广东紫荆皮。以上 3 种为全国大多地区所使用。此外还有千屈菜科植物紫薇 Lagerstroemia indica L. 的树皮以及豆科植物美丽胡枝子 Lespedeza formosa（Vog.）Koehne 的树皮在部分地区亦作为“紫荆皮”使用。

【产地加工】 浙江紫荆皮主产于浙江、福建；紫荆皮主产于全国大部分地区；广东紫荆皮主产于广东、广西。夏秋季剥取树干或根皮。

【饮片规格】

紫荆皮 除去杂质，洗净，润透，切丝或片，干燥。

【性状】

浙江紫荆皮 根皮呈不规则卷筒状或片块，长 4 ～ 10 cm，厚 1 ～ 4 mm。表面栓皮松软，灰棕色至灰黄色，栓皮脱落处棕褐色。内表面暗棕色，有纵向细纹，纤维样。体较轻，质松易折断，断面纤维性。气香，味苦而涩，嚼之有辛凉感。

紫荆皮 树皮呈长筒状或槽状片块，长短不一，枝皮厚 0.3 ～ 0.6 cm，干皮厚 0.8 ～ 2 cm。表面红棕色至灰棕褐色，具明显的纵向纹，内表面紫棕色，有细纵纹。质坚硬，纤维性不易折断，断面不平坦，棕红色，在阳光下可见细小亮星。气无，味涩。

广东紫荆皮 树皮呈不规则筒状或槽片状，表面紫褐色，常见附有白色斑块，并有细纵皱纹，内表面紫棕色，稍平滑而有细微纵向纹。质坚硬，不易折断，断面略呈颗粒性，紫棕色。气微，味淡微涩。

【外观质量评价】以上 3 种均以皮厚、完整者为佳。

【药性及功能主治】3 种紫荆皮功效大致相同，均有解毒消肿、活血止痛的作用。用于妇女血气疼痛，痈肿疮疡，跌打损伤疼痛等。

（张晓明、沈涛、王磊）

第四章

叶类中药

石韦（药典品种）

【来源】本品为水龙骨科植物庐山石韦 *Pyrrosia sheareri*（Bak.）Ching、石韦 *Pyrrosia lingua*（Thunb.）Farwell 或有柄石韦 *Pyrrosia petiolosa*（Christ）Ching 的干燥叶。全年均可采收，除去根茎和根，晒干或阴干。

【产地加工】庐山石韦主产于安徽、浙江、湖南、湖北等地，石韦主产于河南、浙江、安徽等地，有柄石韦全国大部分地区均产。

【饮片规格】

石韦　除去杂质，洗净，切段，干燥，筛去细屑。

【性状】

药材

庐山石韦　叶片略皱缩，展平后呈披针形，长 10 ～ 25 cm，宽 3 ～ 5 cm。先端渐尖，基部耳状偏斜，全缘，边缘常向内卷曲；上表面黄绿色或灰绿色，散布有黑色圆形小凹点；下表面密生红棕色星状毛，有的侧脉间布满棕色圆点状的孢子囊群。叶柄具 4 棱，长 10 ～ 20 cm，直径 1. 5 ～ 3 mm，略扭曲，有纵槽。叶片革质。气微，味微涩苦。

石韦　叶片披针形或长圆披针形，长 8 ～ 12 cm，宽 1 ～ 3 cm。基部楔形，对称。孢子囊群在侧脉间，排列紧密而整齐。叶柄长 5 ～ 10 cm，直径约 1.5 mm。

有柄石韦　叶片多卷曲呈筒状，展平后呈长圆形或卵状长圆形，长 3 ～ 8 cm，宽 1 ～ 2.5 cm。基部楔形，对称；下表面侧脉不明显，布满孢子囊群。叶柄长 3 ～ 12 cm，直径约 1 mm。

饮片　本品呈丝条状。**上表面黄绿色或灰褐色，下表面密生红棕色星状毛。孢子囊群着生侧脉间或下表面布满孢子囊群**。叶全缘。**叶片革质**。气微，味微涩苦。

【外观质量评价】商品有大叶石韦、小叶石韦及石韦之分，其中庐山石韦被称为大叶石韦，有柄石韦为小叶石韦。药材以身干、叶大、质厚、背面色发红、叶完整者为佳。习惯认为，浙江产的大叶石韦为最佳。

【药性及功能主治】甘、苦，微寒。归肺、膀胱经。利尿通淋，清肺止咳，凉血止血。用于热淋，血淋，石淋，小便不通，淋沥涩痛，肺热喘咳，吐血，衄血，尿血，崩漏。

侧柏叶（药典品种）

【来源】本品为柏科植物侧柏 *PLatycladus orientalis*（L.）Franco 的干燥枝梢和叶。多在夏、秋二季采收，阴干。

【产地加工】全国大部分地区均产。

【饮片规格】

侧柏叶　除去硬梗及杂质。

侧柏炭　取净侧柏叶，照炒炭法，炒至表面黑褐色，内部焦黄色。

【性状】

侧柏叶　本品多分枝，小枝扁平。叶细小鳞片状，交互对生，贴伏于枝上，深绿色或黄绿色。质脆，易折断。气清香，味苦涩、微辛。

侧柏炭　本品形如侧柏叶，表面黑褐色。质脆，易折断，断面焦黄色。气香，味微苦涩。

【外观质量评价】药材以枝嫩、色深绿者为佳

【药性及功能主治】苦、涩，寒。归肺、肝、脾经。凉血止血，化痰止咳，生发乌发。用于吐血，衄血，咯血，便血，崩漏下血，肺热咳嗽，血热脱发，须发早白。

大青叶（药典品种）

【来源】本品为十字花科植物菘蓝 *Isatis indigotica* Fort. 的干燥叶。

【产地加工】主产于河北、甘肃、安徽等地，且河北、甘肃产量大，供应全国。并以河北产品质量佳。夏、秋二季分 2 ～ 3 次采收，除去杂质，晒干。

【饮片规格】

大青叶　除去杂质，抢水洗，切碎，干燥。

【性状】

药材　本品多皱缩卷曲，有的破碎。完整叶片展平后呈长椭圆形至长圆状倒披针形，长 5 ～ 20 cm，宽 2 ～ 6 cm；上表面暗灰绿色，有的可见色较深稍突起的小点；先端钝，全缘或微波状，基部狭窄下延至叶柄呈翼状；叶柄长 4 ～ 10 cm，淡棕黄色。质脆。气微，味微酸、苦、涩。

饮片　本品为不规则的碎段。**叶片暗灰绿色，叶上表面有的可见色较深稍突起的小点**；叶柄碎片淡棕黄色。质脆。气微，**味微酸、苦、涩**。

【外观质量评价】以身干、叶完整、色青黑者为佳。

【药性及功能主治】苦，寒。归心、胃经。清热解毒，凉血消斑。用于温病高热，神昏，发斑发疹，痄腮，喉痹，丹毒，痈肿。

【易混品及伪品】

1. 马大青叶　为马鞭草科植物大青 *Clerodendrum cyrtophyllum* Turcz 的干燥叶片。性状特点：叶片微折皱，呈长椭圆形。上表面棕黄色或棕绿色，下表面色较浅，全缘。顶端渐尖，基部钝圆。质脆易碎。气微弱，味淡或微苦。

2. 马蓝　为爵床科植物马蓝 *Strobilanthes cusia*（Nees）O.Kze 的干燥叶片。性状特点：多皱缩成不规则团块，黑绿色或暗棕黑色。完整叶片呈椭圆形或倒卵状长圆形。叶缘有细小浅钝锯齿，先端渐尖，基部渐窄。叶脉于背面稍明显。小枝呈四棱形，棕黑色。气微弱，味涩或微苦。

【附注】

蓼大青叶　为蓼科植物蓼蓝 *Polygonum tinctorium* Ait. 的干燥叶。性状特点：本品多皱缩、破碎，完整者展平后呈椭圆形，长 3 ～ 8 cm，宽 2 ～ 5 cm。蓝绿色或黑蓝色，先端钝，基部渐狭，全缘。叶脉浅黄棕色，于下表面略突起。叶柄扁平，偶带膜质托叶鞘。质脆。气微，味微涩而稍苦。

枇杷叶（药典品种）

【来源】本品为蔷薇科植物枇杷 *Eriobotrya japonica*（Thunb.）Lindl. 的干燥叶。

【产地加工】主产长江流域及南方各省。江苏、浙江产者为“苏枇杷叶”，广东产者为“广枇杷叶”，以“广枇杷叶”质量为优。全年均可采收，晒至七八成干时，扎成小把，再晒干。根据市场流通情况，按照采收时间不同，将枇杷叶药材分为“青叶”

与“黄叶”2 个规格。青叶为成熟绿叶，采摘后晒干，压制打包，扁平状，上表面灰绿色，带黄棕色与黄褐色；黄叶为黄棕色与红棕色的老叶，采摘后晒干，压制打包，扁平状，上表面黄棕色、红棕色或红褐色。

【饮片规格】

枇杷叶　除去绒毛，用水喷润，切丝，干燥。

蜜枇杷叶　取枇杷叶丝，照蜜炙法炒至不粘手。

【性状】

药材　呈长圆形或倒卵形，长 12 ～ 40 cm，宽 4 ～ 12 cm。先端尖，基部楔形，边缘有疏锯齿，近基部全缘。上表面较光滑，无毛；主脉于下表面显著突起，侧脉羽状；叶柄极短，被棕黄色绒毛。革质而脆，易折断。气微，味微苦。青叶上表面灰绿色，带黄棕色或黄褐色，下表面密被黄色绒毛；黄叶上表面黄棕色、红棕色或红褐色，下表面密被黄色或棕黄色绒毛。

饮片

枇杷叶　本品**呈丝条状**。**表面灰绿色、黄棕色或红棕色，较光滑**。**下表面可见绒毛，主脉突出**。**革质而脆**。气微，味微苦。

蜜枇杷叶　本品形如枇杷叶丝，表面黄棕色或红棕色，微显光泽，略带黏性。具蜜香气，味微甜。

【外观质量评价】药材以身干、叶大、色绿或红棕色、不破碎、无黄叶者为佳。一般认为青叶质量较好，价格稍高。

【药性及功能主治】苦，微寒。归肺、胃经。清肺止咳，降逆止呕。用于肺热咳嗽，气逆喘急，胃热呕逆，烦热口渴。

番泻叶（药典品种）

【来源】本品为豆科植物狭叶番泻 *Cassia angustifolia* Vahl 或尖叶番泻 *Cassia acutifolia* Delile 的干燥小叶。

【产地加工】狭叶番泻叶主产印度、埃及、苏丹等国。尖叶番泻叶主产埃及的尼罗河中上游地区。狭叶番泻叶在开花前摘下叶片，阴干后分级。尖叶番泻叶在果实将成熟时，剪下枝条，摘取叶片晒干。

【性状】

狭叶番泻　呈长卵形或卵状披针形，长 1.5 ～ 5 cm，宽 0.4 ～ 2 cm，叶端急尖，叶基稍不对称，全缘。上表面黄绿色，下表面浅黄绿色，**无毛或近无毛**，叶脉稍隆起。革质。气微弱而特异，味微苦，稍有黏性。

尖叶番泻　呈披针形或长卵形，略卷曲，叶端短尖或微突，叶基不对称，**两面均有细短毛茸**。

【外观质量评价】药材以叶片大、完整、色绿者为佳。

【药性及功能主治】甘、苦，寒。归大肠经。泻热行滞，通便，利水。用于热结积滞，便秘腹痛，水肿胀满。

艾叶（药典品种）

【来源】本品为菊科植物艾 *Artemisia argyi* Levl. et Vant. 的干燥叶。

【产地加工】全国大部分地区均产，主产于安徽、湖北、河北、山东等地。传统认为以产于湖北蕲州者为佳，名“蕲艾”。产于河北安国的“祁艾”质量亦佳。夏季花未开时采摘，除去杂质，晒干。

【饮片规格】

艾叶　除去杂质及梗，筛去灰屑。

醋艾炭　取净艾叶，照炒炭法炒至表面焦黑色，喷醋，炒干。

【性状】

艾叶　本品多皱缩、破碎，有短柄。完整叶片展平后呈卵状椭圆形，羽状深裂，**裂片椭圆状披针形**，边缘有不规则的粗锯齿；**上表面**灰绿色或深黄绿色，**有稀疏的柔毛和腺点；下表面密生灰白色绒毛**。质柔软。气清香，味苦。

醋艾炭　本品呈不规则的碎片，表面黑褐色，有细条状叶柄。具醋香气。

【外观质量评价】药材以色青、背面灰白色、绒毛多、叶厚、质柔软而韧、香气浓郁者为佳。

【药性及功能主治】辛、苦，温；有小毒。归肝、脾、肾经。温经止血，散寒止痛；外用祛湿止痒。用于吐血，衄血，崩漏，月经过多，胎漏下血，少腹冷痛，经寒不调，宫冷不孕；外治皮肤瘙痒。醋艾炭温经止血，用于虚寒性出血。

【易混品及伪品】艾叶在全国各地的习用品种及混淆品种较多。当前药材市场的规格有“大叶”与“小叶”之分，“小叶艾叶”主要来源于以下同科属植物，基源与药典不符。

1. 艾蒿叶　同属植物艾蒿 *Artemisia vulgaris* L 的叶。主要区别为艾蒿叶上表面无蛛丝状柔毛及白色腺点。

2. 野艾蒿叶　同属植物野艾蒿 *Artemisia lavandulaefolia* DC. 的干燥叶片。它与艾叶的主要区别为**叶 2 回羽状深裂至全裂，裂片条形或狭条状披针形**，边缘常微反卷。

3. 魁蒿叶　魁蒿 *Artemisia princeps* Pamp. 混淆为艾叶使用。本品与艾叶的主要区别为叶羽状 3 ～ 5 裂，或仅有不整齐缺刻，裂片卵圆形，**叶上表面无白色腺点**。

桑叶（药典品种）

【来源】本品为桑科植物桑 *Morus alba* L. 的干燥叶。

【产地加工】全国大部分地区均产，以南方育蚕区产量较大。初霜后采收，除去杂质，晒干。

【饮片规格】

桑叶　除去杂质，搓碎，去柄，筛去灰屑。

【性状】

药材　本品多皱缩、破碎。完整者有柄，叶片展平后呈卵形或宽卵形，长 8 ～ 15 cm，宽 7 ～ 13 cm。先端渐尖，基部截形、圆形或心形，边缘有锯齿或钝锯齿，有的不规则分裂。上表面黄绿色或浅黄棕色，有的有小疣状突起；下表面颜色稍浅，叶脉突出，小脉网状，脉上被疏毛，脉基具簇毛。质脆。气微，味淡、微苦涩。

饮片　本品为不规则的破碎叶片。叶片边缘可见锯齿或钝锯齿，有的有不规则分裂。上表面黄绿色或浅黄棕色；下表面颜色稍浅，叶脉突出，小脉网状，脉上被疏毛，脉基具簇毛。质脆。气微，味淡、微苦涩。

【外观质量评价】药材以叶片大而厚、色黄绿、握之刺手者为佳，饮片应除尽叶柄及杂质。根据采收季节的不同，市场上有青桑叶与霜桑叶的区别，青桑叶为夏、秋季霜前或无霜地区采收的桑叶，霜桑叶为初霜后采收的桑叶。青桑叶色绿而薄，性状与药典不符。

【药性及功能主治】甘、苦，寒。归肺、肝经。疏散风热，清肺润燥，清肝明目。用于风热感冒，肺热燥咳，头晕头痛，目赤昏花。

紫苏叶（药典品种）

【来源】本品为唇形科植物紫苏 *Perilla frutescens*（L.）Britt. 的干燥叶（或带嫩枝）。

【产地加工】全国大部分地区均产。主产于江苏、湖北、浙江、湖南、四川等地，销全国，其他各地产者一般均自产自销。夏季枝叶茂盛时采收，除去杂质，晒干。

【饮片规格】

紫苏叶 除去杂质和老梗；或喷淋清水，切碎，干燥。

【性状】

药材 本品叶片多皱缩卷曲、碎破，完整者展平后呈卵圆形，长 4 ～ 11 cm，宽 2.5 ～ 9 cm。先端长尖或急尖，基部圆形或宽楔形，边缘具圆锯齿。两面紫色或上表面绿色、下表面紫色，疏生灰白色毛，下表面有多数凹点状的腺鳞。叶柄长 2 ～ 7 cm，紫色或紫绿色。质脆。带嫩枝者，枝的直径 2 ～ 5 mm，紫绿色，断面中部有髓。气清香，味微辛。

饮片 本品呈不规则的段或未切叶。叶多皱缩卷曲、破碎，完整者展平后呈卵圆形，边缘具圆锯齿。两面紫色或上表面绿色、下表面紫色，疏生灰白色毛。叶柄紫色或紫绿色。带嫩枝者，枝的直径 2 ～ 5 mm，紫绿色，切面中部有髓。气清香，味微辛。

【外观质量评价】药材以叶片完整、颜色紫、香气浓郁者为佳。

【药性及功能主治】辛，温。归肺、脾经。解表散寒，行气和胃。用于风寒感冒，咳嗽呕恶，妊娠呕吐，鱼蟹中毒。

【易混品及伪品】

同科属植物叶片 市售同科属植物的叶片，上表面与下表面都为绿色，与药典描述不符，应注意鉴别。

【附注】

紫苏梗 本品为唇形科植物紫苏 *Perilla frutescens*（L.）Britt. 的干燥茎。秋季果实成熟后采割，除去杂质，晒干，或趁鲜切片，晒干。本品呈类方形的厚片。表面紫棕色或暗紫色，有的可见对生的枝痕和叶痕。切面木部黄白色，有细密的放射状纹理，髓部白色，疏松或脱落。气微香，味淡。本品辛，温。归肺、脾经。理气宽中，止痛，安胎。用于胸膈痞闷，胃脘疼痛，嗳气呕吐，胎动不安。

淫羊藿（药典品种）

【来源】本品为小檗科植物淫羊藿 *Epimedium brevicornu* Maxim.、箭叶淫羊藿 *Epimedium sagittatum*（Sieb. et Zucc.）Maxim.、柔毛淫羊藿 *Epimedium pubescens* Maxim. 或朝鲜淫羊藿 *Epimedium koreanum* Nakai 的干燥叶。前者习称“小叶淫羊藿”，后三者习称“大叶淫羊藿”，市场商品也以此划分等级规格。

【产地加工】淫羊藿主产于山西、广西，此外，湖南、安徽、甘肃等地亦产。箭叶淫羊藿主产于湖北、湖南、四川、浙江等地。朝鲜淫羊藿主产于陕西、辽宁、吉林、黑龙江等地。夏、秋季茎叶茂盛时采收，晒干或阴干。

【饮片规格】

淫羊藿　除去杂质，摘取叶片喷淋清水，稍润，切丝，干燥。

炙淫羊藿　取羊脂油加热熔化，加入淫羊藿丝，用文火炒至均匀有光泽，取出，放凉。

【性状】

药材

淫羊藿　2 回 3 出复叶；小叶片卵圆形，长 3 ～ 8 cm，宽 2 ～ 6 cm；先端微尖，顶生小叶基部心形，两侧小叶较小，偏心形，外侧较大，呈耳状，边缘具黄色刺毛状细锯齿；上表面黄绿色，下表面灰绿色，主脉 7 ～ 9 条，基部有稀疏细长毛，细脉两面突起，网脉明显；小叶柄长 1 ～ 5 cm。叶片近革质。气微，味微苦。

箭叶淫羊藿　1 回 3 出复叶；小叶片长卵形至卵状披针形，长 4 ～ 12 cm，宽 2.5 ～ 5 cm；先端渐尖，两侧小叶基部明显偏斜，外侧多呈箭形。下表面疏被粗短伏毛或近无毛。叶片革质。

柔毛淫羊藿　1 回 3 出复叶；叶下表面及叶柄密被绒毛状柔毛。

朝鲜淫羊藿　2 回 3 出复叶；小叶较大，长 4 ～ 10 cm，宽 3.5 ～ 7 cm，先端长尖。叶片较薄。

饮片

淫羊藿　本品呈丝片状。上表面绿色、黄绿色或浅黄色，下表面灰绿色，网脉明显，中脉及细脉凸出，边缘具黄色刺毛状细锯齿。近革质。气微，味微苦。

炙淫羊藿　本品形如淫羊藿丝。表面浅黄色显油亮光泽。微有羊脂油气。

【外观质量评价】以叶多、色黄绿、整齐不破碎、枝梗少者为佳。

【药性及功能主治】辛、甘，温。归肝、肾经。补肾阳，强筋骨，祛风湿。用于肾阳虚衰，阳痿遗精，筋骨痿软，风湿痹痛，麻木拘挛。

棕榈（药典品种）

【来源】本品为棕榈科植物棕榈 *Trachycarpus fortunei*（Hook. f.）H. Wendl. 的干燥叶柄。

【产地加工】采棕时割取旧叶柄下延部分和鞘片，除去纤维状的棕毛，晒干。

【饮片规格】

棕榈 除去杂质，洗净，干燥。

棕榈炭 取净棕榈，照煅炭法制炭 。

【性状】

药材 本品呈长条板状，一端较窄而厚，另端较宽而稍薄，大小不等。表面红棕色，粗糙，有纵直皱纹；一面有明显的凸出纤维，纤维的两侧着生多数棕色茸毛。质硬而韧，不易折断，断面纤维性。气微，味淡。

饮片

棕榈 同药材。

棕榈炭 本品呈不规则块状，大小不一。表面黑褐色至黑色，有光泽，有纵直条纹；触之有黑色炭粉。内部焦黄色，纤维性。略具焦香气，味苦涩。

【外观质量评价】以片大而厚，色红棕者为佳。

【药性及功能主治】苦、涩，平。归肺、肝、大肠经。收敛止血。用于吐血，衄血，尿血，便血，崩漏。

木芙蓉叶（药典品种）

【来源】本品为锦葵科植物木芙蓉 *Hibiscus mutabilis L.* 的干燥叶 。

【产地加工】全国各地有栽培，主产于江苏、浙江等地。夏、秋季采集完整叶片，将叶柄扎成小把，晒干。

【饮片规格】

木芙蓉叶　除去杂质，喷淋清水，稍润，切丝或切碎，干燥，或研粉。

【性状】

木芙蓉叶　本品多卷缩、破碎，全体被毛。完整叶片展平后呈卵圆状心形，宽10～20 cm，掌状3～7浅裂，裂片三角形，边缘有钝齿。上表面暗黄绿色，下表面灰绿色，叶脉7～11条，于两面突起。叶柄长5～20 cm。气微，味微辛。

【外观质量评价】以叶片完整、色黄绿者为佳。

【药性及功能主治】辛，平，归肺、肝经。凉血，解毒，消肿止痛。治痈疽焮肿，缠身蛇丹，烫伤，目赤肿痛，跌打损伤。

淡竹叶（药典品种）

【来源】本品为禾本科植物淡竹叶 *Lophatherum gracile* Brongn. 的干燥茎叶。

【产地加工】主产于浙江、安徽、湖南、四川、湖北等地，以浙江所产者产量大、质量优，称杭竹叶。夏季未抽花穗前采割，晒干。

【饮片规格】

淡竹叶　除去杂质，切段。

【性状】

药材　本品长25～75 cm。茎呈圆柱形，有节，表面淡黄绿色，断面中空。叶鞘开裂。**叶片披针形**，有的皱缩卷曲，长5～20 cm，宽1～3.5 cm；**表面浅绿色或黄绿色**。**叶脉**平行，具横行小脉，**形成长方形的网格状，下表面尤为明显**。体轻，质柔韧。气微，味淡。

饮片　本品呈不规则的段、片，可见茎碎片、节和开裂的叶鞘。叶碎片浅绿色或黄绿色，有的皱缩卷曲，叶脉平行，具横行小脉，形成长方形的网格状，下表面尤为明显。体轻，质柔韧。气微，味淡。

【外观质量评价】药材以叶多、色绿、不带根及花穗者为佳。

【药性及功能主治】甘、淡，寒。归心、胃、小肠经。清热泻火，除烦止渴，利尿通淋。用于热病烦渴，小便短赤涩痛，口舌生疮。

【易混品】

苦竹　为禾本科植物苦竹 *Pleioblastus amarus*（Keng）Keng f. 的干燥嫩叶。叶片展

开为披针形，长 6 ～ 12 cm，宽 1 ～ 1.5 cm，先端尖锐，基部圆形，叶柄长 6 ～ 10 mm，上面灰绿色，光滑，下面粗糙有毛，主脉较粗，两侧脉 8 ～ 16 条。边缘一侧有细锯齿。质脆而有弹性。气微，味微苦。

（王磊、张晓明）

第五章

花类中药

辛夷（药典品种）

【来源】本品为木兰科植物望春花 *Magnolia biondii* Pamp.、玉兰 *Magnolia denudata* Desr. 或武当玉兰 *Magnolia sprengeri* Pamp. 的干燥花蕾。市场主流品种为望春花。

【产地加工】主产于河南、四川、陕西、湖北、湖南等地，以河南南阳“南召辛夷”为道地药材。冬末春初花未开放时采收，除去枝梗，阴干。

【性状】

望春花　呈长卵形，似毛笔头，长 1.2 ～ 2.5 cm，直径 0.8 ～ 1.5 cm。基部常具短梗，长约 5 mm，梗上有类白色点状皮孔。苞片 2 ～ 3 层，每层 2 片，两层苞片间有小鳞芽，苞片外表面密被灰白色或灰绿色茸毛，内表面类棕色，无毛。花被片 9，棕色，外轮花被片 3，条形，约为内两轮长的 1/4，呈萼片状，内两轮花被片 6，每轮 3，轮状排列。雄蕊和雌蕊多数，螺旋状排列。体轻，质脆。气芳香，味辛凉而稍苦。

玉兰　长 1.5 ～ 3 cm，直径 1 ～ 1.5 cm。基部枝梗较粗壮，皮孔浅棕色。苞片外表面密被灰白色或灰绿色茸毛。花被片 9，内外轮同型。

武当玉兰　长 2 ～ 4 cm，直径 1 ～ 2 cm。基部枝梗粗壮，皮孔红棕色。苞片外表面密被淡黄色或淡黄绿色茸毛，有的最外层苞片茸毛已脱落而呈黑褐色。花被片 10 ～ 12（15），内外轮无显著差异。

【外观质量评价】以上 3 种辛夷均以完整未开花蕾，内瓣紧密，香气浓，无枝梗者为佳。

【药性及功能主治】辛，温。归肺、胃经。散风寒，通鼻窍。用于风寒头痛，鼻塞流涕，鼻鼽，鼻渊。

槐花（药典品种）

【来源】本品为豆科植物槐 *Sophora japonica* L. 的干燥花及花蕾。

【产地加工】主产于河北、山东、河南、陕西、江苏、广东、广西、辽宁等地。以河北、山东、河南产量大，销全国各地。夏季花开放或花蕾形成时采收，及时干燥，除去枝、梗及杂质。前者习称“槐花”，后者习称“槐米”。

【饮片规格】

槐花　除去杂质及灰屑。

【性状】

槐花　皱缩而卷曲，花瓣多散落。完整者花萼钟状，黄绿色，先端5浅裂；花瓣5，黄色或黄白色，1片较大，近圆形，先端微凹，其余4片长圆形。雄蕊10，其中9个基部连合，花丝细长。雌蕊圆柱形，弯曲。体轻。气微，味微苦。

槐米　呈卵形或椭圆形，长2～6 mm，直径约2 mm。花萼下部有数条纵纹。萼的上方为黄白色未开放的花瓣。花梗细小。体轻，手捻即碎。气微，味微苦涩。

【外观质量评价】以色黄白，朵大均匀、整齐，无枝梗杂质者为佳。

【药性及功能主治】苦，微寒。归肝、大肠经。凉血止血，清肝泻火。用于便血，痔血，血痢，崩漏，吐血，衄血，肝热目赤，头痛眩晕。

【易混品及伪品】

刺槐花　近年曾发现以豆科植物刺槐 *Robinia pseudoacacia* Linn. 的干燥花冒充槐花入药者。本品与槐花性状相似。主要不同点为旗瓣近圆形，先端缺刻较浅，具短爪，基部有一斑痕，翼瓣、龙骨瓣近长圆三角形。花柱较长，弯曲，先端具柔毛。质轻，气弱，味苦，有小毒。

【附注】

槐角　为豆科植物槐 *Sophora japonica* L. 的干燥成熟果实。冬季采收，除去杂质，干燥。本品呈连珠状，长1～6 cm，直径0.6～1 cm。表面黄绿色或黄褐色，皱缩而粗糙，背缝线一侧呈黄色。质柔润，干燥皱缩，易在收缩处折断，断面黄绿色，有黏性。种子1～6粒，肾形，长约8 mm，表面光滑，棕黑色，一侧有灰白色圆形种脐；质坚硬，子叶2，黄绿色。果肉气微，味苦，种子嚼之有豆腥气。本品苦，寒。归肝、大肠经。清热泻火，凉血止血。用于肠热便血，痔肿出血，肝热头痛，眩晕目赤。

丁香（药典品种）

【来源】本品为桃金娘科植物丁香 *Eugenia caryophyllata* Thunb. 的干燥花蕾。

【产地加工】主产于坦桑尼亚、斯里兰卡、印度尼西亚等国家，现国内广东、海南也有出产。当花蕾由绿色转红时采摘，晒干。

【饮片规格】

丁香　除去杂质，筛去灰屑。用时捣碎。

【性状】

丁香　本品**略呈研棒状**，长 1 ～ 2 cm。**花冠圆球形**，直径 0.3 ～ 0.5 cm，**花瓣 4，复瓦状抱合**，棕褐色或褐黄色，**花瓣内为雄蕊和花柱，搓碎后可见众多黄色细粒状的花药**。**萼筒圆柱状**，略扁，有的稍弯曲，长 0.7 ～ 1.4 cm，直径 0.3 ～ 0.6 cm，红棕色或棕褐色，**上部有 4 枚三角状的萼片，十字状分开**。**质坚实**，**富油性**。**气芳香浓烈，味辛辣、有麻舌感**。

【外观质量评价】以质坚实、富油性、气芳香浓烈、入水下沉者为佳。

【药性及功能主治】辛，温。归脾、胃、肺、肾经。温中降逆，补肾助阳。用于脾胃虚寒，呃逆呕吐，食少吐泻，心腹冷痛，肾虚阳痿。

【易混品】

肉桂子　又称桂子，为樟科植物 *Cinnamomum cassia* Presl. 带宿萼的未成熟果实。略呈例卵形，长 0.5 ～ 1.2 cm，直径 6 ～ 7 mm。宿萼杯状，边缘具不明显的浅裂。表面暗棕色，有皱纹，下部延长成萼筒，有的具果柄。宿萼内有椭圆形幼果，黄棕色，顶端稍平截，上有微凸的花柱残基。气香，味辣。

【附注】

母丁香　本品为桃金娘科植物丁香 *Eugenia caryophyllata* Thunb. 的干燥近成熟果实。果实将熟时采摘，晒干。本品呈卵圆形或长椭圆形，长 1.5 ～ 2.5 cm，直径 0.5 ～ 1 cm。黑棕色，有细皱纹，顶端有 4 个分裂的花萼向内弯曲。果皮与种皮薄壳状，内含种仁 1 枚，倒卵形，由 2 片子叶合抱而成，子叶形如鸡舌，质坚硬，中央有一明显纵沟；内有胚根呈细杆状。质坚硬，难破碎。气微香，味辛辣。具有温中散寒的功效。

密蒙花（药典品种）

【来源】本品为马钱科植物密蒙花 *Buddleja officinalis* Maxim. 的干燥花蕾和花序。

【产地加工】主产于湖北、四川、陕西、河南等地。春季花未开放时采收，除去杂质，干燥。

【性状】

密蒙花　本品多为花蕾密聚的花序小分枝，**呈不规则圆锥状**，长 1.5 ～ 3 cm。表面灰黄色或棕黄色，密被茸毛。花蕾呈短棒状，上端略大，长 0.3 ～ 1 cm，直径 0.1 ～ 0.2 cm；花萼钟状，先端 4 齿裂；花冠筒状，与萼等长或稍长，先端 4 裂，裂片卵形；雄蕊 4，着生在花冠管中部。质柔软。气微香，味微苦、辛。

【外观质量评价】以色灰绿、花蕾排列紧密、质柔、气香者为佳。

【药性及功能主治】甘，微寒。归肝经。清热泻火，养肝明目，退翳。用于目赤肿痛，多泪羞明，目生翳膜，肝虚目暗，视物昏花。

【易混品】

结香花　又称“新蒙花”，为瑞香科植物结香 *Edgeworthia chrysantha* Lindl. 的花蕾或花序。在广西、湖北、黑龙江、吉林等地使用。干燥品，花多单独散在，但亦有数十朵一簇紧密集合而呈头状花序存在，**花序半球形**，略如葵花盘状，直径 2 cm 左右，下具总苞片，多至 7 ～ 8 枚，作轮状排列，披针形，长 1 cm，直径 0.5 cm，总花梗钩状弯曲，花序全部具黄色或浅黄色毛茸。单独散在的花蕾，外观呈短棒状，直或微弯，常上宽下窄，全长 0.6 ～ 0.8 cm，顶端直径 3 mm，常见有瓣裂沟槽，基部较窄，直径 1 mm，中部直径约 2 mm，无花梗；**花蕾全部密被浅黄色或灰白色有光泽的绢状长毛茸，毛茸长 1 mm 左右。**

金银花（药典品种）

【来源】本品为忍冬科植物忍冬 *Lonicera japonica* Thunb. 的干燥花蕾或带初开的花。

【产地加工】主产于山东、河南等地。山东为主要产区习称“东银花”或“济银花”，产量大；河南密县产者为道地药材，习称“密银花”或“南银花”，质量最好。夏初花开放前采收，干燥。根据产地加工方法不同分为“晒货”与“烘货”，晒干者多为黄白色，烘干者多为青绿色或绿白色。

【性状】

金银花　本品**呈棒状，上粗下细**，略弯曲，长 2 ～ 3 cm，上部直径约 3 mm，下部直径约 1.5 mm。**表面黄白色或绿白色**（贮久色渐深），**密被短柔毛**。偶见叶状苞片。花萼绿色，先端 5 裂，裂片有毛，长约 2 mm。开放者花冠筒状，先端二唇形；雄蕊 5，附于筒壁，黄色；雌蕊 1，子房无毛。气清香，味淡、微苦。

【外观质量评价】以花蕾多、饱满不开放、色黄白、鲜艳、气清香、无枝叶者为佳。

【药性及功能主治】甘，寒。归肺、心、胃经。清热解毒，疏散风热。用于痈肿疔疮，喉痹，丹毒，热毒血痢，风热感冒，温病发热。

【易混品及伪品】

山银花　本品为忍冬科植物灰毡毛忍冬 *Lonicera macranthoides* Hand. -Mazz.、红腺忍冬 *Lonicera hypoglauca* Miq.、华南忍冬 *Lonicera confusa* DC. 或黄褐毛忍冬 *Lonicera fulvoto mentosa* Hsu et S. C. Cheng 的干燥花蕾或带初开的花。夏初花开放前采收，干燥。

（1）灰毡毛忍冬：呈棒状而稍弯曲，长 3 ～ 4.5 cm，上部直径约 2 mm，下部直径约 1 mm。表面绿棕色至黄白色。总花梗集结成簇，开放者花冠裂片不及全长之半。质稍硬，手捏之稍有弹性。气清香。味微苦甘。

（2）红腺忍冬：长 2. 5 ～ 4. 5 cm，直径 0.8 ～ 2 mm。表面黄白至黄棕色，无毛或疏被毛，萼筒无毛，先端 5 裂，裂片长三角形，被毛，开放者花冠下唇反转，花柱无毛。

（3）华南忍冬：长 1.6 ～ 3.5 cm，直径 0.5 ～ 2 mm。萼筒和花冠密被灰白色毛，子房有毛。

（4）黄褐毛忍冬：长 1 ～ 3.4 cm，直径 1.5 ～ 2 mm。花冠表面淡黄棕色或黄棕色，密被黄色茸毛。

【劣品】

增重金银花　近年来金银花用量较大，价格较贵，不法药商为了牟取暴利，在金银花中先喷洒糖水，再掺细沙以增重，应注意鉴别。

【附注】

忍冬藤　本品为忍冬科植物忍冬 *Lonicera japonica* Thunb. 的干燥茎枝。秋、冬二季采割，晒干。本品呈长圆柱形，多分枝，常缠绕成束，直径 1.5 ～ 6 mm。表面棕红色至暗棕色，有的灰绿色，光滑或被茸毛；外皮易剥落。枝上多节，节间长 6 ～ 9 cm，有残叶和叶痕。质脆，易折断，断面黄白色，中空。气微，老枝味微苦，嫩枝味淡。本品甘，寒。归肺、胃经。清热解毒，疏风通络。用于温病发热，热毒血痢，痈肿疮疡，风湿热痹，关节红肿热痛。

旋覆花（药典品种）

【来源】本品为菊科植物旋覆花 *Inula japonica* Thunb. 或欧亚旋覆花 *Inula britannica* L. 的干燥头状花序。

【产地加工】主产于河南、江苏、河北、浙江等地。夏、秋二季花开放时采收，除去杂质，阴干或晒干。

【饮片规格】

旋覆花 除去梗、叶及杂质。

蜜旋覆花 取净旋覆花，照蜜炙法炒至不粘手。

【性状】

旋覆花 本品呈扁球形或类球形，直径 1 ～ 2 cm。总苞由多数苞片组成，呈覆瓦状排列，苞片披针形或条形，灰黄色，长 4 ～ 11 mm；总苞基部有时残留花梗，苞片及花梗表面被白色茸毛，舌状花 1 列，黄色，长约 1 cm，多卷曲，常脱落，先端 3 齿裂；管状花多数，棕黄色，长约 5 mm，先端 5 齿裂；子房顶端有多数白色冠毛，长 5 ～ 6 mm。有的可见椭圆形小瘦果。体轻，易散碎。气微，味微苦。

蜜旋覆花 本品形如旋覆花，深黄色。手捻稍粘手。具蜜香气，味甜。

【外观质量评价】药材以色浅黄、朵大、花丝长、毛多、不散碎、无梗叶等杂质者为佳。

【药性及功能主治】苦、辛、咸，微温。归肺、脾、胃、大肠经。降气，消痰，行水，止呕。用于风寒咳嗽，痰饮蓄结，胸膈痞闷，喘咳痰多，呕吐噫气，心下痞硬。

【地方习用品】

1. 广东旋覆花 来源为菊科植物山黄菊 *Anisopappus chinensis*（L.）Hook. et Arn. 的头状花序。主产于广东、广西等地。本品呈半圆球形，直径 1 ～ 1.5 cm。基部近于平截，总苞青绿色，其直径与整朵花序等宽，苞片较硬朗，被细毛茸。舌状花一列，金黄色，宽披针形，长约 1 cm，大多已脱落。管状花众多，组成半球形主体，暗棕黄色，质较硬脆，手握之微有刺手感。气微香，味微苦。

2. 朝阳花 在湖北，菊科植物湖北朝阳花 *Inula hupehensis*（Ling.）Ling 的干燥头状花序亦作旋覆花入药。

3. 水朝阳花 在云南、贵州，菊科植物水朝阳花 *Inula helianthus* –aquatica C. Y. Wu. ex Liang. 的干燥花序亦作旋覆花入药。以上两品性状特征相似，花序呈类球形而稍高长，花序较细，直径 0.7 ～ 1 cm，总苞近短筒状，苞片边缘膜质，有睫毛。舌状花一列，较稀疏，管状花多已发育成瘦果，冠毛灰白色，长而众多。花序极易破碎，使药材呈冠毛众多的散瓣状。

款冬花（药典品种）

【来源】本品为菊科植物款冬 *Tussilago farfara* L. 的干燥花蕾。

【产地加工】主产于河北、山西、内蒙古、甘肃等地。12 月或地冻前当花尚未出土时采挖，除去花梗和泥沙，阴干。

【饮片规格】

款冬花　除去杂质及残梗。

蜜款冬花　取净款冬花，照蜜炙法用蜜水炒至不粘手。

【性状】

款冬花　本品呈长圆棒状。单生或 2 ～ 3 个基部连生，习称“**连三朵**”。花蕾长 1 ～ 2.5 cm，直径 0.5 ～ 1 cm。**上端较粗，下端渐细或带有短梗，外面被有多数鱼鳞状苞片。苞片外表面紫红色或淡红色，内表面密被白色絮状茸毛**。体轻，撕开后可见白色茸毛。气香，味微苦而辛。

蜜款冬花　本品形如款冬花，表面棕黄色或棕褐色，稍带黏性。具蜜香气，味微甜。

【外观质量评价】药材以蕾大、饱满、色紫红鲜艳、无花梗者为佳。

【药性及功能主治】辛、微苦，温。归肺经。润肺下气，止咳化痰。用于新久咳嗽，喘咳痰多，劳嗽咳血。

【易混品及伪品】

蜂斗菜　为菊科植物蜂斗菜 *Petasites japonicus*（Sieb. et. Zucc.）Fr. Schmidt 的干燥花蕾。本品呈黄白色，花具有长柄，不成“连三朵”。撕开花头断面呈黄色无白色絮状丝。

【劣品】

带花梗的款冬花　非药用部位超标。

菊花（药典品种）

【来源】本品为菊科植物菊 *Chrysanthemum morifolium* Ramat. 的干燥头状花序。9～11月花盛开时分批采收，阴干或焙干，或熏、蒸后晒干。

【产地加工】菊花品种繁多，产区广泛，性状有别，颜色有异。有的品种专供药用，统称“药菊”，如亳菊、怀菊、川菊、祁菊；有的品种多作饮品，少入药，如杭菊、黄菊、贡菊、滁菊、德菊。

亳菊主产于安徽亳州、太和等地；怀菊主产于河南温县、沁阳等地，为四大怀药之一；川菊主产于四川南充等地；祁菊主产于河北安国等地。以上四大药菊以亳菊花质量优，以怀菊花产量大。

杭菊主产于浙江桐乡等地；黄菊主产于浙江海宁；贡菊主产于安徽歙县（又称“徽菊”）、黄山等地；滁菊主产于安徽滁州；德菊主产于浙江德清。以上5种以饮品为主，入药次之。

【性状】

亳菊　呈倒圆锥形或圆筒形，有时稍压扁呈扇形，直径1.5～3 cm，离散。总苞碟状；总苞片3～4层，卵形或椭圆形，草质，黄绿色或褐绿色，外面被柔毛，边缘膜质。花托半球形，无托片或托毛。舌状花数层，雌性，位于外围，类白色，劲直，上举，纵向折缩，散生金黄色腺点；管状花多数，两性，位于中央，为舌状花所隐藏，黄色，顶端5齿裂。瘦果不发育，无冠毛。体轻，质柔润，干时松脆。气清香，味甘、微苦。

怀菊　怀菊花花大瓣长，肥厚。花为白色或黄白色，间有浅红色或红棕色。花心细小，浅棕色，质松而柔软，气清香，味淡微苦。

川菊　川菊花同怀菊花，但花多瘦小，色较暗。

祁菊　似亳菊花，但花多较小。

杭菊　呈碟形或扁球形，直径2.5～4 cm，常数个相连成片。舌状花类白色或黄色，平展或微折叠，彼此粘连，通常无腺点；管状花多数，外露。

黄菊　黄菊花似杭菊花，但为深黄色。

滁菊　呈不规则球形或扁球形，直径1.5～2.5 cm。舌状花类白色，不规则扭曲，内卷，边缘皱缩，有时可见淡褐色腺点；管状花大多隐藏。

贡菊　呈扁球形或不规则球形，直径1.5～2.5 cm。舌状花白色或类白色，斜升，上部反折，边缘稍内卷而皱缩，通常无腺点；管状花少，外露。

德菊　似滁菊花，但朵小。

【外观质量评价】各种菊花均以身干、花多整齐、不散瓣、不变色、香气浓者为佳。

【药性及功能主治】甘、苦，微寒。归肺、肝经。散风清热，平肝明目，清热解毒。用于风热感冒，头痛眩晕，目赤肿痛，眼目昏花，疮痈肿毒。

【劣品】

1. 硫黄熏蒸菊花。

2. 增重菊花　常见于菊花饼中加入增重粉。

野菊花（药典品种）

【来源】本品为菊科植物野菊 *Chrysanthemum indicum* L. 的干燥头状花序。

【产地加工】主产于河南、陕西、山西、甘肃、河北，东北各省等地亦产。秋、冬二季花初开放时采摘，晒干，或蒸后晒干。

【性状】

野菊花　本品呈类球形，直径 0.3 ～ 1 cm，棕黄色。总苞由 4 ～ 5 层苞片组成，外层苞片卵形或条形，外表面中部灰绿色或浅棕色，通常被白毛，边缘膜质；内层苞片长椭圆形，膜质，外表面无毛。总苞基部有的残留总花梗。舌状花 1 轮，黄色至棕黄色，皱缩卷曲；管状花多数，深黄色。体轻。气芳香，味苦。

【外观质量评价】以完整、色黄、香气浓、枝梗少者为佳。

【药性及功能主治】苦、辛，微寒。归肝、心经。清热解毒，泻火平肝。用于疔疮痈肿，目赤肿痛，头痛眩晕。

红花（药典品种）

【来源】本品为菊科植物红花 *Carthamus tinctorius* L. 的干燥花。

【产地加工】主产于云南、新疆、甘肃等地。夏季花由黄变红时采摘，阴干或晒干。

【性状】

红花　本品为不带子房的管状花，长 1 ～ 2 cm。表面红黄色或红色。花冠筒细长，先端5裂，裂片呈狭条形，长5～8 mm；雄蕊5，花药聚合成筒状，黄白色；柱头长圆柱形，顶端微分叉。质柔软。气微香，味微苦。

【外观质量评价】药材以花冠长、色红、鲜艳、杂质少者为佳。

【药性及功能主治】辛，温。归心、肝经。活血通经，散瘀止痛。用于经闭，痛经，恶露不行，癥瘕痞块，胸痹心痛，瘀滞腹痛，胸胁刺痛，跌扑损伤，疮疡肿痛。

【伪品】

1. 染色红花　将提取后红花残渣，用工业染料染色后，冒充正品红花使用。

2. 增重红花　近年来红花用量较大，价格较贵，不法药商为了牟取暴利，加入细沙、滑石粉、玉米糖稀、红颜色及杏黄色加工而成增重红花，应注意鉴别。

西红花（药典品种）

【来源】本品为鸢尾科植物番红花 *Crocus sativus* L. 的干燥柱头。

【产地加工】主产西班牙、德国、法国、意大利、印度、伊朗等国家。我国自1965年起在上海、江苏、浙江、安徽、山东、北京等22地已引种栽培成功。在花期于晴天早晨采集花朵，摘下柱头，用火烘干，即得。根据产地不同，市场商品流通分为“进口西红花”与“国产西红花”。

【性状】

西红花　本品**呈线形，三分枝**，长约3 cm。**暗红色，上部较宽而略扁平，顶端边缘显不整齐的齿状，内侧有一短裂隙，下端有时残留一小段黄色花柱**。体轻，质松软，无油润光泽，干燥后质脆易断。气特异，微有刺激性，味微苦。**取本品浸水中，可见橙黄色成直线下降，并逐渐扩散，水被染成黄色，无沉淀。柱头呈喇叭状，有短缝；在短时间内，用针拨之不破碎。**

【外观质量评价】以色紫红、有特殊香气、残留黄色花柱少者为佳。

【药性及功能主治】甘，平。归心、肝经。活血化瘀，凉血解毒，解郁安神。用于经闭癥瘕，产后瘀阻，温毒发斑，忧郁痞闷，惊悸发狂。

【伪品】本品由于产量小，价格昂贵，常有伪品和掺伪，应注意鉴别。如以其他植物花丝、花冠狭条或纸浆做成丝状物等染色后伪充，可于显微镜下检识；若掺有合成染料或其他色素，则水溶液常呈红色或橙黄色，而非黄色；淀粉及糊精等的掺伪，可使碘试液呈现蓝色或紫红色；若有矿物油或植物油掺杂，纸上挤压后，则在纸上留有油迹；若有甘油、硝酸铵等水溶性物质掺杂，则水溶性浸出物含量增高；若掺杂不挥发性盐类，则灰分含量增加。所有伪品入水后，全形均显著不同于正品，很易区别。

蒲黄（药典品种）

【来源】本品为香蒲科植物水烛香蒲 *Typha angustifolia* L.、东方香蒲 *Typha orientalis* Presl 或同属植物的干燥花粉。

【产地加工】主产于江苏、河南、湖北、黑龙江、内蒙古等地。夏季采收蒲棒上部的黄色雄花序，晒干后碾轧，筛取花粉。剪取雄花后，晒干，成为带有雄花的花粉，即为草蒲黄。

【饮片规格】

蒲黄　揉碎结块，过筛。

蒲黄炭　取净蒲黄，照炒炭法炒至棕褐色。

【性状】

蒲黄　本品为黄色粉末。体轻，放水中则漂浮水面，手捻有滑腻感，易附着手指上。气微，味淡。

蒲黄炭　本品形如蒲黄，表面棕褐色或黑褐色。具焦香气，味微苦、涩。

【外观质量评价】商品上纯蒲黄质量优于草蒲黄，以纯净、粉细、体轻、色鲜黄、滑腻感强者为佳。

【药性及功能主治】甘、平。归肝、心包经。止血，化瘀，通淋。用于吐血，衄血，咯血，崩漏，外伤出血，经闭痛经，胸腹刺痛，跌扑肿痛，血淋涩痛。

【伪品】

掺伪品　掺入松花粉、油菜花粉者可闻到松花粉或油菜花粉气味，显微镜下可见相关花粉颗粒；掺入滑石粉者可见淡黄色或灰黄色粉末，手捻有滑腻感白色颗粒状固体，质较重，放入水中大部分沉底，沉淀物显微镜下无花粉粒，可见大量晶体。

合欢花（药典品种）

【来源】本品为豆科植物合欢 *Albizia julibrissin* Durazz. 的干燥花序或花蕾。

【产地加工】主产于浙江、安徽、江苏、四川等地。夏季花开放时择晴天采收或花蕾形成时采收，及时晒干。前者习称“合欢花”，后者习称“合欢米”。

【性状】

合欢花 头状花序，皱缩成团。总花梗长 3 ～ 4 cm，有时与花序脱离，黄绿色，有纵纹，被稀疏毛茸。花全体密被毛茸，细长而弯曲，长 0.7 ～ 1 cm，淡黄色或黄褐色，无花梗或几无花梗。花萼筒状，先端有 5 小齿；花冠筒长约为萼筒的 2 倍，先端 5 裂，裂片披针形；雄蕊多数，花丝细长，黄棕色至黄褐色，下部合生，上部分离，伸出花冠筒外。气微香，味淡。

合欢米 呈棒槌状，长 2 ～ 6 mm，膨大部分直径约 2 mm，淡黄色至黄褐色，全体被毛茸，花梗极短或无。花萼筒状，先端有 5 小齿；花冠未开放；雄蕊多数，细长并弯曲，基部连合，包于花冠内。气微香，味淡。

【外观质量评价】药材以花蕾花瓣整齐少损、色泽黄褐或绿黄、有清香气者为佳。

【药性及功能主治】甘，平。归心、肝经。解郁安神。用于心神不安，忧郁失眠。

【地方习用品】

1. 广东合欢花　为木兰科植物夜合 *Magnolia coco*（Lour.）DC. 的干燥花朵。主产于广东、广西等地。花呈不规则的小团块状，直径约 2.5 cm，花瓣黄褐色，共 6 枚，分 2 轮排列，单一花瓣倒卵形，皱缩，瓣厚而质坚脆。花蕊大型，黄色，呈半圆形莲座状，直径可达 1 ～ 1.5 cm。花柄短，黑褐色，质硬脆。气香浓，味苦。

2. 北合欢花　华北与东北地区曾以卫矛科植物南蛇藤 *Celastrus orbiculatus* Thunb. 的果实作合欢花使用。其性状为：蒴果圆球形或呈三瓣裂散成片状。完整的果实直径约 1 cm。基部有时可见带有细小果柄的宿存花萼。表面橙黄色或黄绿色，果皮革质，每瓣内有种子 1 ～ 2 枚。种子卵形或椭圆形，表面光滑，棕褐色，外面包有红褐色膜质的假种皮。气清香，味微苦。

谷精草（药典品种）

【来源】本品为谷精草科植物谷精草 *Eriocaulon buergerianum* Koern. 的干燥带花茎的头状花序。

【产地加工】主产于江苏苏州，浙江湖州及桐乡、海宁等地。秋季采收，将花序连同花茎拔出，晒干。

【饮片规格】

谷精草　除去杂质，切段。

【性状】

谷精草　本品头状**花序呈半球形，直径 4 ～ 5 mm**。底部有苞片层层紧密排列，**苞片淡黄绿色，有光泽**，上部边缘密生白色短毛；花序顶部灰白色。揉碎花序，可见多数黑色花药和细小黄绿色未成熟的果实。花茎纤细，长短不一，直径不及 1 mm，淡黄绿色，有数条扭曲的棱线。质柔软。气微，味淡。

【外观质量评价】以身干、珠大而紧、色灰白、花葶短、黄绿色、无杂质者为佳。

【药性及功能主治】辛、甘，平 。归肝、肺经。疏散风热，明目退翳。用于风热目赤，肿痛羞明，眼生翳膜，风热头痛。

【地方习用品】

谷精珠　为谷精草科植物华南谷精草 *Eriocaulon sexangulare L* 和毛谷精草 *Eriocaulon autrale R.Br* 的头状花序。 湖北、重庆等地方标准中收载。呈半圆球形、扁圆球形或短矩圆形，**直径 4 ～ 8 mm，灰白色、灰棕色或暗棕色，顶端微凹陷**，苞片层层紧密排列，上部密生短毛。用手揉碎花序可见多数黑色花药小粒及黄绿色未成熟果实。

玫瑰花（药典品种）

【来源】本品为蔷薇科植物玫瑰 *Rosa rugosa* Thunb. 的干燥花蕾。

【产地加工】主产于山东、甘肃、云南等地，目前市场商品流通以产于山东平阴的“平阴玫瑰”和产于甘肃永登苦水的“苦水玫瑰”为主流。春末夏初花将开放时分批采摘，及时低温干燥。

【性状】

玫瑰花　本品略呈半球形或不规则团状，直径 0.7 ～ 1.5 cm。残留花梗被细柔毛，**花托半球形**，与花萼基部合生；萼片 5，披针形，黄绿色或棕绿色，被有细柔毛；花瓣多皱缩，展平后宽卵形，呈覆瓦状排列，紫红色，有的黄棕色；雄蕊多数，黄褐色；花柱多数，柱头在花托口集成头状，略突出，短于雄蕊。体轻，质脆。气芳香浓郁，味微苦涩。

【外观质量评价】以朵大、瓣厚、色紫、鲜艳、香气浓者为佳。

【药性及功能主治】甘、微苦，温。归肝、脾经。行气解郁，和血，止痛。用于肝胃气痛，食少呕恶，月经不调，跌扑伤痛。

【易混品】

月季花　本品为蔷薇科植物月季 *Rosa chinensis* Jacq. 的干燥花。全年均可采收，花微开时采摘，阴干或低温干燥。本品呈类球形，直径 1.5 ～ 2.5 cm。**花托长圆形**，萼片5，暗绿色，先端尾尖；花瓣呈覆瓦状排列，有的散落，长圆形，紫红色或淡紫红色；雄蕊多数，黄色。体轻，质脆。气清香，味淡、微苦。

洋金花（药典品种）

【来源】本品为茄科植物白花曼陀罗 *Datura metel* L. 的干燥花。

【产地加工】主产于江苏、广东、福建等地。4 ～ 11 月花初开时采收，晒干或低温干燥。

【性状】

洋金花　本品多皱缩成条状，完整者长 9 ～ 15 cm。花萼呈筒状，长为花冠的 2/5，灰绿色或灰黄色，先端 5 裂，基部具纵脉纹 5 条，表面微有茸毛；花冠呈喇叭状，淡黄色或黄棕色，先端 5 浅裂，裂片有短尖，短尖下有明显的纵脉纹 3 条，两裂片之间微凹；雄蕊 5，花丝贴生于花冠筒内，长为花冠的 3/4；雌蕊 1，柱头棒状。烘干者品质柔韧，气特异；晒干者品质脆，气微，味微苦。

【外观质量评价】均以色浅者为佳。

【药性及功能主治】辛，温；有毒。归肺、肝经。平喘止咳，解痉定痛。用于哮喘咳嗽，脘腹冷痛，风湿痹痛，小儿慢惊；外科麻醉。

（王磊、张晓明）

第六章

果实及种子类中药

火麻仁（药典品种）

【来源】本品为桑科植物大麻 *Cannabis sativa* L. 的干燥成熟果实。

【产地加工】主产于山东、浙江、河北等地。秋季果实成熟时采收，除去杂质，晒干。

【饮片规格】

火麻仁 除去杂质及果皮。

炒火麻仁 取净火麻仁，照清炒法炒至微黄色，有香气。

【性状】

火麻仁 本品呈卵圆形，长 4～5.5 mm，直径 2.5～4 mm。表面灰绿色或灰黄色，有微细的白色或棕色网纹，两边有棱，顶端略尖，基部有 1 圆形果梗痕。果皮薄而脆，易破碎。种皮绿色，子叶 2，乳白色，富油性。气微，味淡。

【外观质量评价】药材以色黄、粒大均匀、种子饱满者为佳。

【药性及功能主治】甘，平。归脾、胃、大肠经。润肠通便。用于血虚津亏，肠燥便秘。

地肤子（药典品种）

【来源】本品为藜科植物地肤 *Kochia scoparia*（L.）Schrad. 的干燥成熟果实。

【产地加工】主产于江苏、山东、河南、河北等地。秋季果实成熟时采收植株，晒干，打下果实，除去杂质。

【性状】

地肤子 本品呈**扁球状五角星形**，直径1～3 mm。外被宿存花被，表面灰绿色或浅棕色，周围具膜质小翅5枚，背面中心有微突起的点状果梗痕及放射状脉纹5～10条；剥离花被，可见膜质果皮，半透明。种子扁卵形，长约1 mm，黑色。气微，味微苦。

【外观质量评价】以色灰绿、饱满、无枝叶杂质者为佳。

【药性及功能主治】辛、苦，寒。归肾、膀胱经。清热利湿，祛风止痒。用于小便涩痛，阴痒带下，风疹，湿疹，皮肤瘙痒。

【易混品及伪品】

1. 灰菜子 为黎科植物藜 *Chenopodium album* Linn. 的胞果。在辽宁、江苏等地曾误作地肤子用。俗称“灰菜子”。胞果扁平五角形，直径1～2 mm，宿成花被黄绿色或褐绿色，紧包果实。顶端5裂，裂片近三角形，边缘稍向外反卷，基部中央有果梗痕，可见棱线5条，呈放射状排列，无翅，内有果实1枚，果皮薄膜状半透明，易剥离。种子半圆球形，黑色，有光泽，具放射形点状纹理；内有环状弯曲的胚，黄白色，包围着胚乳。气微弱，味稍苦。

2. 土荆芥 为黎科植物土荆芥 *Chenopodium ambrosioides* L. 的果实。果实呈扁球状五角形，表面灰绿色或灰黄色，无二角形小翅；顶面中央无柱头残留，背部具微凸起的果柄痕及5条左右放射状棱线。果皮无点状花纹。种子黑褐色，扁椭圆形，表面光滑，搓之有异香气。

王不留行（药典品种）

【来源】本品为石竹科植物麦蓝菜 *Vaccaria segetalis*（Neck.）Garcke 的干燥成熟种子。

【产地加工】主产于河北、辽宁、山东等地。夏季果实成热、果皮尚未开裂时采割植株，晒干，打下种子，除去杂质，再晒干。

【饮片规格】

王不留行 除去杂质。

炒王不留行 取净王不留行，照清炒法炒至大多数爆开白花。

【性状】

王不留行 本品呈球形，直径约2 mm。表面黑色，少数红棕色，略有光泽，有细密颗粒状突起，一侧有1凹陷的纵沟。质硬。胚乳白色，胚弯曲成环，子叶2。气微，味微涩、苦。

炒王不留行　本品呈类球形爆花状，表面白色，质松脆。

【外观质量评价】药材以干燥、籽粒均匀、充实饱满、色乌黑、无杂质者为佳。

【药性及功能主治】苦，平。归肝、胃经。活血通经，下乳消肿，利尿通淋。用于经闭，痛经，乳汁不下，乳痈肿痛，淋证涩痛。

【地方习用品】

广东王不留行　为桑科植物薜荔 *Ficus pumila* L. 的干燥花托（果壳）。在广东、广西等地作王不留行使用，药材称“奶母”。

【伪品】

1. 芸苔子　十字花科植物油菜 *Brassica campestris* L. 的干燥成熟种子，习称“芸苔子”。形状与王不留行近似，略小，表面灰黑或暗棕红色，具网状细纹和点状种脐一侧有浅沟，中央有一条状突起，嚼之有油样感。

2. 豆科蚕豆属的 4 种野豌豆的种子　包括野豌豆 *Vicia sativa* L.，四籽野豌豆 *Vicia tetrasperma*（L.）Monech.，窄叶野豌豆 *Vicia angustifolia* L.，硬毛果野豌豆 *Vicia hirsuta*（L.）S. F. Gray. 。

王不留行与 4 种野豌豆的主要区别为前者种脐生于极端，内陷，种子表面有明显的细密颗粒状突起：而后者种脐侧生，突起，种子表面无明显突起。

五味子（药典品种）

【来源】本品为木兰科植物五味子 *Schisandra chinensis*（Turcz.）Baill. 的干燥成熟果实。

【产地加工】主产于辽宁、吉林、黑龙江、河北等地，习称“北五味子”。秋季果实成熟时采摘，晒干或蒸后晒干，除去果梗和杂质。

【饮片规格】

五味子　除去杂质。用时捣碎。

醋五味子　取净五味子，照醋蒸法蒸至黑色。用时捣碎。

【性状】

五味子　本品呈不规则的球形或扁球形，直径 5 ～ 8 mm。**表面红色、紫红色或暗红色，皱缩，显油润；有的表面呈黑红色或出现“白霜”**。果肉柔软，**种子 1 ～ 2，肾形，表面棕黄色，有光泽**，种皮薄而脆。果肉气微，味酸；种子破碎后，有香气，味辛、微苦。

醋五味子 本品形如五味子，表面乌黑色，油润，稍有光泽。有醋香气。

【外观质量评价】药材以紫红色、粒大肉厚、有油性及光泽者为佳。

【药性及功能主治】酸、甘，温。归肺、心、肾经。收敛固涩，益气生津，补肾宁心。用于久嗽虚喘，梦遗滑精，遗尿尿频，久泻不止，自汗盗汗，津伤口渴，内热消渴，心悸失眠。

南五味子（药典品种）

【来源】本品为木兰科植物华中五味子 *Schisandra sphenanthera* Rehd. et Wils. 的干燥成熟果实。

【产地加工】主产于湖北、河南、陕西等地。秋季果实成熟时采摘，晒干，除去果梗和杂质。

【饮片规格】

南五味子 除去杂质。用时捣碎。

醋南五味子 取净南五味子，照醋蒸法蒸至黑色。用时捣碎。

【性状】

南五味子 本品呈球形或扁球形，直径 4 ～ 6 mm。表面棕红色至暗棕色，干瘪，皱缩，果肉常紧贴于种子上。种子 1 ～ 2，肾形，表面棕黄色，有光泽，种皮薄而脆。果肉气微，味微酸。

醋南五味子 本品形如南五味子，表面棕黑色，油润，稍有光泽。微有醋香气。

【外观质量评价】药材以表面光而亮、棕黄色者为佳。

【药性及功能主治】酸、甘，温。归肺、心、肾经。收敛固涩，益气生津，补肾宁心。用于久嗽虚喘，梦遗滑精，遗尿尿频，久泻不止，自汗盗汗，津伤口渴，内热消渴，心悸失眠。

【劣品】

南五味子的提取残渣 本品形如南五味子，表面棕褐色，果肉硬，干枯，较酥，易搓碎。气微，味淡。

肉豆蔻（药典品种）

【来源】本品为肉豆蔻科植物肉豆蔻 *Myristica fragrans* Houtt. 的干燥种仁。

【产地加工】主产于马来西亚、印度尼西亚、斯里兰卡及西印度洋群岛。

【饮片规格】

肉豆蔻　除去杂质，洗净，干燥。

麸煨肉豆蔻　取净肉豆蔻，加入麸皮，麸煨温度 150 ～ 160 ℃，约 15 min，至麸皮呈焦黄色，肉豆蔻呈棕褐色、表面有裂隙时取出，筛去麸皮，放凉。用时捣碎。

【性状】

肉豆蔻　本品呈卵圆形或椭圆形，长 2 ～ 3 cm，直径 1.5 ～ 2.5 cm。表面灰棕色或灰黄色，有时外被白粉（石灰粉末）。全体有浅色纵行沟纹和不规则网状沟纹。种脐位于宽端，呈浅色圆形突起，合点呈暗凹陷。种脊呈纵沟状，连接两端。质坚，**断面显棕黄色相杂的大理石花纹**，宽端可见干燥皱缩的胚，**富油性**。**气香浓烈**，**味辛**。

麸煨肉豆蔻　本品形如肉豆蔻，表面为棕褐色，有裂隙。气香，味辛。

【外观质量评价】药材以个大、体重、坚实、无虫蛀、破开后油性大、香气浓郁者为佳。

【药性及功能主治】辛，温。归脾、胃、大肠经。温中行气，涩肠止泻。用于脾胃虚寒，久泻不止，脘腹胀痛，食少呕吐。

葶苈子（药典品种）

【来源】本品为十字花科植物播娘蒿 *Descurainia sophia*（L.）Webb. ex Prantl. 或独行菜 *Lepidium apetalum* Willd. 的干燥成熟种子。前者习称“南葶苈子”，后者习称“北葶苈子”。

【产地加工】南葶苈子又称“甜葶苈”，主产于华东地区；北葶苈子又称“苦葶苈”，主产于华北、西北及东北地区。目前市场主流为南葶苈，北葶苈较少见。夏季果实成熟时采割植株，晒干，搓出种子，除去杂质。

【饮片规格】

葶苈子　除去杂质和灰屑。

【性状】

南葶苈子　呈长圆形略扁，长约0.8～1.2 mm，宽约0.5 mm。表面棕色或红棕色，微有光泽，具纵沟2条，其中1条较明显。一端钝圆，另端微凹或较平截，种脐类白色，位于凹入端或平截处。气微，味微辛、苦，略带黏性。

北葶苈子　呈扁卵形，长1～1.5 mm，宽0.5～1 mm。一端钝圆，另端尖而微凹，种脐位于凹入端。味微辛辣，黏性较强。

【外观质量评价】2种葶苈子药材均以颗粒充实、大小均匀、浅棕色、无杂质泥土者为佳。

【药性及功能主治】辛、苦，大寒。归肺、膀胱经。泻肺平喘，行水消肿。用于痰涎壅肺，喘咳痰多，胸胁胀满，不得平卧，胸腹水肿，小便不利。

【易混品及伪品】

1. 桂竹糖芥子　为十字花科植物桂竹糖芥 *Erysimum cheiranthoides* L. 的干燥成熟种子。产于山东。椭圆形，略呈三棱，顶端圆或平截，基部略尖或具微凹，有白色短小的种柄。表面黄褐色，具微细的网状瘤点样纹理及1条纵浅槽。种皮薄、无胚乳，2片子叶拱叠。嚼之味苦。浸水后无黏液层。

2. 蔊菜子　为十字花科植物蔊菜 *Rorippa montana*（Wall.）Small 的干燥成熟种子。上海少数地区有用其作葶苈子使用者。种子圆形而扁，基部具小凹。表面暗褐色，有细微网状瘤点样纹理及纵槽1条。种皮薄，无胚乳，2片子叶直叠。浸水后无黏液层。

3. 宽叶独行菜子　为十字花科植物宽叶独行菜 *Lepidium latifolium* L. 的干燥成熟种子。种子呈椭圆形或倒卵形。顶端圆，基部略尖，具不明显的小凹。表面黄褐色，有微细的网点状纹理及纵行浅槽1条。种皮薄，无胚乳，2片子叶横叠，遇水后无黏液层。

4. 芝麻菜子　为十字花科植物芝麻菜 *Eruca sativa* Mill. 的干燥成熟种子。产于四川，主要应用于四川，又称“金堂葶苈”。种子扁圆形，一端稍凹缺。表面具不明显颗粒状突起，子叶折叠。味微辛。

5. 菥蓂子　为十字花科植物菥蓂 *Thalaspi arvensis* L. 的干燥成熟种子。产于云南，主要应用于云南，又称“苦葶苈”。种子卵圆形而扁，表面紫墨色或黑色，具明显U形纹。

芥子（药典品种）

【来源】本品为十字花科植物白芥 *Sinapis alba* L．或芥 *Brassica juncea*（L.）Czern.

et Coss. 的干燥成熟种子。前者习称“白芥子”，后者习称“黄芥子”。

【产地加工】全国各地均产。夏末秋初果实成熟时采割植株，晒干，打下种子，除去杂质。

【饮片规格】

芥子　除去杂质。用时捣碎。

炒芥子　取净芥子，照清炒法炒至淡黄色至深黄色（炒白芥子）或深黄色至棕褐色（炒黄芥子），有香辣气。用时捣碎。

【性状】

白芥子　呈球形，直径 1.5 ～ 2.5 mm。表面灰白色至淡黄色，具细微的网纹，有明显的点状种脐。种皮薄而脆，破开后内有白色折叠的子叶，有油性。气微，味辛辣。

黄芥子　较小，直径 1 ～ 2 mm。表面黄色至棕黄色，少数呈暗红棕色。研碎后加水浸湿，则产生辛烈的特异臭气。

炒芥子　本品形如芥子，表面淡黄色至深黄色（炒白芥子）或深黄色至棕褐色（炒黄芥子），偶有焦斑。有香辣气。

【外观质量评价】药材以籽粒饱满、均匀、色鲜黄、味辛辣者为佳。

【药性及功能主治】辛，温。归肺经。温肺豁痰利气，散结通络止痛。用于寒痰咳嗽，胸胁胀痛，痰滞经络，关节麻木、疼痛，痰湿流注，阴疽肿毒。

莱菔子（药典品种）

【来源】本品为十字花科植物萝卜 *Raphanus sativus* L. 的干燥成熟种子。

【产地加工】全国各地均有种植。夏季果实成熟时采割植株，晒干，搓出种子，除去杂质，再晒干。

【饮片规格】

莱菔子　莱菔子除去杂质，洗净，干燥。用时捣碎。

炒莱菔子　取净莱菔子，照清炒法炒至微鼓起。用时捣碎。

【性状】

莱菔子　本品呈类卵圆形或椭圆形，稍扁，长 2.5 ～ 4 mm，宽 2 ～ 3 mm。表面黄棕色、红棕色或灰棕色。一端有深棕色圆形种脐，一侧有数条纵沟。种皮薄而脆，子叶 2，黄白色，有油性。气微，味淡、微苦辛。

炒莱菔子 本品形如莱菔子，表面微鼓起，色泽加深，质酥脆，气微香。

【外观质量评价】以粒大、饱满、坚实、色红棕、油性大、杂质少者为佳。

【药性及功能主治】辛、甘，平。归肺、脾、胃经。消食除胀，降气化痰。用于饮食停滞，脘腹胀痛，大便秘结，积滞泻痢，痰壅喘咳。

紫苏子（药典品种）

【来源】本品为唇形科植物紫苏 *Perilla frutescens*（L.）Britt. 的干燥成熟果实。

【产地加工】主产湖北、河南、河北、江苏、浙江等地。秋季果实成熟时采收，除去杂质，晒干。

【饮片规格】

紫苏子 除去杂质，洗净，干燥。

炒紫苏子 取净紫苏子，照清炒法炒至有爆声。

【性状】

紫苏子 本品**呈卵圆形或类球形**，直径约 1.5 mm。**表面灰棕色或灰褐色，有微隆起的暗紫色网纹**，基部稍尖，有灰白色点状果梗痕。果皮薄而脆，易压碎。种子黄白色，种皮膜质，子叶 2，类白色，**有油性**。**压碎有香气**，味微辛。

炒紫苏子 本品形如紫苏子，表面灰褐色，有细裂口，有焦香气。

【外观质量评价】以颗粒饱满、表面颜色灰棕、油性足、无杂质者为佳。

【药性及功能主治】辛，温。归肺经。降气化痰，止咳平喘，润肠通便。用于痰壅气逆，咳嗽气喘，肠燥便秘。

【地方习用品】

1. 白苏子 来源于紫苏 *Perilla frutescens*（L.）Britt. 的干燥白色成熟果实。本品在上海、江苏、浙江等省市地方标准中收载。本品呈卵圆形或类球形，直径约 1.8 ～ 2.5 mm。表面灰白色至黄白色，有明显微隆起的与表面同色的网纹。

2. 小苏子（野生苏子、浙苏子） 来源于野生紫苏 *Perilla frutescens*（L.）Britt. var. acuta（Thunb）的干燥成熟果实。本品在浙江省地方炮规中以“浙紫苏子”之名收载。呈卵圆形或类球形，直径 1 ～ 1.5 mm。表面黄棕色至黄褐色，有微隆起的暗紫色网纹，多有裂缝。

以上品种性状与药典描述紫苏子性状差异较大，应注意鉴别。

【伪品】唇形科荠苧属（*Mosla*）多种植物的干燥果实。

覆盆子（药典品种）

【来源】本品为蔷薇科植物华东覆盆子 *Rubus chingii* Hu 的干燥果实。

【产地加工】主产于浙江、福建等地。夏初果实由绿变绿黄时采收，除去梗、叶，置沸水中略烫或略蒸，取出，干燥。

【性状】

覆盆子　本品为聚合果，由多数小核果聚合而成，呈圆锥形或扁圆锥形，高 0.6 ~ 1.3 cm，直径 0.5 ~ 1.2 cm。表面黄绿色或淡棕色，顶端钝圆，基部中心凹入。宿萼棕褐色，下有果梗痕。小果易剥落，每个小果呈半月形，背面密被灰白色茸毛，两侧有明显的网纹，腹部有突起的棱线。体轻，质硬。气微，味微酸涩。

【外观质量评价】以颗粒完整、饱满、色黄绿、具酸味者为佳。

【药性及功能主治】甘、酸，温。归肝、肾、膀胱经。益肾固精缩尿，养肝明目。用于遗精滑精，遗尿尿频，阳痿早泄，目暗昏花。

【易混品及伪品】

1. 山莓　为同科属植物山莓 *Rubus corchorifolius* f. L 的干燥果实。与正品相比，果实略小，又称“小粒覆盆子”。本品为聚合果，呈圆锥形或球形，高 0.3 ~ 0.8 cm，直径 0.4 ~ 0.6 cm。顶端钝圆，基部扁平，灰绿色，小核果表面被微茸毛，气微，味酸。

2. 树莓　为同科属植物树莓 *Rubus swinhoei* Hance 的幼果。果实聚合果由多数小核果聚合而成，小果略显疏松，呈圆锥形、近圆柱形或扁圆锥形，高 0.8 ~ 1.9 cm，直径 0.8 ~ 1.3 cm。表面黄褐色、黄棕色或淡棕色，顶端钝圆，基部中心凹入，有的残留黄绿色宿萼，下有果梗。小果易剥落，每个小果呈楔形，表面有明显的网纹，腹部有突起的棱线。体轻，质硬，味微酸涩。

木瓜（药典品种）

【来源】本品为蔷薇科植物贴梗海棠 *Chaenomeles speciosa*（Sweet）Nakai 的干燥近成熟果实。

【产地加工】主产于安徽、湖北、浙江、湖南等地。以安徽宣城宣木瓜、湖北资丘木瓜、浙江淳安木瓜为道地药材。夏、秋二季果实绿黄时采收，置沸水中烫至外皮灰白色，对半纵剖，晒干。

【饮片规格】

木瓜 洗净，润透或蒸透后切薄片，晒干。

【性状】

药材 本品长圆形，多纵剖成两半，长 4 ～ 9 cm，宽 2 ～ 5 cm，厚 1 ～ 2.5 cm。外表面紫红色或红棕色，有不规则的深皱纹；剖面边缘向内卷曲，果肉红棕色，中心部分凹陷，棕黄色；种子扁长三角形，多脱落。质坚硬。气微清香，味酸。

饮片 本品呈类月牙形薄片。外表紫红色或棕红色，有不规则的深皱纹。切面棕红色。气微清香，味酸。

【外观质量评价】药材以质坚实、肉厚、色紫红、味酸者为佳。

【药性及功能主治】酸，温。归肝、脾经。舒筋活络，和胃化湿。用于湿痹拘挛，腰膝关节酸重疼痛，暑湿吐泻，转筋挛痛，脚气水肿。

【地方习用品】

光皮木瓜　为蔷薇科植物榠楂 *Chaenomeles sinensis*（Thouin.）Koehne. 的干燥果实。分布于江苏、山东、江西、湖南、湖北、广西、福建、四川、安徽、浙江等地。多呈瓣状或条状，厚 2 ～ 3.5 cm。外表面红棕色，平滑不皱。剖面平坦，果肉呈颗粒性，种子多数。

山楂（药典品种）

【来源】本品为蔷薇科植物山里红 *Crataegus pinnatifida* Bge. var. *major* N. E. Br. 或山楂 *Crat aegus pinnatifida* Bge. 的干燥成熟果实。

【产地加工】主产于山东、河北、河南等地。以山东临朐、沂水及河北安国等地产品质优，行销全国并出口。秋季果实成熟时采收，切片，干燥。

【饮片规格】

净山楂 除去杂质及脱落的核。

炒山楂 取净山楂，照清炒法炒至色变深。

焦山楂 取净山楂，照清炒法炒至表面焦褐色，内部黄褐色。

【性状】

净山楂　本品为圆形片，皱缩不平，直径 1 ～ 2.5 cm，厚 0. 2 ～ 0. 4 cm。外皮红色，具皱纹，有灰白色小斑点。果肉深黄色至浅棕色。中部横切片具 5 粒浅黄色果核，但核多脱落而中空。有的片上可见短而细的果梗或花萼残迹。气微清香，味酸、微甜。

炒山楂　本品形如山楂片，果肉黄褐色，偶见焦斑。气清香，味酸、微甜。

焦山楂　本品形如山楂片，表面焦褐色，内部黄褐色。有焦香气。

【外观质量评价】以片大、肉厚、皮红、核少者为佳。一般种子不得超过 20%。

【药性及功能主治】酸、甘，微温。归脾、胃、肝经。消食健胃，行气散瘀，化浊降脂。用于肉食积滞，胃脘胀满，泻痢腹痛，瘀血经闭，产后瘀阻，心腹刺痛，胸痹心痛，疝气疼痛，高脂血症。焦山楂消食导滞作用增强，用于肉食积滞，泻痢不爽。

【地方习用品】

南山楂　又名野山楂、山楂子。为蔷薇科植物野山楂 *Crataegus cuneata* S. et Zucc. 的干燥果实。主产于浙江、江苏、湖南、河南、四川、贵州、湖北、江西等地。果实呈类圆球形或扁球形，个体较北山楂小。直径 0.8 ～ 1.2 cm。表面黄色或棕红色，有细皱纹及小斑点。

此外，商品作为山楂入药的还有辽宁山楂 *Crataegus sanguinea* Pal、湖北山楂 *Crataegus hupehensis* Sarg、云南山楂 *Crataegus scabrifolia* 的干燥成熟果实。

苦杏仁（药典品种）

【来源】本品为蔷薇科植物山杏 *Prunus armemaca* L. var. *ansu* Maxim.、西伯利亚杏 *Prunus sibirica* L.、东北杏 *Prunus mandshurica*（Maxim.）Koehne 或杏 *Prunus armeniaca* L. 的干燥成熟种子。

【产地加工】主产于我国北方各地，以内蒙古、河北为主。夏季采收成熟果实，除去果肉和核壳，取出种子，晒干。

【饮片规格】

苦杏仁　用时捣碎。

焯苦杏仁　取净苦杏仁，照焯法去皮。用时捣碎。

炒苦杏仁　取焯苦杏仁，照清炒法炒至黄色。用时捣碎。

【性状】

苦杏仁 本品**呈扁心形**，长 1 ～ 1.9 cm，宽 0.8 ～ 1.5 cm，厚 0.5 ～ 0.8 cm。表面黄棕色至深棕色，**一端尖，另端钝圆，肥厚，左右不对称**，习称**"歪屁股"**，尖端一侧有短线形种脐，圆端合点处向上具多数深棕色的脉纹。种皮薄，子叶 2，乳白色，富油性。气微，味苦。**取本品数粒，加水共研，发生苯甲醛的特殊香气。**

燀苦杏仁 本品呈扁心形。表面乳白色或黄白色，一端尖，另端钝圆，肥厚，左右不对称，富油性。有特异的香气，味苦。

炒苦杏仁 本品形如燀苦杏仁，表面黄色至棕黄色，微带焦斑。有香气，味苦。

【外观质量评价】药材以颗粒均匀、饱满、整齐不破碎、味苦者为佳。

【药性及功能主治】苦，微温；有小毒。归肺、大肠经。降气止咳平喘，润肠通便。用于咳嗽气喘，胸满痰多，肠燥便秘。

【劣品】

苦杏仁的提取残渣 伪充燀苦杏仁使用，与正品相比外表色较白，气味淡。

桃仁（药典品种）

【来源】本品为蔷薇科植物桃 *Prunus persica*（L.）Batsch 或山桃 *Prunus davidiana*（Carr.）Franch. 的干燥成熟种子。

【产地加工】桃仁主产于四川、陕西、山西、河北、山东等地，以山东产质量最佳。山桃仁主产于河北、河南、山东、山西等地。果实成熟后采收，除去果肉和核壳，取出种子，晒干。

【饮片规格】

桃仁 除去杂质。用时捣碎。

燀桃仁 取净桃仁，照燀法去皮。用时捣碎。

炒桃仁 取燀桃仁，照清炒法炒至黄色。用时捣碎。

【性状】

药材

桃仁 呈扁长卵形，长 1.2 ～ 1.8 cm，宽 0.8 ～ 1.2 cm，厚 0.2 ～ 0.4 cm。表面黄棕色至红棕色，密布颗粒状突起。一端尖，中部膨大，另端钝圆稍偏斜，边缘较薄。尖端一侧有短线形种脐，圆端有颜色略深不甚明显的合点，自合点处散出多数纵向维管束。种皮薄，子叶 2，类白色，富油性。气微，味微苦。

山桃仁　呈类卵圆形，较小而肥厚，长约 0.9 cm，宽约 0.7 cm，厚约 0.5 cm。

饮片

焯桃仁　本品呈扁长卵形，长 1.2 ～ 1.8 cm，宽 0.8 ～ 1.2 cm，厚 0.2 ～ 0.4 cm。表面浅黄白色，一端尖，中部膨大，另端钝圆稍偏斜，边缘较薄。子叶 2，富油性。气微香，味微苦。

焯山桃仁　呈类卵圆形，较小而肥厚，长约 1 cm，宽约 0.7 cm，厚约 0.5 cm。

炒桃仁　本品呈扁长卵形，长 1.2 ～ 1.8 cm，宽 0.8 ～ 1.2 cm，厚 0.2 ～ 0.4 cm。表面黄色至棕黄色，可见焦斑。一端尖，中部膨大，另端钝圆稍偏斜，边缘较薄。子叶 2，富油性。气微香，味微苦。

炒山桃仁　2 枚子叶多分离，完整者呈类卵圆形，较小而肥厚。长约 1 cm，宽约 0.7 cm，厚约 0.5 cm。

【外观质量评价】2 种桃仁均以颗粒饱满、外皮色棕红、种仁白、无破碎者为佳。

【药性及功能主治】苦、甘，平。归心、肝、大肠经。活血祛瘀，润肠通便，止咳平喘。用于经闭痛经，癥瘕痞块，肺痈肠痈，跌扑损伤，肠燥便秘，咳嗽气喘。

【易混品及伪品】

1. 苦杏仁　注意桃仁与苦杏仁鉴别，因苦杏仁市场价格低于桃仁，可见用苦杏仁混充桃仁使用者。

2. 桃仁的提取残渣　伪充焯桃仁使用，与正品相比外表色较白，易碎，气味淡。

郁李仁（药典品种）

【来源】本品为蔷薇科植物欧李 *Prunus humilis* Bge.、郁李 *Prunus japonica* Thunb. 或长柄扁桃 *Prunus pedunculata* Maxim. 的干燥成熟种子。前 2 种习称“小李仁”，后一种习称“大李仁”。

【产地加工】欧李仁主产于河北、内蒙古东部、辽宁、山东等地；郁李仁主产于山东、辽宁、河北；长柄扁桃主产于内蒙古、宁夏等地。夏、秋二季采收成熟果实，除去果肉和核壳，取出种子，干燥。

【饮片规格】

郁李仁　除去杂质。用时捣碎。

【性状】

小李仁 呈卵形，长 5 ～ 8 mm，直径 3 ～ 5 mm。表面黄白色或浅棕色，一端尖，另端钝圆。尖端一侧有线形种脐，圆端中央有深色合点，自合点处向上具多条纵向维管束脉纹。种皮薄，子叶 2，乳白色，富油性。气微，味微苦。

大李仁 长 6 ～ 10 mm，直径 5 ～ 7 mm。表面黄棕色。

【外观质量评价】药材均以淡黄白色、饱满充实、整齐不碎、不泛油者为佳。

【药性及功能主治】辛、苦、甘，平。归脾、大肠、小肠经。润肠通便，下气利水。用于津枯肠燥，食积气滞，腹胀便秘，水肿，脚气，小便不利。

【地方习用品】

李仁 本品为蔷薇科植物李 *Prunus salicina* Lindl. 的干燥成熟种子。主产于甘肃、陕西等地。本品呈卵圆形，长 0.5 ～ 0.8 cm，宽 0.3 ～ 0.7 cm。表面黄棕色至深棕色，上部尖端及基部合点常偏向一侧，合点圆形，其外缘散出多数维管束纹理。种皮薄，内有子叶 2，乳白色，富油性。气微，味淡微苦。

乌梅（药典品种）

【来源】本品为蔷薇科植物梅 *Prunus mume*（Sieo.）Sieb. et Zuce. 的干燥近成熟果实。

【产地加工】主产于浙江、福建、四川、湖南、广东等地，以浙江长兴以及福建产者质量最佳。夏季果实近成熟时采收，低温烘干后闷至色变黑。

【饮片规格】

乌梅 除去杂质，洗净，干燥。

乌梅肉 取净乌梅，水润使软或蒸软，去核。

乌梅炭 取净乌梅，照炒炭法炒至皮肉鼓起。

【性状】

乌梅 本品**呈类球形或扁球形**，直径 1.5 ～ 3 cm，**表面乌黑色或棕黑色**，皱缩不平，基部有圆形果梗痕。**果核**坚硬，**椭圆形**，棕黄色，**表面有凹点及网状花纹**；种子扁卵形，淡黄色。气微，**味极酸**。

乌梅炭 本品形如乌梅，皮肉鼓起，表面焦黑色。味酸略有苦味。

【外观质量评价】药材以个大、肉厚、外皮乌黑、味极酸者为佳。

【药性及功能主治】酸、涩，平。归肝、脾、肺、大肠经。敛肺，涩肠，生津，安蛔。用于肺虚久咳，久泻久痢，虚热消渴，蛔厥呕吐腹痛。

【易混品及伪品】本品同科属植物的果实如杏、山杏、桃及李在许多地区混淆使用情况比较普遍，它们的果实经染色加工后很难与乌梅区别，但除去果肉后，它们与乌梅在果核形态方面差别明显，可资区别。乌梅果核为近圆形，表面有众多凹点及网状纹理，凹点里边有毛。杏及山杏果核表面光滑，边缘锋利。李子果核表面具网状纹理，但无凹点。桃果核个较乌梅大，表面布有麻点，边缘沟状。

金樱子（药典品种）

【来源】本品为蔷薇科植物金樱子 *Rosa laevigata* Michx 的干燥成熟果实。

【产地加工】主产于广东、江西、浙江等地。10～11月果实成熟变红时采收，干燥，除去毛刺。

【饮片规格】

金樱子肉　取净金樱子，略浸，润透，纵切2瓣，除去毛、核，干燥。

【性状】

药材　本品为花托发育而成的假果，呈倒卵形，长2～3.5 cm，直径1～2 cm。表面红黄色或红棕色，有突起的棕色小点，系毛刺脱落后的残基。顶端有盘状花萼残基，中央有黄色柱基，下部渐尖。质硬。切开后，花托壁厚1～2 mm，内有多数坚硬的小瘦果，内壁及瘦果均有淡黄色绒毛。气微，味甘，微涩。

饮片

金樱子肉　本品呈倒卵形纵剖瓣。表面红黄色或红棕色，有突起的棕色小点。顶端有花萼残基，下部渐尖。花托壁厚1～2 mm，内面淡黄色，残存淡黄色绒毛。气微，味甘、微涩。

【外观质量评价】药材以个大肉厚、色红黄、有光泽、去净毛刺者为佳。

【药性及功能主治】酸、甘、涩，平。归肾、膀胱、大肠经。固精缩尿，固崩止带，涩肠止泻。用于遗精滑精，遗尿尿频，崩漏带下，久泻久痢。

白扁豆（药典品种）

【来源】本品为豆科植物扁豆 *Dolichos lablab* L. 的干燥成熟种子。

【产地加工】全国大部地区均有产。主产于安徽、陕西、湖南、河南、浙江、山西等地，产量大，销全国。秋、冬二季采收成熟果实，晒干，取出种子，再晒干。

【饮片规格】

白扁豆 除去杂质。用时捣碎。

炒白扁豆 取净白扁豆，照清炒法炒至微黄色具焦斑。用时捣碎。

【性状】

白扁豆 本品呈扁椭圆形或扁卵圆形，长 8 ～ 13 mm，**宽 6 ～ 9 mm，厚约 7 mm**。表面淡黄白色或淡黄色，平滑，略有光泽，**一侧边缘有隆起的白色眉状种阜。白色种阜与豆结合处有黑线，习称“白眉黑线”**。质坚硬。种皮薄而脆，子叶 2，肥厚，黄白色。气微，味淡，嚼之有豆腥气。

【外观质量评价】以粒大、饱满、色白者为佳。

【药性及功能主治】甘，微温。归脾、胃经。健脾化湿，和中消暑。用于脾胃虚弱，食欲不振，大便溏泻，白带过多，暑湿吐泻，胸闷腹胀。炒白扁豆健脾化湿，用于脾虚泄泻，白带过多。

【伪品】

进口白扁豆 市场上进口白扁豆分为进口大粒白扁豆与进口小粒白扁豆，基源植物不详，自缅甸等东南亚国家流入，在颜色、大小上与正品有区别。小粒白扁豆略小于正品，有白色种阜但没有黑线；大粒白扁豆比正品稍大而扁，放在桌面上用手指轻轻一点，不像正品那样晃动。

赤小豆（药典品种）

【来源】本品为豆科植物赤小豆 *Vigna umbellata* Ohwi et Ohashi 或赤豆 *Vigna angularis* Ohwi et Ohashi 的干燥成熟种子。

【产地加工】全国大部分地区均产。秋季果实成熟而未开裂时拔取全株，晒干，打下种子，除去杂质，再晒干。

【饮片规格】

赤小豆 除去杂质，筛去灰屑。

【性状】

赤小豆 呈长圆形而稍扁，长 5～8 mm，直径 3～5 mm。表面紫红色，无光泽或微有光泽；一侧有线形突起的种脐，偏向一端，白色，约为全长的 2/3，中间凹陷成纵沟；另侧有 1 条不明显的棱脊。质硬，不易破碎。子叶 2，乳白色。气微，味微甘。

赤豆 呈短圆柱形，两端较平截或钝圆，直径 4～6 mm。表面暗棕红色，有光泽，种脐不突起。

【外观质量评价】以粒大、饱满、干净者为佳。

【药性及功能主治】甘、酸，平。归心、小肠经。利水消肿，解毒排脓。用于水肿胀满，脚气浮肿，黄疸尿赤，风湿热痹，痈肿疮毒，肠痈腹痛。

【易混品】

相思子 为同科植物相思子 *Aburus precatorius* L. 的种子，由于与赤小豆外观性状相似，曾误作赤小豆使用。相思子呈椭圆形或卵圆形。长约 6 mm，直径 5 mm。表面有光泽，一端（约 2/3）呈红色，另一端（约 1/3）呈黑色，黑色的一端有一长形白色种脐，质坚硬，不易破碎。剖开内有 2 个半圆形乳黄色的子叶。气微，味淡、微苦涩、嚼之有豆腥气。相思子有毒，应注意鉴别使用。

沙苑子（药典品种）

【来源】本品为豆科植物扁茎黄芪 *Astragalus complanatus* R. Brown 的干燥成熟种子。

【产地加工】主产于陕西、山西、内蒙古西部等地。以陕西潼关产的“潼蒺藜”为道地药材。秋末冬初果实成熟尚未开裂时采割植株，晒干，打下种子，除去杂质，晒干。

【饮片规格】

沙苑子 除去杂质，洗净，干燥。

盐沙苑子 取净沙苑子，照盐水炙法炒干。

【性状】

沙苑子 本品略**呈肾形而稍扁**，长 2～2.5 mm，宽 1.5～2 mm，厚约 1 mm。**表面光滑，褐绿色或灰褐色，边缘一侧微凹处具圆形种脐**。质坚硬，不易破碎。子叶 2，淡黄色，胚根弯曲，长约 1 mm。气微，味淡，**嚼之有豆腥味**。

盐沙苑子　本品形如沙苑子，表面鼓起，深褐绿色或深灰褐色。气微，味微咸，嚼之有豆腥味。

【外观质量评价】药材以粒大饱满、绿褐色、杂质少者为佳。

【药性及功能主治】甘，温。归肝、肾经。补肾助阳，固精缩尿，养肝明目。用于肾虚腰痛，遗精早泄，遗尿尿频，白浊带下，眩晕，目暗昏花。

【易混品及伪品】

1. 黄芪属（*Astragalus*）多种植物的干燥种子

（1）紫云英：为豆科植物紫云英 *Astragalus sinicus* L. 的干燥种子。呈扁平肾形，一端较长略呈钩状，长 3 ～ 4 mm。表面黄绿色或棕色，光滑。嚼之无豆腥味。

（2）直立黄芪种子：为豆科植物直立黄芪 *Astragalus adsurgens* Pall. 的干燥成熟种子。本品较沙苑子小，呈不规则肾形，稍扁。表面绿棕色或褐绿色。放大镜下观察可见散在黑褐色斑点。嚼之有麻舌感。

（3）蒙古黄芪种子：为豆科植物蒙古黄芪 *Astragalus membranaceus*（Fisch.）Bge. var. *mongholicus*（Bge.）Hsiao. 的干燥成熟种子。本品较沙苑子大，呈扁圆肾形，表面棕褐色或浅棕黑色。放大镜下观察可见散在黑色斑点。

（4）膜荚黄芪种子：为豆科植物膜荚黄芪 *Astragalus membranaceus*（Fisch.）Bge. 的干燥成熟种子。本品较沙苑子大，呈扁圆肾形，表面棕褐色或绿褐色。放大镜下观察可见散在黑色斑点。

2. 豆科其他属植物的干燥种子

（1）猪屎豆：为豆科植物猪屎豆 *Crotalaria mucronata* Desv. 的干燥种子。呈三角状肾形，略扁。表面浅褐色或黄棕色，光滑，一侧中央凹陷呈沟状，有的残存种脐带。质坚硬，不易破碎。

（2）蓝花棘豆：为豆科植物蓝花棘豆 *Oxytropis coerulea*（Pall.）DC. 的干燥成熟种子。本品较沙苑子略细长，呈椭圆状肾形，稍扁。表面绿棕色或黑褐色。放大镜下观察可见散在黑色斑点。嚼之有麻舌感。

决明子（药典品种）

【来源】本品为豆科植物钝叶决明 *Cassia obtusifolia* L. 或小决明 *Cassia tora* L. 的干燥成熟种子。

【产地加工】主产于四川、河南、湖北等地，秋季采收成熟果实，晒干，打下种子，除去杂质。

【饮片规格】

决明子　除去杂质，洗净，干燥。用时捣碎。

炒决明子　取净决明子，照清炒法炒至微鼓起、有香气。用时捣碎。

【性状】

决明　**略呈菱方形或短圆柱形，两端平行倾斜**，长 3 ～ 7 mm，宽 2 ～ 4 mm。**表面绿棕色或暗棕色，平滑有光泽。一端较平坦，另端斜尖，背腹面各有 1 条突起的棱线，棱线两侧各有 1 条斜向对称而色较浅的线形凹纹**。质坚硬，不易破碎。种皮薄，子叶 2，黄色，呈"S"形折曲并重叠。气微，味微苦。

小决明　**呈短圆柱形，较小**，长 3 ～ 5 mm，宽 2 ～ 3 mm。**表面棱线两侧各有 1 片宽广的浅黄棕色带**。

炒决明子　本品形如决明子，微鼓起，表面绿褐色或暗棕色，偶见焦斑。微有香气。

【外观质量评价】药材以身干，颗粒均匀、饱满、绿棕色者为佳。

【药性及功能主治】甘、苦、咸，微寒。归肝、大肠经。清热明目，润肠通便。用于目赤涩痛，羞明多泪，头痛眩晕，目暗不明，大便秘结。

【易混品及伪品】

1. 刺田菁　为豆科植物刺田菁 *Sesbania aculeata* Pers. 的种子。矩圆形，长约 3 mm，直径约 2 mm。表面绿褐色或棕褐色，平滑有光泽，种脐位于腹面中央微凹处。质坚硬。与正品相比，无突起棱线及色带。

2. 进口决明子　近些年来大量进口决明子从缅甸、越南、老挝等国流入国内市场，凭借低廉价格已占据大量国内市场。进口决明子整体呈长圆柱形，无色带，光亮度差；进口小决明子呈三角形。进口决明子的相关含量测定常常达不到药典标准。

补骨脂（药典品种）

【来源】本品为豆科植物补骨脂 *Psoralea corylifolia* L. 的干燥成熟果实。

【产地加工】主产于河南、四川、安徽、陕西等地，河南产者称"怀骨脂"，四川产者为"川骨脂"。目前药材市场大部分从缅甸、越南等国家经云南进口。秋季果实成熟时采收果序，晒干，搓出果实，除去杂质。

【饮片规格】

补骨脂 除去杂质。

盐补骨脂 取净补骨脂，照盐炙法炒至微鼓起。

【性状】

补骨脂 本品**呈肾形，略扁**，长 3 ～ 5 mm，宽 2 ～ 4 mm，厚约 1.5 mm。**表面黑色、黑褐色或灰褐色，具细微网状皱纹**。顶端圆钝，有一小突起，凹侧有果梗痕。质硬。果皮薄，与种子不易分离；**种子 1 枚，子叶 2，黄白色，有油性**。气香，味辛、微苦。

盐补骨脂 本品形如补骨脂。表面黑色或黑褐色，微鼓起。气微香，味微咸。

【外观质量评价】药材以身干、粒大饱满、色黑者为佳。

【药性及功能主治】辛、苦，温。归肾、脾经。温肾助阳，纳气平喘，温脾止泻；外用消风祛斑。用于肾阳不足，阳痿遗精，遗尿尿频，腰膝冷痛，肾虚作喘，五更泄泻；外用治白癜风，斑秃。

【易混品】

曼陀罗子 为茄科植物曼陀罗 *Datura stramonium* Linn. 或毛曼陀罗 *Datura innoxia* Miller. 的种子。呈肾形或三角形，宽 3 ～ 4 mm，厚 1 ～ 1.6 mm，略有光泽，可见网状纹及密集的针点状凹痕，种子凹侧有明显的黄白色种脐，质硬。破开后可见胚乳中包含 2 片瘦长弯曲的子叶。气微，味苦。

【劣品】

劣品补骨脂 瘪粒：指补骨脂未受精的空粒和受精后未能发育的半空粒，药材市场按颗粒饱满度、大小是否均匀及瘪粒率划分质量等级，瘪粒率应≤ 5.0%。陈货：指存放时间较长的补骨脂，陈货补骨脂气味散失，泛油，颜色加深。

枳实（药典品种）

【来源】本品为芸香科植物酸橙 *Citrus aurantium* L. 及其栽培变种或甜橙 *Citrus sinensis* Osbeck 的干燥幼果。

【产地加工】主产于四川、江西、湖南、湖北、广西、浙江等地，产于四川者为“川枳实”，产于江西为“江枳实”。5 ～ 6 月收集自落的果实，除去杂质，自中部横切为两半，晒干或低温干燥，较小者直接晒干或低温干燥，习称“鹅眼枳实”。

【饮片规格】

枳实　除去杂质，洗净，润透，切薄片，干燥。

麸炒枳实　取枳实片，照麸炒法炒至色变深。

【性状】

枳实　本品呈半球形，少数为球形，直径 0.5 ～ 2.5 cm。**外果皮黑绿色或棕褐色，具颗粒状突起和皱纹**，有明显的花柱残迹或果梗痕。**切面中果皮略隆起**，厚 0.3 ～ 1.2 cm，黄白色或黄褐色，边缘有 1 ～ 2 列油室，瓤囊棕褐色。质坚硬。气清香，味苦、微酸。

麸炒枳实　本品形如枳实片，色较深，有的有焦斑。气焦香，味微苦，微酸。

【外观质量评价】药材以外果皮绿褐色、果肉厚、色白、瓤小、质坚实、香气浓者为佳。

【药性及功能主治】苦、辛、酸，微寒。归脾、胃经。破气消积，化痰散痞。用于积滞内停，痞满胀痛，泻痢后重，大便不通，痰滞气阻，胸痹，结胸，脏器下垂。

【地方习用品】以下品种的幼果在有些地区亦作枳实入药，其与正品枳实的不同点如下。

1. 香圆枳实　半球形而扁或扁平状，果顶可见“金钱环”。切面果肉浅棕色，稍皱缩，厚 6 ～ 9 mm，瓤囊向外隆起。

2. 罗汉橙枳实　外表面棕褐色，用放大镜观察，果柄外密被白色茸毛。切面果肉厚 3 ～ 6 mm。

3. 绿衣枳实（枸橘）　半球形而扁或皿形。果皮外密被白色茸毛。

4. 橘的幼小落果　本品实为青皮，时有混入枳实，与枳实相似不易区分，唯果肉较枳实薄。

5. 柚的幼果　本品亦常切为 2 瓣晒干后混入枳实中，但其形状较正品长，肉（中果皮）较厚，瓤囊甚小，易于区分。

枳壳（药典品种）

【来源】本品为芸香科植物酸橙 *Citrus aurantium* L. 及其栽培变种的干燥未成熟果实。栽培变种主要有黄皮酸橙 *Citrus aurantium* ‘Huangpi’、代代花 *Citrus aurantium* ‘Daidai’、朱栾 *Citrus aurantium* ‘Chuluan’、塘橙 *Citrus aurantium* ‘Tangcheng’。

【产地加工】商品常以产地或品质差异进行划分：如产于四川的“川枳壳”，皮细、青绿色、个大、肉厚、质坚而细腻；江西产者皮略粗、黑绿色、肉质亦厚，习称“江枳壳”；湖南产者皮棕褐色而粗，习称“湘枳壳”；产于江苏、浙江者品质与湘枳壳相似，习称“苏枳壳”。7 月果皮尚绿时采收，自中部横切为两半，晒干或低温干燥。

【饮片规格】

枳壳 除去杂质，洗净，润透，切薄片，干燥后筛去碎落的瓤核。

麸炒枳壳 取枳壳片，照麸炒法炒至色变深。

【性状】

药材 本品呈半球形，直径 3 ～ 5 cm。**外果皮棕褐色至褐色，有颗粒状突起，突起的顶端有凹点状油室**；有明显的花柱残迹或果梗痕。切面中果皮黄白色，光滑而稍隆起，厚 0.4 ～ 1.3 cm，**边缘散有 1 ～ 2 列油室**，瓤囊 7 ～ 12 瓣，少数至 15 瓣，汁囊干缩呈棕色至棕褐色，内藏种子。质坚硬，不易折断。气清香，味苦、微酸。

饮片

枳壳 本品呈不规则弧状条形薄片。切面外果皮棕褐色至褐色，中果皮黄白色至黄棕色，近外缘有 1 ～ 2 列点状油室，内侧有的有少量紫褐色瓤囊。

麸炒枳壳 本品形如枳壳片，色较深，偶有焦斑。

【外观质量评价】药材以外果皮色绿褐、果肉厚、质坚色白、香气浓者为佳，饮片以果瓤少者为佳。

【药性及功能主治】苦、辛、酸，微寒。归脾、胃经。理气宽中，行滞消胀。用于胸胁气滞，胀满疼痛，食积不化，痰饮内停，脏器下垂。

【地方习用品】

1. 汉中枳壳 本品为同属植物香圆 *Citrus wilsonii* Tanaka 的未成熟果实，在江西、浙江、湖北个别地区作枳壳使用。其果实亦切成半球形，直径 3.5 ～ 7 cm，外果皮黄棕色或棕褐色，略粗糙，散有多数小油点。果顶花柱基痕周围有 1 个圆圈式环纹，俗称“金钱环”，基部有果柄痕。切面果肉黄白色，厚 7 ～ 13 mm，瓤囊 10 ～ 12 瓣，中心柱坚实。气香，味酸而后苦。

2. 衢枳壳 来源于同属植物常山胡柚 *Citrus changshan - huyou* Y. B. Chang 干燥未成熟果实，收于 2015 年版浙江省中药炮制规范。本品呈半球形，直径 4 ～ 6 cm。外果皮黄绿色至黑绿色，稍粗糙，油室下凹；有明显的果梗残基或具一圈铜钱状印纹或无。切面中果皮黄白色至黄棕色，光滑而稍隆起，厚 0.4 ～ 1 cm，边缘散有 1 列油室，偶有 2 列，瓤囊 10 ～ 12 瓣，汁囊干缩呈棕色至棕褐色。质坚硬，不易折断。气清香，味苦、微酸。衢枳壳药材的识别点在果皮油室下凹，形如“草莓鼻”，鲜果未成熟尤为明显。衢枳壳饮片的识别点是与正品相比，果皮表面较平滑，密布针孔状凹陷小油点，切面油室散在，中果皮较厚而松泡。

3. 绿衣枳壳　系芸香科柑属植物枸橘 *Poncirus trifoliata* L. 干燥未成熟果实，主产于福建，主销华南地区，并有出口。其果实较小，直径 2.5 ～ 3.5 cm，外果皮淡黄色或绿黄色，被有白色茸毛，切面果肉薄，黄白色。瓤 6 ～ 8 瓣，棕褐色。气香，味淡微酸苦。宋代以前本草中收载的枳壳为该品种。

香橼（药典品种）

【来源】本品为芸香科植物枸橼 *Citrus medica* L. 或香圆 *Citrus wilsonii* Tanaka 的干燥成熟果实。

【产地加工】枸橼主产于云南、四川、福建、广东、广西等地；香圆主产于江苏、浙江、安徽、湖北等地。秋季果实成熟时采收，趁鲜切片，晒干或低温干燥。香圆亦可整个或对剖两半后，晒干或低温干燥。

【饮片规格】

香橼　未切片者，打成小块；切片者润透，切丝，晾干。

【性状】

枸橼　本品呈圆形或长圆形片，直径 4 ～ 10 cm，厚 0.2 ～ 0.5 cm。横切片外果皮黄色或黄绿色，边缘呈波状，散有凹入的油点；中果皮厚 1 ～ 3 cm，黄白色，有不规则的网状突起的维管束；瓤囊 10 ～ 17 室。纵切片中心柱较粗壮。质柔韧。气清香，味微甜而苦辛。

香圆　本品呈类球形，半球形或圆片，直径 4 ～ 7 cm。表面黑绿色或黄棕色，密被凹陷的小油点及网状隆起的粗皱纹，顶端有花柱残痕及隆起的环圈，基部有果梗残基。质坚硬。剖面或横切薄片，边缘油点明显；中果皮厚约 0.5 cm；瓤囊 9 ～ 11 室，棕色或淡红棕色，间或有黄白色种子。气香，味酸而苦。

【外观质量评价】枸橼以片色黄白、香气浓者为佳；香圆以个大、皮粗、色黑绿、香气浓者为佳。

【药性及功能主治】辛、苦、酸，温。归肝、脾、肺经。疏肝理气，宽中，化痰。用于肝胃气滞，胸胁胀痛，脘腹痞满，呕吐噫气，痰多咳嗽。

陈皮（药典品种）

【来源】本品为芸香科植物橘 *Citrus reticulata* Blanco 及其栽培变种的干燥成熟果皮。药材分为“陈皮”和“广陈皮”（广陈皮为变种的茶枝柑果皮）。

【产地加工】陈皮主产于四川、福建，分别习称“川陈皮”“建陈皮”；广陈皮主产于广东新会、四会等地。采摘成熟果实，剥取果皮，晒干或低温干燥。

【饮片规格】

陈皮 除去杂质，喷淋水，润透，切丝，干燥。

【性状】

陈皮 常剥成数瓣，基部相连，有的呈不规则的片状，厚 1 ～ 4 mm。外表面橙红色或红棕色，有细皱纹和凹下的点状油室；内表面浅黄白色，粗糙，附黄白色或黄棕色筋络状维管束。质稍硬而脆。气香，味辛、苦。

广陈皮 呈不规则片状，外表面紫红色或深红色，有皱纹，稍粗糙，有密集大而深陷的凹形油室，习称“**大棕眼**”；内表面白色略呈海绵状。气香浓郁，味微甘，辛而不苦。

【外观质量评价】广陈皮品质优于陈皮。广陈皮以外表面紫红色或深红色，“大棕眼”明显、对光视之半透明、香气浓郁者为佳；陈皮以外表面深红色鲜艳、气香者为佳。

【药性及功能主治】苦、辛，温。归肺、脾经。理气健脾，燥湿化痰。用于脘腹胀满，食少吐泻，咳嗽痰多。

【附注】

橘核 本品为芸香科植物橘 *Citrus reticulata* Blanco 及其栽培变种的干燥成熟种子。本品略呈卵形，长 0.8 ～ 1.2 cm，直径 0.4 ～ 0.6 cm。表面淡黄白色或淡灰白色，光滑，一侧有种脊棱线，一端钝圆，另端渐尖成小柄状。外种皮薄而韧，内种皮菲薄，淡棕色，子叶 2，黄绿色，有油性。气微，味苦。常用盐炙法炮制。本品苦，平。归肝、肾经。理气，散结，止痛。用于疝气疼痛，睾丸肿痛，乳痈乳癖。

橘络 橘络系橘的中果皮与内果皮之间的维管束群。具有理气、化痰、通络之功效。

橘叶 橘叶系多种橘类的叶。具有疏肝行气、化痰消肿毒的功效，古今多用于乳腺疾病。本品叶多卷缩，平展后呈菱状长椭圆形，长 5 ～ 8 cm，宽 3 ～ 4 cm。表面灰绿色或黄绿色，光滑，叶缘有浅锯齿，叶有长柄。质厚而硬脆。气微香，味苦。饮片常切成宽丝。

橘红 本品为芸香科植物橘 *Citrus reticulata* Blanco 及其栽培变种的干燥外层果皮。秋末冬初果实成熟后采收，用刀削下外果皮，刮去中果皮，晒干或阴干。本品呈长条形或不规则薄片状，边缘皱缩向内卷曲，波浪状，似云头，主产于四川及重庆，又名“川芸红”。外表面黄棕色或橙红色，存放后呈棕褐色，密布黄白色突起或凹下的油室，习称“棕眼”。内表面黄白色，密布凹下透光小圆点。质脆易碎。气芳香，味微苦、麻。由于加工费时费力，产量低，目前市场基本绝迹，当前一律使用柚皮类橘红代替。

青皮（药典品种）

【来源】本品为芸香科植物橘 *Citrus reticulata* Blanco 及其栽培变种的干燥幼果或未成熟果实的果皮。

【产地加工】主产于广东、福建、浙江、江西、四川、湖南等地，尤以产于广东新会以及福建的四花青皮为最好。5～6月收集自落的幼果，晒干，习称“个青皮”；7～8月采收未成熟的果实，在果皮上纵剖成4瓣至基部，除尽瓤瓣，晒干，习称“四花青皮”。个青皮主销北方，四花青皮主销南方。

【饮片规格】

青皮 除去杂质，洗净，闷润，切厚片或丝，晒干。

醋青皮 取青皮片或丝，照醋炙法炒至微黄色。

【性状】

药材

四花青皮 果皮剖成4裂片，裂片长椭圆形，长4～6 cm，厚0.1～0.2 cm。外表面灰绿色或黑绿色，密生多数油室；内表面类白色或黄白色，粗糙，附黄白色或黄棕色小筋络。质稍硬，易折断，断面外缘有油室1～2列。气香，味苦、辛。

个青皮 呈类球形，直径0.5～2 cm。表面灰绿色或黑绿色，微粗糙，有细密凹下的油室，顶端有稍突起的柱基，基部有圆形果梗痕。质硬，断面果皮黄白色或淡黄棕色，厚0.1～0.2 cm，外缘有油室1～2列。瓢囊8～10瓣，淡棕色。气清香，味酸、苦、辛。

饮片

青皮 本品呈类圆形厚片或不规则丝状。表面灰绿色或黑绿色，密生多数油室，切面黄白或淡黄棕色，有时可见瓢囊 8 ～ 10 瓣，淡棕色。气香，味苦、辛。

醋青皮　本品形如青皮片或丝，色泽加深，略有醋香气，味苦、辛。

【外观质量评价】四花青皮以外皮青、内白、皮厚者为佳；个青皮以个匀、质硬、体重、肉厚、瓤小、香气浓者为佳。

【药性及功能主治】苦、辛，温。归肝、胆、胃经。疏肝破气，消积化滞。用于胸胁胀痛，疝气疼痛，乳癖，乳痈，食积气滞，脘腹胀痛。

化橘红（药典品种）

【来源】本品为芸香科植物化州柚 *Citrus grandis* Tomentosa 或柚 *Citrus grandis*（L.）Osbeck 的未成熟或近成熟的干燥外层果皮。前者习称“毛橘红”，后者习称“光七爪”“光五爪”。

【产地加工】主产于广东、广西、四川等地。夏季果实未成熟时采收，置沸水中略烫后，将果皮割成 5 或 7 瓣，除去果瓤和部分中果皮，压制成形，干燥。

【饮片规格】

化橘红　除去杂质，洗净，闷润，切丝或块，晒干。

【性状】

化州柚　呈对折的七角或展平的五角星状，单片呈柳叶形。完整者展平后直径 15 ～ 28 cm，厚 0.2 ～ 0.5 cm。外表面黄绿色，密布茸毛，有皱纹及小油室；内表面黄白色或淡黄棕色，有脉络纹。质脆，易折断，断面不整齐，外缘有 1 列不整齐的下凹的油室，内侧稍柔而有弹性。气芳香，味苦、微辛。

柚　外表面黄绿色至黄棕色，无毛。

【外观质量评价】以产于广东茂名市化州的产品最为著名，其茸毛细密；光五爪次之。

【药性及功能主治】辛、苦，温。归肺、脾经。理气宽中，燥湿化痰。用于咳嗽痰多，食积伤酒，呕恶痞闷。

佛手（药典品种）

【来源】本品为芸香科植物佛手 *Citrus medica* L. var. *sarcodactylis* Swingle 的干燥果实。

【产地加工】商品根据主产地分为川佛手与广佛手，川佛手主产于四川、云南等地，广佛手主产于广东、广西。秋季果实尚未变黄或变黄时采收，纵切成薄片，晒干或低温干燥。

【饮片规格】

佛手　除去杂质，或润透，切丝，干燥。

【性状】

佛手　本品为类椭圆形或卵圆形的薄片，常皱缩或卷曲，长 6 ～ 10 cm，宽 3 ～ 7 cm，厚 0.2 ～ 0.4 cm。顶端稍宽，常有 3 ～ 5 个手指状的裂瓣，基部略窄，有的可见果梗痕。果肉浅黄白色，散有凹凸不平的线状或点状维管束。川佛手外皮多呈黄绿色，习称“**绿边白肉**”；广佛手多呈橙黄色，习称“**金边白肉**”，表面有皱纹和油点。质硬而脆，受潮后柔韧。气香，味微甜后苦。

【外观质量评价】广佛手品质优于川佛手，以片大而薄、手掌状、金边白肉、气香浓者为佳。

【药性及功能主治】辛、苦、酸，温。归肝、脾、胃、肺经。疏肝理气，和胃止痛，燥湿化痰。用于肝胃气滞，胸胁胀痛，胃脘痞满，食少呕吐，咳嗽痰多。

【易混品】

1. 枸橼　完整果实呈长椭圆形或卵圆形，表面黄色或黄绿色，商品多横切成片。切片厚 2 ～ 3 mm，直径 5 ～ 10 cm。切面灰黄色，中央有瓤 12 ～ 16 室，室内有时残留种子 1 ～ 2 枚。质柔软，气芳香，味初甜而后酸苦。

2. 香圆　果实呈球形，直径 5 ～ 6.5 cm。表面黄棕色或黄绿色，具黄白色斑块，顶端凹入，基部呈环状，横断面果皮呈黄白色，中央有瓤囊。气香，味酸而微苦。

3. 柚　用成熟果实纵切片，呈不规则的长条状。外果皮黄棕色或红棕色，皱缩有许多突起或凹陷的油室，中果皮黄白色。质嫩，有香气，味苦。

【劣品】

掺增重粉　本品外表面可见白色粉霜。体较重。质硬。

【伪品】

佛手瓜　为葫芦科植物佛手瓜 *Sechiium edule*（Jacq.）Swartz. 的果实（蔬菜）。纵切片晒干，伪充佛手。本品与佛手的区别：顶端浅裂，不呈指状分枝。外表面具不规则纵皱纹，无油点。质硬脆，粉性。气微，味微甘。

吴茱萸（药典品种）

【来源】本品为芸香科植物吴茱萸 *Euodia rutaecarpa*（Juss.）Benth.、石虎 *Euodia rutaecarpa*（Juss.）Benth. var. *officinalis*（Dode）Huang 或疏毛吴茱萸 *Euodia rutaecarpa*（Juss.）Benth. var. *bodinieri*（Dode）Huang 的干燥近成熟果实。前者习称“大花”或“中花”吴茱萸，后二者习称“小花”吴茱萸。

【产地加工】主产于浙江、江西、贵州、广西、湖南等地。小花吴茱萸主产于浙江、湖南、贵州等地，中花、大花主产于江西。8～11月果实尚未开裂时，剪下果枝，晒干或低温干燥，除去枝、叶、果梗等杂质。

【饮片规格】

吴茱萸 除去杂质。

制吴茱萸 取甘草捣碎，加适量水，煎汤，去渣，加入净吴茱萸，闷润吸尽后，炒至微干，取出，干燥。

【性状】

吴茱萸 本品呈球形或略呈五角状扁球形，直径2～5 mm。表面暗黄绿色至褐色，粗糙，有多数点状突起或凹下的油点。顶端有五角星状的裂隙，基部残留被有黄色茸毛的果梗。质硬而脆，横切面可见子房5室，每室有淡黄色种子1粒。气芳香浓郁，味辛辣而苦。

制吴茱萸 本品形如吴茱萸，表面棕褐色至暗褐色。

【外观质量评价】均以饱满、色绿、香气浓郁、无杂质者为佳。商品流通中按大花（直径6 mm左右）、中花（4 mm左右）、小花（3 mm左右）分别定价，中花较贵，小花次之，大花最便宜。

【药性及功能主治】辛、苦，热；有小毒。归肝、脾、胃、肾经。散寒止痛，降逆止呕，助阳止泻。用于厥阴头痛，寒疝腹痛，寒湿脚气，经行腹痛，脘腹胀痛，呕吐吞酸，五更泄泻。

【伪品】

1. 臭辣子　为芸香科植物臭辣树 *Evodia fargesii* Dode. 的果实。蓇葖果4～5个上部离生，常单个脱落。直径4～7 mm，外表面红棕色至暗棕色，具众多突起的油点，内表面类白色，密被细毛。内果皮常与果皮分离脱出，呈翼状，黄白色。种子卵形，直径1～2 mm，黑色有光泽。具不适臭气，味辛而麻。

2. 马桑子　为马桑科植物马桑 *Coriaria sinica* Maxim. 的近成熟果实。果实略呈球形或扁球形，棱角较明显，微皱缩，直径 3 ～ 6 mm。表面暗棕色、黄色或黑褐色，粗糙，有多数不规则条状突起或凹陷的纵沟。顶端有五角形星状的裂隙。基部残留黄绿色至黑褐色花萼和被有黄绿色细茸毛的果梗。质硬而脆，搓之种子易脱落，果肉较薄。子房 5 室，剖开后有椭圆形种子 5 枚，浅棕色，有 2 ～ 3 条向脐弯曲的纵棱线和密布多数不规则纵纹。种仁黄色，富油性。气微或微有香气，味微甘辛。本品有毒，应注意鉴别。

【劣品】

1. 大花吴茱萸　果实顶端已开裂，不符合药典性状描述。

2. 掺杂品　常见掺杂物有果梗、小枝、蚕砂等。

川楝子（药典品种）

【来源】本品为楝科植物川楝 *Melia toosendan* Sieb. et Zucc. 的干燥成熟果实。

【产地加工】主产于四川、重庆、贵州等地。冬季果实成熟时采收，除去杂质，干燥。

【饮片规格】

川楝子　除去杂质。用时捣碎。

炒川楝子　取净川楝子，切厚片或碾碎，照清炒法炒至表面焦黄色。

【性状】

川楝子　本品呈类球形，直径 2 ～ 3.2 cm。表面金黄色至棕黄色，微有光泽，少数凹陷或皱缩，具深棕色小点。顶端有花柱残痕，基部凹陷，有果梗痕。外果皮革质，与果肉间常成空隙，果肉松软，淡黄色，遇水润湿显黏性。果核球形或卵圆形，质坚硬，两端平截，有 6 ～ 8 条纵棱，内分 6 ～ 8 室，每室含黑棕色长圆形的种子 1 粒。气特异，味酸、苦。

炒川楝子　本品呈半球状、厚片或不规则的碎块，表面焦黄色，偶见焦斑。气焦香，味酸、苦。

【外观质量评价】药材以个大，饱满，外皮金黄色，果肉黄白色而厚实、有弹性者为佳。

【药性及功能主治】苦，寒；有小毒。归肝、小肠、膀胱经。疏肝泄热，行气止痛，杀虫。用于肝郁化火，胸胁、脘腹胀痛，疝气疼痛，虫积腹痛。

【地方习用品】

苦楝子　为楝科植物楝树 *Melia azedarach* L. 的干燥成熟果实。本品呈椭圆形，似酸枣而稍大。其形、色、臭、味与川楝子基本相同。但果实比川楝子约小一半。

【附注】

苦楝皮　本品为楝科植物川楝 *Melia toosendan* Sieb. et Zucc. 或楝 *Melia azedarach* L. 的干燥树皮和根皮。春、秋二季剥取，晒干，或除去粗皮，晒干。本品呈不规则板片状、槽状或半卷筒状，长宽不一，厚 2 ～ 6 mm。外表面灰棕色或灰褐色，粗糙，有交织的纵皱纹和点状灰棕色皮孔，除去粗皮者淡黄色；内表面类白色或淡黄色。质韧，不易折断，断面纤维性，呈层片状。取本品一段，用手折叠揉搓，可分为多层薄片，层层黄白相间，每层薄片有极细的网纹。气微，味苦。本品为极少用中药，具有杀虫、疗癣作用。用于蛔虫病，蛲虫病，虫积腹痛；外治疥癣瘙痒。

酸枣仁（药典品种）

【来源】本品为鼠李科植物酸枣 *Ziziphus jujuba Mill.* var. *spinosa*（Bunge）Hu ex H. F. Chou 的干燥成熟种子。

【产地加工】主产于河北邢台、邯郸、承德，以及陕西、辽宁、河南等地。此外，内蒙古、甘肃、山西、山东、安徽亦有分布。秋末冬初采收成熟果实，除去果肉和核壳，收集种子，晒干。

【饮片规格】

酸枣仁　除去残留核壳。用时捣碎。

炒酸枣仁　取净酸枣仁，照清炒法炒至鼓起，色微变深。用时捣碎。

【性状】

酸枣仁　本品**呈扁圆形或扁椭圆形**，长 5 ～ 9 mm，宽 5 ～ 7 mm，厚约 3 mm。**表面紫红色或紫褐色，平滑有光泽**，有的有裂纹。有的两面均呈圆隆状突起；有的一面较平坦，**中间或有 1 条隆起的纵线纹，另一面稍突起。一端凹陷，可见线形种脐；另端有细小突起的合点**。种皮较脆，胚乳白色，子叶 2，浅黄色，富油性。气微，味淡。

炒酸枣仁　本品形如酸枣仁。表面微鼓起，微具焦斑。略有焦香气，味淡。

【外观质量评价】药材以粒大、饱满、外皮紫红色、碎仁少（≤ 5%）、无杂质者为佳。

【药性及功能主治】甘、酸，平。归肝、胆、心经。养心补肝，宁心安神，敛汗，生津。用于虚烦不眠，惊悸多梦，体虚多汗，津伤口渴。

【易混品及伪品】

1. 理枣仁　为同科属植物滇刺枣 *Ziziphus mauritiana* Lam. 的种子。本品呈扁圆形或近桃形，表面黄棕色至红棕色。放大镜下观察表面可见散在棕色花斑。一面平坦，无纵线纹。气微，味微酸。

2. 枳椇子　为同科植物枳椇 *Hovenia dulcis* Thunb. 的干燥成熟种子。本品呈扁圆形，较酸枣仁小。表面棕黑色、棕红色或绿棕色，有光泽。放大镜下观察可见散在凹点。

3. 兵豆加工品　为豆科植物兵豆 *Lens culinaria* Medik. 的干燥成熟种子用水煮数分钟后干燥而成。本品外表面红棕色至棕色。边缘多鼓起，可见皱起的网纹。嚼之有豆腥味。

【劣品】

发霉酸枣仁　酸枣仁在加工过程中，因为需要堆沤、漂洗及破除掉外部的果核等，在除壳加工时会出现部分破损的酸枣仁，破损后，种仁失去种皮的保护，容易滋生黄曲霉毒素。因此药典要求检测黄曲霉毒素这一指标，在验收时可借助放大镜观察破损酸枣仁是否有霉斑。

诃子（药典品种）

【来源】本品为使君子科植物诃子 *Terminalia chebula* Retz. 或绒毛诃子 *Terminalia chebula Retz.* var. *tomentella* Kurt. 的干燥成熟果实。

【产地加工】主产于云南临沧市和德宏傣族景颇族自治州。秋、冬二季果实成熟时采收，除去杂质，晒干。

【饮片规格】

诃子　除去杂质，洗净，干燥。用时打碎。

诃子肉　取净诃子，稍浸，闷润，去核，干燥。

炒诃子肉　取净诃子肉置锅内，用文火加热，炒至深黄色，取出，放凉。

【性状】

诃子　本品为长圆形或卵圆形，长 2 ～ 4 cm，直径 2 ～ 2.5 cm。表面黄棕色或暗棕色，略具光泽，有 5 ～ 6 条纵棱线和不规则的皱纹，基部有圆形果梗痕。质坚实。果肉厚0.2～0.4 cm，黄棕色或黄褐色。果核长1.5～2.5 cm，直径1～1.5 cm，浅黄色，粗糙，坚硬。种子狭长纺锤形，长约1 cm，直径0.2～0.4 cm，种皮黄棕色，子叶2，白色，相互重叠卷旋。气微，味酸涩后甜。

诃子肉 呈不规则粒块状，肉厚2～4 mm，为深褐色或黄褐色，稍有酸气，味酸涩而后甜。

炒诃子肉 形如诃子肉，表面深黄色；质坚脆易碎，断面黄褐色，微有香气，味涩。

【外观质量评价】药材以身干、表面黄棕色、微皱、有光泽、肉厚者为佳。

【药性及功能主治】苦、酸、涩，平。归肺、大肠经。涩肠止泻，敛肺止咳，降火利咽。用于久泻久痢，便血脱肛，肺虚喘咳，久嗽不止，咽痛音哑。

蒺藜（药典品种）

【来源】本品为蒺藜科植物蒺藜 *Tribulus terrestris* L. 的干燥成熟果实。

【产地加工】主产河南、河北、山东、安徽、江苏、四川等地。8～10月果实将成熟时采收。割取全株晒干，打下果实，除去杂质即得。

【饮片规格】

蒺藜 除去杂质。

炒蒺藜 取净蒺藜，照清炒法炒至微黄色。

【性状】

蒺藜 本品由5个分果瓣组成，呈放射状排列，直径7～12 mm。常裂为单一的分果瓣，**分果瓣呈斧状，长3～6 mm；背部黄绿色，隆起，有纵棱和多数小刺，并有对称的长刺和短刺各1对，两侧面粗糙，有网纹，灰白色**。质坚硬。气微，味苦、辛。

炒蒺藜 本品多为单一的分果瓣，分果瓣呈斧状，长3～6 mm；背部棕黄色，隆起，有纵棱，两侧面粗糙，有网纹。气微香，味苦、辛。

【外观质量评价】药材以粒大、饱满，色黄白带绿者佳。

【药性及功能主治】辛、苦，微温；有小毒。归肝经。平肝解郁，活血祛风，明目，止痒。用于头痛眩晕，胸胁胀痛，乳闭乳痈，目赤翳障，风疹瘙痒。

【易混品及伪品】

1. 大花蒺藜 同属植物大花蒺藜 *T cistoides* L. 的果实，分布于云南地区。性状与蒺藜相似，只在果实背部的中部有1对强大针刺。

2. 软蒺藜 为藜科植物中亚滨藜 *Atriplex centralasiatica*. Iljin 和西伯利亚滨藜 A. sibirica L. 的果实。在山东少数地区用，称“软蒺藜”。胞果外被 2 片宿存苞片，土黄色或浅绿色。果苞有 2 种类型：一种呈扁平扇形，有 3 条放射状隆起的主脉及网状细脉，无刺状突起；另一种果苞基部具珊瑚刺状突起，但不刺手，苞片上部扇形，无刺，边缘波状，或稍成 5 浅裂。气微，味微酸咸。

蒺藜分果瓣较厚的一面，可见 4 个大刺（2 长 2 短）像人的四肢向外伸展，大刺之间有多数小刺和小坑。有时大刺断了但刺根还在，若无 4 个大刺的是伪品。

【劣品】

劣品蒺藜 蒺藜多呈白色或白里带绿，发黑的为陈货属劣药；此外蒺藜里掺有其他果实以及枝梗等杂质，超过 3% 的为劣品。

小茴香（药典品种）

【来源】本品为伞形科植物茴香 *Foeniculum vulgare* Mill. 的干燥成熟果实。

【产地加工】主产山西、内蒙古以及东北三省。此外，四川、甘肃、陕西、河北、河南、安徽、广西、贵州等地亦产。秋季果实初熟时采割植株，晒干，打下果实，除去杂质。

【饮片规格】

小茴香 除去杂质。

盐小茴香 取净小茴香，照盐水炙法炒至微黄色。

【性状】

小茴香 本品为双悬果，呈圆柱形，有的稍弯曲，长 4 ～ 8 mm，直径 1.5 ～ 2. 5 mm。表面黄绿色或淡黄色，两端略尖，顶端残留有黄棕色突起的柱基，基部有时有细小的果梗。分果呈长椭圆形，背面有纵棱 5 条，接合面平坦而较宽。横切面略呈五边形，背面的四边约等长。有特异香气，味微甜、辛。

盐小茴香 本品形如小茴香，微鼓起，色泽加深，偶有焦斑。味微咸。

【外观质量评价】以个大、枝梗杂质少、香气浓郁者为佳。

【药性及功能主治】辛，温。归肝、肾、脾、胃经。散寒止痛，理气和胃。用于寒疝腹痛，睾丸偏坠，痛经，少腹冷痛，脘腹胀痛，食少吐泻。盐小茴香暖肾散寒止痛，用于寒疝腹痛，睾丸偏坠，经寒腹痛。

【易混品及伪品】

1. 莳萝子　为伞形科植物莳萝 *Anethum gaveolens* L. 的干燥成熟果实。本品曾在甘肃、内蒙古等地误作小茴香使用。果实较小而圆，分果呈广椭圆形，扁平，长 3 ～ 4 mm，直径 2 ～ 3 mm。背棱稍突起，侧棱延展成翅，合生面中央有一条棱线。气微香，味辛、麻舌。

2. 葛缕子　在山西、贵州等地曾有用伞形科植物葛缕子（野茴香）*Carum carvi* L. 的干燥成熟果实充作小茴香者。双悬果多分离成分果，呈小圆柱形，稍弯曲，两端略尖，长 3 ～ 4 mm，直径约 1 mm。表面棕褐色，有明显纵肋线 5 条，肋线色较浅。用手揉搓有特异而浓烈的香气，味凉而麻舌。

3. 同科其他植物果实　此外曾发现有将同科植物孜然芹 *Cuminum cyminum L.*，防风 *Saposhnikovia divaricata*（Turcz.）Schischk. 和毒芹 *Cicuta virosa* Linn. 的干燥成熟果实误作小茴香药用，应注意区别。

【劣品】

掺增重粉　本品在日光下观察可见有金属样光泽。

八角茴香（药典品种）

【来源】本品为木兰科植物八角茴香 *Illicium verum* Hook. f. 的干燥成熟果实。

【产地加工】主产广西、云南、贵州等地。秋、冬二季果实由绿变黄时采摘，置沸水中略烫后干燥或直接干燥。

【性状】

八角茴香　本品为聚合果，多由 **8 个**蓇葖果组成，放射状排列于中轴上。蓇葖果长 1 ～ 2 cm，宽 0.3 ～ 0.5 cm，高 0.6 ～ 1 cm；外表面红棕色，有不规则皱纹，顶端呈鸟喙状，上侧多开裂；内表面淡棕色，平滑，有光泽；质硬而脆。果梗长 3 ～ 4 cm，连于果实基部中央，弯曲，常脱落。每个蓇葖果含种子 1 粒，扁卵圆形，长约 6 mm，红棕色或黄棕色，光亮，尖端有种脐；胚乳白色，富油性。气芳香，味辛、甜。

【外观质量评价】以个大完整、气香、色红、有油性者为佳。

【药性及功能主治】辛，温。归肝、肾、脾、胃经。温阳散寒，理气止痛。用于寒疝腹痛，肾虚腰痛，胃寒呕吐，脘腹冷痛。

【易混品及伪品】

1. 莽草　同科植物披针叶茴香 *Illicium lanceolatum* A. C. Smith 的干燥成熟果实。果实通常系由 10 ～ 13 个蓇葖果呈轮状排列而成的聚合果，直径 3.8 ～ 4.2 cm，基部着生于一个共同的轴上，红褐色，木质，中轴下面有一弯曲的果柄，长 3.5 ～ 6 cm。单一蓇葖果呈小艇状，长 1.5 ～ 2 cm，宽 0.8 ～ 1.2 cm，先端有一较长而向后弯曲的钩状尖头。果皮较薄，背面粗糙，腹面成熟时开裂，内藏种子 1 枚。种子扁卵形，长 0.8 cm，宽 0.6 cm，厚 0.2 cm，种皮棕褐色，平滑有光泽，一端有种脐，一端有合点，中间有一狭长的种脊相连，种脐旁边有珠孔。种皮质脆，内含种仁。有特异芳香气，味淡，久尝麻舌。

2. 红茴香　红茴香 Illicium henryi Deils 及多蕊红茴香 Illicium henryi Oeils var. multistamineum　Smith 的果实。红茴香分布于河南、陕西、湖北、四川。多蕊红茴香分布于四川东部。性状：红茴香果实通常系由 7 ～ 8 个较瘦小的蓇葖果呈轮状排列而成的聚合果，直径 2.4 ～ 3.0 cm，基部着生于一个共同的轴上，表面红褐色，木质，中轴下面有一弯曲的果柄，长 3 ～ 5 cm，较细瘦，直径 0.1 ～ 0.15 cm。单一蓇葖果呈鸟喙状，长约 1.5 cm，宽 0.4 ～ 0.7 cm，先端渐尖，略弯曲，果皮较薄，背面粗糙有皱纹，腹面于成熟时开裂，内藏种子 1 枚。种子扁卵形，长 0.5 ～ 0.7 cm，宽 0.4 ～ 0.6 cm，厚 0.2 cm，种皮褐黄色，平滑有光泽，一端有种脐，一端有合点，中间有一狭长的种脊相连，种脐旁边有珠孔，脊皮质脆易碎，内含种仁，富有油质。具特异香气，尝之味先微酸而后甘。多蕊红茴香性状与红茴香颇相似，唯果瓣较宽，约 0.6 ～ 0.9 cm。

3. 野八角　野八角 *Illicium majus* Hook. f. et Thoms 的果实。分布于贵州、广东、广西、云南、江西等地。果实通常系由 10 ～ 14 个蓇葖果呈轮状排列而成的聚合果，直径 4 cm 左右，基部着生于一个共同的轴上，棕色，木质，中轴下有一弯曲的果柄，长约 1.5 ～ 2 cm。单一蓇葖果呈不规则广锥形，长 1.6 ～ 2.0 cm，宽 0.4 ～ 0.6 cm，先端长渐尖，略弯曲，长 0.3 ～ 0.7 cm，呈长鸟喙状。果皮较薄，腹面成熟时开裂，内藏种子 1 枚，种子扁卵形。嗅微具特异香气，味淡，久尝有麻辣感。

4. 短柱八角　短柱八角 *Illicium brevistylum*　Smith 的果实。分布于广西和广东。果实通常是由 10 ～ 13 个蓇葖果呈轮状排列而成的聚合果，直径 4 ～ 4.5 cm，基部着生于一个共同的轴上，表面褐色，木质。中轴下面有一弯曲的果柄，长 2 ～ 2.5 cm，直径 0.3 cm。单一蓇葖果呈小艇形，长 1.8 ～ 2.3 cm，宽 1.5 ～ 1.8 cm，先端急尖，顶端不弯曲，果皮略厚，背部粗糙，皱缩；成熟时腹面开裂，内藏种子 1 枚。种子扁卵形，长 1 cm，宽 0.7 cm，厚 0.3 cm，种皮棕色，平滑有光泽，一端有种脐，一端有合点，中间有一狭长的种脊相连，种脐旁有珠孔，质脆易碎，内含种仁，富有油质。气微、味微苦，辣，麻舌。

蛇床子（药典品种）

【来源】本品为伞形科植物蛇床 *Cnidium monnieri*（L.）cuss. 的干燥成熟果实。

【产地加工】主产于河北、山东、江苏、浙江、四川等地。夏、秋二季果实成熟时采收，除去杂质，晒干。

【性状】

蛇床子　本品为双悬果，呈椭圆形，长 2 ～ 4 mm，直径约 2 mm。表面灰黄色或灰褐色，顶端有 2 枚向外弯曲的柱基，基部偶有细梗。分果的背面有薄而突起的纵棱 5 条，接合面平坦，有 2 条棕色略突起的纵棱线。果皮松脆，揉搓易脱落。种子细小，灰棕色，显油性。气香，味辛凉，有麻舌感。

【外观质量评价】药材以颗粒饱满、色灰黄、香气浓者为佳。

【药性及功能主治】辛、苦，温；有小毒。归肾经。燥湿祛风，杀虫止痒，温肾壮阳。用于阴痒带下，湿疹瘙痒，湿痹腰痛，肾虚阳痿，宫冷不孕。

山茱萸（药典品种）

【来源】本品为山茱萸科植物山茱萸 *Cornus officinalis* Sieb. et Zucc. 的干燥成熟果肉。

【产地加工】主产于河南西峡、陕西汉中、浙江淳安。秋末冬初果皮变红时采收果实，用文火烘或置沸水中略烫后，及时除去果核，干燥。

【饮片规格】

山萸肉　除去杂质和残留果核。

酒萸肉　取净山萸肉，照酒炖法或酒蒸法炖或蒸至酒吸尽。

【性状】

山萸肉　本品呈不规则的片状或囊状，长 1 ～ 1.5 cm，宽 0.5 ～ 1 cm。表面紫红色至紫黑色，皱缩，有光泽。顶端有的有圆形宿萼痕，基部有果梗痕。质柔软。气微，味酸、涩、微苦。本品放置时间长久，表面会有起白霜现象。

酒萸肉　本品形如山茱萸，表面紫黑色或黑色，质滋润柔软。微有酒香气。

【外观质量评价】以块大、肉厚质柔软、色紫红、无核者为佳。

【药性及功能主治】酸、涩，微温。归肝、肾经。补益肝肾，收涩固脱。用于眩晕耳鸣，腰膝酸痛，阳痿遗精，遗尿尿频，崩漏带下，大汗虚脱，内热消渴。

【易混品及伪品】

1. 无刺枣皮　鼠李科植物无刺枣 *Ziziphus jujuba* Mill. 的干燥成熟的果肉。本品呈不规则扁筒状或片状，果皮破裂皱缩。暗红棕色，果肉薄，质硬易碎，内面色较浅而粗糙。

2. 滇枣皮　鼠李科植物滇刺枣 *Ziziphus mauritiana* Lam. 的干燥成熟果肉。本品呈不规则片状或囊状，长约 1.5 ～ 2.5 cm，宽 1 ～ 2 cm，棕红色，光滑或有细皱纹。内表面平滑或具疏松果肉。质坚而脆，革质。味酸。

3. 葡萄果皮　葡萄科植物葡萄 *Vitis vinifera* L. 的干燥果皮。本品呈不规则卷曲囊状，碎裂皱缩，长 0.8 ～ 2 cm。表面红褐色，无光泽，微革质。果核似梨形，棕红色，光滑，种脊明显。气微，味酸。

连翘（药典品种）

【来源】本品为木犀科植物连翘 *Forsythia suspensa*（Thunb.）Vahl 的干燥果实。

【产地加工】主产于山西、河南、陕西、湖北等地，以山西安泽所产者产量最大，质量亦好，为道地药材。秋季果实初熟尚带绿色时采收，除去杂质，蒸熟，晒干，习称“青翘”；果实熟透时采收，晒干，除去杂质，习称“老翘”。青翘采收后经汽蒸或水煮，然后烘干或晒干者，称为水煮货；采收后直接炕烤干燥者称为炕货；采收后直接晒干者称为生晒货；水煮货颜色较亮，色泽均匀；炕货颜色较深，内表面多为黑褐色；生晒货颜色较淡，色泽不均。

【性状】

连翘　本品呈长卵形至卵形，稍扁，长 1.5 ～ 2.5 cm，直径 0.5 ～ 1.3 cm。表面有不规则的纵皱纹和多数突起的小斑点，两面各有 1 条明显的纵沟。顶端锐尖，基部有小果梗或已脱落。青翘多不开裂，表面绿褐色，突起的灰白色小斑点较少；质硬；种子多数，黄绿色，细长，一侧有翅。老翘自顶端开裂或裂成 2 瓣，表面黄棕色或红棕色，内表面多为浅黄棕色，平滑，具一纵隔；质脆；种子棕色，多已脱落。气微香，味苦。

【外观质量评价】青翘以色绿、不开壳、残留果柄少者为佳；老翘以色较黄、瓣大、壳厚者为佳。

【药性及功能主治】苦，微寒。归肺、心、小肠经。清热解毒，消肿散结，疏散风热。用于痈疽，瘰疬，乳痈，丹毒，风热感冒，温病初起，温热入营，高热烦渴，神昏发斑，热淋涩痛。

【易混品及伪品】

1. 秦连翘　为木犀科植物秦连翘 *Forsythia giraldiana* Lingelsh. 的干燥成熟果实。本品呈卵圆形，较小，长 0.5 ～ 1.8 cm，直径 0.3 ～ 1 cm。外表面浅棕色至浅褐色，从底部到顶端逐渐加深，有凸起纵皱纹。种子黄色，长约 0.3 cm。味微苦。

2. 紫丁香　为木犀科植物紫丁香 *Siringa oblate* Lindl. 的干燥成熟果实。本品较连翘瘦小，为长卵形，稍扁，长 1.0 ～ 1.5 cm，直径 0.5 cm。顶端锐尖，开裂，略向外反曲呈鸟嘴状。外表面黄棕色，有不规则纵皱纹，部分可见疣状突起。种子长线形，棕褐色，多已脱落。气微，味淡。

【劣品】

提取残渣　本品提取后呈黑褐色，用双氧水处理后，颜色类似老翘。质脆易碎，手握有刺手感。

女贞子（药典品种）

【来源】本品为木犀科植物女贞 *Ligustrum lucidum* Ait. 的干燥成熟果实。

【产地加工】主产于浙江、江苏等地。冬季果实成熟时采收，除去枝叶，稍蒸或置沸水中略烫后，干燥；或直接干燥。商品一般按形状分为猪腰女贞（瘦型女贞）和豆豉女贞（胖型女贞）。猪腰女贞呈肾形或椭圆形，果皮紧贴不浮离；豆豉女贞呈椭圆形，果较松泡，果皮常浮离。

【饮片规格】

女贞子　除去杂质，洗净，干燥。

酒女贞子　取净女贞子，照酒炖法或酒蒸法炖至酒吸尽或蒸透。

【性状】

女贞子　本品呈卵形、椭圆形或肾形，长 6 ～ 8.5 mm，直径 3.5 ～ 5.5 mm。表面黑紫色或灰黑色，皱缩不平，基部有果梗痕或具宿萼及短梗。体轻。外果皮薄，中果皮较松软，易剥离，内果皮木质，黄棕色，具纵棱，破开后种子通常为1粒，肾形，紫黑色，油性。气微，味甘、微苦涩。

酒女贞子　本品形如女贞子，表面黑褐色或灰黑色，常附有白色粉霜。微有酒香气。

【外观质量评价】以粒大饱满、色黑紫、质坚实者为佳。

【药性及功能主治】甘、苦，凉。归肝、肾经。滋补肝肾，明目乌发。用于肝肾阴虚，眩晕耳鸣，腰膝酸软，须发早白，目暗不明，内热消渴，骨蒸潮热。

【易混品及伪品】

1. 冬青子　为冬青科植物冬青 *Ilex chinensis* Simes. 的干燥成熟果实。在湖南、浙江等地误作女贞子使用。本品果实椭圆形，籽粒较女贞子大，表面棕褐色，上部有凹窝，种子4～5粒，外壳坚硬，背面有1条深沟，味苦涩。

2. 鸦胆子　为苦木科植物鸦胆子 *Brucea javanica*（L.）Merr. 的干燥成熟果实。本品外形与女贞子相似，须鉴别使用。本品呈长圆形，两头尖，有网状皱纹，种子1粒，味极苦。

菟丝子（药典品种）

【来源】本品为旋花科植物南方菟丝子 *Cuscuta australis* R. Br. 或菟丝子 *Cuscuta chinensis* Lam. 的干燥成熟种子。

【产地加工】主产区为内蒙古、宁夏；次产区有新疆、甘肃、黑龙江、吉林、辽宁等地。市场流通以南方菟丝子栽培品为主，少量菟丝子野生品。菟丝子为1年生寄生植物，多寄生在豆科、菊科、藜科等草本植物上。秋季果实成熟后采收。连寄主一同割下，打下种子，除去杂质，洗净、晒干即可。

【饮片规格】

菟丝子　除去杂质，洗净，干燥。

盐菟丝子　取净菟丝子，照盐炙法炒至微鼓起。

【性状】

菟丝子　本品呈类球形，**直径1～2 mm**。表面灰棕色至棕褐色，粗糙，**种脐线形或扁圆形。放大镜下观察可见表面有细密的深色小点而形成网状皱纹。质坚实，不易以指甲压碎**。气微，味淡。**水试：取本品少量，加沸水浸泡后，表面有黏性；加热煮**

至种皮破裂时，可露出黄白色卷旋状的胚，形如吐丝。

盐菟丝子 本品形如菟丝子，表面棕黄色，裂开，略有香气。

【外观质量评价】药材以颗粒饱满、色黄棕、无尘土及杂质者为佳。

【药性及功能主治】辛、甘，平。归肝、肾、脾经。补益肝肾，固精缩尿，安胎，明目，止泻；外用消风祛斑。用于肝肾不足，腰膝酸软，阳痿遗精，遗尿尿频，肾虚胎漏，胎动不安，目昏耳鸣，脾肾虚泻；外治白癜风。

【地方习用品】

大菟丝子（日本菟丝子） 为同科植物金灯藤 *Cuscuta japonica* Choisy. 的干燥成熟种子。本品南北方均有野生，在湖南、四川、贵州等部分地区作菟丝子使用。较正品大，直径约 2 ～ 3 mm。类圆球形或略显三棱形，表面黄棕色，在放大镜下观察可见不整齐的短线状斑纹。味淡，在沸水中煮之不易破裂。

【伪品】

1. 欧菟丝子 为同科植物欧菟丝子 *C. europaea*. 的种子。本品种子多为 2 粒黏结在一起，呈类半球形，表面绿褐色。单粒种子呈三角状卵圆形，直径约 1 mm。水浸液为草绿色，沸水煮之不易破裂，味微苦，与正品菟丝子显然不同。

2. 其他伪品 近年来发现用其他植物种子如油菜子、紫苏子、粟米、芫青子等裹上泥土，伪充菟丝子。可用水试法甄别。

蔓荆子（药典品种）

【来源】本品为马鞭草科植物单叶蔓荆 *Vitex trifolia* L. var. *simplicifolia* Cham. 或蔓荆 *Vitex trifolia* L. 的干燥成熟果实。

【产地加工】主产于山东、浙江、江西、福建、江苏等地。秋季果实成熟时采收，除去杂质，晒干。

【饮片规格】

蔓荆子 除去杂质。

炒蔓荆子 取净蔓荆子，照清炒法微炒。用时捣碎。

【性状】

蔓荆子 本品呈圆球形，直径 4 ～ 6 mm。表面灰黑色或黑褐色，被灰白色粉霜状茸毛，**有纵向浅沟 4 条。在放大镜下可观察到密布淡黄色小点**。顶端微凹，基部有灰白色宿萼及短果梗。萼长为果实的 1/3 ～ 2/3，5 齿裂，其中 2 裂较深，密被茸毛。体轻，质坚韧，不易破碎。**横切面果皮外层灰黑色，内层黄白色，两层间有棕褐色油点排列成环。内分 4 室，每室有种子 1 枚。气特异而芳香**，味淡、微辛。

炒蔓荆子　本品形如蔓荆子，表面黑色或黑褐色，基部有的可见残留宿萼和短果梗。气特异而芳香，味淡、微辛。

【外观质量评价】以粒大、饱满、气香者为佳。

【药性及功能主治】辛、苦，微寒。归膀胱、肝、胃经。疏散风热，清利头目。用于风热感冒头痛，齿龈肿痛，目赤多泪，目暗不明，头晕目眩。

【伪品】

1. 黄荆子　马鞭草科植物黄荆 *Vitex negundo Linn.* 的干燥成熟果实。该品呈圆球形，直径约 2 mm，表面密布棕色细茸毛，有多条不明显纵沟。基部有薄膜状宿萼或小果柄，宿萼包被果实 2/3，但多易脱落，体轻，质坚硬，不易破碎。横切面果皮较薄，内藏白色种子数枚，有油性；气香，味苦微涩。

2. 牡荆子　马鞭草科植物黄荆 *Vitex negundo Linn. var. cannabifolia*（*Sieb. et Zucc*）*Hand. -Mazz.* 的干燥成熟果实。该品呈梨形或卵形，长 3 ～ 4 mm，直径 2 ～ 3 mm。表面棕色，光滑或有不明显的纵纹。顶端截形。有花柱脱落的凹痕，底部呈短尖状，被灰褐色宿萼，萼筒顶端 5 齿裂，包被果实 2/3 以上，质坚硬，不易破碎。横切面果皮薄，外层棕褐色，内层黄白色，两层间有棕色油点排列成环，内分 4 室，每室有种子 1 枚。气香，味苦而涩。

枸杞子（药典品种）

【来源】本品为茄科植物宁夏枸杞 *Lycium barbarum* L. 的干燥成熟果实。

【产地加工】主产于宁夏、甘肃、青海、新疆等地，其中以宁夏的中宁、灵武等地的枸杞子质量最佳。夏、秋二季果实呈红色时采收，热风烘干，除去果梗，或晾至皮皱后，晒干，除去果梗。

【性状】

枸杞子　本品呈类纺锤形或椭圆形，长 6 ～ 20 mm，直径 3 ～ 10 mm。表面红色或暗红色，顶端有小突起状的花柱痕，基部有白色的果梗痕。果皮柔韧，皱缩；果肉肉质，柔润。种子 20 ～ 50 粒，类肾形，扁而翘，长 1.5 ～ 1.9 mm，宽 1 ～ 1.7 mm，表面浅黄色或棕黄色。气微，味甜。

【外观质量评价】药材以果实鲜红、个大、油润、皮薄、肉厚、籽少、味甘者为佳。

【药性及功能主治】甘，平。归肝、肾经。滋补肝肾，益精明目。用于虚劳精亏，腰膝酸痛，眩晕耳鸣，阳痿遗精，内热消渴，血虚萎黄，目昏不明。

【地方习用品】

1. 血枸杞　为同属植物枸杞 *Lycium chinense* Mill.、北方枸杞 *Lycium chinense* Mill. var. *potaninii* Pojank 的成熟果实。主产于河北巨鹿县。呈椭圆形或圆柱形，二端略尖，长 7 ～ 15 mm，直径 3 ～ 5 mm。表面红色至暗红色，具不规则的皱纹，无光泽，质柔软而略滋润。果实内藏种子多粒。本品果实个大、肉薄、子多、味微甜而酸苦。

2. 黑果枸杞　为同属植物黑果枸杞 *Lycium ruthenicum* Murr. 的成熟果实。主产于新疆及甘肃西部地区。本品呈类圆形、纺锤形或椭圆形，长 0.5 ～ 1.2 cm，直径 0.4 ～ 0.9 cm。表面为黑褐色，基部有花萼，常带柄。果皮柔韧，皱缩，果肉干瘪。种子肾形，扁而翘，表面黄棕色，长 1 ～ 1.5 mm，气微，味甜。

栀子（药典品种）

【来源】本品为茜草科植物栀子 *Gardenia jasminoides* Ellis 的干燥成熟果实。

【产地加工】主产于江西、湖南、湖北、重庆、四川、浙江等地，其中又以江西、湖南栽培最多，产量大，质量优。9 ～ 11 月果实成熟呈红黄色时采收，除去果梗和杂质，蒸至上气或置沸水中略烫，取出，干燥。

【饮片规格】

栀子　除去杂质，碾碎。

炒栀子　取净栀子，照清炒法炒至黄褐色。

焦栀子　取栀子，或碾碎，照清炒法用中火炒至表面焦褐色或焦黑色，果皮内表面和种子表面为黄棕色或棕褐色，取出，放凉。

【性状】

药材　本品呈长卵圆形或椭圆形，长 1.5 ～ 3.5 cm，直径 1 ～ 1.5 cm。表面红黄色或棕红色，具 6 条翅状纵棱，棱间常有 1 条明显的纵脉纹，并有分枝。顶端残存萼片，基部稍尖，有残留果梗。果皮薄而脆，略有光泽；内表面色较浅，有光泽，具 2 ～ 3 条隆起的假隔膜。种子多数，扁卵圆形，集结成团，深红色或红黄色，表面密具细小疣状突起。气微，味微酸而苦。

饮片

栀子　本品呈不规则的碎块。果皮表面红黄色或棕红色，有的可见翅状纵棱。种子多数，扁卵圆形，深红色或红黄色。气微，味微酸而苦。

炒栀子　本品形如栀子碎块，黄褐色。

焦栀子　本品形状同栀子或为不规则的碎块，表面焦褐色或焦黑色。果皮内表面棕色，种子表面为黄棕色或棕褐色。气微，味微酸而苦。

【外观质量评价】药材以皮薄、饱满、色红黄者为佳。外果皮青色或青黄色是由于采收时间不当造成，质量较次。

【药性及功能主治】苦，寒。归心、肺、三焦经。泻火除烦，清热利湿，凉血解毒；外用消肿止痛。用于热病心烦，湿热黄疸，淋证涩痛，血热吐衄，目赤肿痛，火毒疮疡；外治扭挫伤痛。焦栀子凉血止血，用于血热吐血，衄血，尿血，崩漏。

【易混品及伪品】

水栀子　为同属植物大花栀子 *Gardenia jasminoides* Ellis var. *grandiflora* Nakai. 的果实，主产于浙江、福建、广西及湖北等地，果实与栀子相似，唯个较长大，长 3 ～ 6 cm，直径 1.5 ～ 2 cm。翅状纵棱较高，且多卷褶，顶端宿萼较大，果皮较厚，内仁深黄带红色。

瓜蒌（药典品种）

【来源】本品为葫芦科植物栝楼 *Trichosanthes kirilowii* Maxim. 或双边栝楼 *Trichosanthes rosthornii* Harms 的干燥成熟果实。前者称“皱皮瓜蒌”，后者称“光皮瓜蒌”。

【产地加工】主产于河北、安徽、山东、河南等地，以河北安国海市瓜蒌、安徽皖瓜蒌为主流商品，传统认为山东聊城产者为道地药材。秋季果实成熟时，连果梗剪下，置通风处阴干。

【饮片规格】

瓜蒌　压扁，切丝或切块。

【性状】

药材　本品呈类球形或宽椭圆形，长 7 ～ 15 cm，直径 6 ～ 10 cm。表面橙红色或橙黄色，皱缩或较光滑，顶端有圆形的花柱残基，基部略尖，具残存的果梗。轻重不一。质脆，易破开，内表面黄白色，有红黄色丝络，果瓤橙黄色，黏稠，与多数种子粘结成团。具焦糖气，味微酸、甜。

饮片 本品呈不规则的丝或块状。**外表面橙红色或橙黄色**，习称“**螃蟹壳**”。皱缩或较光滑；**内表面黄白色，有红黄色丝络，果瓤橙黄色**，与多数种子黏结成团。**具焦糖气**，味微酸、甜。

【外观质量评价】以个整齐、皮厚柔韧、皱缩、色杏黄或红黄、糖性足、不破碎者为佳。

【药性及功能主治】甘、微苦，寒。归肺、胃、大肠经。清热涤痰，宽胸散结，润燥滑肠。用于肺热咳嗽，痰浊黄稠，胸痹心痛，结胸痞满，乳痈，肺痈，肠痈，大便秘结。

【劣品】

瓜蒌片 按照药典规定，瓜蒌应切丝或切块，在四川市场有未成熟瓜蒌切片销售，表面为青绿色，个别为橙黄色，不符合药典规定。

【附注】

瓜蒌子 本品为葫芦科植物栝楼 *Trichosanthes kirilowii* Maxim. 或双边栝楼 *Trichosanthes rosthornii* Harms 的干燥成熟种子。秋季采摘成熟果实，剖开，取出种子，洗净，晒干。本品甘，寒。归肺、胃、大肠经。润肺化痰，滑肠通便。用于燥咳痰黏，肠燥便秘。

瓜蒌皮 本品为葫芦科植物栝楼 *Trichosanthes kirilowii* Maxim. 或双边栝楼 *Trichosanthes rosthornii* Harms 的干燥成熟果皮。秋季采摘成熟果实，剖开，除去果瓤及种子，阴干。甘，寒。归肺、胃经。清热化痰，利气宽胸。用于痰热咳嗽，胸闷胁痛。

车前子（药典品种）

【来源】本品为车前科植物车前 *Plantago asiatica* L. 或平车前 *Plantago depressa* Willd. 的干燥成熟种子。前者习称“大粒车前子”，后者为“小粒车前子”。

【产地加工】以上2种车前在全国大部分地区都有分布与出产，车前主产于南方诸省区，而平车前主产于华北、东北及西部地区。夏、秋二季种子成熟时采收果穗，晒干，搓出种子，除去杂质。

【饮片规格】

车前子　除去杂质。

盐车前子　取净车前子，照盐水炙法炒至起爆裂声时，喷洒盐水，炒干。

【性状】

大粒车前子　呈长圆形稍扁，或类三角形，边缘较薄，长 0.1 ～ 0.2 cm，宽 0.6 ～ 1.2 cm，表面棕黑色至棕色，略粗糙不平，放大镜下可见背面微隆起，腹面略平坦，中央或一端有灰白色（或黑色）凹陷的点状种脐，习称"**凤眼前仁**"。切面可见乳白色的胚乳及胚。种子放水中，外皮有黏液释出覆盖表面。气微，嚼之稍有黏性。

小粒车前子　呈扁的长椭圆形，少数呈类三角形，长约 1 mm，宽约 0.8 mm。表面黑棕色或棕色，背面略隆起，腹面较平坦，中央有明显的白色凹点状种脐。

盐车前子　本品形如车前子，表面黑褐色。气微香，味微咸。

【外观质量评价】以颗粒饱满、大小均匀、色黑有光泽、种脐明显、无杂质者为佳。

【药性及功能主治】甘，寒。归肝、肾、肺、小肠经。清热利尿通淋，渗湿止泻，明目，祛痰。用于热淋涩痛，水肿胀满，暑湿泄泻，目赤肿痛，痰热咳嗽。

【易混品及伪品】

1. 葶苈子　为十字花科植物播娘蒿 *Descurainia sophia*（L.）Webb. ex Prantl. 或独行菜 *Lepidium apetalum* Willd. 的干燥成熟种子。性状特征见葶苈子项下。

2. 党参子　为桔梗科党参几种来源品种的种子。本品呈卵状椭圆形，长 1.5 ～ 1.8 mm，宽 0.6 ～ 1.2 mm，表面褐色，有光泽。在放大镜下可见密被纵向浅纹，顶端钝圆，基部具一凹窝形种脐，质硬。气微，味微苦。

3. 荆芥子　本品为唇形科植物荆芥 *Schizonepeta tenuifolia* Briq. 的种子。种子呈三棱柱状椭圆形，长 2 ～ 3 mm，宽约 1 mm。表面黄棕色至棕黑色，略光滑，一端有细小的黄白色果柄痕，质松脆，嚼之有薄荷香气，味淡。

【附注】

车前草　本品为车前科植物车前 *Plantago asiatica* L. 或平车前 *Plantago depressa* Willd. 的干燥全草。饮片为不规则的段。根须状或直而长。叶片皱缩，多破碎，表面灰绿色或污绿色，脉明显。可见穗状花序。气微，味微苦。本品甘，寒。归肝、肾、肺、小肠经。清热利尿通淋，祛痰，凉血，解毒。用于热淋涩痛，水肿尿少，暑湿泄泻，痰热咳嗽，吐血衄血，痈肿疮毒。

牛蒡子（药典品种）

【来源】本品为菊科植物牛蒡 *Arctium lappa* L. 的干燥成熟果实。

【产地加工】主产于东北各省及浙江等地。以东北所产者产量大，称作“关力子”；以浙江桐乡所产者质量佳，称作“杜大力”。秋季果实成熟时采收果序，晒干，打下果实，除去杂质，再晒干。

【饮片规格】

牛蒡子　除去杂质，洗净，干燥。用时捣碎。

炒牛蒡子　取净牛蒡子，照清炒法炒至略鼓起、微有香气。用时捣碎。

【性状】

牛蒡子　本品**呈长倒卵形**，略扁，微弯曲，长 5 ～ 7 mm，宽 2 ～ 3 mm。**表面灰褐色，带紫黑色斑点，有数条纵棱，通常中间 1 ～ 2 条较明显**。顶端钝圆，稍宽，顶面有圆环，中间具点状花柱残迹；基部略窄，着生面色较淡。果皮较硬，子叶 2，淡黄白色，富油性。气微，味苦后微辛而稍麻舌。

炒牛蒡子　本品形如牛蒡子，色泽加深，略鼓起。微有香气。

【外观质量评价】以粒大、饱满、色灰褐者为佳。

【药性及功能主治】辛、苦，寒。归肺、胃经。疏散风热，宣肺透疹，解毒利咽。用于风热感冒，咳嗽痰多，麻疹，风疹，咽喉肿痛，痄腮，丹毒，痈肿疮毒。

【易混品及伪品】

大鳍蓟　为同科植物大鳍蓟 *Onopordon acanthium* L. 的种子。大鳍蓟的种子形态、颜色及气味与牛蒡子相似，唯表面纵纹间有明显细密的横皱纹，为主要不同点，注意区别。

苍耳子（药典品种）

【来源】本品为菊科植物苍耳 *Xanthium sibiricum* Patr. 的干燥成熟带总苞的果实。

【产地加工】全国大部分地区均产，以山东、江苏产者质优。秋季果实成熟时采收，干燥，除去梗、叶等杂质。

【饮片规格】

苍耳子　除去杂质。

炒苍耳子　取净苍耳子，照清炒法炒至黄褐色，去刺，筛净。

【性状】

苍耳子　本品呈纺锤形或卵圆形，长 1 ～ 1.5 cm，直径 0.4 ～ 0.7 cm。表面黄棕色或黄绿色，全体有钩刺，顶端有 2 枚较粗的刺，分离或相连，基部有果梗痕。质硬而韧，横切面中央有纵隔膜，2 室，各有 1 枚瘦果。瘦果略呈纺锤形，一面较平坦，顶端具 1 突起的花柱基，果皮薄，灰黑色，具纵纹。种皮膜质，浅灰色，子叶 2，有油性。气微，味微苦。

炒苍耳子　本品形如苍耳子，表面黄褐色，有刺痕。微有香气。

【外观质量评价】药材以粒大饱满、色棕黄者为佳。

【药性及功能主治】辛、苦，温；有毒。归肺经。散风寒，通鼻窍，祛风湿。用于风寒头痛，鼻塞流涕，鼻鼽，鼻渊，风疹瘙痒，湿痹拘挛。

【易混品及伪品】

东北苍耳子　为同科植物东北苍耳 *Xanthium mongolicum* Kitag. 的果实。与正品相比，其果实较大，长 1.5 ～ 3 cm，直径 0.7 ～ 1.2 cm。表面棕褐色或黑褐色，密生钩刺，长 2 ～ 3.5 cm，顶端有 2 枚较粗的刺，分离。基部增粗，有果柄痕。

薏苡仁（药典品种）

【来源】本品为禾本科植物薏苡 *Coix lacryma-jobi L.* var. *ma-yuen*（Roman.）Stapf 的干燥成熟种仁。

【产地加工】主产于福建、浙江、河北、辽宁、江苏等地。秋季果实成熟时采割植株，晒干，打下果实，再晒干，除去外壳、黄褐色种皮和杂质，收集种仁。

【饮片规格】

薏苡仁　除去杂质。

麸炒薏苡仁　取净薏苡仁，照麸炒法炒至微黄色。

【性状】

薏苡仁　本品呈宽卵形或长椭圆形，长 4 ～ 8 mm，宽 3 ～ 6 mm。表面乳白色，光滑，偶有残存的黄褐色种皮；一端钝圆，另端较宽而微凹，有 1 淡棕色点状种脐；背面圆凸，腹面有 1 条较宽而深的纵沟。质坚实，断面白色，粉性。气微，味微甜。

麸炒薏苡仁 本品形如薏苡仁，微鼓起，表面微黄色。

【外观质量评价】药材以颗粒充实、色青白、未走油、无破碎者为佳。

【药性及功能主治】甘、淡，凉。归脾、胃、肺经。利水渗湿，健脾止泻，除痹，排脓，解毒散结。用于水肿，脚气，小便不利，脾虚泄泻，湿痹拘挛，肺痈，肠痈，赘疣，癌肿。

【易混品及伪品】

1. 草珠子 为禾本科植物 *Corix lachrymajobi* L. 的干燥种仁。本品呈宽卵形，长 0.4 ～ 0.5 cm，宽 0.4 ～ 0.6 cm。表面乳白色，略透明，光滑，偶有残存的红棕色种皮，两端平截，一端有棕黑色点状种脐，背面圆凸，腹面有一条宽而深的纵沟，质坚实，断面白色或半透明角质样。气微，味微甜。

2. 其他 市场曾发现混入同科植物小麦、大麦及高粱的种仁伪充薏苡仁。小麦及大麦呈扁长椭圆形或长卵形；高粱呈扁心形或球形。三者腹面沟窄而浅，可与薏苡仁区别。

槟榔（药典品种）

【来源】本品为棕榈科植物槟榔 *Areca catechu* L. 的干燥成熟种子。

【产地加工】主产于广东、广西、云南、海南、福建、台湾等地。春末至秋初采收成熟果实，用水煮后，干燥，除去果皮，取出种子，干燥。

【饮片规格】

槟榔 除去杂质，浸泡，润透，切薄片，阴干。

炒槟榔 取槟榔片，照清炒法炒至微黄色。

焦槟榔 取槟榔片，照清炒法炒至焦黄色。

【性状】

药材 本品呈扁球形或圆锥形，高 1.5 ～ 3.5 cm，底部直径 1.5 ～ 3 cm。表面淡黄棕色或淡红棕色，具稍凹下的网状沟纹，底部中心有圆形凹陷的珠孔，其旁有 1 明显瘢痕状种脐。质坚硬，不易破碎，断面可见棕色种皮与白色胚乳相间的大理石样花纹。气微，味涩、微苦。

饮片

槟榔（玉片）　本品呈类圆形的薄片。切面可见棕色种皮与白色胚乳相间的大理石样花纹。气微，味涩、微苦。

炒槟榔　本品形如槟榔片，表面微黄色，可见大理石样花纹。

焦槟榔　表面焦黄色，可见大理石样花纹。质脆，易碎。气微，味涩、微苦。

【外观质量评价】药材以个大、体重、坚实、断面色鲜艳者为佳；饮片以薄片不破碎，质坚，切面色鲜艳，无走油或霉变者为佳。

【药性及功能主治】苦、辛，温。归胃、大肠经。杀虫，消积，行气，利水，截疟。用于绦虫病，蛔虫病，姜片虫病，虫积腹痛，积滞泻痢，里急后重，水肿脚气，疟疾。

【附注】

大腹皮　本品为棕榈科植物槟榔 *Areca catechu* L. 的干燥果皮。冬季至次春采收未成熟的果实，煮后干燥，纵剖2瓣，剥取果皮，习称“大腹皮”；春末至秋初采收成熟果实，煮后干燥，剥取果皮，打松，晒干，习称“大腹毛”。

大腹皮略呈椭圆形或长卵形瓢状，长4～7 cm，宽2～3. 5 cm，厚0.2～0.5 cm。外果皮深棕色至近黑色，具不规则的纵皱纹及隆起的横纹，顶端有花柱残痕，基部有果梗及残存萼片。内果皮凹陷，褐色或深棕色，光滑呈硬壳状。体轻，质硬，纵向撕裂后可见中果皮纤维。气微，味微涩。

大腹毛略呈椭圆形或瓢状。外果皮多已脱落或残存。中果皮棕毛状，黄白色或淡棕色，疏松质柔。内果皮硬壳状，黄棕色或棕色，内表面光滑，有时纵向破裂。气微，味淡。

本品辛，微温。归脾、胃、大肠、小肠经。具有行气宽中，行水消肿的作用。用于湿阻气滞，脘腹胀闷，大便不爽，水肿胀满，脚气浮肿，小便不利。

砂仁（药典品种）

【来源】本品为姜科植物阳春砂 *Amomum villosum* Lour.、绿壳砂 *Amomum villosum* Lour. var. *xanthioides* T. L. Wu et Senjen或海南砂 *Amomum longiligulare* T. L. Wu的干燥成熟果实。

【产地加工】阳春砂主产于广东、广西、云南等地，绿壳砂主产于云南南部，海南砂主产于海南及广东雷州半岛。夏、秋二季果实成熟时采收，晒干或低温干燥。

【饮片规格】

砂仁 除去杂质，用时捣碎。

【性状】

阳春砂、绿壳砂 呈椭圆形或卵圆形，有不明显的三棱，长 1.5 ～ 2 cm，直径 1 ～ 1.5 cm。表面棕褐色，密生刺状突起，顶端有花被残基，基部常有果梗。果皮薄而软。种子集结成团，具三钝棱，中有白色隔膜，将种子团分成 3 瓣，每瓣有种子 5 ～ 26 粒。种子为不规则多面体，直径 2 ～ 3 mm；表面棕红色或暗褐色，有细皱纹，外被淡棕色膜质假种皮；质硬，胚乳灰白色。气芳香而浓烈，味辛凉、微苦。

海南砂 呈长椭圆形或卵圆形，有明显的三棱，长 1.5 ～ 2 cm，直径 0.8 ～ 1.2 cm。表面被片状、分枝的软刺，基部具果梗痕。果皮厚而硬。种子团较小，每瓣有种子 3 ～ 24 粒；种子直径 1.5 ～ 2 mm。气味稍淡。

【外观质量评价】以种仁饱满、红棕色、香气浓者为佳。

【药性及功能主治】辛，温。归脾、胃、肾经。化湿开胃，温脾止泻，理气安胎。用于湿浊中阻，脘痞不饥，脾胃虚寒，呕吐泄泻，妊娠恶阻，胎动不安。

【易混品及伪品】砂仁货源曾一度紧缺，故药材市场上先后出现很多伪品，可大致分为 2 大类。

1. 砂仁属（*Amomum*）

（1）红壳砂仁 *Amomum aurantiacum* H. T. Tsaiet S. W. Zhao. 的干燥果实。主产于云南。果实近球形，长 1 ～ 1.7 cm，直径 0.8 ～ 1.5 cm，果皮具稀疏而较长的刺状突起，被黄色柔毛，果柄长 1 ～ 1.4 cm。每室种子 11 ～ 15 粒，种子表面具细纵条纹。气香，味微苦。

（2）印度砂仁（尼泊尔豆蔻）*Amomum subulatum* Roxb. 的干燥果实。果实长卵圆形，微弯曲，上端饱满粗圆，下端干瘪扁平，无明显三棱，长 1.5 ～ 4 cm，直径 1.5 ～ 2.5 cm，顶端宿存细管状花萼，基部有果梗痕。果皮硬而厚，表面浅灰色，有断续隆起的纵线。每室种子 8 ～ 22 粒。气微，味淡、无清凉感。

（3）海南假砂仁 *A. chinensis* Chen. T. L. Wu. 的干燥果实。产于海南崖县、儋州等地。果实卵形或长倒卵形，长 1.5 ～ 2 cm，直径 1 ～ 1.5 cm，钝三棱明显。表面被疏而长的扁形分支软刺。种子团每室 8 ～ 12 或 19 粒。种子扁球形，红棕色，皱缩。气无，味微苦、辛、涩。

（4）长序砂仁 *A. thyroideum* Gagnep. 的干燥果实。产于广西及云南南部。果实长圆形，长 1.2 ～ 2.7 cm，直径 0.8 ～ 1.2 cm，柔刺细而弯曲，刺长达 0.2 cm 以上，基部增厚，果皮韧，不易纵向撕裂。表面灰棕色，有 3 条纵沟和明显纵棱。种子团每室 5 ～ 15 粒。气无，味微辛，无凉感。

（5）细砂仁 *A. microcarpum* C. F. Liang et D. Fang. 的干燥果实。产于广西东兴等地。果实卵状球形，长 1.5 ～ 2 cm，直径 0.8 ～ 1.2 cm。表面暗紫色，被疏而较长的软刺，顶端略弯。种子团每室 10 ～ 30 粒，种子黑色。气微香，味凉、辣。

2. 山姜属（*Alpinia*）

（1）山姜 *Alpinia japonica*（Thunb.）Miq. 的干燥果实。称建砂仁或土砂仁。产于福建、江西、浙江等地。果实球形或椭圆形，长 1 ～ 1.8 cm，直径 0.5 ～ 0.7 cm。表面橙黄色，被短柔毛。种子团卵圆形，每室 5 ～ 7 粒。种子直径约 0.3 cm，表面深褐色，纹理不规则，常具透明边棱，外常被淡灰绿色假种皮。气微香，味微苦而辛、涩。

（2）华山姜 *A. chinensis* Rose. 的干燥果实。又称湘砂仁。产于湖南零陵、郴州等地。果实类圆形。外表土黄色，平滑，无棱线。种子团球形，表面灰棕色，每室 2 ～ 4 粒，排列紧密，种子表面可见纵细条纹。气微香，味微辛、凉。

（3）艳山姜 *A. zerumbet*（Pers.）Burtt. et Smith. 的干燥果实。产于四川。果实卵圆形，长 1.5 ～ 3 cm，直径 0.5 ～ 0.7 cm，果顶有较大的宿存萼。果皮较厚，黄棕色，被黄色长毛，具明显纵棱线。种子多散落，直径 0.2 ～ 4 cm，表面棕褐色，被灰白色假种皮。气微香，味微辛涩，无清凉感。

豆蔻（药典品种）

【来源】本品为姜科植物白豆蔻 *Amomum kravanh* Pierre ex Gagnep. 或爪哇白豆蔻 *Amomum compactum* Soland ex Maton 的干燥成熟果实。

【产地加工】按产地不同分为“原豆蔻”和“印尼白蔻”。原豆蔻主产于泰国、柬埔寨等国家。我国海南、云南、广西有栽培。印尼白蔻主产于印度尼西亚。我国海南及云南南部有栽培。7 ～ 8 月果实将成熟时采收近黄熟未开放的果穗，除去残留的花被和果柄，晒干，或再用硫黄熏，使果皮成黄白色。

【饮片规格】

豆蔻　除去杂质，用时捣碎。

【性状】

原豆蔻 呈类球形，直径 1.2～1.8 cm。表面黄白色至淡黄棕色，有 3 条较深的纵向槽纹，顶端有突起的柱基，基部有凹下的果柄痕，两端均具浅棕色绒毛。果皮体轻，质脆，易纵向裂开，内分 3 室，每室含种子约 10 粒；种子呈不规则多面体，背面略隆起，直径 3～4 mm，表面暗棕色，有皱纹，并被有残留的假种皮。气芳香，味辛凉略似樟脑。

印尼白蔻 个略小。表面黄白色，有的微显紫棕色。果皮较薄，种子瘦瘪。气味较弱。

【外观质量评价】2 种药材均以个大饱满、果皮薄而完整、皮色洁白、气味浓厚者为佳。

【药性及功能主治】辛，温。归肺、脾、胃经。化湿行气，温中止呕，开胃消食。用于湿浊中阻，不思饮食，湿温初起，胸闷不饥，寒湿呕逆，胸腹胀痛，食积不消。

【易混品及伪品】

小豆蔻 同科植物小豆蔻 *Elettaria cardamomum*（L.）Maton. 的干燥果实。呈长卵圆形，长 1～2 cm，直径 1～1.5 cm，具三钝棱。表面淡棕色至灰白色，有细密的纵纹，果皮质韧，不易开裂。顶端有突起的柱基，基部有凹入的果梗痕。气芳香，味辣微苦。种子长卵形或呈 3～4 面形，长 3～4 mm，厚约 3 mm。表面淡橙色或暗红棕色，背面微凸起，腹面有沟纹，外被无色薄膜状假种皮，断面白色。气芳香而峻烈，叶辣，微苦。

【劣品】

增重豆蔻 用硫酸镁或硫酸钡溶液浸泡豆蔻后干燥，增加重量。本品质重，掰开果皮内层可见有白色盐霜析出。

草豆蔻（药典品种）

【来源】本品为姜科植物草豆蔻 *Alpinia katsumadai* Hayata 的干燥近成熟种子。

【产地加工】主产于广东、海南及广西。夏、秋二季采收，晒至九成干，或用水略烫，晒至半干，除去果皮，取出种子团，晒干。

【饮片规格】

草豆蔻 除去杂质。用时捣碎。

【性状】

草豆蔻　本品为类球形的种子团，直径 1.5 ～ 2.7 cm。表面灰褐色，中间有黄白色的隔膜，将种子团分成 3 瓣，每瓣有种子多数，粘连紧密，种子团略光滑。种子为卵圆状多面体，长 3 ～ 5 mm，直径约 3 mm，外被淡棕色膜质假种皮，种脊为一条纵沟，一端有种脐；质硬，将种子沿种脊纵剖 2 瓣，纵断面观呈斜心形，种皮沿种脊向内伸入部分约占整个表面积的 1/2；胚乳灰白色。气香，味辛、微苦。

【外观质量评价】以个大、饱满、气味浓者为佳。

【药性及功能主治】辛，温。归脾、胃经。燥湿行气，温中止呕。用于寒湿内阻，脘腹胀满冷痛，嗳气呕逆，不思饮食。

【易混品及伪品】

云南草豆蔻　为同科属植物云南草蔻 *Alpinia blepharocalyx K. Schum* 的种子团。种子团呈类圆球形、椭圆形或长椭圆形，长 1.8 ～ 3.5 cm，直径 0.8 ～ 1.5 cm。表面红棕色或灰棕色，粗糙，每瓣有种子 20 ～ 40 粒，连接紧密。种子呈不规则多面体，长 4 ～ 6 mm，直径 4 mm，外被膜质假种皮，种脐部位有膜质胎座残留物，质硬。将种子沿种脊纵破 2 瓣，纵断面观呈斜三角形。

草果（药典品种）

【来源】本品为姜科植物草果 *Amomum tsao-ko* Crevost et Lemaire 的干燥成熟果实。

【产地加工】主产于云南、广西、贵州等地。秋季果实成熟时采收，除去杂质，晒干或低温干燥。

【饮片规格】

草果仁　取草果，照清炒法炒至焦黄色并微鼓起，去壳，取仁。用时捣碎。

姜草果仁　取净草果仁，照姜汁炙法炒干。用时捣碎。

【性状】

药材　本品呈长椭圆形，具三钝棱，长 2 ～ 4 cm，直径 1 ～ 2.5 cm。表面灰棕色至红棕色，具纵沟及棱线，顶端有圆形突起的柱基，基部有果梗或果梗痕。果皮质坚韧，易纵向撕裂。剥去外皮，中间有黄棕色隔膜，将种子团分成 3 瓣，每瓣有种子多为 8 ～ 11 粒。种子呈圆锥状多面体，直径约 5 mm；表面红棕色，外被灰白色膜质的假种皮，种脊为一条纵沟，尖端有凹状的种脐；质硬，胚乳灰白色。有特异香气，味辛、微苦。

饮片

草果仁　本品呈圆锥状多面体，直径约 5 mm；表面棕色至红棕色，有的可见外被残留灰白色膜质的假种皮。种脊为一条纵沟，尖端有凹状的种脐。胚乳灰白色至黄白色。有特异香气，味辛、微苦。

姜草果仁　本品形如草果仁，棕褐色，偶见焦斑。有特异香气，味辛辣、微苦。

【外观质量评价】以个大、饱满、色红棕、气味浓者为佳。

【药性及功能主治】辛，温。归脾、胃经。燥湿温中，截疟除痰。用于寒湿内阻，脘腹胀痛，痞满呕吐，疟疾寒热，瘟疫发热。

益智（药典品种）

【来源】本品为姜科植物益智 *Alpinia oxyphylla* Miq. 的干燥成熟果实。

【产地加工】主产于海南、广东、广西、福建等地。夏、秋间果实由绿变红时采收，晒干或低温干燥。

【饮片规格】

益智仁　除去杂质及外壳。用时捣碎。

盐益智仁　取益智仁，照盐水炙法炒干。用时捣碎。

【性状】

药材　本品呈椭圆形，两端略尖，长 1.2 ～ 2 cm，直径 1 ～ 1.3 cm。表面棕色或灰棕色，有纵向凹凸不平的突起棱线 13 ～ 20 条，顶端有花被残基，基部常残存果梗。果皮薄而稍韧，与种子紧贴，种子集结成团，中有隔膜将种子团分为 3 瓣，每瓣有种子 6 ～ 11 粒。种子呈不规则的扁圆形，略有钝棱，直径约 3 mm，表面灰褐色或灰黄色，外被淡棕色膜质的假种皮；质硬，胚乳白色。有特异香气，味辛、微苦。

饮片

益智仁　本品为不规则扁圆形的种子或种子团残瓣。种子略有钝棱，直径约 3 mm；表面灰黄色至灰褐色，具细皱纹；外被淡棕色膜质的假种皮；质硬，胚乳白色。有特异香气，味辛、微苦。

盐益智仁　本品形如益智仁。表面棕褐色至黑褐色，质硬，胚乳白色。有特异香气。味辛、微咸、苦。

【外观质量评价】药材以身干、粒大、饱满、气味浓者为佳。

【药性及功能主治】辛，温。归脾、肾经。暖肾固精缩尿，温脾止泻摄唾。用于肾虚遗尿，小便频数，遗精白浊，脾寒泄泻，腹中冷痛，口多唾涎。

【易混品及伪品】

山姜、华山姜　姜科山姜属植物山姜、华山姜的成熟果实。鉴别特征见“砂仁”项下。

丝瓜络（药典品种）

【来源】本品为葫芦科植物丝瓜 *Luffa cylindrica*（L.）Roem. 的干燥成熟果实的维管束。

【产地加工】丝瓜在全国大部分地区均有栽培，尤以浙江、江苏所产者产量大、品质佳。夏、秋二季果实成熟、果皮变黄、内部干枯时采摘，除去外皮和果肉，洗净，晒干，除去种子。

【饮片规格】

丝瓜络　除去残留种子及外皮，切段。

【性状】

丝瓜络　本品为丝状维管束交织而成，多呈长棱形或长圆筒形，略弯曲，长 30 ～ 70 cm，直径 7 ～ 10 cm。表面淡黄白色。体轻，质韧，有弹性，不能折断。横切面可见子房 3 室，呈空洞状。气微，味淡。

【外观质量评价】以身干，色黄白，无残留果皮、果肉及种子，质柔韧者为佳。

【药性及功能主治】甘，平，归肺、胃、肝经。祛风，通络，活血，下乳。用于痹痛拘挛，胸胁胀痛，乳汁不通，乳痈肿痛。

【地方习用品】

粤丝瓜络　为葫芦科植物粤丝瓜络 *Luffa acutangula*（Linnaeus）Roxburgh. 的干燥成熟果实的维管束。本品呈棒槌形，表面淡黄色。全体具 10 条纵向突出的棱线。丝状维管束交织成网状，内部维管束较粗。气微，味苦。主产于广东、广西，在当地作丝瓜络使用。

【劣品】

工业边角料　将丝瓜络用双氧水漂白后加工鞋垫剩余的边角料。本品为致密不规则片状，可见加工裁剪痕迹。表面白色。质较硬，无弹性，手握有刺手感。

白果（药典品种）

【来源】本品为银杏科植物银杏 *Ginkgo biloba* L. 的干燥成熟种子。

【产地加工】主产于广西、湖南、四川等地。秋季种子成熟时采收，除去肉质外种皮，洗净，稍蒸或略煮后，烘干。

【饮片规格】

白果仁　取白果，除去杂质及硬壳，用时捣碎。

炒白果仁　取净白果仁，照清炒法炒至有香气。用时捣碎。

【性状】

药材　本品略呈椭圆形，一端稍尖，另端钝，长 1.5 ～ 2.5 cm，宽 1 ～ 2 cm，厚约 1 cm。表面黄白色或淡棕黄色，平滑，具 2 ～ 3 条棱线。中种皮（壳）骨质，坚硬。内种皮膜质，种仁宽卵球形或椭圆形，一端淡棕色，另一端金黄色，横断面外层黄色，胶质样，内层淡黄色或淡绿色，粉性，中间有空隙。气微，味甘、微苦。

饮片

白果仁　本品种仁宽卵球形或椭圆形，有残留膜质内种皮，一端淡棕色，另一端金黄色。质地较硬。横断面胶质样，外层黄色，内层淡黄色，粉性，中间有空隙。气微，味甘、微苦。

炒白果仁　本品形如白果仁，色泽加深，略有焦斑，横断面胶质样，外层黄色，内层淡黄色，粉性，中间有空隙。有香气，味甘、微苦。

【外观质量评价】以身干、粒大、壳色白、种仁饱满、色黄绿、粉性足、无发霉虫蛀者为佳。

【药性及功能主治】甘、苦、涩，平；有毒。归肺、肾经。敛肺定喘、止带缩尿。用于痰多咳喘、带下白浊、尿频遗尿。

【附注】

银杏叶　本品为银杏科植物银杏 *Ginkgo biloba* L. 的干燥叶。秋季叶尚绿时采收，及时干燥。本品多皱褶或破碎，完整者呈扇形，长 3 ～ 12 cm，宽 5 ～ 15 cm。黄绿色或浅棕黄色，上缘呈不规则的波状弯曲，有的中间凹入，深者可达叶长的 4/5。具二叉状平行叶脉，细而密，光滑无毛，易纵向撕裂。叶基楔形，叶柄长 2 ～ 8 cm。体轻。气微，味微苦。

莲子（药典品种）

【来源】本品为睡莲科植物莲 *Nelumbo nucifera* Gaertn. 的干燥成熟种子。

【产地加工】主产于湖南、福建、浙江等地。产于湖南者称“湘莲”，产于福建者称“建莲”，产于浙江、江苏者称“湖莲”。秋季果实成熟时采割莲房，取出果实，除去果皮，干燥，或除去莲子心后干燥。市场上根据是否去除种皮分为 2 个品别，不去种皮者为红莲，去除种皮者为白莲。

【饮片规格】

莲子肉　有心者，略浸，润透，切开，去心，干燥；或捣碎，去心。无心者，直接入药或捣碎。

【性状】

药材　本品略呈椭圆形或类球形，长 1.2 ～ 1.8 cm，直径 0.8 ～ 1.4 cm。表面红棕色，有细纵纹和较宽的脉纹。一端中心呈乳头状突起，棕褐色，多有裂口，其周边略下陷。质硬，种皮薄，不易剥离。子叶 2，黄白色，肥厚，中有空隙，具绿色莲子心；或底部具有一小孔，不具莲子心。气微，味甘、微涩；莲子心味苦。

饮片

莲子肉　本品略呈椭圆形、类球形、类半球形或不规则碎块。表面红棕色，有细纵纹和较宽的脉纹。椭圆形、类球形、类半球形者一端中心呈乳头状突起，棕褐色，多有裂口，其周边略下陷。质硬，种皮薄，不易剥离。子叶黄白色，肥厚，中有空隙。气微，味微甘、微涩。

【外观质量评价】以粒大、饱满者为佳。

【药性及功能主治】甘、涩，平。归脾、肾、心经。补脾止泻，止带，益肾涩精，养心安神。用于脾虚泄泻，带下，遗精，心悸失眠。

【附注】

莲子心　本品为睡莲科植物莲 *Nelumbo nucifera* Gaertn. 的成熟种子中的干燥幼叶及胚根。取出，晒干。本品略呈细圆柱形，长 1 ～ 1.4 cm，直径约 0.2 cm。幼叶绿色，一长一短，卷成箭形，先端向下反折，两幼叶间可见细小胚芽。胚根圆柱形，长约 3 mm，黄白色。质脆，易折断，断面有数个小孔。气微，味苦。

荷叶　本品为睡莲科植物莲 *Nelumbo nucifera* Gaertn. 的干燥叶。夏、秋二季采收，晒至七八成干时，除去叶柄，折成半圆形或折扇形，干燥。本品呈半圆形或折扇形，展开后呈类圆形，全缘或稍呈波状，直径 20 ～ 50 cm。上表面深绿色或黄绿色，较粗糙；下表面淡灰棕色，较光滑，有粗脉 21 ～ 22 条，自中心向四周射出；中心有突起的叶柄残基。质脆，易破碎。稍有清香气，味微苦。

莲房 本品为睡莲科植物莲 *Nelumbo nucifera* Gaertn. 的干燥花托。秋季果实成熟时采收，除去果实，晒干。本品呈倒圆锥状或漏斗状，多撕裂，直径 5 ～ 8 cm，高 4.5 ～ 6 cm。表面灰棕色至紫棕色，具细纵纹和皱纹，顶面有多数圆形孔穴，基部有花梗残基。质疏松，破碎面海绵样，棕色。气微，味微涩。

莲须 本品为睡莲科植物莲 *Nelumbo nucifera* Gaertn. 的干燥雄蕊。夏季花开时选晴天采收，盖纸晒干或阴干。本品呈线形。花药扭转，纵裂，长 1.2 ～ 1.5 cm，直径约 0.1 cm，淡黄色或棕黄色。花丝纤细，稍弯曲，长 1.5 ～ 1.8 cm，淡紫色。气微香，味涩。

石莲子 本品为睡莲科植物莲 *Nelumbo nucifera* Gaetn. 的老熟果实。秋末冬初莲房干枯时，割下莲房，取出果实，选择黑色坚硬者，或收集坠入水中沉于泥内的果实，洗净，干燥。本品为卵圆形或椭圆形，两端略尖，长 1.5 ～ 1.8 cm，直径 0.5 ～ 1.3 cm。表面灰棕色至灰黑色，平滑，被白色粉霜，在放大镜下可见多数小凹点；顶端有 1 个圆孔状柱痕或残留柱基，基部有果柄痕，其旁有一点状小突起；果皮极坚硬，破开后可见 1 粒椭圆形种子。种皮黄棕色或红棕色，不易剥离。除去种皮后，内有 2 瓣肥厚的子叶，乳黄色，中心为暗绿色胚芽。气弱，子叶味微甘，胚芽味苦，果皮味涩。

芡实（药典品种）

【来源】本品为睡莲科植物芡 *Euryale ferox* Salisb. 的干燥成熟种仁。

【产地加工】主产于山东、江苏、湖南、湖北、广东等地。秋末冬初采收成熟果实，除去果皮，取出种子，洗净，再除去硬壳（外种皮），晒干。

【饮片规格】

芡实 除去杂质。

麸炒芡实 取净芡实，照麸炒法炒至微黄色。

【性状】

芡实 本品呈类球形，多为破粒，完整者直径 5 ～ 8 mm。表面有棕红色或红褐色内种皮，一端黄白色，约占全体 1/3，有凹点状的种脐痕，除去内种皮显白色。质较硬，断面白色，粉性。气微，味淡。

麸炒芡实　本品形如芡实，表面黄色或微黄色。味淡、微酸。

【外观质量评价】以颗粒饱满、断面白色、粉性足、无碎末及皮壳者为佳。

【药性及功能主治】甘、涩，平。归脾、肾经。益肾固精，补脾止泻，除湿止带。用于遗精滑精，遗尿尿频，脾虚久泻，白浊，带下。

楮实子（药典品种）

【来源】本品为桑科植物构树 *Broussonetia papyrifera*（L.）Vent. 的干燥成熟果实。

【产地加工】主产于全国大部分地区。秋季果实成熟时采收，洗净，晒干，除去灰白色膜状宿萼和杂质。

【饮片规格】

楮实子　除去杂质及灰屑。

【性状】

楮实子　本品略呈球形或卵圆形，稍扁，直径约 1.5 mm。表面红棕色，有网状皱纹或颗粒状突起，一侧有棱，一侧有凹沟，有的具果梗。质硬而脆，易压碎。胚乳类白色，富油性。气微，味淡。

【外观质量评价】以色棕红、富油性者为佳。

【药性及功能主治】甘，寒。归肝、肾经。补肾清肝，明目，利尿。用于肝肾不足，腰膝酸软，虚劳骨蒸，头晕目昏，目生翳膜，水肿胀满。

桑椹（药典品种）

【来源】本品为桑科植物桑 *Morus alba* L. 的干燥果穗。

【产地加工】全国大部分地区均产。主产于江苏、四川、浙江、山东、辽宁、山西等地。4～6 月果实变红时采收，晒干，或略蒸后晒干。

【性状】

桑椹　本品为聚花果，由多数小瘦果集合而成，呈长圆形，长 1～2 cm，直径 0.5～0.8 cm。黄棕色、棕红色或暗紫色，有短果序梗。小瘦果卵圆形，稍扁，长约 2 mm，宽约 1 mm，外具肉质花被片 4 枚。气微，味微酸而甜。

【外观质量评价】以个大、肉厚、紫黑色、糖性大、完整无杂质者为佳；干瘦、松散、绿白色、无糖性者不宜入药。

【药性及功能主治】甘、酸，寒。归心、肝、肾经。滋阴补血，生津润燥。用于肝肾阴虚，眩晕耳鸣，心悸失眠，须发早白，津伤口渴，内热消渴，肠燥便秘。

龙眼肉（药典品种）

【来源】本品为无患子科植物龙眼 *Dimocarpus longan* Lour. 的假种皮。

【产地加工】主产福建、广西、广东等地。夏、秋二季采收成熟果实，干燥，除去壳、核，晒至干爽不黏。

【性状】

龙眼肉 本品为纵向破裂的不规则薄片，或呈囊状，长约 1.5 cm，宽 2 ～ 4 cm，厚约 0.1 cm。棕黄色至棕褐色，半透明。外表面皱缩不平，内表面光亮而有细纵皱纹。薄片者质柔润，囊状者质稍硬。气微香，味甜。

【外观质量评价】以身干、肥厚、片大、棕黄色、味甜者为佳。

【药性及功能主治】甘，温。归心、脾经。补益心脾，养血安神。用于气血不足，心悸怔忡，健忘失眠，血虚萎黄。

【习用品】

灯笼龙眼肉 目前产地多采用自动化机械设备直接剥取鲜果果肉，干燥后果肉完整，呈灯笼状，色黄白。

【易混品及伪品】

荔枝肉 为无患子科植物荔枝 *litchi chinensis* Sonne. 的肉质假种皮。呈不规则薄片状，深棕色，不透明，一面皱缩，一面平滑，质略硬，无柔润感。味微甜。荔枝肉加红糖后冒充龙眼肉，特点是个大、肉厚、色黑、发扁、发软。

【劣品】

劣品龙眼肉 主要是在龙眼肉中掺入红糖水、果酱及果干。掺入红糖水的黏性大，湿润粘手，糖味重，味甜；掺入果酱者可见粒状物混杂其中，果肉皮吸附有杂物，光泽度差，看不到细密的纵皱纹，数片黏结成块，仔细掰开黏结块会有果酱粘在手上；掺入葡萄干、樱桃果干者，性状类似掺果酱，粘手，质重，水浸泡后可见褪色并出现大小不等的果干碎块。

青果（药典品种）

【来源】本品为橄榄科植物橄榄 *Canarium album* Raeusch. 的干燥成熟果实。

【产地加工】主产广东、广西、福建、云南等地。9～10月果实成熟时采摘，晒干或阴干。

【饮片规格】

青果　除去杂质，洗净，干燥。用时打碎。

【性状】

青果　本品呈纺锤形，两端钝尖，长2.5～4 cm，直径1～1.5 cm。表面棕黄色或黑褐色，有不规则皱纹。果肉灰棕色或棕褐色，质硬。果核梭形，暗红棕色，具纵棱；内分3室，各有种子1粒。气微，果肉味涩，久嚼微甜。

【外观质量评价】以个大、坚实、整齐、灰绿色、肉厚、味先涩后甜者为佳。

【药性及功能主治】甘、酸，平。归肺、胃经。清热解毒，利咽，生津。用于咽喉肿痛，咳嗽痰黏，烦热口渴，鱼蟹中毒。

【附注】

西青果　本品为使君子科植物诃子 *Terminalia chebula* Retz. 的干燥幼果。主产于印度、马来西亚、缅甸等国。本品呈长卵形，略扁，长1.5～3 cm，直径0.5～1.2 cm。表面黑褐色，具有明显的纵皱纹，一端较大，另一端略小，钝尖，下部有果梗痕。质坚硬。断面褐色，有胶质样光泽，果核不明显，常有空心，小者黑褐色，无空心。气微，味苦、涩，微甘。

青葙子（药典品种）

【来源】本品为苋科植物青葙 *Celosia argentea* L. 的干燥成熟种子。

【产地加工】全国各地均有分布。秋季果实成熟时采割植株或摘取果穗，晒干，收集种子，除去杂质。

【性状】

青葙子　本品呈扁圆形，少数呈圆肾形，直径1～1.5 mm。表面黑色或红黑色，光亮，中间微隆起，侧边微凹处有种脐。放大镜下观察网格状纹理清晰，呈环状排列。

种皮薄而脆。气微，味淡。

【外观质量评价】以色黑、光亮、饱满者为佳。

【药性及功能主治】苦，微寒。归肝经。清肝泻火，明目退翳。用于肝热目赤，目生翳膜，视物昏花，肝火眩晕。

【地方习用品】

鸡冠花子　为同属（*Celosia* 青葙属）植物鸡冠花 *C. cristata* L. 的种子。在许多地区亦作青葙子入药。性状与青葙子相似，其主要区别点为：呈扁椭圆形、扁三角圆形、扁肾型，形状多样。表面黑色，光亮，网格状纹理明细。中部隆起，种脐端突出，种脐点略凹陷，呈鸟喙状。直径 1.5 ～ 2 mm。

【易混品及伪品】

1. 苋菜子　为苋科植物苋菜 *Amaranthus mangostanus* L. 的种子。其主要区别点为：呈扁卵圆形，两面凸。红棕色或黑棕色，光泽不显著，狭端微凹处有 1 个小突起。种皮稍厚，用指甲不易压碎。种仁乳白色。

2. 反枝苋子　为苋科植物反枝苋 *A. retroflexus* L. 的种子。呈略扁的球形或卵形，两面凸，直径 1 ～ 1.2 mm。表面红棕色，光泽差，有的附着有薄膜状物，在扩大镜下观察，表面具网纹，两面近边缘处有隐约可见的数条环状棱线，边缘钝刀状，一侧凹窝不显著。

苋菜子和反枝苋子不能作青葙子药用。

柿蒂（药典品种）

【来源】本品为柿树科植物柿 *Diospyros kaki* Thunb. 的干燥宿萼。

【产地加工】主产于河南、山东、河北等地。全国大部分地区有栽培。冬季果实成熟时采摘，食用时收集，洗净，晒干。

【饮片规格】

柿蒂　除去杂质，洗净，去柄，干燥或打碎。

【性状】

柿蒂　本品呈扁圆形，直径 1.5 ～ 2.5 cm。**中央较厚，微隆起**，有果实脱落后的圆形疤痕，边缘较薄，4 裂，裂片多反卷，易碎；基部有果梗或圆孔状的果梗痕。外表面黄褐色或红棕色，内表面黄棕色，密被细绒毛。质硬而脆。气微，味涩。

【外观质量评价】以色红棕、质厚、味涩、表面带柿霜者为佳。

【药性及功能主治】苦、涩，平。归胃经。降逆止呃。用于呃逆。

【易混品及伪品】

1. 油柿蒂　为柿树科植物油柿 *Diospyros kaki Thunb.* var. *sylvestris* Makino 的干燥宿萼。本品宿萼呈扁圆形，直径 1 ～ 2.5 cm，中央厚，极隆起呈帽状。背面棕褐色，中心有的有果柄或果柄脱落后的圆孔，无明显的空洞，边缘 4 裂片，多向下反卷，裂面显棕黑色，腹面呈圆形，内生绒毛较稀疏，中心与果实相连处微突起，无毛。质硬而坚。柿蒂与油柿蒂主要区别：前者宿萼扁圆，中央微隆起；裂片三角形多向上反卷；腹面类方形，密被锈色短绒毛；体轻质脆。而后者油柿蒂则宿萼隆起呈帽状；裂片多向下反卷；腹面呈圆形，绒毛较稀疏；质硬而坚。可资区分。

2. 未成熟柿蒂　为柿的果实未成熟之前，萼片尚未随果实的长大而完全展开时，遇大风、下雨等因素过早落地而被收集的未成熟宿萼。本品宿萼盘状，中央明显隆起，直径 1.5 ～ 2.5 cm。萼筒部帽状或喇叭状，有的残存小幼果。萼裂片 4 裂，宽三角形，平展，多反卷，底部有圆形的果柄痕。外表面黄绿色至黄棕色，内表面黄棕色，密被细绒毛。质轻而脆，无臭，味微涩。

3. 黑枣蒂　为同科植物君迁子 *Diospyros lotus*.L 的干燥宿萼。与正品的区别在于中央不隆起呈扁平状，边缘与中央一样坚硬。果实脱落处有一圈明显的黑色环纹。

柏子仁（药典品种）

【采源】本品为柏科植物侧柏 *Platycladus orientalist*（L.）Franco 的十燥成熟种仁。

【产地加工】全国大部分地区有栽培。主产于河南、山东、河北等地。秋、冬二季采收成熟种子，晒干，除去种皮，收集种仁。

【饮片规格】

柏子仁　除去杂质和残留的种皮。

柏子仁霜　取净柏子仁，照制霜法制霜。

【性状】

柏子仁　本品呈长卵形或长椭圆形，长 4 ～ 7 mm，直径 1.5 ～ 3 mm。表面黄白色或淡黄棕色，外包膜质内种皮，顶端略尖，有深褐色的小点，基部钝圆。质软，富油性。气微香，味淡。

柏子仁霜 本品为均匀、疏松的淡黄色粉末，微显油性，气微香。

【外观质量评价】以籽粒饱满、黄白色、油性大而不泛油、无皮壳杂质者为佳。

【药性及功能主治】甘，平。归心、肾、大肠经。养心安神，润肠通便，止汗。用于阴血不足，虚烦失眠，心悸怔忡，肠燥便秘，阴虚盗汗。

【劣品】

劣品柏子仁　带壳、破碎的柏子仁及走油变质的黄色或黑色柏子仁，按商品等级分为选货、统货，选货杂质≤ 1%，走油≤ 1%，碎粒≤ 1%；统货杂质≤ 1%，走油≤ 1%，碎粒≤ 3%。市场上出售的柏子仁所谓的98货、95货、93货的杂质远超过3%，还有些掺有较多的大米碎粒，注意区分。

大枣（药典品种）

【来源】本品为鼠李科植物枣 *Ziziphus jujuba* Mill. 的干燥成熟果实。

【产地加工】全国大部分地区有栽培。主产于山东、河南、河北、四川、山西等地。秋季果实成熟时采收，晒干。

【饮片规格】

大枣 除去杂质，洗净，晒干。用时破开或去核。

【性状】

大枣 本品呈椭圆形或球形，长2～3.5 cm，直径1.5～2.5 cm。表面暗红色，略带光泽，有不规则皱纹。基部凹陷，有短果梗。外果皮薄，中果皮棕黄色或淡褐色，肉质柔软，富糖性而油润。果核纺锤形，两端锐尖，质坚硬。气微香，味甜。

【外观质量评价】本品以色红、个大、肉厚、核小、油润而味甜者为佳。

【药性及功能主治】甘，温。归脾、胃、心经。补中益气，养血安神。用于脾虚食少，乏力便溏，妇人脏躁。

【地方习用品】

黑枣　来源与大枣相同，加工方法不同。一般于秋季果实成熟时采摘，用开水稍烫至果肉略软，在熏房中用湿柴草烟熏，边熏边焙至枣皮转黑转亮，枣肉半熟，干燥适度时取出，即为“大乌枣”或“黑枣”。果实呈椭圆形或短圆形，长2.5～3.5 cm，直径2～2.5 cm。表面全体棕黑色至乌黑色，微有光泽，见不规则纵皱纹，两端中央微凹入，其中一端可见细小果柄痕，质柔软，掰开果肉呈深棕色至棕褐色，油润而有光泽，富糖性，具粘胶质，味甘甜稍有烟熏气，除去果肉，果核呈纺锤形，核壳坚硬，内有黄白色种仁。黑枣多为山东产区加工，多作药用。

冬瓜皮（药典品种）

【来源】本品为葫芦科植物冬瓜 *Benincasa hispida*（Thunb.）Cogn. 的干燥外层果皮。

【产地加工】全国大部分地区有栽培。食用或加工冬瓜时，洗净，削取外层果皮，晒干。

【饮片规格】

冬瓜皮　除去杂质，洗净，切块或宽丝，干燥。

【性状】

冬瓜皮　本品为不规则的碎片，常向内卷曲，大小不一。外表面灰绿色或黄白色，被有白霜，有的较光滑不被白霜；内表面较粗糙，有的可见筋脉状维管束。体轻，质脆。气微，味淡。

【外观质量评价】本品以皮薄、块条长大、色灰绿、外有粉霜、干燥无杂质者为佳。

【药性及功能主治】甘，凉。归脾、小肠经。利尿消肿。用于水肿胀满，小便不利，暑热口渴，小便短赤。

冬瓜子

【来源】本品为葫芦科植物冬瓜 *Benincasa hispida*（Thunb.）Cogn. 的干燥种子。

【产地加工】全国大部分地区有栽培。食用或加工冬瓜时，洗净，取其种子略浸洗净黏液，再用 2% 的明矾水浸泡 1 ～ 2 h，捞出沥净水晒干。

【饮片规格】

冬瓜子　除去杂质，筛去灰屑。

【性状】

冬瓜子　种子呈扁平的卵圆形或长椭圆形，长 1 ～ 1.5 cm，宽 0.5 ～ 0.8 cm，厚约 0.2 cm。种皮黄白色，较粗糙。一端钝圆，另一端尖，并有 2 个小突起，较大的突起上面有一明显珠孔，较小的突起为种脐。边缘光滑，习称“单边冬瓜子”，或两面外缘各有一环纹，习称“双边冬瓜子”。种皮较硬脆，剥去种皮可见白色肥厚的种仁 2 片（子叶）。气无，味微甜。单边冬瓜子多为长形冬瓜的种子，双边冬瓜子系圆形冬瓜的种子。

【外观质量评价】本品以粒大饱满、色黄白者为佳。

【药性及功能主治】甘，微寒。归肺、大肠经。清热化痰，排脓利湿。用于痰热咳嗽，肺痈，肠痈，淋病，水肿。

夏枯草（药典品种）

【来源】本品为唇形科植物夏枯草 *Prunella vulgaris* L. 的干燥果穗。

【产地加工】主产于江苏、安徽、河南等地。夏季果穗呈棕红色时采收，除去杂质，晒干。

【性状】

夏枯草　本品呈圆柱形，略扁，长 1.5 ～ 8 cm，直径 0.8 ～ 1.5 cm；淡棕色至棕红色。全穗由数轮至 10 数轮宿萼与苞片组成，每轮有对生苞 2 片，呈扇形，先端尖尾状，脉纹明显，外表面有白毛。每一苞片内有花 3 朵，花冠多已脱落，宿萼二唇形，内有小坚果 4 枚，卵圆形，棕色，尖端有白色突起。体轻。气微，味淡。

【外观质量评价】本品以果穗成熟、穗大、色棕红、摇之作响者为佳。药材市场上分为“夏枯草”（残留果柄长度超过 2 cm），“夏枯球”（果柄长度≤ 2 cm）。残留果柄为非药用部位，应选择“夏枯球”入药。

【药性及功能主治】辛、苦，寒。归肝、胆经。清肝泻火，明目，散结消肿。用于目赤肿痛，目珠夜痛，头痛眩晕，瘰疬，瘿瘤，乳痈，乳癖，乳房胀痛。

【地方习用品】

白毛夏枯草　又名筋骨草。在安徽、上海、福建等地使用。为唇形科植物金疮小草 *Ajuga decumbens* Thunb. 的干燥带花地上部分。本品为灰黄色或暗绿色短段，根、茎、叶混合。根细小，暗黄色。茎方形，灰黄色或暗绿色，密被白柔毛；质较柔韧，不易折断。叶多皱缩，完整叶片展开后呈匙形或倒卵状披针形，绿褐色，边缘有波状粗齿，叶柄具狭翅。轮状花序腋生，小花二唇形，黄棕色。无杂质。

凤眼草

【来源】本品为苦木科植物臭椿（樗）*Ailanthus altissima*（Mill.）Swingle 的干燥成熟果实。

【产地加工】全国大部分地区有栽培。秋季果实成熟时采收，除去果柄、果序轴等杂质，晒干。

【饮片规格】

凤眼草　除去杂质及残留果柄及黑朽者，筛去尘屑。

【性状】

凤眼草　本品呈长矩圆形，扁平，两端稍有卷曲，长 2.5 ～ 4 cm，宽 1 ～ 1.2 cm。表面黄褐色，膜质，有细密的脉纹，中央突起呈扁球形，内含种子 1 枚。种子扁圆形，种皮黄褐色。子叶 2 片，富油性。气微，味苦。

【外观质量评价】本品以干燥、果实饱满、杂质少者为佳。

【药性及功能主治】苦、涩，寒。归脾、大肠、小肠经。清利湿热，止痢止血，疏风止痒。用于痢疾，便血，尿血，崩漏，白带，阴道滴虫，湿疹。

（张宏武、张晓明）

第七章
全草类中药

伸筋草（药典品种）

【来源】本品为石松科植物石松 *Lycopodium japonicum* Thunb. 的干燥全草。

【产地加工】主产于浙江、福建、湖北、江苏等地。夏、秋二季茎叶茂盛时采收，除去杂质，晒干。

【饮片规格】

伸筋草 除去杂质，洗净，切段，干燥。

【性状】

药材 本品匍匐茎呈细圆柱形，略弯曲，长可达 2 m，直径 1 ～ 3 mm，其下有黄白色细根；直立茎作二叉状分枝。叶密生茎上，螺旋状排列，皱缩弯曲，线形或针形，长 3 ～ 5 mm，黄绿色至淡黄棕色，无毛，先端芒状，全缘，易碎断。质柔软，断面皮部浅黄色，木部类白色。气微，味淡。

饮片 本品呈不规则的段，茎呈圆柱形，略弯曲。**叶密生茎上，螺旋状排列，皱缩弯曲，线形或针形，黄绿色至淡黄棕色，先端芒状，全缘。切面皮部浅黄色，木部类白色**。气微，味淡。

【外观质量评价】药材以身干、茎长、黄绿色、无杂质者为佳。

【药性及功能主治】微苦、辛，温。归肝、脾、肾经。祛风除湿，舒筋活络。用于关节酸痛，屈伸不利。

【地方习用品】

1. 垂穗伸筋草　垂穗石松（铺地蜈蚣）*Lycopodium cernnum* L. 的全草。在浙江、四川、江西、广东、广西、云南等地亦作伸筋草药用。与石松的主要区别点为：茎高 30 ～ 50 cm，叶稀疏，通常向下弯曲，侧枝叶密生，条状钻形，长 0.2 ～ 0.3 cm，向上弯曲。孢子囊穗小，长 0.8 ～ 2 cm，无柄，单生于小枝顶端，常下垂。

2. 小伸筋草　为多穗石松 *Lycopodium annotinum* L. 的干燥全草。主产于甘肃、陕西、四川等地。性状特征：根茎呈圆柱形，弯曲，表面黄色或黄绿色，质柔韧，断面近白色，内有一木心。茎细长弯曲，有分枝。鳞叶皱而弯曲，螺旋状排列，紧密，无柄。展开后呈线状披针形，长 6～8 cm，宽 1～1.2 cm，黄绿色或黄色，叶基部略变狭，顶部渐尖，有芒刺，边缘有疏细齿。孢子囊有时可见，横生，孢子球圆四面体，表面有网纹。气微，味淡。

麻黄（药典品种）

【来源】本品为麻黄科草本状小灌木草麻黄 *Ephedra sinica* stapf.、木贼麻黄 *Ephedra equisetina* Bge.、中麻黄 *Ephedra intermedia* Schrenk et C. A. Mey 的干燥草质茎。

【产地加工】主产于河北、山西、内蒙古、甘肃等地。秋季采割绿色草质茎，晒干，除去木质茎、残根及杂质，切段。生用、蜜炙或捣绒用。

【饮片规格】

麻黄段　取原药材，除去杂质、木质茎及残根，洗净，微润后切段，干燥。

蜜麻黄　取炼蜜用适量开水稀释后，加入净麻黄段中拌匀，闷润，待蜜水被吸尽后置锅内，用文火加热，炒至不粘手为度，取出，放凉。

【性状】

药材

草麻黄　呈细长圆柱形，少分枝，直径 1～2 mm。有的带少量棕色木质茎。表面淡绿色至黄绿色，有细纵脊线，触之微有粗糙感。节明显，节间长 2～6 cm。节上有膜质鳞叶，长 3～4 mm；裂片 2（稀 3），锐三角形，先端灰白色，反曲，基部联合成筒状，红棕色。体轻，质脆，易折断，断面略呈纤维性，周边绿黄色，髓部红棕色，近圆形。气微香，味涩、微苦。

中麻黄　多分枝，直径 1.5～3 mm，有粗糙感。节上膜质鳞叶长 2～3 mm，裂片 3（稀 2），先端锐尖。断面髓部呈三角状圆形。

木贼麻黄　较多分枝，直径 1～1.5 mm，无粗糙感。节间长 1.5～3 cm。膜质鳞叶长 1～2 mm；裂片 2（稀 3），上部为短三角形，灰白色，先端多不反曲，基部棕红色至棕黑色。

饮片

麻黄段 成品长约 10 ～ 15 mm，直径 1 ～ 3 mm。**表面淡绿色至黄绿色，有细纵脊线**。节明显，节上有膜质鳞叶。**断面略呈纤维性，周边绿黄色，髓部红棕色**。习称**“玫瑰心”**。气微香，味涩、微苦。

蜜麻黄 与麻黄段相似，不同点是表面深黄色微显黏性，味微甜。

【外观质量评价】以表面黄绿色，断面髓部红棕色者为佳。

【药性及功能主治】辛、微苦，温。归肺、膀胱经。发汗散寒，宣肺平喘，利水消肿。用于风寒感冒，胸闷咳喘，风水浮肿；支气管哮喘。蜜麻黄润肺止咳，多用于表证已解，气喘咳嗽。

鱼腥草（药典品种）

【来源】本品为三白草科植物蕺菜 *Houttuynia cordata* Thunb. 的新鲜全草或干燥地上部分。

【产地加工】分布长江以南各地。鲜品全年均可采割；干品夏季茎叶茂盛花穗多时采割，除去杂质，晒干。

【饮片规格】

鲜鱼腥草 除去杂质。

干鱼腥草 除去杂质，迅速洗净，切段，干燥。

【性状】

药材

鲜鱼腥草 茎呈圆柱形，长 20 ～ 45 cm，直径 0.25 ～ 0.45 cm；上部绿色或紫红色，下部白色，节明显，下部节上生有须根，无毛或被疏毛。叶互生，叶片心形，长 3 ～ 10 cm，宽 3 ～ 11 cm；先端渐尖，全缘；上表面绿色，密生腺点，下表面常紫红色；叶柄细长，基部与托叶合生成鞘状。穗状花序顶生。具鱼腥气，味涩。

干鱼腥草 茎呈扁圆柱形，扭曲，表面黄棕色，具纵棱数条；质脆，易折断。叶片卷折皱缩，展平后呈心形，上表面暗黄绿色至暗棕色，下表面灰绿色或灰棕色。穗状花序黄棕色。

饮片 本品为不规则的段。茎呈扁圆柱形，表面淡红棕色至黄棕色，有纵棱。叶片多破碎，黄棕色至暗棕色。穗状花序黄棕色。**鲜鱼腥草搓碎具鱼腥气**，味涩。

【外观质量评价】药材以叶多、色绿、有花穗、鱼腥气浓者为佳。

【药性及功能主治】辛，微寒。归肺经。清热解毒，消痈排脓，利尿通淋。用于肺痈吐脓，痰热喘咳，热痢，热淋，痈肿疮毒。

仙鹤草（药典品种）

【来源】本品为蔷薇科植物龙芽草 *Agrimonia pilosa* Ledeb. 的干燥地上部分。

【产地加工】主产于浙江、江苏、湖北。夏、秋二季茎叶茂盛时采割，除去杂质，干燥。

【饮片规格】

仙鹤草　除去残根和杂质，洗净，稍润，切段，干燥。

【性状】

药材　本品长 50 ～ 100 cm，全体被白色柔毛。茎下部圆柱形，直径 4 ～ 6 mm，红棕色，上部方柱形，四面略凹陷，绿褐色，有纵沟和棱线，有节；体轻，质硬，易折断，断面中空。单数羽状复叶互生，暗绿色，皱缩卷曲；质脆，易碎；叶片有大小 2 种，相间生于叶轴上，顶端小叶较大，完整小叶片展平后呈卵形或长椭圆形，先端尖，基部楔形，边缘有锯齿；托叶 2，抱茎，斜卵形。总状花序细长，花萼下部呈筒状，萼筒上部有钩刺，先端 5 裂，花瓣黄色。气微，味微苦。

饮片　本品为不规则的段，茎多数方柱形，有纵沟和棱线，有节。切面中空。叶多破碎，暗绿色，边缘有锯齿；托叶抱茎。有时可见黄色花或带钩刺的果实。气微，味微苦。

【外观质量评价】以身干、茎红棕色、质嫩、叶多者为佳。

【药性及功能主治】苦、涩，平。归心、肝经。收敛止血，截疟，止痢，解毒，补虚。用于咯血，吐血，崩漏下血，疟疾，血痢，痈肿疮毒，阴痒带下，脱力劳伤。

紫花地丁（药典品种）

【来源】本品为堇菜科植物紫花地丁 *Viola yedoensis* Makino 的干燥全草。

【产地加工】主产于江苏、浙江、河南、福建、安徽等地。春、秋二季采收，除去杂质，晒干。

【饮片规格】

紫花地丁 除去杂质，洗净，切碎，干燥。

【性状】

紫花地丁 本品多皱缩成团。**主根长圆锥形**，直径 1 ～ 3 mm；**淡黄棕色**，有细纵皱纹。**叶基生，灰绿色，展平后叶片呈披针形或卵状披针形**，长 1.5 ～ 6 cm，宽 1 ～ 2 cm；先端钝，基部截形或稍心形，边缘具钝锯齿，两面有毛；叶柄细，长 2 ～ 6 cm，上部具明显狭翅。花茎纤细；**花瓣 5，紫堇色或淡棕色**；花距细管状。蒴果椭圆形或 3 裂，种子多数，淡棕色。气微，味微苦而稍黏。

【外观质量评价】以色绿、根黄者为佳。

【药性及功能主治】苦、辛，寒。归心、肝经。清热解毒，凉血消肿。用于疔疮肿毒，痈疽发背，丹毒，毒蛇咬伤。

【地方习用品】

1. 地丁草 不同地区以同科属多种植物如早开堇菜 *Viola prionantha* Bunge（甘肃地标），长萼堇菜（*Viola inconspicua* Bl.）、戟叶堇菜（*Viola betonicifolia* Sm.）或浅圆齿堇菜（*Viola schneideri* W. Beck.）（四川地标）的干燥全草作为“地丁草”使用。本品呈不规则的段。茎、叶、花、果混合。叶柄碎段，灰绿色，叶皱缩深裂。花淡紫色，蒴果椭圆形或 3 裂果，内有多数棕褐色或棕红色种子。气微，味微苦而涩，嚼之显黏性。

2. 甜地丁 为豆科植物米口袋 *Gueldenstaedtia verna*（Georgi）Boriss. 的干燥全草。主产于黑龙江、吉林、辽宁、内蒙古、山西、河南、山东、安徽、江苏、湖北等地。性状鉴别：根茎簇生或单一，圆柱形。根长圆锥形，有的略扭曲，长 9 ～ 18 cm，直径 0.3 ～ 0.8 cm；表面红棕色或灰黄色，有纵皱纹、横向皮孔及细长的侧根；质硬，断面黄白色，边缘绵毛状。茎短而细，灰绿色，有茸毛。单数羽状复叶，丛生，具托叶，叶多皱缩、破碎，完整小叶片展平后呈椭圆形或长椭圆形，灰绿色，有茸毛。蝶形花冠紫色。荚果圆柱形，长 1.5 ～ 2.5 cm，棕色，有茸毛；种子黑色，细小。味微甜，嚼之有豆腥味。以根粗长、叶色灰绿者为佳。

3. 苦地丁 本品为罂粟科植物紫堇 *Corydalis bungeana* Turcz. 的干燥全草。主产于内蒙古、河北、辽宁、山东、山西等地。性状鉴别：本品皱缩成团，长 10 ～ 30 cm。主根圆锥形，表面棕黄色。茎细，多分枝，表面灰绿色或黄绿色，具 5 纵棱，质软，断面中空。叶多皱缩破碎，暗绿色或灰绿色，完整叶片 2 ～ 3 回羽状全裂。花少见，花冠唇形，有距，淡紫色。蒴果扁长椭圆形，呈荚果状。种子扁心形，黑色，有光泽。气微，味苦。

金钱草（药典品种）

【来源】本品为报春花科植物过路黄 Lysimachia christinae Hance 的干燥全草。

【产地加工】以四川的宜宾、乐山、内江、南充，陕西的汉中、安康等地为主产地。广西、湖北、湖南、云南、安徽、浙江、江苏等省、自治区也有分布。夏、秋二季采收，除去杂质，晒干。

【饮片规格】

金钱草　除去杂质，抢水洗，切段，干燥。

【性状】

药材　本品常缠结成团，无毛或被疏柔毛。茎扭曲，表面棕色或暗棕红色，有纵纹，下部茎节上有时具须根，断面实心。叶对生，多皱缩，展平后呈宽卵形或心形，长 1 ～ 4 cm，宽 1 ～ 5 cm，基部微凹，全缘；上表面灰绿色或棕褐色，下表面色较浅，主脉明显突起，用水浸后，对光透视可见黑色或褐色条纹；叶柄长 1 ～ 4 cm。有的带花，花黄色，单生叶腋，具长梗。蒴果球形。气微，味淡。

饮片　本品为不规则的段。**茎棕色或暗棕红色，有纵纹，实心**。叶对生，展平后**呈宽卵形或心形**，上表面灰绿色或棕褐色，下表面色较浅，主脉明显突出，**用水浸后，对光透视可见黑色或褐色的条纹**。偶见黄色花，单生叶腋。气微，味淡。

【外观质量评价】以茎红、叶大色绿、无杂草者为佳。

【药性及功能主治】甘、咸，微寒。归肝、胆、肾、膀胱经。利湿退黄，利尿通淋，解毒消肿。用于湿热黄疸，胆胀胁痛，石淋，热淋，小便涩痛，痈肿疔疮，蛇虫咬伤。

【地方习用品】

1. 广金钱草　本品为豆科植物广金钱草 *Desmodium styracifoLium*（Osb.）Merr. 的干燥地上部分。分布于广东、广西，夏、秋二季采割，除去杂质，晒干。性状特点：本品茎呈圆柱形，长可达 1 m；密被黄色伸展的短柔毛；质稍脆，断面中部有髓。叶互生，小叶 1 或 3，圆形或矩圆形，直径 2 ～ 4 cm；先端微凹，基部心形或钝圆，全缘；上表面黄绿色或灰绿色，无毛，下表面具灰白色紧贴的绒毛，侧脉羽状；叶柄长 1 ～ 2 cm，托叶 1 对，披针形，长约 0.8 cm。气微香，味微甘。

2. 连钱草　又名江苏金钱草，为唇形科植物活血丹 *Glechoma longituba*（Nakai）Kupr. 的干燥地上部分。春至秋季采收，除去杂质，晒干。本品长 10 ～ 20 cm，疏被短柔毛。茎呈方柱形，细而扭曲；表面黄绿色或紫红色，节上有不定根；质脆，易折断，断面常中空。叶对生，叶片多皱缩，展平后呈肾形或近心形，长 1 ～ 3 cm，宽 1.5 ～ 3 cm，灰绿色或绿褐色，边缘具圆齿；叶柄纤细，长 4 ～ 7 cm。轮伞花序腋生，花冠二唇形，长达 2 cm。搓之气芳香，味微苦。

3. 小金钱草　在江西作金钱草使用。本品为伞形科植物白毛天胡荽 *Hydrocotyle sibthorpioides* Lam var. batrachium（Hance）Hand. -Mazz. 或天胡荽 *Hydmoctyle sibthorpiodes* Lam. 的干燥全草。春、夏二季采收，除去杂质，晒干。茎呈圆柱形，无毛。叶互生，呈圆形掌状浅裂，每小裂片顶端又 3 小裂，掌状网脉。

【易混品及伪品】

1. 聚花过路黄　为同科属植物聚花过路黄 *Lysimachia congestifolora* Hemsl. 的全草。与正品金钱草的区别：花生于茎端的叶腋，叶片卵形至宽卵形，叶背主脉及侧脉均明显突出，用水浸后，对光照无黑色或褐色条纹，具红色或黑色颗粒状的腺点。茎细小，断面中空。

2. 点腺过路黄　为同科属植物点腺过路黄 *Lysimachia hernsleyana* Maxim. 的全草。茎圆柱形，具短毛。叶对生，心形或宽卵形，叶缘具不明显的点状突起，主脉 1 条，叶背面被短疏毛。叶片对光透视腺体为点状分布。

广藿香（药典品种）

【来源】本品为唇形科植物广藿香 *Pogostemon cablin*（ Blanco）Benth. 的干燥地上部分。

【产地加工】主产于广东、海南。枝叶茂盛时采割，日晒夜闷，反复至干。

【饮片规格】

广藿香　除去残根和杂质，先抖下叶，筛净另放；茎洗净，润透，切段，晒干，再与叶混匀。

【性状】

药材　本品茎略呈方柱形，多分枝，枝条稍曲折，长 30 ～ 60 cm，直径 0.2 ～ 0.7 cm；表面被柔毛；质脆，易折断，断面中部有髓；老茎类圆柱形，直径 1 ～ 1.2 cm，被灰褐色栓皮。叶对生，皱缩成团，展平后叶片呈卵形或椭圆形，长 4 ～ 9 cm，宽 3 ～ 7 cm；两面均被灰白色绒毛；先端短尖或钝圆，基部楔形或钝圆，边缘具大小不规则的钝齿；

叶柄细，长 2 ～ 5 cm，被柔毛。气香特异，味微苦。

饮片　本品呈不规则的段。**茎略呈方柱形**，表面灰褐色、灰黄色或带红棕色，**被柔毛**。**切面有白色髓**。叶破碎或皱缩成团，**完整者展平后呈卵形或椭圆形，两面均被灰白色绒毛**；基部楔形或钝圆，边缘具大小不规则的钝齿；叶柄细，被柔毛。**气香特异**，味微苦。

【外观质量评价】以叶多、香气浓者为佳。药典规定叶不得少于 20%。

【药性及功能主治】辛，微温。归脾、胃、肺经。芳香化浊，和中止呕，发表解暑。用于湿浊中阻，脘痞呕吐，暑湿表证，湿温初起，发热倦怠，胸闷不舒，寒湿闭暑，腹痛吐泻，鼻渊头痛。

【地方习用品】

土藿香　为唇形科植物藿香 *Agastache rugosus*（Fisch. et Mey.）Q. Ktze 的干燥地上部分。主产于四川、甘肃等地。5 ～ 8 月枝叶茂盛时或花初开时采割地上部分，阴干。性状特征：茎呈方柱形，分枝常对生，长 30 ～ 90 cm，直径 0.2 ～ 1 cm；表面黄绿色；质脆，易折断，断面白色，中空。叶对生，叶片较薄，多皱缩破碎，完整者呈卵形或长卵形，长 2 ～ 8 cm，宽 1 ～ 5 cm，边缘有钝锯齿，叶柄长 1 ～ 4 cm。穗状轮伞花序顶生。气香而特异，味淡，微凉。

半枝莲（药典品种）

【来源】本品为唇形科植物半枝莲 *Scutellaria barbata* D. Don 的干燥全草。

【产地加工】主产于河南、河北、山西、陕西、安徽、江苏、浙江、江西、湖南、湖北、四川、云南、贵州等地。夏、秋二季茎叶茂盛时采挖，洗净，晒干。

【饮片规格】

半枝莲　除去杂质，洗净，切段，干燥。

【性状】

药材　本品长 15 ～ 35 cm，无毛或花轴上疏被毛。根纤细。茎丛生，较细，方柱形；表面暗紫色或棕绿色。叶对生，有短柄；叶片多皱缩，展平后呈三角状卵形或披针形，长 1.5 ～ 3 cm，宽 0.5 ～ 1 cm；先端钝，基部宽楔形，全缘或有少数不明显的钝齿；上表面暗绿色，下表面灰绿色。花单生于茎枝上部叶腋，花萼裂片钝或较圆；花冠二唇形，棕黄色或浅蓝紫色，长约 1.2 cm，被毛。果实扁球形，浅棕色。气微，味微苦。

饮片 本品呈不规则的段。**茎方柱形，中空**，表面暗紫色或棕绿色。**叶对生**，多破碎，**上表面暗绿色，下表面灰绿色**。花萼下唇裂片钝或较圆；花冠唇形，棕黄色或浅蓝紫色，被毛。**果实扁球形，浅棕色**。气微，味微苦。

【外观质量评价】以身干、茎叶色紫绿、带叶、无杂质者为佳。

【药性及功能主治】辛、苦，寒。归肺、肝、肾经。清热解毒，化瘀利尿。用于疔疮肿毒，咽喉肿痛，跌扑伤痛，水肿，黄疸，蛇虫咬伤。

半边莲（药典品种）

【来源】本品为桔梗科植物半边莲 *Lobelia chinensis* Lour. 的干燥全草。

【产地加工】主产于江苏、浙江、安徽等地。夏季采收，除去泥沙，洗净，晒干。

【饮片规格】

半边莲 除去杂质，洗净，切段，干燥。

【性状】

药材 本品常缠结成团。根茎极短，直径 1 ～ 2 mm；表面淡棕黄色，平滑或有细纵纹。根细小，黄色，侧生纤细须根。茎细长，有分枝，灰绿色，节明显，有的可见附生的细根。叶互生，无柄，叶片多皱缩，绿褐色，展平后叶片呈狭披针形，长 1 ～ 2.5 cm，宽 0.2 ～ 0.5 cm，边缘具疏而浅的齿或全缘。花梗细长，花小，单生于叶腋，花冠基部筒状，上部 5 裂，偏向一边，浅紫红色，花冠筒内有白色茸毛。气微特异，味微甘而辛。

饮片 本品呈不规则的段。根及根茎细小，表面淡棕黄色或黄色，茎细，灰绿色，节明显。叶无柄，叶片多皱缩，绿褐色，狭披针形，边缘具疏而浅的齿或全缘。气微特异，味微甘而辛。

【外观质量评价】以身干、茎叶色绿、根黄者为佳。

【药性及功能主治】辛，平。归心、小肠、肺经。清热解毒，利尿消肿。用于痈肿疔疮，蛇虫咬伤，鼓胀水肿，湿热黄疸，湿疹湿疮。

萹蓄（药典品种）

【来源】本品为蓼科植物萹蓄 *Polygonum aviculare* L. 的干燥地上部分。

【产地加工】全国大部分地区均产。以东北各省和河北、河南、山西、湖北等地产量大。夏季叶茂盛时采收，除去根和杂质，晒干。

【饮片规格】

萹蓄　除去杂质，洗净，切段，干燥。

【性状】

药材　本品茎呈圆柱形而略扁，有分枝，长 15 ～ 40 cm，直径 0.2 ～ 0.3 cm。表面灰绿色或棕红色，有细密微突起的纵纹；节部稍膨大，有浅棕色膜质的托叶鞘，节间长约 3 cm；质硬，易折断，断面髓部白色。叶互生，近无柄或具短柄，叶片多脱落或皱缩、破碎，完整者展平后呈披针形，全缘，两面均呈棕绿色或灰绿色。气微，味微苦。

饮片　本品呈不规则的段。茎呈圆柱形而略扁，表面灰绿色或棕红色，有细密微突起的纵纹；节部稍膨大，有浅棕色膜质的托叶鞘。切面髓部白色。叶片多破碎，完整者展平后呈披针形，全缘。气微，味微苦。

【外观质量评价】以质嫩、叶多、色灰绿者为佳。

【药性及功能主治】苦，微寒。归膀胱经。利尿通淋，杀虫，止痒。用于热淋涩痛，小便短赤，虫积腹痛，皮肤湿疹，阴痒带下。

瞿麦（药典品种）

【来源】本品为石竹科植物瞿麦 *Dianthus superbus* L. 或石竹 *Dianthus chinensis* L. 的干燥地上部分。

【产地加工】主产于河北和东北各省等地。夏、秋二季花果期采割，除去杂质，干燥。

【饮片规格】

瞿麦　除去杂质，洗净，稍润，切段，干燥。

【性状】

药材

瞿麦　茎圆柱形，上部有分枝，长 30 ～ 60 cm；表面淡绿色或黄绿色，光滑无毛，节明显，略膨大，断面中空。叶对生，多皱缩，展平叶片呈条形至条状披针形。枝端具花及果实，花萼筒状，长 2.7 ～ 3.7 cm；苞片 4 ～ 6，宽卵形，长约为萼筒的 1/4；花瓣棕紫色或棕黄色，卷曲，先端深裂成丝状。蒴果长筒形，与宿萼等长。种子细小，多数。气微，味淡。

石竹 萼筒长 1.4 ～ 1.8 cm，苞片长约为萼筒的 1/2；花瓣先端浅齿裂。

饮片 本品呈不规则段。茎圆柱形，表面淡绿色或黄绿色，节明显，略膨大。切面中空。叶多破碎。花萼筒状，苞片 4 ～ 6。蒴果长筒形，与宿萼等长。种子细小，多数。气微，味淡。

【外观质量评价】均以色黄绿、穗及叶多、无杂草无根须、干燥者为佳。

【药性及功能主治】苦，寒。归心、小肠经。利尿通淋，活血通经。用于热淋，血淋，石淋，小便不通，淋沥涩痛，经闭瘀阻。

荆芥（药典品种）

【来源】本品为唇形科植物荆芥 *Schizonepeta tenuifolia* Briq. 的干燥地上部分。

【产地加工】主产于江苏、浙江、河南、河北、山东等地。多为栽培。夏、秋二季花开到顶、穗绿时采割，除去杂质，晒干，切段。生用或炒炭用。

【饮片规格】

荆芥 取原药材，除去杂质，洗净，润透，切段，干燥。

荆芥炭 取荆芥段，用武火加热，炒至表面焦黑色，内部焦黄色，喷淋清水少许，熄灭火星，取出，晾干。

【性状】

药材 本品茎呈方柱形，上部有分枝，长 50 ～ 80 cm，直径 0.2 ～ 0.4 cm；表面淡黄绿色或淡紫红色，被短柔毛；体轻，质脆，断面类白色。叶对生，多已脱落，叶片 3 ～ 5 羽状分裂，裂片细长。穗状轮伞花序顶生，长 2 ～ 9 cm，直径约 0.7 cm。花冠多脱落，宿萼钟状，先端 5 齿裂，淡棕色或黄绿色，被短柔毛；小坚果棕黑色。气芳香，味微涩而辛凉。

饮片

荆芥 为长约 1 cm 的**茎枝小段**，**方柱形**，直径 2 ～ 4 mm，表面淡黄绿色或**淡紫红色**，叶对生，多脱落；**穗状轮伞花序**，**宿萼钟状**，先端 5 齿裂，小坚果棕黑色。**气芳香**，味微涩而辛凉。

荆芥炭 为不规则的小段，长约 5 mm，表面黑褐色。茎方柱形，体轻，质脆，断面焦褐色。叶对生，花冠多已脱落，宿萼钟状。略具香气，味苦而辛。

【外观质量评价】以茎细、色紫、穗多而密、香气浓者为佳。

【药性及功能主治】

荆芥辛，微温。归肺、肝经。解表散风，透疹，消疮。用于感冒，头痛，麻疹，风疹，疮疡初起。

荆芥炭辛、涩，微温。归肺、肝经。收敛止血。用于便血，崩漏，产后血晕。

【附注】

荆芥穗 本品为唇形科植物荆芥 *Schizonepeta tenuisfolia* Briq. 的干燥花穗。夏、秋二季花开到顶、穗绿时采摘，除去杂质，晒干。本品穗状轮伞花序呈圆柱形，长 3 ～ 15 cm，直径约 7 mm。花冠多脱落，宿萼黄绿色，钟形，质脆易碎，内有棕黑色小坚果。气芳香，味微涩而辛凉。本品辛，微温。归肺、肝经。解表散风，透疹，消疮。用于感冒，头痛，麻疹，风疹，疮疡初起。

益母草（药典品种）

【来源】本品为唇形科植物益母草 *Leonurus japonicus* Houtt. 的新鲜或干燥地上部分。

【产地加工】主产于东北、华北等地。鲜品春季幼苗期至初夏花前期采割；干品夏季茎叶茂盛、花未开或初开时采割，晒干，或切段晒干。

【饮片规格】

鲜益母草 除去杂质，迅速洗净。

干益母草 除去杂质，迅速洗净，略润，切段，干燥。

【性状】

药材

鲜益母草 幼苗期无茎，基生叶圆心形，5 ～ 9 浅裂，每裂片有 2 ～ 3 钝齿。花前期茎呈方柱形，上部多分枝，四面凹下成纵沟，长 30 ～ 60 cm，直径 0.2 ～ 0.5 cm；表面青绿色；质鲜嫩，断面中部有髓。叶交互对生，有柄；叶片青绿色，质鲜嫩，揉之有汁；下部茎生叶掌状 3 裂，上部叶羽状深裂或浅裂成 3 片，裂片全缘或具少数锯齿。气微，味微苦。

干益母草 茎表面灰绿色或黄绿色；体轻，质韧，断面中部有髓。叶片灰绿色，多皱缩、破碎，易脱落。轮伞花序腋生，小花淡紫色，花萼筒状，花冠二唇形。切段者长约 2 cm。

饮片　本品呈不规则的段。**茎方形，四面凹下成纵沟，灰绿色或黄绿色。切面中部有白髓**。叶片灰绿色，多皱缩、破碎。**轮伞花序腋生，花黄棕色，花萼筒状，花冠二唇形**。气微，味微苦。

【外观质量评价】以质嫩、叶多、颜色灰绿者为佳。

【药性及功能主治】苦、辛，微寒。归肝、心包、膀胱经。活血调经，利尿消肿，清热解毒。用于月经不调，痛经经闭，恶露不尽，水肿尿少，疮疡肿毒。

【附注】

童子益母草　为唇形科植物益母草 *Leonurus japonicas* Houtt. 的干燥基生叶。甘肃省药材标准收载。夏初采收 1 年生基生叶，除去杂质，抢水洗，稍润，切段，干燥。本品呈不规则段或碎片，叶片多皱缩、破碎，表面灰绿色，有的两面被糙状毛，叶柄细。气清香，味微淡。

茺蔚子　本品为唇形科植物益母草 *Leonurus japonicus* Houtt. 的干燥成熟果实。秋季果实成熟时采割地上部分，晒干，打下果实，除去杂质。本品呈三棱形，长 2 ～ 3 mm，宽约 1.5 mm。表面灰棕色至灰褐色，有深色斑点，一端稍宽，平截状，另一端渐窄而钝尖。果皮薄，子叶类白色，富油性。气微，味苦。本品辛、苦，微寒。归心包、肝经。活血调经，清肝明目。用于月经不调，经闭痛经，目赤翳障，头晕胀痛。

薄荷（药典品种）

【来源】本品为唇形科植物薄荷 *Mentha haplocalyx* Briq. 的干燥地上部分。

【产地加工】主产于江苏、湖南、江西等地。夏、秋二季茎叶茂盛或花开至 3 轮时，选晴天，分次采割，晒干或阴干。

【饮片规格】

薄荷　除去老茎及杂质，略喷清水，稍润，切短段，及时低温干燥。

【性状】

药材　本品茎呈方柱形，有对生分枝，长 15 ～ 40 cm，直径 0.2 ～ 0.4 cm；表面紫棕色或淡绿色，棱角处具茸毛，节间长 2 ～ 5 cm；质脆，断面白色，髓部中空。叶对生，有短柄；叶片皱缩卷曲，完整者展平后呈宽披针形、长椭圆形或卵形，长 2 ～ 7 cm，宽 1 ～ 3 cm；上表面深绿色，下表面灰绿色，稀被茸毛，有凹点状腺鳞。轮伞花序腋生，花萼钟状，先端 5 齿裂，花冠淡紫色。揉搓后有特殊清凉香气，味辛凉。

饮片　本品呈不规则的段。**茎方柱形，表面紫棕色或淡绿色，具纵棱线，棱角处具茸毛。切面白色，中空。**叶多破碎，上表面深绿色，下表面灰绿色，稀被茸毛。**轮伞花腋生**，花萼钟状，先端5齿裂，**花冠淡紫色。揉搓后有特殊清凉香气**，味辛凉。

【外观质量评价】药材以叶多、色深绿、气浓者为佳。药典规定叶不得少于30%。

【药性及功能主治】辛，凉。归肺、肝经。疏散风热。清利头目，利咽，透疹，疏肝行气。用于风热感冒，风温初起，头痛，目赤，喉痹，口疮，风疹，麻疹，胸胁胀闷。

【易混品及伪品】

留兰香　又称绿薄荷、香花菜，来源于同科属植物留兰香 *Mentha. spicata* L.、皱叶留兰香 *M. Crispata.* 的地上部分。本品茎呈近正方柱形，具槽及条纹。叶无柄或近无柄，完整叶片平展后呈卵状长圆形或长圆状披针形，长3～7 cm，宽1～2 cm，先端尖锐，基部宽楔形至近圆形，边缘具尖锐不规则的锯齿，草质，上表面绿色，下表面灰绿色。轮伞花序生于茎及分支顶端，呈间断向上密集的圆柱形穗状花序；小包片线形，长0.5～0.8 mm，花梗长0.2 cm，花萼钟形，长约2 mm，萼齿5，三角状披针形，花冠淡紫色，长约0.4 cm，两面无毛，冠筒长0.2 cm，冠檐具4裂片；雄蕊4，近等长；气芳香，味辛凉。

泽兰（药典品种）

【来源】本品为唇形科植物毛叶地瓜儿苗 *Lycopus lucidus* Turcz. var. hirtus Regel 的干燥地上部分。

【产地加工】全国大部分地区均有。夏、秋二季茎叶茂盛时采割，晒干。

【饮片规格】

泽兰　除去杂质，略洗，润透，切段，干燥。

【性状】

药材　本品茎呈方柱形，少分枝，四面均有浅纵沟，长50～100 cm，直径0.2～0.6 cm；表面黄绿色或带紫色，节处紫色明显，有白色茸毛；质脆，断面黄白色，髓部中空。叶对生，有短柄或近无柄；叶片多皱缩，展平后呈披针形或长圆形，长5～10 cm；上表面黑绿色或暗绿色，下表面灰绿色，密具腺点，两面均有短毛；先端尖，基部渐狭，边缘有锯齿。轮伞花序腋生，花冠多脱落，苞片和花萼宿存，小苞片披针形，有缘毛，花萼钟形，5齿。气微，味淡。

饮片　本品呈不规则的段。**茎方柱形，四面均有浅纵沟，表面黄绿色或带紫色，节处紫色明显，有白色茸毛。切面黄白色，中空**。叶多破碎，展平后呈披针形或长圆形，**边缘有锯齿。有时可见轮伞花序**。气微，味淡。

【外观质量评价】药材以身干、茎短、叶多、色灰绿、质嫩、完整不碎者为佳。

【药性及功能主治】苦、辛，微温。归肝、脾经。活血调经，祛瘀消痈，利水消肿。用于月经不调，经闭，痛经，产后瘀血腹痛，疮痈肿毒，水肿腹水。

香薷（药典品种）

【来源】本品为唇形科植物石香薷 *Mosla chinensis Maxim.* 或江香薷 *Mosla chinensis 'Jiangxiangru'* 的干燥地上部分。前者习称“青香薷”，后者习称“江香薷”。

【产地加工】石香薷主产湖南、湖北、广西、广东等地。江香薷主产于广东、广西、湖南等地。

【饮片规格】

香薷　除去残根和杂质，切段。

【性状】

青香薷　长30～50 cm，**基部紫红色**，上部黄绿色或淡黄色，**全体密被白色茸毛。茎方柱形**，基部类圆形，直径1～2 mm，节明显，节间长4～7 cm；质脆，易折断。叶对生，多皱缩或脱落，叶片展平后呈长卵形或披针形，暗绿色或黄绿色，边缘有3～5疏浅锯齿。穗状花序顶生及腋生，苞片圆卵形或圆倒卵形，脱落或残存；**花萼宿存，钟状**，淡紫红色或灰绿色，先端5裂，密被茸毛。小坚果4，直径0.7～1.1 mm，近圆球形，具网纹。气清香而浓，**味微辛而凉**。

江香薷　长55～66 cm。**表面黄绿色，质较柔软**。边缘有5～9疏浅锯齿。果实直径0.9～1.4 mm，表面具疏网纹。

【外观质量评价】均以质嫩、穗多、香气浓者为佳。

【药性及功能主治】辛，微温。归肺、胃经。发汗解表，化湿和中。用于暑湿感冒，恶寒发热，头痛无汗，腹痛吐泻，水肿，小便不利。

【地方习用品】

1. 海州香薷　为唇形科植物海州香薷 *Elsholtzia calycocarpa* Diels 的干燥地上部分，

主产于江西、河北、河南等地。以江西所产者产量大，质量好，又称“西香薷”。在全国大部分地区作香薷药用。和石香薷的主要区别点为：植株较粗长，多在 40 cm 以上；白色茸毛较密，节间长 4 ～ 7 cm，叶片较大，呈长卵形或披针形，穗状花序顶生或腋生，偏向一侧。

2. 牛至　为同科植物牛至 *Origanum vulgare* L. 干燥全草。曾在四川、云南、贵州、甘肃等省部分地区作香薷药用。

3. 土香薷　为同科植物香薷 *Elsholtzia ciliate*（Thunb.）Hyland. 的干燥全草。曾在四川、陕西、山东等省个别地区作香薷药用。又称德昌香薷。主要区别点为：叶较大，卵状椭圆形或披针状椭圆形，长3.5～10 cm，宽1.5～3 cm，穗状花序较大，花偏向一侧。

肉苁蓉（药典品种）

【来源】本品为列当科植物肉苁蓉 *Cistanche deserticola* Y. C. Ma 或管花肉苁蓉 *Cistanche tubulosa*（Schenk）Wight 的干燥带鳞叶的肉质茎。前者习称“软大芸”，后者习称“硬大芸”。

【产地加工】肉苁蓉主产于内蒙古巴彦淖尔市、阿拉善盟以及甘肃金塔、宁夏石嘴山、盐池等地，以阿拉善盟为道地产区。管花肉苁蓉主产于新疆天山以南塔克拉玛干沙漠周边县。春季苗刚出土时或秋季冻土之前采挖，除去茎尖。切段，晒干。

按不同的加工方法又分为“甜大芸”与“咸大芸”。春季采挖置沙土中，晒干为“甜大芸”（淡大芸）；秋季采水分大不易干燥，投入盐湖 1 ～ 3 年后晒干，成“咸大芸”。

【饮片规格】

肉苁蓉　除去杂质，洗净，润透，切厚片，干燥。

酒苁蓉　取净肉苁蓉片，照酒炖或酒蒸法炖或蒸至酒吸尽。

【性状】

药材

肉苁蓉　呈扁圆柱形，稍弯曲，长 3 ～ 15 cm，直径 2 ～ 8 cm。表面棕褐色或灰棕色，密被覆瓦状排列的肉质鳞叶，通常鳞叶先端已断。体重，质硬，微有柔性，不易折断，断面棕褐色，有淡棕色点状维管束，排列成波状环纹。气微，味甜、微苦。

管花肉苁蓉　呈类纺锤形、扁纺锤形或扁柱形，稍弯曲，长 5 ～ 25 cm，直径 2.5 ～ 9 cm。表面棕褐色至黑褐色。断面颗粒状，灰棕色至灰褐色，散生点状维管束。

饮片

肉苁蓉 呈不规则形的厚片。表面棕褐色或灰棕色。有的**可见密被覆瓦状排列的肉质鳞叶**。**切面有淡棕色或棕黄色点状维管束，排列成波状环纹**。气微，味甜、微苦。

管花肉苁蓉 呈不规则形的厚片。表面棕褐色至黑褐色。**断面颗粒状**，灰棕色至灰褐色，**散生点状维管束**。

酒苁蓉 形如肉苁蓉片。表面黑棕色，切面点状维管束，排列成波状环纹。质柔润。略有酒香气，味甜，微苦。

酒管花苁蓉 切面散生点状维管束。

【外观质量评价】药材均以条粗壮、密被鳞片、色棕褐、质地柔韧者为佳。

【药性及功能主治】甘、咸，温。归肾、大肠经。补肾阳，益精血，润肠通便。用于肾阳不足，精血亏虚，阳痿不孕，腰膝酸软，筋骨无力，肠燥便秘。

【地方习用品】

1. 盐生肉苁蓉 为列当科植物盐生肉苁蓉 *Cistanche salsa*（C. A. Mey.）G. Beck 带鳞叶的干燥肉质茎。性状特征：外表面灰棕色、暗棕色或棕褐色，具纵皱纹，可见残留已断裂的覆瓦状排列的肉质鳞叶，切面暗棕色或黑棕色，**有多数黄白色点状维管束，呈齿轮状排列**。体重，质硬而坚，微有韧性。气微，味微甜而后微苦，或微咸。

2. 沙苁蓉 为列当科植物沙苁蓉 *Cistanche sinensis* G. Beck 带鳞叶的干燥肉质茎。性状特征：本品圆柱形或扁圆柱形，长 15 ～ 70 cm，直径 1.5 ～ 3 cm，通常中部膨大。表面浅灰棕色，密生鳞叶，鳞叶窄短，每环鳞叶 4 ～ 6 片，有明显光泽。断面维管束呈星状圆环。气微，味甜、微苦咸。

3. 列当 为列当科植物列当 *Orobache coerulescens* Sfeph. 的干燥全草。性状特征：本品茎呈圆柱形，直径 1 ～ 3.5 cm。表面棕褐色或褐色，具纵向沟纹，疏被白色绒毛，肥壮，肉质。鳞叶互生，卵状披针形，呈黄棕色。花序黄褐色，花淡紫色或蓝紫色。质硬而脆或柔韧，气微，味微苦。

4. 草苁蓉 为列当科植物草苁蓉 *Boschniakiarossica*（Cham. et Schlecht.）Fedtsch. 的干燥地上部分。秋季采割，干燥。本品为不规则的段，茎、花、果实混合，茎呈圆柱状，直径 1 ～ 2.5 cm，表面残留黄棕色鳞叶，鳞叶三角状或卵状三角形；穗状花序，黄褐色；茎切面中间具黄棕色或类白色髓；气微，味微苦。

【伪品】

锁阳 为锁阳科植物锁阳 *Cynomorium songaricum* Rupr. 的干燥肉质茎。本品经酒蒸后用来冒充酒苁蓉片。性状特征见锁阳条目。

锁阳（药典品种）

【来源】本品为锁阳科植物锁阳 *Cynomorium songaricum* Rupr. 的干燥肉质茎。

【产地加工】主产于甘肃、内蒙古、新疆、青海等地。春季采挖，除去花序，切段，晒干。

【饮片规格】

锁阳　洗净，润透，切薄片，干燥。

【性状】

药材　本品呈扁圆柱形，微弯曲，长 5 ～ 15 cm，直径 1.5 ～ 5 cm。表面棕色或棕褐色，粗糙，**具明显纵沟及不规则凹陷，有的残存三角形的黑棕色鳞片**。体重，质硬，难折断，**断面浅棕色或棕褐色，有黄色三角状维管束**。气微，味甘而涩。

饮片　本品为不规则形或类圆形的片。外表皮棕色或棕褐色，粗糙，具明显纵沟及不规则凹陷。**切面浅棕色或棕褐色，散在黄色三角状维管束。气微，味甘而涩。**

【外观质量评价】药材以个肥大、色红、质坚实、断面粉性、不显筋脉者为佳。春季及秋冬季采收锁阳具有显著性状差异，秋冬季锁阳花序不显著，体重、质硬，品质较优，但全国药材市场流通中极少见，仅产地市场有所分布，多以礼品形式流通，故药典标准制定以春季锁阳为主。

【药性及功能主治】甘，温。归脾、肾、大肠经。补肾阳，益精血，润肠通便。用于肾阳不足，精血亏虚，腰膝痿软，阳痿滑精，肠燥便秘。

佩兰（药典品种）

【来源】本品为菊科植物佩兰 *Eupatorium fortunei* Turcz. 的干燥地上部分。

【产地加工】主产于江苏、河北、浙江、安徽、山东等地。夏、秋二季分 2 次采割，除去杂质，晒干。

【饮片规格】

佩兰　除去杂质，洗净，稍润，切段，干燥。

【性状】

药材　本品茎呈圆柱形，长 30 ～ 100 cm，直径 0.2 ～ 0.5 cm；表面黄棕色或黄绿色，有的带紫色，有明显的节和纵棱线；质脆，断面髓部白色或中空。叶对生，有柄，叶片多皱缩、破碎，绿褐色；完整叶片3裂或不分裂，分裂者中间裂片较大，展平后呈披针形或长圆状披针形，基部狭窄，边缘有锯齿；不分裂者展平后呈卵圆形、卵状披针形或椭圆形。气芳香，味微苦。

饮片 本品呈不规则的段。**茎圆柱形，表面黄棕色或黄绿色，有的带紫色，有明显的节和纵棱线。切面髓部白色或中空**。叶对生，叶片多皱缩、破碎，**绿褐色**。气芳香，味微苦。**揉之香气明显**。

【外观质量评价】以质嫩、叶多、色绿、未开花、香气浓者为佳。

【药性及功能主治】辛，平。归脾、胃、肺经。芳香化湿，醒脾开胃，发表解暑。用于湿浊中阻，脘痞呕恶，口中甜腻，口臭，多涎，暑湿表证，湿温初起，发热倦怠，胸闷不舒。

豨莶草（药典品种）

【来源】本品为菊科植物豨莶 *Siegesbeckia orientalis* L.、腺梗豨莶 *Siegesbeckia pubescens* Makino 或毛梗豨莶 *Siegesbeckia glabrescens* Makino 的干燥地上部分。

【产地加工】豨莶草主产于秦岭及长江以南各地，腺梗豨莶、毛梗豨莶全国大部分地区均产。

【饮片规格】

豨莶草 除去杂质，洗净，稍润，切段，干燥。

酒豨莶草 取净豨莶草段，照酒蒸法蒸透。

【性状】

药材 本品茎略呈方柱形，多分枝，长30～110 cm，直径0.3～1 cm；表面灰绿色、黄棕色或紫棕色，有纵沟和细纵纹，被灰色柔毛；节明显，略膨大；质脆，易折断，断面黄白色或带绿色，髓部宽广，类白色，中空。叶对生，叶片多皱缩、卷曲，展平后呈卵圆形，灰绿色，边缘有钝锯齿，两面皆有白色柔毛，主脉3出。有的可见黄色头状花序，总苞片匙形。气微，味微苦。

饮片

豨莶草 本品呈不规则的段。**茎略呈方柱形**，表面灰绿色、黄棕色或紫棕色，**有纵沟和细纵纹，被灰色柔毛。切面髓部类白色**。叶多破碎。灰绿色，边缘有钝锯齿，

两面皆具白色柔毛。有时可见黄色头状花序。气微，味微苦。

酒豨莶草　本品形如豨莶草段，表面褐绿色或黑绿色。微具酒香气。

【外观质量评价】均以叶多、枝嫩、色深绿者为佳。

【药性及功能主治】辛、苦，寒。归肝、肾经。祛风湿，利关节，解毒。用于风湿痹痛，筋骨无力，腰膝酸软，四肢麻痹，半身不遂，风疹湿疮。

茵陈（药典品种）

【来源】本品为菊科植物滨蒿 *Artemisia scoparia* Waldst. et Kit. 或茵陈蒿 *Artemisia capillaris* Thunb. 的干燥地上部分。

【产地加工】滨蒿主产于陕西、河北、山西等地，故又称“北茵陈”，陕西产者质量最佳；茵陈蒿主产于东部与南部沿海省区。春季幼苗高 6 ～ 10 cm 时采收或秋季花蕾长成至花初开时采割，除去杂质和老茎，晒干。春季采收的幼苗习称“绵茵陈”，秋季采割带花蕾者称“花茵陈”或“茵陈蒿”。药材市场以“绵茵陈”为主，“花茵陈”未见。

【饮片规格】

茵陈　除去残根和杂质，搓碎或切碎。绵茵陈筛去灰屑。

【性状】

绵茵陈　**多卷曲成团状，灰白色或灰绿色，全体密被白色茸毛，绵软如绒**。茎细小，长 1.5 ～ 2.5 cm，直径 0.1 ～ 0.2 cm，除去表面白色茸毛后可见明显纵纹；质脆，易折断。**叶具柄；展平后叶片呈 1 ～ 3 回羽状分裂**，叶片长 1 ～ 3 cm，宽约 1 cm；**小裂片卵形或稍呈倒披针形、条形，先端锐尖。气清香**，味微苦。

花茵陈（茵陈蒿）　茎呈圆柱形，多分枝，长 30 ～ 100 cm，直径 2 ～ 8 mm；表面淡紫色或紫色，有纵条纹，被短柔毛；体轻，质脆，断面类白色。叶密集，或多脱落；下部叶 2 ～ 3 回羽状深裂，裂片条形或细条形，两面密被白色柔毛；茎生叶 1 ～ 2 回羽状全裂，基部抱茎，裂片细丝状。头状花序卵形，多数集成圆锥状，长 1.2 ～ 1.5 mm，直径 1 ～ 1.2 mm，有短梗；总苞片 3 ～ 4 层，卵形，苞片 3 裂，外层雌花 6 ～ 10 个，可多达 15 个，内层两性花 2 ～ 10 个。瘦果长圆形，黄棕色。气芳香，味微苦。

【外观质量评价】药材均以质嫩、绵软如绒、色灰白或灰绿、无杂草、香气浓者为佳。

【药性及功能主治】苦、辛，微寒。归脾、胃、肝、胆经。清利湿热，利胆退黄。用于黄疸尿少，湿温暑湿，湿疮瘙痒。

【地方习用品】

1. 白蒿　为菊科植物大籽蒿 *Artemisia sieversiana* Ehrhart ex Willd. 的全草。卷曲成团或松散，灰白色，全株密被灰白色短茸毛。叶互生，有柄，展开叶片呈 2 ～ 3 回羽状或掌状全裂，小裂片线形 3 ～ 5 裂，两面均被灰白色棉毛。气微，味微苦。

2. 冷蒿　为菊科植物冷蒿 *Artemisia frigida* Willd. 的干燥全草。茎基部木质化，基部以上少分支，全株密被灰白色柔毛。叶互生，有柄，叶片呈 2 ～ 3 回羽状全裂，小裂片又常 3 ～ 5 裂，最终裂片线形，长约 5 mm，宽约 0.5 mm，两面均被灰白色棉毛。总苞直径 3 ～ 4 mm，花序托被长柔毛。河北张家口、内蒙古、吉林、新疆部分地区以其幼苗作为茵陈入药。

3. 短叶蒿　为菊科植物短叶蒿 *Artemisia stricta* Edqew. 的幼苗。茎生叶较少，分裂较少，茎生叶较短，被灰白色绢毛。在西藏部分地区作茵陈入药。

【伪品】

1. 白莲蒿　为菊科草本或半灌木植物白莲蒿 *Artemisia sacrorum* Ledeb. 的干燥幼苗。分布于我国北部地区。黑龙江和青海部分地区以其幼苗作茵陈入药。

2. 莳萝蒿　为菊科植物莳萝蒿 *Artemisia anethoides* Mattf. 的干燥幼苗。 其幼苗在西北地区和山东、天津曾作茵陈药用。

3. 海州蒿　为菊科植物海州蒿 *Artemisia fauriei* Nakai. 的干燥幼苗。山东滨海地区和浙江宁波及天津等地以其幼苗作茵陈入药。

4. 阴行草　为玄参科植物阴行草 *Siphonostegia chinensis* Benth. 的干燥全草。本品在江西、广西部分地区作土茵陈使用，在云南、贵州称金钟茵陈。在北方地区作刘寄奴入药。

青蒿（药典品种）

【来源】本品为菊科植物黄花蒿 *Artemisia annua* L. 的干燥地上部分。

【产地加工】全国大部分地区均生产，但南方生长的青蒿普遍比北方出产者青蒿素含量要高；海南、四川、广西等地所产者，其青蒿素的含量均较高。秋季花盛开时采割，除去老茎，阴干。

【饮片规格】

青蒿　除去杂质，喷淋清水，稍润，切段，干燥。

【性状】

药材　本品**茎呈圆柱形**，上部多分枝，长 30 ～ 80 cm，直径 0.2 ～ 0.6 cm；**表面黄绿色或棕黄色，具纵棱线**；质略硬，易折断，**断面中部有白色髓**。叶互生，暗绿色或棕绿色，卷缩易碎，**完整者展平后为 3 回羽状深裂**，裂片和小裂片矩圆形或长椭圆形，两面被短毛。**气香特异**，味微苦。

饮片　本品呈不规则的段，长 0.5 ～ 1.5 cm。**茎呈圆柱形，表面黄绿色或棕黄色，具纵棱线**，质略硬，**切面黄白色，髓白色**。叶片多皱缩或破碎，暗绿色或棕绿色，**完整者展平后为 3 回羽状深裂**，裂片及小裂片矩圆形或长椭圆形，两面被短毛。花黄色，**气香特异**，味微苦。

【外观质量评价】以色绿、叶多、香气浓者为佳。

【药性及功能主治】苦、辛，寒。归肝、胆经。清虚热，除骨蒸，解暑热，截疟，退黄。用于温邪伤阴，夜热早凉，阴虚发热，骨蒸劳热，暑邪发热，疟疾寒热，湿热黄疸。

【易混品及伪品】

1. 香蒿　为菊科植物香蒿 *Artemisia apiacea* Hance 的干燥全草。性状特征：茎圆柱形，棕色或深棕色，有纵凸纹，断面中心有白色髓部，叶为羽状深裂，裂片顶端有浅裂，也有的叶是线形的，大多已破碎。有穗状花序，花苞球形，黄绿色。气微香。分布于云南、四川、贵州、陕西南部等地。本品在 1977 版药典中收载为青蒿来源之一，自 1985 版药典开始只收载“黄花蒿”为青蒿来源植物。

2. 茵陈蒿　为菊科植物茵陈蒿 *Artemisia capillaris* Thunb. 的干燥全草。性状特征见茵陈蒿相关条目。

3. 牡蒿　为菊科植物牡蒿 *Artemisia japonica* Thunb. 的干燥全草。性状特征：茎圆柱形，直径 1 ～ 3 mm，表面黑棕色或棕色；质坚硬，断面呈纤维性，中心有白色髓部。残留的叶片黄绿色至棕黑色，多破碎不全。花序黄绿色，苞片内可见长椭圆形褐色种子数枚。气香，味微苦。

4. 褐沙蒿　为菊科植物褐沙蒿 Artemisia intramongolica H. C. Fu. 的干燥地上部分。性状特征：茎枝呈圆柱形，下部多分枝，表面褐色或暗褐色，具纵棱，坚硬不易折断，断面皮部棕褐色，易剥成条状，木部坚硬，中央髓部小而中空，多偏向一侧。无香气，味微辛。

大蓟（药典品种）

【来源】本品为菊科植物蓟 *Cirsium japonicum* Fisch. ex DC. 的干燥地上部分。

【产地加工】主产于安徽、山东、河北、江苏等地。夏、秋二季花开时采割地上部分，除去杂质，晒干。

【饮片规格】

大蓟 除去杂质，抢水洗或润软后，切段，干燥。

大蓟炭 取大蓟段，照炒炭法炒至表面焦黑色。

【性状】

药材 本品茎呈圆柱形，基部直径可达 1.2 cm；表面绿褐色或棕褐色，有数条纵棱，被丝状毛；断面灰白色，髓部疏松或中空。叶皱缩，多破碎，完整叶片展平后呈倒披针形或倒卵状椭圆形，羽状深裂，边缘具不等长的针刺；上表面灰绿色或黄棕色，下表面色较浅，两面均具灰白色丝状毛。头状花序顶生，球形或椭圆形，总苞黄褐色，羽状冠毛灰白色。气微，味淡。

饮片

大蓟 本品呈不规则的段。**茎短圆柱形，表面绿褐色，有数条纵棱，被丝状毛；切面灰白色，髓部疏松或中空**。叶皱缩，多破碎，**边缘具不等长的针刺；两面均具灰白色丝状毛**。头状花序多破碎。气微，味淡。

大蓟炭 本品呈不规则的段。表面黑褐色。质地疏脆，断面棕黑色。气焦香。

【外观质量评价】全草以色绿、叶完整者为佳。

【药性及功能主治】甘、苦，凉。归心、肝经。炒炭凉血止血，生用散瘀解毒消痈。用于衄血，吐血，尿血，便血，崩漏，外伤出血，痈肿疮毒。

【易混品】

1. 飞廉（马刺蓟） 为菊科植物飞廉 *Carduus crispus* L. 的地上干燥部分。通常于夏季开花时，割取地上部分，洗净泥土，阴干即可。本品在西北地区使用。茎呈圆柱形，表面灰绿色或黄绿色，具纵棱，生有淡绿色的叶状翅，翅有针刺；质脆，易折断，断面类白色。叶互生，皱缩破碎，完整叶片展开后呈羽状深裂，边缘具不等长的针刺，上表面黄绿色，下表面色较深，有的有丝状毛。头状花序圆球形，顶生；总苞黄绿色，中层总苞条状披针形，先端刺状，向外反卷，管状花，冠毛黄白色呈刺状。气微，味微涩。

2. 刺儿菜 在部分地区存在大、小蓟混用情况，性状见小蓟条。

小蓟（药典品种）

【来源】本品为菊科植物刺儿菜 *Cirsium setosum*（Willd.）MB. 的干燥地上部分。

【产地加工】主产于山东、江苏、四川、甘肃等地。夏、秋二季花开时采割，除去杂质，晒干。

【饮片规格】

小蓟　除去杂质，洗净，稍润，切段，干燥。

小蓟炭　取净小蓟段，照炒炭法炒至黑褐色。

【性状】

药材　本品茎呈圆柱形，有的上部分枝，长 5 ～ 30 cm，直径 0.2 ～ 0.5 cm；表面灰绿色或带紫色，具纵棱及白色柔毛；质脆，易折断，断面中空。叶互生，无柄或有短柄；叶片皱缩或破碎，完整者展平后呈长椭圆形或长圆状披针形，长 3 ～ 12 cm，宽 0.5 ～ 3 cm；全缘或微齿裂至羽状深裂，齿尖具针刺；上表面绿褐色，下表面灰绿色，两面均具白色柔毛。头状花序单个或数个顶生；总苞钟状，苞片 5 ～ 8 层，黄绿色；花紫红色。气微，味微苦。

饮片

小蓟　本品呈不规则的段。**茎呈圆柱形，表面灰绿色或带紫色，具纵棱和白色柔毛。切面中空**。叶片多皱缩或破碎，**叶齿尖具针刺；两面均具白色柔毛。头状花序，总苞钟状；花紫红色**。气微，味苦。

小蓟炭　本品形如小蓟段。表面黑褐色，内部焦褐色。

【外观质量评价】药材以叶片肥厚、茎粗壮者为佳。

【药性及功能主治】甘、苦，凉。归心、肝经。凉血止血，散瘀解毒消痈。用于衄血，吐血，尿血，血淋，便血，崩漏，外伤出血，痈肿疮毒。

蒲公英（药典品种）

【来源】本品为菊科植物蒲公英 *Taraxacum mongolicum* Hand.-Mazz.、碱地蒲公英 *Taraxacum borealisinense* Kitam. 或同属种植物的干燥全草。

【产地加工】全国大部分地区均产，野生及栽培均有。春至秋季花初开时采挖，除去杂质，洗净，晒干。

【饮片规格】

蒲公英 除去杂质，洗净，切段，干燥。

【性状】

药材 本品呈皱缩卷曲的团块。根呈圆锥状，多弯曲，长 3 ～ 7 cm；表面棕褐色，抽皱；根头部有棕褐色或黄白色的茸毛，有的已脱落。叶基生，多皱缩破碎，完整叶片呈倒披针形，绿褐色或暗灰绿色，先端尖或钝，边缘浅裂或羽状分裂，基部渐狭，下延呈柄状，下表面主脉明显。花茎 1 至数条，每条顶生头状花序，总苞片多层，内面一层较长，花冠黄褐色或淡黄白色。有的可见多数具白色冠毛的长椭圆形瘦果。气微，味微苦。

饮片 本品为不规则的段。根表面棕褐色，抽皱；**根头部有棕褐色或黄白色的茸毛**，有的已脱落。叶多皱缩破碎，绿褐色或暗灰绿色，**完整者展平后呈倒披针形，先端尖或钝，边缘浅裂或羽状分裂**，基部渐狭，下延呈柄状。头状花序，总苞片多层，花冠黄褐色或淡黄白色。有时可见具白色冠毛的长椭圆形瘦果。气微，味微苦。

【外观质量评价】以叶多、色灰绿、根完整、无杂质者为佳。野生蒲公英采收时多挖取全草，根较完整；栽培蒲公英在采收时多割取地上部分，因此无根。2 种蒲公英在性状和质量上差异较大。

【药性及功能主治】苦、甘，寒。归肝、胃经。清热解毒，消肿散结，利尿通淋。用于疔疮肿毒，乳痈，瘰疬，目赤，咽痛，肺痈，肠痈，湿热黄疸，热淋涩痛。

【伪品】

苔干叶 近年来发现有不法药商将此物混入蒲公英中，其原植物为菊科植物茎用莴苣 *Lactuca sativa* Linn. 的干燥地上部分。本品与蒲公英的主要区别是：完整叶呈披针形，长 5 ～ 18 cm。表面淡黄绿色或黄绿色。先端急尖，全缘。基部心形，似耳状。

墨旱莲（药典品种）

【来源】本品为菊科植物鳢肠 *Eclipta prostrata* L. 的干燥地上部分。

【产地加工】全国大部分地区均产。花开时采割，晒干。

【饮片规格】

墨旱莲 除去杂质，洗净，切段，干燥。

【性状】

药材　本品全体被白色茸毛。茎呈圆柱形，有纵棱，直径 2 ～ 5 mm；表面绿褐色或墨绿色。叶对生，近无柄，叶片皱缩卷曲或破碎，完整者展平后呈长披针形，全缘或具浅齿，墨绿色。头状花序直径 2 ～ 6 mm。瘦果椭圆形而扁，长 2 ～ 3 mm，棕色或浅褐色。气微，味微咸。

饮片　本品呈不规则的段。茎圆柱形，表面绿褐色或墨绿色，具纵棱，有白毛，切面中空或有白色髓。叶多皱缩或破碎，墨绿色，密生白毛，展平后，可见边缘全缘或具浅锯齿。头状花序。气微，味微咸。取本品，浸水后，搓其茎叶，显墨绿色。

【外观质量评价】以叶多、色墨绿，无杂质者为佳。

【药性及功能主治】甘、酸，寒。归肾、肝经。滋补肝肾，凉血止血。用于肝肾阴虚，牙齿松动，须发早白，眩晕耳鸣，腰膝酸软，阴虚血热吐血、衄血、尿血，血痢，崩漏下血，外伤出血。

【易混品】

红旱莲　为金丝桃科植物湖南连翘 *Hypericum ascyron* L. 的干燥地上部分。在全国多地如辽宁、黑龙江、上海、江苏等地作红旱莲或旱莲草使用。本品长 60 cm 以上。全体光滑无毛；表面红棕色。茎基部圆柱形，上部多具四棱，直径 3 ～ 5 mm，节明显；质硬脆，易折断，断面黄白色，中空。叶对生，无柄，通常脱落，多破碎；完整叶片展平后呈卵状披针形，全缘。蒴果圆锥形，长约 1.5 cm，基部直径约 8 mm，先端尖细，棕褐色，5 室。种子长椭圆形，细小，长约 1 mm，红棕色。气微，味微苦、涩。

石斛（药典品种）

【来源】本品为兰科植物金钗石斛 *Dendrobium nobile* Lindl.、霍山石斛 *Dendrobium huoshanense* C. Z. Tang et S. J. Cheng、鼓槌石斛 *Dendrobium chrysotoxum* Lindl. 或流苏石斛 *Dendrobium fimbriatum* Hook. 的栽培品及其同属植物近似种的新鲜或干燥茎。

【产地加工】主产于安徽、广西以及四川、贵州、云南等地。其中以产于安徽霍山的霍山石斛、广西靖西的金钗石斛为道地药材。全年均可采收，鲜用者除去根和泥沙；干用者采收后，除去杂质，用开水略烫或烘软，再边搓边烘晒，至叶鞘搓净，干燥。霍山石斛 11 月至翌年 3 月采收，除去叶、根须及泥沙等杂质，洗净，鲜用，或加热除去叶鞘制成干条；或边加热边扭成螺旋状或弹簧状，干燥，称霍山石斛枫斗。

【饮片规格】

鲜石斛 鲜用者除去根和泥沙；洗净，切段。

干石斛 除去残根，洗净，切段，干燥。

【性状】

药材

鲜石斛 呈圆柱形或扁圆柱形，长约30 cm，直径0.4～1.2 cm。表面黄绿色，光滑或有纵纹，节明显，色较深，节上有膜质叶鞘。肉质多汁，易折断。气微，味微苦而回甜，嚼之有黏性。

金钗石斛 呈**扁圆柱形**，长20～40 cm，直径0.4～0.6 cm，节间长2.5～3 cm。**表面金黄色或黄中带绿色，有深纵沟。质硬而脆，断面较平坦而疏松**。气微，味苦。

霍山石斛 干条呈直条状或不规则弯曲形，长2～8 cm，直径1～4 mm。表面淡黄绿色至黄绿色，偶有黄褐色斑块，有细纵纹，节明显，节上有的可见残留的灰白色膜质叶鞘；一端可见茎基部残留的短须根或须根痕，另一端为茎尖，较细。质硬而脆，易折断，断面平坦，灰黄色至灰绿色，略角质状。气微，味淡，嚼之有黏性。鲜品稍肥大。肉质，易折断，断面淡黄绿色至深绿色。气微，味淡，嚼之有黏性且少有渣。枫斗呈螺旋形或弹簧状，通常为2～5个旋纹，一头可见茎基部留下的短须根2～3条，似“龙头”；另一端（茎末梢）尖细似“凤尾”。茎拉直后性状同干条。

鼓槌石斛 呈**粗纺锤形**，中部直径1～3 cm，具3～7节。表面光滑，金黄色，**有明显凸起的棱。质轻而松脆，断面海绵状**。气微，味淡，嚼之有黏性。

流苏石斛 呈长圆柱形，长20～150 cm，直径0.4～1.2 cm，节明显，节间长2～6 cm。表面黄色至暗黄色，**有深纵槽。质疏松，断面平坦或呈纤维性**。味淡或微苦，嚼之有黏性。

饮片 本品呈扁圆柱形或圆柱形的段。表面金黄色、绿黄色或棕黄色，有光泽，有深纵沟或纵棱，有的可见棕褐色的节。切面黄白色至黄褐色，有多数散在的筋脉点。气微，味淡或微苦，嚼之有黏性。

【外观质量评价】鲜石斛以青绿色、肥满多叶、嚼之发黏者为佳，干石斛以色金黄、有光泽、质柔者为佳。

【药性及功能主治】甘，微寒。归胃、肾经。益胃生津，滋阴清热。用于热病津伤，口干烦渴，胃阴不足，食少干呕，病后虚热不退，阴虚火旺，骨蒸劳热，目暗不明，筋骨痿软。

【习用品】通过对产地及市场调查，药典同属植物近似品种还包括以下几种。

1. 矮石斛　兰科植物矮石斛 *Dendrobium bellatulum* Rolfe 的新鲜或干燥茎，习称虎牙石斛。本品呈纺锤形，常弯曲，长 2.0 ～ 4.0 cm，直径 0.4 ～ 1.0 cm，具 2 ～ 5 节，节间长 0.1 ～ 1.4 cm。表面金黄色或棕黄色，有细密浅纵皱纹。质坚，易折断，断面灰白色，略显纤维性。味淡，嚼之有黏性。

2. 齿瓣石斛　兰科植物齿瓣石斛 *Dendrobium devonianum* Paxt. 的新鲜或干燥茎，习称紫皮石斛、紫皮兰。本品呈长圆柱形，长 20 ～ 60 cm，直径 0.2 ～ 0.4 cm。表面黄绿色或灰绿色，有的带有紫色，有细纵皱纹，节明显，节上可见残留的膜质叶鞘，多破碎成纤维状。质坚实，略韧，断面不平坦，略显纤维性。气微，味淡，嚼之有黏滞感，有渣。

3. 束花石斛　兰科植物束花石斛 *Dendrobium chrysanthum* Wall. ex Lindl. 的新鲜或干燥茎，习称黄草石斛。本品呈细长圆柱形，长 50 ～ 150 cm，直径 0.3 ～ 0.6 cm，常弯曲不挺直。表面金黄色或枯黄色，棱条不明显而现纵皱纹。体轻质实，易折断，断面略具纤维性。气淡，嚼之有黏性。

4. 细叶石斛　兰科植物细叶石斛 *Dendrobium hancockü* Rolfe 的新鲜或干燥茎，习称黄草石斛。本品呈长圆柱形，长可达 80 cm，直径 0.2 ～ 1.0 cm，节间 2.5 ～ 4.5 cm，接近根部 1 ～ 3 节较细，以上较粗。表面黄色、暗黄色或金黄色，具深槽。近基部 1 ～ 2 节光滑无槽。上部多分枝，分枝细，形同竹丫，直径 0.1 ～ 0.2 cm，节间 0.5 ～ 2 cm，光滑或具稀少的棱，节上可见花梗脱落后的疤痕。质硬，不易折断，断面不平，略呈纤维状，无嗅，味淡。

5. 叠鞘石斛　兰科植物叠鞘石斛 Dendrobium aurantiacum Rchb. f. var. denneanum（Kerr.）Z. H. Tsi 的新鲜或干燥茎。本品呈长圆柱形，长可达 200 cm，直径 0.3 ～ 1.0 cm，节间长 2.5 ～ 4.0 cm。表面黄色至黄绿色，具纵槽，上部多曲折，近基部光滑无槽。质脆易折断，断面纤维性。气微，味微苦，嚼之有黏性。

6. 美花石斛　兰科植物美花石斛 *Dendrobium loddigesii* Rolfe 的新鲜或干燥茎，习称环草石斛。本品呈细长圆柱形，常弯曲、盘缠成疏松团状，长 10 ～ 20 cm，直径 0.1 ～ 0.2 cm，节间长 1.0 ～ 2.0 cm。表面金黄色或枯黄色，有旋状纵皱纹。质实体轻，易折断，断面颗粒状或略呈纤维状。无嗅，味淡，嚼之有黏性。

7. 细茎石斛　兰科植物细茎石斛 *Dendrobium moniliforme*（L）Sw. 的新鲜或干燥茎，习称铜皮石斛。本品呈圆柱形，通常长 25 ～ 40 cm，直径 0.3 ～ 0.5 cm。表面黄绿色或棕绿色。质硬而脆，易折断，断面平坦，灰白色。气微，味微苦，嚼之少黏滞感，有渣。

石斛基源复杂，仅从性状难以判断，建议采用分子生物学等综合手段予以鉴别。

【伪品】

石仙桃　为兰科植物石仙桃属植物石仙桃 *Pholidota chinensis* Lindl. 的干燥幼嫩根茎。根茎粗壮，披鳞叶，节上生假鳞茎，纺锤形。表面黄绿色或金黄色，长 2 ～ 4 cm，肉质而干瘪，具纵抽沟。

【附注】

铁皮石斛　本品为兰科植物铁皮石斛 *Dendrobium officinale* Kimura et Migo 的干燥茎。11 月至翌年 3 月采收，除去杂质，剪去部分须根，边加热边扭成螺旋形或弹簧状，烘干；或切成段，干燥或低温烘干。前者习称“铁皮枫斗”（耳环石斛），后者习称“铁皮石斛”。铁皮枫斗呈螺旋形或弹簧状，通常为 2 ～ 6 个旋纹，茎拉直后长 3.5 ～ 8 cm，直径 0.2 ～ 0.4 cm。表面黄绿色或略带金黄色，有细纵皱纹，节明显，节上有时可见残留的灰白色叶鞘；一端可见茎基部留下的短须根。质坚实，易折断，断面平坦，灰白色至灰绿色，略角质状。气微，味淡，嚼之有黏性。铁皮石斛呈圆柱形的段，长短不等。

马齿苋（药典品种）

【来源】本品为马齿苋科植物马齿苋 *Portulaca oleracea* L. 的干燥地上部分。

【产地加工】全国各地有产，多自产自销。夏、秋二季采收，除去残根和杂质，洗净，略蒸或烫后晒干

【饮片规格】

马齿苋　除去杂质，洗净，稍润，切段，干燥。

【性状】

药材　本品多皱缩卷曲，常结成团。茎圆柱形，长可达 30 cm，直径 0.1 ～ 0.2 cm，表面黄褐色，有明显纵沟纹。叶对生或互生，易破碎，完整叶片倒卵形，长 1 ～ 2.5 cm，宽 0.5 ～ 1.5 cm；绿褐色，先端钝平或微缺，全缘。花小，3 ～ 5 朵生于枝端，花瓣 5，黄色。蒴果圆锥形，长约 5 mm，内含多数细小种子。气微，味微酸。

饮片　本品呈不规则的段。茎圆柱形，表面黄褐色，有明显纵沟纹。叶多破碎，完整者展平后呈倒卵形，先端钝平或微缺，全缘。蒴果圆锥形，内含多数细小种子。气微，味微酸。

【外观质量评价】以质嫩、叶多、干后青绿色、无杂质者为佳。

【药性及功能主治】酸，寒。归肝、大肠经。清热解毒，凉血止血，止痢。用于热毒血痢，痈肿疔疮，湿疹，丹毒，蛇虫咬伤，便血，痔血，崩漏下血。

北刘寄奴（药典品种）

【来源】本品为玄参科植物阴行草 *Siphonostegia chinensis* Benth. 的干燥全草。

【产地加工】主产于黑龙江、吉林、辽宁、河北等地。秋季采收，除去杂质，晒干。

【饮片规格】

北刘寄奴　除去杂质，洗净，切段，干燥。

【性状】

药材　本品长 30 ～ 80 cm，全体被短毛。根短而弯曲，稍有分枝。茎圆柱形，有棱，有的上部有分枝，表面棕褐色或黑棕色；质脆，易折断，断面黄白色，中空或有白色髓。叶对生，多脱落破碎，完整者羽状深裂，黑绿色。总状花序顶生，花有短梗，花萼长筒状，黄棕色至黑棕色，有明显 10 条纵棱，先端 5 裂，花冠棕黄色，多脱落。蒴果狭卵状椭圆形，较萼稍短，棕黑色。种子细小。气微，味淡。

饮片　本品呈不规则的段。茎呈圆柱形，有棱，表面棕褐色或黑棕色，被短毛。切面黄白色，中空或有白色髓。花萼长筒状，黄棕色至黑棕色，有明显的 10 条纵棱，先端 5 裂。蒴果狭卵状椭圆形，较萼稍短，棕黑色，种子细小。气微，味淡。

【外观质量评价】以身干、枝叶整齐、无根、无杂质者为佳。

【药性及功能主治】苦，寒。归脾、胃、肝、胆经。活血祛瘀，通经止痛，凉血，止血，清热利湿。用于跌打损伤，外伤出血，瘀血经闭，月经不调，产后瘀痛，癥瘕积聚，血痢，血淋，湿热黄疸，水肿腹胀，白带过多。

【附注】

南刘寄奴　别名六月雪、六月霜、铁杆茵陈，本品为菊科植物奇蒿 *Artemisia anomala* S. Moore 的干燥全草。全草长 60 ～ 90 cm，直径 0.2 ～ 0.4 cm，茎呈圆柱形、中部以上常分枝，通常已弯折。表面棕绿色或棕褐色，具有细纵条纹及细小稀疏的白色毛茸，质硬而脆，易折断，断面黄白色，边缘有纤维，中央有疏松的髓。叶互生，多干枯皱缩或脱落，叶片展开后为长卵形或长卵圆形，长 6 ～ 10 cm，宽 3 ～ 4 cm。先端尖锐，基部楔形，叶缘有锯齿，上表面棕绿色或暗绿色，下表面灰绿色，均密被白毛，质脆易碎。枝梢聚生多数黄白色头状小花，密集成穗状圆锥花序，枯黄色。瘦果矩圆形，长约 0.7 mm，无毛。气芳香，味淡。主产于江苏、浙江、安徽、广西等地。药材以身干、枝叶整齐、有花者为佳。南刘寄奴具有破血、通经、止痛、敛金创的功效，用于经闭癥瘕，胸腹胀痛，产后血瘀及金创出血等。

白花蛇舌草

【来源】为茜草科植物白花蛇舌草 *Hedyotis diffusa* Willd. 的干燥全草。

【产地加工】主产于广东、广西、湖南、安徽、福建等地。夏、秋季采集全草，除去泥土、杂草，扎成小把，晒干即得。

【饮片规格】

白花蛇舌草 取原药材，除去杂质，洗净，润透，切段，干燥。

【性状】

白花蛇舌草 为不规则的小段，根、茎、叶、花混合；**茎枝纤细**，有分枝，**圆柱形微扁**，直径约 1 mm，质碎，易折断，**中央有白色髓部**。叶多破碎，极皱缩，易脱落；有托叶，**叶腋间生有 1 ～ 2 朵小花或扁球形蒴果，蒴果似石榴状**。气微，味淡。

【外观质量评价】以质柔软、叶片多、绿褐色者为佳。

【药性及功能主治】微苦、甘，寒。归胃、大肠、小肠经。清热解毒、利湿通淋。用于痈肿疮毒，咽喉肿痛，毒蛇咬伤，热淋涩痛。

【易混品】

水线草 又名伞房花耳草，为茜草科植物水线草 *Hedyotis corymbosa*（L.）Lam. 的全草。在广西、福建地区使用。本品与白花蛇舌草基本相似，主要区别点为：**茎枝较粗长，略呈四棱形；腋间花和果为 2 ～ 5 个**。两者功效基本相同，一般认为防治肿瘤以白花蛇舌草为好。

败酱草

【来源】败酱草在全国应用的品种甚为复杂，从目前各地应用情况来看至少有 3 科 10 余种植物在不同地区作败酱草使用。

1. 败酱 败酱科植物黄花败酱 *Patrinia scabiosaefolia* Fisch. 或白花败酱 *Pateinia*

villosa Juss. 的干燥全草。

2. 苏败酱（南败酱） 十字花科植物菥蓂 *Thlaspi arvense* L. 的干燥地上部分。

3. 北败酱 为菊科植物全叶苦苣菜 *Sonchus transcaspicus* Nevski. 或苦苣菜 *Sonchus oleroceus* L. 的干燥幼苗或全草。

根据古代本草记载，古人对败酱形态之描述并不相同，唯在解释败酱之名称“根作陈败豆酱气，故以为名”这一点认识是共同的。按气味特征来讲，只有败酱科植物黄花败酱和白花败酱的根部具有这种特殊臭气，其他如十字花科植物菥蓂及菊科植物苣荬菜的带根全草均无此气味。应以败酱科植物黄花败酱和白花败酱为正品败酱草。

【产地加工】黄花败酱和白花败酱主产于四川、江西、福建等地，苏败酱主产于江苏、浙江、安徽、湖北等地，北败酱主产于河北、山西、山东，以及东北和西北部分省区。夏季果实成熟时采割，除去杂质，干燥。

【性状】

黄花败酱 长 50 ～ 100 cm。根茎圆柱形，多向一侧弯曲，有节，节间不超过 2 cm，节上有细根。茎圆柱形，直径 0.2 ～ 0.8 cm，黄绿色至黄棕色，节明显，常有倒生粗毛，质脆，断面中部有髓，或呈小空洞。叶对生，叶片薄，多卷缩或破碎，完整者展平后呈羽状深裂至全裂，裂片边缘有粗锯齿，绿色或黄棕色，叶柄短或近无柄，茎上部叶较小，常 3 裂，裂片狭长。有的枝端带有伞房聚伞圆锥花序。气特异，味微苦。

白花败酱 根茎节间长 3 ～ 6 cm，着生数条粗壮的根。茎不分枝，有倒生的白色长毛及纵沟纹，断面中空。茎生叶多不分裂，叶柄长 1 ～ 4 cm，有翼。

苏败酱 本品茎呈圆柱形，长 20 ～ 40 cm，直径 0.2 ～ 0.5 cm；表面黄绿色或灰黄色，有细纵棱线；质脆，易折断，断面髓部白色。叶互生，披针形，基部叶多为倒披针形，多脱落。总状果序生于茎枝顶端和叶腋，果实卵圆形而扁平，直径 0.5 ～ 1.3 cm；表面灰黄色或灰绿色，中心略隆起，边缘有翅，宽约 0.2 cm，两面中间各有 1 条纵棱线，先端凹陷，基部有细果梗，长约 1 cm；果实内分 2 室，中间有纵隔膜，每室种子 5 ～ 7 粒。种子扁卵圆形。气微，味淡。

北败酱草 本品根茎呈圆柱形，下有细小的不定根或突起的叶痕、根痕。叶卷曲或破碎，完整者叶缘具稀疏的缺刻或不整齐的羽状分裂，边缘有小尖齿，上面灰绿色；幼叶表面有毛。茎生叶基部耳形抱茎。气微，味微苦。

【外观质量评价】黄花败酱和白花败酱均以根长、叶多而色绿、气浓者为佳，北败酱以色绿、叶多者为佳。

【药性及功能主治】三者都有清热解毒、散瘀排脓的功效，均可治疗肠痈。但又各有其特殊疗效，如败酱科之“败酱”，又可治血滞胸腹疼痛、血瘀痛经等；十字花科“苏败酱”可治疗消化不良、脘腹胀痛、肝炎等；菊科“北败酱”又可治疗肠炎、痢疾、疮疡等。在应用中应根据不同品种区别使用。

透骨草

【来源】商品透骨草的品种比较复杂，据统计全国各地使用的透骨草来源约 20 科 40 余种植物，使用较广的有以下 2 种。

1. 珍珠透骨草　为大戟科植物地构叶 *Speranskia tuberculata*（Bunge）Bail. 的干燥地上部分。

2. 凤仙透骨草　为凤仙花科植物凤仙花 *Impatiens balsamina* L. 的干燥茎枝。

【产地加工】

1. 珍珠透骨草　主产于山东、河南、江苏等地。此外，甘肃、陕西、山西亦有分布。销河南、山西、内蒙古、陕西、山东、甘肃、宁夏、青海及江苏徐州地区。夏秋季采收。割取地上部分晒干。

2. 凤仙透骨草　主产于江苏、浙江、安徽等地。销北京、天津、上海、浙江、安徽、湖北、湖南、四川等地。夏秋间生长茂盛时割取地上部分，除去叶及花果，晒干。

【性状】

珍珠透骨草　茎呈圆柱形或微有棱，直径 0.1 ～ 0.5 cm，被细茸毛；表面淡绿色至灰绿色，质脆，易折断，切面外侧有紫色环。叶片灰绿色，皱缩，破碎不全，展开后完整者呈披针形、椭圆状披针形，叶上部全缘，下部具缺刻状钝齿，两面被茸毛。花小形，白色。蒴果三棱状扁圆形被疏毛及疣状突起，形如珍珠。气微，味淡。以色绿、枝嫩、带“珍珠”（果实）者为佳。

凤仙透骨草　茎呈干瘪皱缩长圆柱形，长 30 ～ 60 cm，直径 1 ～ 3 cm。表面黄棕色或红棕色，多皱缩，具明显纵沟，有分枝，节部膨大，可见互生的深棕色叶痕及芽痕。质轻脆，易折断，断面中空或有白色膜质状髓。气微弱，味微酸。以色红棕、不带叶者为佳。

【外观质量评价】珍珠透骨草以色绿、枝嫩、带有珍珠状果实者为佳；凤仙透骨草以色红棕、不带叶及无杂质者为佳。

【药性及功能主治】

珍珠透骨草辛，温。归肝、肾经。祛风除湿，消肿，舒筋通络，活血止痛。用于风湿痹痛，筋骨挛缩，寒湿脚气，疥癣，肿毒，跌打损伤。

凤仙透骨草苦、辛，平；有小毒。归肺、心经。祛风止痛，活血调经。用于风湿痹痛，关节屈伸不利。

【习用品】除上述使用较广的 2 种外，尚有下列几种。

1. 铁线透骨草　本品为毛茛科植物黄花铁线莲 *Clematis intricata* Bunge 的干燥地上部分。主产河北、北京等地。夏季花盛开时采割，除去隔年老茎及杂质，捆成小把，晒干。本品多扎成小捆。茎细长，直径 0.1 ～ 0.3 cm；表面灰绿色，有明显的纵棱，节稍膨大。叶对生，具长柄；完整者为 2 回羽状复叶，3 出，小叶披针形或狭卵形。花两性，淡黄色，单一或 3 朵成聚伞花序腋生，花梗长约 3 cm；萼片 4，先端急尖，边缘密生短柔毛。无花瓣；雄蕊多数，花丝有短柔毛；雌蕊多数，瘦果，扁卵形，长约 2.5 mm，宿存花柱长达 5 cm，羽毛状。气微，味淡。以叶多、色绿、带花果者为佳。

2. 羊角透骨草　本品为紫葳科角蒿 *Incarvillea sinensis* Lam. 的干燥地上部分。主产于辽宁、吉林、黑龙江、山东及西南各省区。夏、秋两季采收。除去杂质，晒干。茎圆柱形，长 20 ～ 100 cm。根呈圆锥形，直径 0.5 ～ 1 cm，须根众多，棕色。茎表面淡绿色或淡黄色，有纵向的细棱线，光滑无毛。质轻而脆，折断面刺状，中央有白色的髓。叶多破碎或脱落，可见互生的叶痕。上部有总状排列的果实，呈羊角状。长 6 ～ 8 cm，直径 0.4 ～ 0.6 cm。多数已开裂而露出内部的种子。种子扁平，具有膜质的翅。无臭，味淡。

绞股蓝

【来源】本品为葫芦科植物绞股蓝 *Gynostemma pentaphyllum*（Thunb.）Makino 的干燥地上部分。

【产地加工】主产于陕西平利、湖北神农架、广西金秀等地。夏、秋二季采收，除去残根和杂质，洗净，扎成小把，晒干。

【饮片规格】

绞股蓝　除去杂质，洗净，稍润，切段，干燥。

【性状】

绞股蓝 本品呈不规则的段。茎具细纵棱，直径 1 ～ 3 mm，黄绿色或褐绿色，表面被短柔毛或近无毛。**卷须侧生于叶柄基部，2 歧或单一**。叶互生，叶片多皱缩或破碎，薄纸质或膜质，完整叶通常由 5 ～ 7 小叶组成鸟趾状复叶，小叶片边缘有锯齿，黄绿色，被短毛。圆锥花序纤细，花细小。浆果球形，成熟时呈黑色，种子宽卵形，两面具乳头状凸起。气微，味苦微甘。

【外观质量评价】以质嫩、叶多、干后黄绿色、无杂质者为佳。

【药性及功能主治】苦、甘，寒。归肺、脾、肾经。清热解毒，止咳祛痰，健脾益气。用于体虚乏力，虚劳失精，白细胞减少症，高脂血症，慢性支气管炎，传染性肝炎，肾盂肾炎，胃肠炎，心血管病。

【易混品】

1. 七叶胆 本品为葫芦科植物长梗绞股蓝 *Gynostemma longipes* C. Y. Wu et S. K. Chen. 的干燥地上部分。秋季花期割取地上部分，除去杂质，晒干。主要产于云南西北部和东北部、四川西部、陕西南部，以及贵州和广西等地。本品为不规则的段。茎细，圆柱形，具纵棱及槽。叶多皱缩，完整叶片展开后，呈鸟足状，具 7 ～ 9 小叶；小叶片菱状椭圆形，或倒卵状披针形；卷须 2 歧。浆果球形，黄绿色。种子扁心形，基部凹入，顶端钝尖，边缘具齿及纵槽，两面具瘤状条纹。

2. 乌蔹莓 为葡萄科植物乌蔹莓 *Cayratia japonica*（Thunb.）Gagnep. 的干燥全草。夏、秋二季采收，干燥。习称绞股兰、五叶莓等。由于别名及外观形态与绞股蓝相似，在市场上常常混淆。二者功效不同，乌蔹莓苦、酸，寒，有清热利湿、解毒消肿功效。绞股蓝与乌蔹莓性状鉴别要点包括：茎的粗细不同。绞股蓝纤细，直径在 0.5 ～ 1.5 mm 间，大多数在 1 mm 左右；乌蔹莓略粗，直径在 1.0 ～ 2.5 mm 间，大多数在 2 mm 左右。茎节处分岔不同。绞股蓝多 5 岔向，即主茎 2 向、叶子、卷须、分茎；乌蔹莓多 4 岔向，即主茎 2 向、叶子、卷须或分茎（也就是有卷须则无分茎，有分茎则无卷须）。卷须生长位置及形状不同。绞股蓝卷须、侧茎生于叶腋，也就是说卷须与侧茎与叶子是在主茎的同一侧；直须部分较短，常在 0.5 cm 左右，偶有 3 cm 者；卷须细密较均匀，质较硬。乌蔹莓卷须与叶对生，与叶片生长方向相反；直须部分较长，常在 3 ～ 6 cm 间；卷须相对稀疏，乱而不规则，质较软。气味不同。绞股蓝味甘、微苦或不苦，尝之有清香味，后味是微甜的；乌蔹莓味淡，尝之酸、微苦。

（张宏武、张晓明）

第八章

菌藻类中药

海藻（药典品种）

【来源】本品为马尾藻科植物海蒿子 *Sargassum pallidum*（Turn.）C. Ag. 或羊栖菜 *Sargassum fusiforme*（Harv.）Setch. 的干燥藻体。前者习称“大叶海藻”，后者习称“小叶海藻”。

【产地加工】大叶海藻主产于辽宁、山东，小叶海藻主产于辽宁、山东、浙江、福建、广东。夏、秋二季采捞，除去杂质，洗净，晒干。

【饮片规格】

海藻　除去杂质，洗净，稍晾，切段，干燥。

【性状】

大叶海藻　皱缩卷曲，黑褐色，有的被白霜，长 30 ～ 60 cm。主干呈圆柱状，具圆锥形突起，主枝自主干两侧生出，**侧枝**自主枝叶腋生出，**具短小的刺状突起**。初生叶披针形或倒卵形，长 5 ～ 7 cm，宽约 1 cm，全缘或具粗锯齿；次生叶条形或披针形，叶腋间有着生条状叶的小枝。**气囊黑褐色，球形或卵圆形，有的有柄，顶端钝圆，有的具细短尖。质脆，潮润时柔软；水浸后膨胀，肉质，黏滑**。气腥，味微咸。

小叶海藻　较小，长 15 ～ 40 cm。分枝互生，**无刺状突起**。叶条形或细匙形，先端稍膨大，中空。**气囊腋生，纺锤形或球形，囊柄较长**。质较硬。

【外观质量评价】药材以身干、色黑褐、盐霜少、枝嫩无沙石者为佳。

【药性及功能主治】苦、咸，寒。归肝、胃、肾经。消痰软坚散结，利水消肿。用于瘿瘤，瘰疬，睾丸肿痛，痰饮水肿。

【易混品】

1. 瓦式马尾藻　为马尾藻科植物瓦式马尾藻 *Sargassum vachellianum* Grev 的干燥藻体。本品主杆较短，多呈扁平状，无小刺；叶长披针形，中肋明显；**气囊球形，囊柄**

常扁平，有时呈叶状。

2. 亨氏马尾藻　为马尾藻科植物亨式马尾藻 *Sargassum henslouanum* C. Ag. 的干燥藻体。本品枝呈圆柱形，无小刺；叶长披针形或线形，中肋明显，具稀疏尖锯齿，基部不对称；气囊球形，具细长柄。

3. 铜藻　为马尾藻科植物铜藻 *Sargassum horneri* C. Ag. 的干燥藻体。本品枝圆柱形，具纵沟纹，叶基部边缘常向中肋处深裂，向上至叶尖逐渐浅裂；气囊呈圆柱形，两端尖细，顶端冠一小裂叶。

昆布（药典品种）

【来源】本品为海带科植物海带 *Laminaria japonica* Aresch. 或翅藻科植物昆布 *Ecklonia kurome* Okam. 的干燥叶状体。

【产地加工】海带主产于辽宁、山东、浙江、福建、广东；昆布主产于浙江、福建。夏、秋二季采捞，晒干。

【饮片规格】

昆布　除去杂质，漂净，稍晾，切宽丝，晒干。

【性状】

海带　卷曲折叠成团状，或缠结成把。全体呈黑褐色或绿褐色，表面附有白霜。用水浸软则膨胀成扁平长带状，长 50 ～ 150 cm，宽 10 ～ 40 cm，中部较厚，边缘较薄而呈波状。类革质，残存柄部扁圆柱状。气腥，味咸。

昆布　卷曲皱缩成不规则团状。全体呈黑色，较薄。用水浸软则膨胀呈扁平的叶状，长宽约为 16 ～ 26 cm，厚约 1.6 mm；两侧呈羽状深裂，裂片呈长舌状，边缘有小齿或全缘。质柔滑。

本品体厚，以水浸泡即膨胀，表面黏滑，附着透明黏液质。手捻不分层者为海带，分层者为昆布。

【外观质量评价】以色黑棕、身干整齐、无杂质者为佳。

【药性及功能主治】咸，寒。归肝、胃、肾经。消痰软坚散结，利水消肿。用于瘿瘤，瘰疬，睾丸肿痛，痰饮水肿。

【地方习用品】

绿昆布　为石莼科植物石莼 *Ulva Lactuca* L. 或孔石莼 *Ulva Pertusa* Kjellm. 的干燥

叶状体。绿昆布在广东及港澳地区具有较长的药用历史，为地方习用品。本品为蜷缩不规则的松散团块状，全体呈淡绿色或黄绿色，表面常被白色盐霜，大小不一，多已破碎不完整。叶薄而纸质，松软，易破碎，气微腥，味微咸。

冬虫夏草（药典品种）

【来源】本品为麦角菌科真菌冬虫夏草菌 *Cordyceps sinensis*（BerK.）Sacc. 寄生在蝙蝠蛾科昆虫幼虫上的子座和幼虫尸体的干燥复合体。

【产地加工】根据产地不同分为：西藏虫草，在西藏那曲及周边地区；青海虫草，在青海玉树及周边地区；四川虫草，在四川甘孜及周边地区。夏初子座出土、孢子未发散时挖取，晒至六七成干，除去似纤维状的附着物及杂质，晒干或低温干燥。

【性状】

冬虫夏草　本品由虫体与从虫头部长出的真菌子座相连而成。**虫体似蚕**，长 3 ～ 5 cm，直径 0.3 ～ 0.8 cm；**表面深黄色至黄棕色，有环纹 20 ～ 30 个**，环纹呈现“**三细一粗**”特征，**近头部的环纹较细；头部红棕色；足 8 对，中部 4 对较明显**；质脆，易折断，**断面略平坦，淡黄白色**。**子座细长圆柱形**，长 4 ～ 7 cm，直径约 0.3 cm；**表面深棕色至棕褐色，有细纵皱纹，上部稍膨大；质柔韧，断面类白色，可见“V”字形结构**；气微腥，味微苦。

3 种产地的冬虫夏草在性状上有略微差异：西藏虫草表面浅黄色或棕黄色，头部棕黄色，气微腥；青海虫草表面深黄色至黄棕色，头部棕黄色，气微腥；四川虫草表面暗黄色或暗棕色，头部红棕色，气腥。

【外观质量评价】以虫体色泽黄亮、丰满肥大、断面黄白色，子座短小者为佳。

【药性及功能主治】甘，平。归肺、肾经。补肾益肺，止血化痰。用于肾虚精亏，阳痿遗精，腰膝酸痛，久咳虚喘，劳嗽咯血。

【劣品】

1. 原草　虫草采挖后只经过简单清洁，虫草表面特别是眼睛部位，残留很多泥土。
2. 断草　虫草在采挖、刷净、收储及销售中，发生了折断，分成 2 截或多截。
3. 竹签草　将断草用竹签或草签穿起来，充作完整虫草。
4. 胶粘草　用胶水将断草黏合起来，充作完整虫草。
5. 黑草　整个虫体表面颜色发黑，或者虫体表面局部颜色发黑。

6. 瘪草　采挖不及时，虫体营养被子座吸收过多，从而导致虫体变瘪变空，多有子座过长现象。

7. 多头草　1条虫草有2个、3个甚至4个草头。

8. 发霉、虫蛀虫草　发霉虫草在表面可见霉点；虫蛀常发生在虫体内部，剖面可见虫体空虚。

【易混品及伪品】

1. 蛹草　为麦角菌科真菌蛹草 *Cordyceps militaris*（Fr.）Link. 寄生在多种昆虫蛹及幼虫体上的子座及幼虫尸体的复合体。产于吉林、河北、陕西、安徽、广西、云南，习称“北虫草”。其子座头部椭圆形，顶端钝圆，色橙黄或橙红，柄细长，圆柱形。寄主为夜蛾科幼虫，常能发育成蛹后才死亡，所以虫体为椭圆形的蛹。

2. 凉山虫草　为麦角菌科真菌 *Cordyceps Liangshanensis* Zang, Liu et Hu 寄生在鳞翅目夜蛾科昆虫幼虫上的子座及幼虫尸体的复合体。产于四川。与正品冬虫夏草较相似，但虫体粗短，表面棕黑色，质轻，子座细长、大大超过虫体。性状与正品差异明显。

3. 亚香棒虫草　为麦角菌科真菌 *Cordyceps hawkesii* Gray. 寄生在蝙蝠蛾科湖南棒蝠蛾等昆虫幼虫上的子座及幼虫尸体的复合体。曾在湖南、安徽、福建、广西等地混充。性状鉴别特征：正品为深黄色至黄棕色，色泽较单一，而亚香棒虫草颜色偏灰，在虫体上可见一些白斑；亚香棒虫草中部4对足没有冬虫夏草明显，环纹也不明显。子座从虫体头部中央长出，不包住整个虫头。子座近圆柱形，灰黑色，没有正品冬虫夏草子座的粗细渐变、颜色渐变。断面亦无“V”字形结构。

4. 古尼虫草　为麦角菌科真菌古尼虫草菌 *Cordyceps gunnii*（Berk.）Berk 寄生在蝙蝠蛾科昆虫幼虫上的子座与幼虫尸体的复合体。主产于贵州、湖南、安徽、广东等地。虫体体表灰白至淡黄色，腹足微隆起或不明显，环纹亦不明显。子座自虫体头顶部生出，多单生，呈柱状或棒状。

5. 新疆虫草　为麦角菌科真菌 *Cordyceps sp*. 寄生在鳞翅目昆虫阿尔泰蝠蛾幼虫上的子座及幼虫尸体的复合体。产于新疆。表面暗红色至紫红色，质硬。

以上几种虫草，从虫体性状来看，新疆虫草、蛹虫草与正品冬虫夏草虫体性状区别较大，较易区分。亚香棒虫草、凉山虫草、古尼虫草与冬虫夏草较相似，市场上最常见以这几种虫草伪充冬虫夏草，以牟取暴利。亚香棒虫草虫体形状、环纹类似冬虫夏草，但二者也有区别：冬虫夏草为深黄色至黄棕色，色泽较单一，而亚香棒虫草颜色偏灰，在虫体上可见一些白斑；亚香棒虫草中部4对足不如冬虫夏草明显；亚香棒虫草断面中部无“V”字形结构。凉山虫草虫体与冬虫夏草也较相似，但虫体较粗，表面环纹较少，足不明显。古尼虫草与冬虫夏草最为相似，单从虫体上极难将二者区分开。

从子座性状来看，新疆虫草、蛹虫草与冬虫夏草子座区别较大，较易区分。凉山虫草子座极长，呈线状，结合前面所述虫体部分的特征也可与冬虫夏草相区别。古尼虫草子座头部与柄界限较分明且头部膨大较明显，无不孕顶端，可与正品冬虫夏草区别。亚香棒虫草子座与正品较为相似，但二者也有区别：首先子座颜色不同，其次亚香棒虫草无不孕尖端。亚香棒虫草子座较细短而弯曲。

6. 地蚕　地蚕 *Stachys geobombycis* C. Y. Wu. 和草石蚕 *Stachys sieboldii*. Miq. 的块茎。在华南、中南等地曾伪充虫草。其根茎呈纺锤形或长棱形，两端稍尖，略弯曲，形似虫体，有 3 ～ 15 个环节。外表淡黄色，长 1.5 ～ 5 cm，直径 0.3 ～ 0.8 cm。质脆，断面类白色，可见淡棕色的形成层环。用水浸泡易膨胀，呈明显结节状。气微，味微甜，有黏性。

7. 压模“虫草”　在有些地区曾发现用面粉、玉米粉、石膏等经加工压模而成的伪充品，其外表面黄白色，虫体光滑，环纹明显，质坚实，断面整齐，粉白色，体重。

8. 增重虫草　人为在虫草中心插入牙签、铁丝或铅丝等物增重。或在产地将新鲜虫草用针管注入增重剂，虫体表面有泡，色浅，质硬。

【附注】

人工繁育冬虫夏草　通过人工接种冬虫夏草菌以提高蝙蝠蛾幼虫感菌率，再将感菌幼虫在低海拔室内模拟高原环境条件培育或在高海拔冬虫夏草适生地培育，长出子座形成冬虫夏草。目前已在药材市场大量销售。与野生冬虫夏草相比，人工虫草子座较长，多弯曲，基部不膨大，不能包住虫头；虫体颜色较浅，没有野生品黄亮，“三细一粗”环纹不明显；质地轻泡，同等大小的人工品与野生品比较，人工品要轻一些。

灵芝（药典品种）

【来源】本品为多孔菌科真菌赤芝 *Ganoderma lucidum*（Leyss. ex Fr.）Karst. 或紫芝 *Ganoderma sinense* Zhao, Xu et Zhang 的干燥子实体。

【产地加工】赤芝主产于华东地区，紫芝主产于河北、河南、山东。全年采收，除去杂质，剪除附有朽木、泥沙或培养基质的下端菌柄，阴干或在 40 ～ 50 ℃烘干。根据不同生长方式，药材分为“野生”与“栽培”；根据不同栽培方式，栽培品又分为“段木”与“代料”；将赤芝又分为“产孢”与“未产孢”。

【性状】

赤芝 外形呈伞状，菌盖肾形、半圆形或近圆形，直径10～18 cm，厚1～2 cm，皮壳坚硬，黄褐色至红褐色，有光泽，具环状棱纹和辐射状皱纹，边缘薄而平截，常稍内卷。菌肉白色至淡棕色。菌柄圆柱形，侧生，少偏生，长7～15 cm，直径1～3.5 cm，红褐色至紫褐色，光亮。孢子细小，黄褐色。气微香，味苦涩。

紫芝 皮壳紫黑色，有漆样光泽。菌肉锈褐色。菌柄长17～23 cm。

栽培品 子实体较粗壮、肥厚，直径12～22 cm，厚1.5～4 cm。皮壳外常被有大量粉尘样的黄褐色孢子。

【外观质量评价】以菌盖大、肥厚坚实、色紫红、有光泽者为佳。

【药性及功能主治】甘，平。归心、肺、肝、肾经。补气安神，止咳平喘。用于心神不宁，失眠心悸，肺虚咳喘，虚劳短气，不思饮食。

茯苓（药典品种）

【来源】本品为多孔菌科真菌茯苓 *Poria cocos*（Schw.）Wolf 的干燥菌核。

【产地加工】主产于安徽、湖北、云南等地。多于7～9月采挖，挖出后除去泥沙，堆置“发汗”后，摊开晾至表面干燥，再“发汗”，反复数次至现皱纹、内部水分大部散失后，阴干，称为“茯苓个”；或将鲜茯苓按不同部位切制，阴干，分别称为“茯苓块”和“茯苓片”。

【饮片规格】

茯苓 取茯苓个，浸泡，洗净，润后稍蒸，及时削去外皮，切制成块或切厚片，晒干。

【性状】

茯苓个 呈类球形、椭圆形、扁圆形或不规则团块，大小不一。外皮薄而粗糙，棕褐色至黑褐色，有明显的皱缩纹理。体重，质坚实，断面颗粒性，有的具裂隙，外层淡棕色，内部白色，少数淡红色，有的中间抱有松根。气微，味淡，嚼之粘牙。

茯苓块 为去皮后切制的茯苓，呈立方块状或方块状厚片，大小不一。白色、淡红色或淡棕色。

茯苓片 为去皮后切制的茯苓，呈不规则厚片，厚薄不一。白色、淡红色或淡棕色。

【外观质量评价】药材以体重坚实、外皮黑褐色而稍带光泽、皱纹深无裂隙、断面白色细腻、黏牙力强者为佳。

【药性及功能主治】甘、淡，平。归心、肺、脾、肾经。利水渗湿，健脾，宁心。用于水肿尿少，痰饮眩悸，脾虚食少，便溏泄泻，心神不安，惊悸失眠。

【附注】

茯苓皮 本品为多孔菌科真菌茯苓 *Poria cocos*（Schw.）Wolf 菌核的干燥外皮。多于 7 ～ 9 月采挖，加工“茯苓片”“茯苓块”时，收集削下的外皮，阴干。本品呈长条形或不规则块片，大小不一。外表面棕褐色至黑褐色，有疣状突起，内面淡棕色并常带有白色或淡红色的皮下部分。质较松软，略具弹性。气微、味淡，嚼之粘牙。甘、淡，平。归肺、脾、肾经。利水消肿。用于水肿，小便不利。

茯神 本品为多孔菌科真菌茯苓 *Poria cocos*（Schw.）Wolf 带松根的菌核。呈方块状厚片，大小约 2 cm。菌核灰白色，中间或一侧有灰黄色松根，质地坚硬而脆，断面可见圈状纹理（年轮）。气微，味淡。甘、淡，平。归肝、心经。有宁心安神、利水功效。用于心神不安，惊悸健忘，惊痫，小便不利。

猪苓（药典品种）

【来源】本品为多孔菌科真菌猪苓 *Polyporus umbellatus*（Pers.）Fries 的干燥菌核。

【产地加工】主产于陕西、河南、河北、四川等地。春、秋二季采挖，除去泥沙，干燥。

【饮片规格】

猪苓 除去杂质，浸泡，洗净，润透，切厚片，干燥。

【性状】

药材 本品呈条形、类圆形或扁块状，有的有分枝，长 5 ～ 25 cm，直径 2 ～ 6 cm。**表面黑色、灰黑色或棕黑色，皱缩或有瘤状突起。体轻，质硬，断面类白色或黄白色，略呈颗粒状。气微，味淡。**

饮片 本品呈类圆形或不规则的厚片。外表皮黑色或棕黑色，皱缩。切面类白色或黄白色，略呈颗粒状。气微，味淡。

【外观质量评价】药材以个大、丰满、外皮黑褐而光滑、断面色白、无黑心空洞、质坚体轻者为佳。

【药性及功能主治】甘、淡，平。归肾、膀胱经。利水渗湿。用于小便不利，水肿，泄泻，淋浊，带下。

【伪品】

1. 金荞麦　为蓼科植物金荞麦 *Fagopyrum dibotrys*（D. Don）Hara 的干燥根茎。呈不规则团块，直径 1 ～ 4 cm。表面棕褐色，有横向环节及纵皱纹，密布点状皮孔。质坚硬，断面淡黄白色或淡红棕色，有放射状纹理，中央髓部色较深。气微，味微涩。

2. 黑三棱　为黑三棱科植物黑三棱 *Sparganium stoloniferum* Buch. Ham. 的干燥块茎。饮片为类圆形横切薄片，直径 2 ～ 4.5 cm，外表面有点状须根痕或疣状突起，黑棕色或棕色，切面平坦，粉性，多见散在筋脉小点，质坚硬，味苦而微麻舌。

3. 香菇菌柄染色　为侧耳科植物香菇 *Lentinus edoes*（Berk）Sing. 的干燥菌柄下端经染色切片加工而成。呈圆柱形，稍扁，平直或弯曲，直径 5 ～ 8 cm。原本白色，表面较平，可见少量纵皱纹。用黑色染料染色后，表面呈黑褐色，切面边缘呈灰黑色或灰褐色，中部淡黄白色至淡棕黄色。气微香，味淡。

【劣品】

1. 增重猪苓片　表面有较多黑色泥沙或表面及切面可见白色颗粒状晶体，切面颜色淡粉白色或淡棕黄色。质重。可用水试法鉴别。

2. 猪苓提取残渣　为猪苓的干燥菌核经提取后剩余残渣。切面与断面多为淡棕色或淡棕褐色。

马勃（药典品种）

【来源】本品为灰包科真菌脱皮马勃 *Lasiosphaera fenzlii* Reich.、大马勃 *Calvatia gigantea*（Batsch ex Pers.）Lloyd 或紫色马勃 *Calvatia lilacina*（Mont.et Berk.）Lloyd 的干燥子实体。

【产地加工】脱皮马勃主产于辽宁、甘肃、湖北、江苏、安徽等地，此外，湖南、广西等地亦有分布，销全国。大马勃主产于内蒙古、河北、青海、吉林等地，销全国。紫色马勃主产于广东、广西、江苏、安徽、湖北等地，多自产自销。夏、秋二季子实体成熟时及时采收，除去泥沙，干燥。

【性状】

脱皮马勃　呈扁球形或类球形，无不孕基部，直径 15 ～ 20 cm。包被灰棕色至黄褐色，纸质，常破碎呈块片状，或已全部脱落。孢体灰褐色或浅褐色，紧密，有弹性，用手撕之，内有灰褐色棉絮状的丝状物。触之则孢子呈尘土样飞扬，手捻有细腻感。臭似尘土，无味。

大马勃　不孕基部小或无。残留的包被由黄棕色的膜状外包被和较厚的灰黄色的内包被所组成，光滑，质硬而脆，成块脱落。孢体浅青褐色，手捻有润滑感。

紫色马勃　呈陀螺形，或已压扁呈扁圆形，直径 5 ～ 12 cm，不孕基部发达。包被薄，2 层，紫褐色，粗皱，有圆形凹陷，外翻，上部常裂成小块或已部分脱落。孢体紫色。

可用火试法鉴别马勃。取马勃置火焰上，轻轻抖动，即可见微细的火星飞扬，熄灭后，发生大量白色浓烟。

【外观质量评价】以个大、松泡、质轻、完整、灰褐色、按之如棉絮而有粉尘飞出者为佳。

【药性及功能主治】辛，平。归肺经。清肺利咽，止血。用于风热郁肺咽痛，音哑，咳嗽；外治鼻衄，创伤出血。

黑木耳

【来源】本品为木耳科真菌木耳 *Auricularia auricula*（L. ex Hook.）Underw. 的干燥子实体。

【产地加工】主产于甘肃、陕西、四川等地。夏秋季采收，晒干。

【饮片规格】

黑木耳　取原药材，除去杂质，洗净，晒干。用时捣碎。

炒黑木耳　取净黑木耳，置锅内，用文火加热，炒至表面稍变色时，出锅，放凉。用时捣碎。

【性状】

黑木耳　呈不规则块片，多卷缩。表面平滑，呈黑褐色或紫褐色。近革质，质脆，易折断。以水浸泡则膨胀，色泽转淡，呈棕褐色，柔润而微透明，表面有滑润的黏液。气微香，味淡。

炒黑木耳 形如黑木耳。质更脆。

【外观质量评价】药材以肥厚、完整、紫褐者为佳。

【药性及功能主治】甘，平。归胃、大肠经。补气养血，止血，润肺止咳，降压，抗癌。用于肠风，血病，血淋，崩漏，痔疮，肺虚久咳。

（潘从泽、张晓明）

第九章

树脂类中药

乳香（药典品种）

【来源】本品为橄榄科植物乳香树 *Boswellia carterii* Birdw. 及同属植物 *Boswellia bhaw-dajiana* Birdw. 树皮渗出的树脂。

【产地加工】根据产地不同分为索马里乳香和埃塞俄比亚乳香，每种乳香又分为乳香珠和原乳香。春、夏二季将较大的树干皮部切开成沟，树脂便慢慢从伤口渗出，顺沟流下，凝结成乳头粒状或块状，将其收集，干燥，为“乳香珠”。如脂胶流散地下，或黏附树皮中，捡拾而得者，为“原乳香”。

【饮片规格】

生乳香　取原药材，打碎成黄豆大小，拣去杂质。

醋乳香　取净乳香，照醋炙法炒至表面光亮。

【性状】

生乳香　本品呈长卵形**滴乳状**、类圆形颗粒或粘合成大小不等的不规则块状物。大者长达 2 cm（乳香珠）或 5 cm（原乳香）。**表面黄白色，半透明**，被有黄白色粉末，久存则颜色加深。质脆，遇热软化。**破碎面有玻璃样或蜡样光泽**。具特异香气，味微苦。本品遇热变软，烧之微有香气，冒黑烟，并残留黑色残渣。与少量水共研，能形成白色乳状液。

醋乳香　呈小圆珠或圆粒状，表面淡黄色，显油亮；质坚脆，稍具醋气。

【外观质量评价】以色淡黄白、断面半透明、质硬而脆、香气浓厚者为佳。

【药性及功能主治】辛、苦，温。归心、肝、脾经。活血定痛，消肿生肌。用于胸痹心痛，胃脘疼痛，痛经经闭，产后瘀阻，癥瘕腹痛，风湿痹痛，筋脉拘挛，跌打损伤，痈肿疮疡。

没药（药典品种）

【来源】本品为橄榄科植物地丁树 *Commiphora myrrha* Engl. 或哈地丁树 *Commiphora molmol* Engl. 的干燥树脂。

【产地加工】主产于非洲索马里和埃塞俄比亚。11月至次年1月采收。树脂多自树皮裂缝渗出，切伤后自伤口渗出。采收所渗红棕色硬树脂，除去树皮杂质即得。分为天然没药与胶质没药。

【饮片规格】

醋没药 取净没药，照醋炙法炒至表面光亮。

【性状】

天然没药 呈不规则**颗粒性团块状**，大小不等，大者长达6 cm。**表面黄棕色或红棕色，近半透明部分呈棕黑色，被有黄色粉尘**。质坚脆，破碎面不整齐。有特异香气，味苦而微辛。

胶质没药 **呈不规则块状和颗粒**，多黏结成大小不等的团块，大者直径长达6 cm以上，**表面棕黄色至棕褐色**，**不透明**，质坚实或疏松，有特异香气，味苦而有黏性。

醋没药 本品呈不规则小块状或类圆形颗粒状，表面棕褐色或黑褐色，有光泽。具特异香气，略有醋香气，味苦而微辛。

水试：本品与水共研形成黄棕色乳状液。

【外观质量评价】以块大、色红棕、破碎面微透明、显油性、香气浓而持久、杂质少者为佳。天然没药与胶质没药的质量谁好谁次，尚未有一致的评价。70年代进口没药刚出现有胶质没药时，天然没药的价格比胶质没药贵，近年来却是相反，胶质没药价格高于天然没药。但以气味衡量没药的质量时，则是胶质没药的气味较淡。

【药性及功能主治】辛、苦，平。归心、肝、脾经。散瘀定痛，消肿生肌。用于胸痹心痛，胃脘疼痛，痛经经闭，产后瘀阻，癥瘕腹痛，风湿痹痛，跌打损伤，痈肿疮疡。

【易混品及伪品】

伪制品 为松香的加工品。呈不规则团块，色灰黑，具松节油气。

血竭（药典品种）

【来源】本品为棕榈科植物麒麟竭 *Daemonorops draco* Bl. 果实渗出的树脂经加工制成。

【产地加工】主产于印度尼西亚、索马里、马来西亚等地。采集分泌树脂的果实，充分晒干，加贝壳同入撞笼中强力振摇，使松脆的树脂脱落，筛去果实鳞片杂质，将净树脂用布包起，入热水中软化成坨，取出，放冷即成。

【饮片规格】

血竭 除去杂质，打成碎粒或研成细末。

【性状】

血竭 本品略呈类圆四方形或方砖形，**表面暗红，有光泽，附有因摩擦而成的红粉**。质硬而脆，破碎面光亮，黑红色，**研粉为砖红色**。气微，味淡。**在水中不溶，在热水中软化**。取本品粉末，置白纸上，**用火隔纸烘烤即熔化，但无扩散的油迹，对光照视呈鲜艳的红色**。以火燃烧则产生呛鼻的烟气，有苯甲酸样香气者为佳。

【外观质量评价】以外色黑似铁、研粉红似血、火试时用火隔纸烘烤即熔化但无扩散的油迹者为正品。

【药性及功能主治】甘、咸，平。归心、肝经。活血定痛，化瘀止血，生肌敛疮。用于跌打损伤，心腹瘀痛，外伤出血，疮疡不敛。

【易混品及伪品】

人工伪制品 为松香、泥土、颜料等物质加工制成的血竭状物。本品表面暗红色，质坚硬而重，断面棕红色，研成粉末不呈血红色，火烧冒黑烟，有松香气。用火隔纸烘烤可见明显扩散的油迹。

龙血竭

【来源】本品为百合科植物海南龙血树 *Dracaena cambodiana* Pierre ex Gagnep. 的含脂木质部提取而得的树脂。

【产地加工】主产于广西、云南、海南等地。采集含树脂的木质部，粉碎后用乙醇和乙醚进行提取，经浓缩干燥而成。

【饮片规格】

龙血竭 打成碎粒或研成粉末；或用时捣碎。

【性状】

龙血竭 呈不规则块状，大小不一。表面紫红色或红棕色，具光泽，局部有红色粉尘黏附。质硬、易碎，断面平滑，有玻璃样光泽。气特异微有清香，味微涩，嚼之有炭粒感并微粘牙。

【外观质量评价】以表面黑紫色，断面有玻璃样光泽，嚼之粘牙者为佳。

【药性及功能主治】甘、咸，温。归心、肝、肾经。活血散瘀，定痛止血，敛疮生肌。用于跌扑损伤，外伤出血，瘀血肿痛，月经不调，闭经，痛经，臁疮久不收口。

琥珀

【来源】本品为古代松科植物渗出的浓稠树脂，经久埋于地下转化成的树脂化石。从地下挖出者称为“琥珀”，从煤中选出者称为“煤珀”。

【产地加工】琥珀主产于广西、云南、贵州、福建等地。煤珀主产于辽宁抚顺及其他产煤区。均销全国。全年均可采收，从地下挖出或从煤中选出，除净煤屑、沙石、泥土等杂质。

【性状】

琥珀 药材呈不规则多角形块状、颗粒状，体轻，大小不一；血红色（习称“血珀”）或黄棕色，表面不平，有光泽；质硬而脆，摩擦带电。断面光亮，透明至微透明；气无，味淡，嚼之声响，无沙砾感。

煤珀（黑琥珀） 呈不规则多角形块状、颗粒状，少数呈乳滴状，大小不一；表面黄棕色至乌黑色，略有光泽，若将表面黑色部分除去，则呈透明或半透明玻璃样体；体较轻，质坚硬，不易碎；气无，味淡，嚼之坚硬，摩擦带电。

【外观质量评价】琥珀优于煤珀，琥珀以色红黄、透明纯净、光亮无碎、质酥脆、手捻易成粉者为佳；煤珀则以色棕黄、有光泽者为佳。

【药性及功能主治】甘，平。归心、肝、膀胱经。镇惊安神，活血散瘀，利尿通淋。用于心神不宁，心悸失眠，惊风，癫痫；痛经经闭，心腹刺痛，癥瘕积聚；淋证，癃闭。

【易混品及伪品】常有以松香、土埋松香及橄榄树脂伪充琥珀药用者，应注意区别。

表 15 琥珀及其伪品鉴别比较表

鉴别方法	琥珀	松香、土埋松香或橄榄树脂
外观性状	断面光亮，透明至微透明	表面灰黄色，不透明
口尝法	嚼之有沙沙之声，味淡，无沙砾感	嚼之有沙沙之声，味淡，无沙砾感、但有松香气，味苦，久嚼发黏
火试法	冒黑烟，刚熄火时冒白烟，微有松香气或煤油臭气	冒浓黑烟，火刚灭时仍冒黑烟，松香气浓
水试法	加水煮沸，不熔化亦不变软	水中加热则变软或熔化

（潘从泽、张晓明）

第十章

动物类中药

地龙（药典品种）

【来源】本品为钜蚓科动物参环毛蚓 *Pheretima aspergillum*（E.Perrier）、通俗环毛蚓 *Pheretima vulgaris* Chen、威廉环毛蚓 *Pheretima guillelmi*（Michaelsen）或栉盲环毛蚓 *Pheretima pectini fera* Michaelsen 的干燥体。前 1 种习称“广地龙”，后 3 种习称“沪地龙”。

【产地加工】广地龙主产于广东、广西、福建等地。沪地龙主产于上海、浙江、江苏。广地龙春季至秋季捕捉，沪地龙夏季捕捉，及时剖开腹部，除去内脏和泥沙，洗净，晒干或低温干燥。

【饮片规格】

地龙 除去杂质，洗净，切段，干燥。

【性状】

广地龙 呈长条状薄片，弯曲，边缘略卷，长 15 ～ 20 cm，宽 1 ～ 2 cm。全体具环节，**背部棕褐色至紫灰色，腹部浅黄棕色；第 14 ～ 16 环节为生殖带，习称“白颈”，较光亮**。体前端稍尖，尾端钝圆，刚毛圈粗糙而硬，色稍浅。雄生殖孔在第 18 环节腹侧刚毛圈一小孔突上，外缘有数个环绕的浅皮褶，内侧刚毛圈隆起，前面两边有横排（1 排或 2 排）小乳突，每边 10 ～ 20 个不等。受精囊孔 2 对，位于 7/8 至 8/9 环节间一椭圆形突起上，约占节周 5/11。体轻，略呈革质，不易折断。气腥，味微咸。

沪地龙 长 8 ～ 15 cm，宽 0.5 ～ 1.5 cm。全体具环节，背部棕褐色至黄褐色，腹部浅黄棕色；第 14 ～ 16 环节为生殖带，较光亮。第 18 环节有 1 对雄生殖孔。通俗环毛蚓的雄交配腔能全部翻出，呈花菜状或阴茎状；威廉环毛蚓的雄交配腔孔呈纵向裂缝状；栉盲环毛蚓的雄生殖孔内侧有 1 或多个小乳突。受精囊孔 3 对，在 6/7 至 8/9 环节间。

【外观质量评价】以虫体肥大、去净泥土者为佳，一般认为广地龙优于沪地龙。

【药性及功能主治】咸，寒。归肝、脾、膀胱经。清热定惊，通络，平喘，利尿。用于高热神昏，惊痫抽搐，关节痹痛，肢体麻木，半身不遂，肺热喘咳，水肿尿少。

【伪品】

海南地龙　大腔蚓 Metaphire magna（Chen）和暗孔远盲蚓 Amynthas obscuritoporus（Chen）为最常见的2种伪品，其中大腔蚓产地为海南；暗孔远盲蚓市场上俗称山地龙，主要产地为广西，其次为广东。与正品相比，体型较正品大、长，长度超过广地龙 30 cm 以上，生殖带颜色较深。

水蛭（药典品种）

【来源】本品为水蛭科动物蚂蟥 *Whitmania Pigra* Whitman、水蛭 *Hirudo nipponica* Whitman 或柳叶蚂蟥 *Whitmania acranutata* Whitman 的干燥全体。

【产地加工】水蛭全国各地均有分布。蚂蟥分布于山东、河北、安徽、江苏、江西、湖南、湖北等地。柳叶蚂蟥分布于河北、安徽、江苏、福建等地。夏、秋二季捕捉，用沸水烫死，晒干或低温干燥。

【饮片规格】

水蛭　洗净，切段，干燥。

烫水蛭　取净水蛭段，照烫法用滑石粉烫至微鼓起。

【性状】

蚂蟥　呈扁平纺锤形，有多数环节，长 4 ～ 10 cm，宽 0.5 ～ 2 cm。背部黑褐色或黑棕色，稍隆起，用水浸后，可见黑色斑点排成 5 条纵纹；腹面平坦，棕黄色。两侧棕黄色，前端略尖，后端钝圆，两端各具 1 吸盘，前吸盘不显著，后吸盘较大。质脆，易折断，断面胶质状。气微腥。

柳叶蚂蟥　狭长而扁，长 5 ～ 12 cm，宽 0.1 ～ 0.5 cm。

水蛭　扁长圆柱形，体多弯曲扭转，长 2 ～ 5 cm，宽 0.2 ～ 0.3 cm。

烫水蛭　本品呈不规则扁块状或扁圆柱形，略鼓起，表面棕黄色至黑褐色，附有少量白色滑石粉。断面松泡，灰白色至焦黄色。气微腥。

【外观质量评价】药材以条粗、完整、黑棕色、有光泽、无杂质者为佳。

【药性及功能主治】咸、苦，平；有小毒。归肝经。破血通经，逐瘀消癥。用于血瘀经闭，癥瘕痞块，中风偏瘫，跌扑损伤。

【地方习用品】

金边蚂蟥　市场中曾发现混有医蛭科动物菲牛蛭 Poecilobdella manillensis lesson 的干燥全体。又名旱蚂蟥，背腹两面均为黑色，没有蚂蟥那样的花纹。本品为广西壮药，地方标准收载。

【劣品】

水蛭增重品　在白矾水溶液中浸泡后干燥，达到增重目的。可见虫体表面有白色物质析出或口尝有涩味。

石决明（药典品种）

【来源】本品为鲍科动物杂色鲍 *Haliotis diversicolor* Reeve、皱纹盘鲍 *Haliotis discus* hannai Ino、羊鲍 *Haliotis ovina* Gmelin、澳洲鲍 *Haliotis ruber*（Leach）、耳鲍 *Haliotis asinina* Linnaeus 或白鲍 *Haliotis laevigata*（Donovan）的贝壳。

【产地加工】杂色鲍主产于广东、福建等地。皱纹盘鲍主产于辽宁、山东等地。羊鲍主产于海南、西沙群岛、南沙群岛等地。耳鲍主产于海南、西沙群岛、台湾等地。白鲍主产于澳大利亚。夏、秋二季捕捞，去肉，洗净，干燥。

【饮片规格】

石决明　除去杂质，洗净，干燥，碾碎。

煅石决明　取净石决明，照明煅法煅至酥脆。

【性状】

药材

杂色鲍　呈长卵圆形，内面观略呈耳形，长 7 ～ 9 cm，宽 5 ～ 6 cm，高约 2 cm。表面暗红色，有多数不规则的螺肋和细密生长线，螺旋部小，体螺部大，从螺旋部顶处开始向右排列有 20 余个疣状突起，末端 6 ～ 9 个开孔，孔口与壳面平。内面光滑，具珍珠样彩色光泽。壳较厚，质坚硬，不易破碎。气微，味微咸。

皱纹盘鲍　呈长椭圆形，长 8 ～ 12 cm，宽 6 ～ 8 cm，高 2 ～ 3 cm。表面灰棕色，有多数粗糙而不规则的皱纹，生长线明显，常有苔藓类或石灰虫等附着物，末端 4 ～ 5 个开孔，孔口突出壳面，壳较薄。

羊鲍 近圆形，长 4 ～ 8 cm，宽 2.5 ～ 6 cm，高 0.8 ～ 2 cm。壳顶位于近中部而高于壳面，螺旋部与体螺部各占 1/2，从螺旋部边缘有 2 行整齐的突起，尤以上部较为明显，末端 4 ～ 5 个开孔，呈管状。

澳洲鲍 呈扁平卵圆形，长 13 ～ 17 cm，宽 11 ～ 14 cm，高 3.5 ～ 6 cm。表面砖红色，螺旋部约为壳面的 1/2，螺肋和生长线呈波状隆起，疣状突起 30 余个，末端 7 ～ 9 个开孔，孔口突出壳面。

耳鲍 狭长，略扭曲，呈耳状，长 5 ～ 8 cm，宽 2.5 ～ 3.5 cm，高约 1 cm。表面光滑，具翠绿色、紫色及褐色等多种颜色形成的斑纹，螺旋部小，体螺部大，末端 5 ～ 7 个开孔，孔口与壳平，多为椭圆形，壳薄，质较脆。

白鲍 呈卵圆形，长 11 ～ 14 cm，宽 8.5 ～ 11 cm，高 3 ～ 6.5 cm。表面砖红色，光滑，壳顶高于壳面，生长线颇为明显，螺旋部约为壳面的 1/3，疣状突起 30 余个，末端 9 个开孔，孔口与壳平。

饮片

石决明 本品为不规则的碎块。灰白色，有珍珠样彩色光泽。质坚硬。气微，味微咸。

煅石决明 本品为不规则的碎块或粗粉。灰白色无光泽，质酥脆。断面呈层状。

【外观质量评价】药材以形体中等大小、壳厚、无破碎、无臭、无残肉、9 孔或 7 孔者为佳。

【药性及功能主治】咸，寒。归肝经。平肝潜阳，清肝明目。用于头痛眩晕，目赤翳障，视物昏花，青盲雀目。

珍珠母（药典品种）

【来源】本品为蚌科动物三角帆蚌 *Hyriopsis cumingii*（Lea）、褶纹冠蚌 *Cristaria plicata*（Leach）或珍珠贝科动物马氏珍珠贝 *Pteria martensii*（Dunker）的贝壳。

【产地加工】主产于广西、广东、海南、台湾以及安徽、江苏、浙江等地。去肉，洗净，干燥。

【饮片规格】

珍珠母 除去杂质，打碎。

煅珍珠母　取净珍珠母，照明煅法煅至酥脆。

【性状】

药材

三角帆蚌　略呈不等边四角形。壳面生长轮呈同心环状排列。后背缘向上突起，形成大的三角形帆状后翼。壳内面外套痕明显；前闭壳肌痕呈卵圆形，后闭壳肌痕略呈三角形。左右壳均具2枚拟主齿，左壳具2枚长条形侧齿，右壳具1枚长条形侧齿；具光泽。质坚硬。气微腥，味淡。

褶纹冠蚌　呈不等边三角形。后背缘向上伸展成大形的冠。壳内面外套痕略明显；前闭壳肌痕大呈楔形，后闭壳肌痕呈不规则卵圆形，在后侧齿下方有与壳面相应的纵肋和凹沟。左、右壳均具1枚短而略粗的后侧齿和1枚细弱的前侧齿，均无拟主齿。

马氏珍珠贝　呈斜四方形，后耳大，前耳小，背缘平直，腹缘圆，生长线极细密，成片状。闭壳肌痕大，长圆形。具一凸起的长形主齿。

饮片

珍珠母　为不规则碎块状，黄玉白色或银灰白色，有光彩，习称“珠光”。质硬而重，气微，味淡。

煅珍珠母　呈不规则碎块或粉状，青灰色，“珠光”少见或消失。质松酥脆，易碎。

【外观质量评价】药材以色白整齐、无碎末、表面无黑皮、质松脆者为佳。

【药性及功能主治】咸，寒。归肝、心经。平肝潜阳，安神定惊，明目退翳。用于头痛眩晕，惊悸失眠，目赤翳障，视物昏花。

牡蛎（药典品种）

【来源】本品为牡蛎科动物长牡蛎 *Ostrea gigas* Thunberg、大连湾牡蛎 *Ostrea talienwhanensis* Crosse 或近江牡蛎 *Ostrea rivularis* Gould 的贝壳。

【产地加工】长牡蛎主产于山东以北至东北各省沿海。大连湾牡蛎主产于辽宁、河北、山东等地沿海。近江牡蛎产地较广，北起东北各省沿海，南至广东、海南沿海。全年均可捕捞，去肉，洗净，晒干。

【饮片规格】

牡蛎　洗净，干燥，碾碎。

煅牡蛎 取净牡蛎，照明煅法煅至酥脆。

【性状】

药材

长牡蛎 呈长片状，背腹缘几平行，长 10 ～ 50 cm，高 4 ～ 15 cm。右壳较小，鳞片坚厚，层状或层纹状排列。壳外面平坦或具数个凹陷，淡紫色、灰白色或黄褐色；内面瓷白色，壳顶二侧无小齿。左壳凹陷深，鳞片较右壳粗大，壳顶附着面小。质硬，断面层状，洁白。气微，味微咸。

大连湾牡蛎 呈类三角形，背腹缘呈“八”字形。右壳外面淡黄色，具疏松的同心鳞片，鳞片起伏成波浪状，内面白色。左壳同心鳞片坚厚，自壳顶部放射肋数个，明显，内面凹下呈盒状，铰合面小。

近江牡蛎 呈圆形、卵圆形或三角形等。右壳外面稍不平，有灰、紫、棕、黄等色，环生同心鳞片，幼体者鳞片薄而脆，多年生长后鳞片层层相叠，内面白色，边缘有的淡紫色。

饮片

牡蛎 本品为不规则的碎块。白色。质硬，断面层状。气微，味微咸。

煅牡蛎 本品为不规则的碎块或粗粉。灰白色。质酥脆，断面层状。

【外观质量评价】3 种牡蛎均以个大整齐、无杂质泥沙、洁净者为佳。

【药性及功能主治】咸，微寒。归肝、胆、肾经。重镇安神，潜阳补阴，软坚散结。用于惊悸失眠，眩晕耳鸣，瘰疬痰核，癥瘕痞块。煅牡蛎收敛固涩，制酸止痛，用于自汗盗汗，遗精滑精，崩漏带下，胃痛吞酸。

瓦楞子（药典品种）

【来源】本品为蚶科动物毛蚶 *Arca subcrenata* Lischke、泥蚶 *Arca granosa* Linnaeus 或魁蚶 *Arca inflata* Reeve 的贝壳。

【产地加工】秋、冬至次年春捕捞，洗净，置沸水中略煮，去肉，干燥。

【饮片规格】

瓦楞子 洗净，干燥，碾碎。

煅瓦楞子 取净瓦楞子，照明煅法煅至酥脆。

【性状】

药材

毛蚶 略呈三角形或扇形，长 4 ～ 5 cm，高 3 ～ 4 cm。壳外面隆起，有棕褐色茸毛或已脱落；壳顶突出，向内卷曲；自壳顶至腹面有延伸的放射肋 30 ～ 34 条。壳内面平滑，白色，壳缘有与壳外面直楞相对应的凹陷，铰合部具小齿 1 列。质坚。气微，味淡。

泥蚶 长 2.5 ～ 4 cm，高 2 ～ 3 cm。壳外面无棕褐色茸毛，放射肋 18 ～ 21 条，肋上有颗粒状突起。

魁蚶 长 7 ～ 9 cm，高 6 ～ 8 cm。壳外面放射肋 42 ～ 48 条。

饮片

瓦楞子 本品为不规则碎块或粉末。类白色、灰白色至灰黄色。较大碎块外表可见放射状肋线，有的可见棕褐色茸毛。气微，味淡。

煅瓦楞子 本品形如瓦楞子，灰白色至深灰色。质酥脆。气微，味淡。

【外观质量评价】3 种瓦楞子均以个大整齐、无杂质泥沙、洁净者为佳。

【药性及功能主治】咸，平。归肺、胃、肝经。消痰化瘀，软坚散结，制酸止痛。用于顽痰胶结、黏稠难咯，瘿瘤，瘰疬，癥瘕痞块，胃痛泛酸。

海螵蛸（药典品种）

【来源】本品为乌贼科动物无针乌贼 *Sepiella maindroni* deRoehebrune 或金乌贼 *Sepia esculenta* Hoyle 的干燥内壳。

【产地加工】主产于浙江、江苏、广东、福建等地。收集乌贼鱼的骨状内壳，洗净，干燥。

【饮片规格】

海螵蛸 除去杂质，洗净，干燥，砸成小块。

【性状】

药材

无针乌贼 呈扁长椭圆形，中间厚，边缘薄，长 9 ～ 14 cm，宽 2.5 ～ 3.5 cm，厚约 1.3 cm。背面有瓷白色脊状隆起，两侧略显微红色，有不甚明显的细小疣点；腹面白色，自尾端到中部有细密波状横层纹；角质缘半透明，尾部较宽平，无骨针。体轻，质松，易折断，断面粉质，显疏松层纹。气微腥，味微咸。

金乌贼　长 13 ～ 23 cm，宽约 6.5 cm。背面疣点明显，略呈层状排列；腹面的细密波状横层纹占全体大部分，中间有纵向浅槽；尾部角质缘渐宽，向腹面翘起，末端有 1 骨针，多已断落。

饮片　本品多为不规则形或类方形小块，类白色或微黄色，气微腥，味微咸。

【外观质量评价】以身干块大、色白、完整、无杂质者为佳。

【药性及功能主治】咸、涩，温。归脾、肾经。收敛止血，涩精止带，制酸止痛，收湿敛疮。用于吐血衄血，崩漏便血，遗精滑精，赤白带下，胃痛吞酸；外治损伤出血，湿疹湿疮，溃疡不敛。

【伪品】

目乌贼内壳　为同科属动物目乌贼 *S.aculeata van* Hasselt 的干燥内壳。呈扁平长椭圆形，背面微有 3 道凸起，腹面横生纹亦有 3 条。

全蝎（药典品种）

【来源】本品为钳蝎科动物东亚钳蝎 *Buthus martensii* Karsch 的干燥体。

【产地加工】主产于河南、山东、湖北、河北、辽宁等地。春末至秋初捕捉，除去泥沙，置沸水或沸盐水中，煮至全身僵硬，捞出，置通风处，阴干。根据加工方法的不同可分为淡全虫、盐全虫。

【饮片规格】

全蝎　除去杂质，洗净，干燥。

【性状】

全蝎　本品头胸部与前腹部呈扁平长椭圆形，后腹部呈尾状，皱缩弯曲，完整者体长约 6 cm。头胸部呈绿褐色，前面有 1 对短小的螯肢和 1 对较长大的钳状脚须，形似蟹螯，背面覆有梯形背甲，腹面有足 4 对，均为 7 节，末端各具 2 爪钩；前腹部由 7 节组成，第 7 节色深，背甲上有 5 条隆脊线。背面绿褐色，后腹部棕黄色，6 节，节上均有纵沟，末节有锐钩状毒刺，毒刺下方无距。气微腥，味咸。

【外观质量评价】以身干、色黄、完整、腹中无杂质者为佳。

【药性及功能主治】辛，平；有毒。归肝经。息风镇痉，通络止痛，攻毒散结。用于肝风内动，痉挛抽搐，小儿惊风，中风口㖞，半身不遂，破伤风，风湿顽痹，偏正头痛，疮疡，瘰疬。

【劣品】

增重全蝎 掰开虫体可见腹中有大量泥土，灰分检查常超标。

蜈蚣（药典品种）

【来源】本品为蜈蚣科动物少棘巨蜈蚣 *Scolopendra subspinipes mutilans* L. Koch 的干燥体。

【产地加工】主产于陕西、江苏、安徽、浙江等地。春、夏二季捕捉，用竹片插入头尾，绷直，干燥。

【饮片规格】

蜈蚣 去竹片，洗净，微火焙黄，剪段。

【性状】

蜈蚣 本品呈扁平长条形，长 9 ～ 15 cm，宽 0.5 ～ 1 cm。由头部和躯干部组成，全体共 22 个环节。头部暗红色或红褐色，略有光泽，有头板覆盖，头板近圆形，前端稍突出，两侧贴有颚肢 1 对，前端两侧有触角 1 对。躯干部第 1 背板与头板同色，其余 20 个背板为棕绿色或墨绿色，具光泽，自第 4 背板至第 20 背板上常有 2 条纵沟线；腹部淡黄色或棕黄色，皱缩；自第 2 节起，每节两侧有步足 1 对；步足黄色或红褐色，偶有黄白色，呈弯钩形，最末 1 对步足尾状，故又称尾足，易脱落。质脆，断面有裂隙。气微腥，有特殊刺鼻的臭气，味辛、微咸。

【外观质量评价】以身干，条形完整，无杂质、虫蛀、霉变者为佳。

【药性及功能主治】辛，温；有毒。归肝经。息风镇痉，通络止痛，攻毒散结。用于肝风内动，痉挛抽搐，小儿惊风，中风口㖞，半身不遂，破伤风，风湿顽痹，偏正头痛，疮疡，瘰疬，蛇虫咬伤。

【易混品及伪品】

1. 大蜈蚣 来源于多棘巨蜈蚣 *Scolopendra multidens* Newport 或进口蜈蚣。这类蜈蚣体型较大，其长度大于药典性状描述的 15 cm，宽度大于 1 cm，背部呈棕红色，外观、性状与少棘巨蜈蚣差异较大。

2. 墨头蜈蚣　为同属同种但不同亚种动物日本棘蜈蚣 *Scolopendra subspinipes japonica* L. Koch 的干燥体。分布于云南。其头板与第 1 背板为墨绿色，体长仅 7 cm 左右，末对肢基侧板后端常为 3 棘；前腿节腹面内侧有 2 棘，背面内侧有 2 棘。氨基酸含量较少棘巨蜈蚣低，而铁、锰、铜的含量较高。

土鳖虫（药典品种）

【来源】本品为鳖蠊科昆虫地鳖 *Eupolyphaga sinensis* Walker 或冀地鳖 *Steleophaga Plancyi*（Boleny）的雌虫干燥体。

【产地加工】地鳖主产于安徽、河南、江苏、湖北、湖南、四川等地，为市场主流品种。冀地鳖主产于河北、北京、山东、浙江等地。捕捉后，置沸水中烫死，晒干或烘干。

【性状】

地鳖　呈扁平卵形，**长 1.3 ～ 3 cm，宽 1.2 ～ 2.4 cm**。前端较窄，后端较宽，**背部紫褐色，具光泽**，无翅。前胸背板较发达，盖住头部；腹背板 9 节，呈覆瓦状排列。腹面红棕色，头部较小，有丝状触角 1 对，常脱落，胸部有足 3 对，具细毛和刺。腹部有横环节。质松脆，易碎。气腥臭，味微咸。

冀地鳖　长 2.2 ～ 3.7 cm，宽 1.4 ～ 2.5 cm。背部黑棕色，通常在边缘带有淡黄褐色斑块及黑色小点。

【外观质量评价】药材以完整、体表紫褐色、腹中无增重物者为佳。

【药性及功能主治】咸，寒；有小毒。归肝经。破血逐瘀，续筋接骨。用于跌打损伤，筋伤骨折，血瘀经闭，产后瘀阻腹痛，癥瘕痞块。

【易混品及伪品】

1. 赤边水庶　为姬蠊科昆虫赤边水庶 *Opisthoplatia orientalis* Burm 的雌虫体，习称“金边土鳖虫”。主产于福建、湖北、广东等地。呈长椭圆形，长 2.5 ～ 3.5 cm，宽 1.5 ～ 2 cm。背面黑棕色，腹面红棕色，前胸背板前缘有 1 个黄色镶边。

2. 东方龙虱　为龙虱科昆虫 *Cybister tripunctatus* orientalis Gschwendth 的干燥虫体。本品呈长卵形，长 2 ～ 3 cm，宽 1 ～ 1.5 cm。背部黑绿色，有 1 对较厚的鞘翅，鞘翅边缘有棕黄色狭边，除去鞘翅可见浅色膜质翅 2 对。腹面棕褐色或黑褐色，有横纹。胸部有足 3 对，前足 2 对较小，后足 1 对较大。质松脆。气腥，味微咸。

【劣品】

1. 增重土鳖虫　为增加土鳖虫重量，加工土鳖虫时加入白矾或食盐等增重物。或在烫死土鳖虫前，令其暴食后迅速杀死，以未消化的食物增加重量。掰开虫体可见腹中有大量白泥或混凝土，灰分检查常超标。

2. 掺杂土鳖虫　掺入小雄虫或在养殖中感染病死虫的干燥体，小虫体型较小，低于药典规定的长宽度，多在 1 cm 以下，病死虫多破碎，表面无光泽。

3. 掺入雄虫　羽化的雄虫可见翅膀，未羽化雄虫与雌虫性状比较，雄虫腹部环节多 7 节，生殖盖占 1 节，即生殖盖占到整个腹部 1/7，雌虫生殖盖较大，占腹部 1/5。

桑螵蛸（药典品种）

【来源】本品为螳螂科昆虫大刀螂 *Tenodera sinensisi* Saussure、小刀螂 *Statilia maculata*（Thurlberg）或巨斧螳螂 *Hierodula patellifera*（Serville）的干燥卵鞘。以上 3 种分别习称“团螵蛸”“长螵蛸”及“黑螵蛸”。

【产地加工】全国大部分地区均产。深秋至次春收集，除去杂质，蒸至虫卵死后，干燥。

【饮片规格】

桑螵蛸　除去杂质，蒸透，干燥。用时剪碎。

【性状】

团螵蛸　略呈圆柱形或半圆形，由多层膜状薄片叠成，长 2.5 ～ 4 cm，宽 2 ～ 3 cm。表面浅黄褐色，上面带状隆起不明显，底面平坦或有凹沟。体轻，质松而韧，横断面可见外层为海绵状，内层为许多放射状排列的小室，室内各有一细小椭圆形卵，深棕色，有光泽。气微腥，味淡或微咸。

长螵蛸　略呈长条形，一端较细，长 2.5 ～ 5 cm，宽 1 ～ 1.5 cm。表面灰黄色，上面带状隆起明显，带的两侧各有 1 条暗棕色浅沟和斜向纹理。质硬而脆。

黑螵蛸　略呈平行四边形，长 2 ～ 4 cm，宽 1.5 ～ 2 cm。表面灰褐色，上面带状隆起明显，两侧有斜向纹理，近尾端微向上翘。质硬而韧。

【外观质量评价】药材以身干、个大、完整、色黄、卵未孵化、无树枝者为佳。以团螵蛸为佳。

【药性及功能主治】甘、咸，平。归肝、肾经。固精缩尿，补肾助阳。用于遗精滑精，遗尿尿频，小便白浊。

蝉蜕（药典品种）

【来源】本品蝉科昆虫黑蚱 *Cryptotympana pustulata* Fabricius 的若虫羽化时脱落的皮壳。

【产地加工】主产于山东、河南、河北、湖北、江苏、四川等地。夏、秋二季收集，除去泥沙，晒干。

【饮片规格】

蝉蜕 除去杂质，洗净，晒干。

【性状】

蝉蜕 本品略呈椭圆形而弯曲，长约 3.5 cm，宽约 2 cm。表面黄棕色，半透明，有光泽。头部有丝状触角 1 对，多已断落，复眼突出。额部先端突出，口吻发达，上唇宽短，下唇伸长成管状。胸部背面呈十字形裂开，裂口向内卷曲，脊背两旁具小翅 2 对；腹面有足 3 对，被黄棕色细毛。腹部钝圆，共 9 节。体轻，中空，易碎。气微，味淡。

【外观质量评价】以身干、色黄亮、体轻、完整、无泥土杂质者为佳。

【药性及功能主治】甘，寒。归肺、肝经。疏散风热，利咽，透疹，明目退翳，解痉。用于风热感冒，咽痛音哑，麻疹不透，风疹瘙痒，目赤翳障，惊风抽搐，破伤风。

【易混品及伪品】

1. 金蝉衣 山蝉 *Cicada flammatus* Dist 的蜕壳。产于浙江、云南、四川等地。全形似蝉，金黄色，体较瘦，腹部上端较细，至尾端共 7 节，每节在近下缘处有 1 条显著或不显著的黑棕色横纹，尾部有尖锐针状凸起。

2. 蟪蛄 为蝉科昆虫蟪蛄（褐斑蝉）*Platypleura kaempferi* Fabricius 的若虫羽化时脱落的皮壳。本品略呈椭圆形而弯曲，长约 1.7 cm，宽约 1 cm。表面黄棕色，半透明，微有光泽。头部有丝状触角 1 对，多已断落，复眼突出，口吻发达，上唇宽短，下唇伸长成管状。胸部背面呈十字形裂开，裂口不向内卷曲，脊背两旁具小翅 2 对；腹面有足 3 对，被黄棕色细毛。腹部钝圆，共 9 节，体轻，中空，易碎。无臭，味淡。

【劣品】

增重蝉衣 为黑蚱的若虫羽化时脱落的皮壳掺泥土制成。可见大量泥土掺入皮壳内外。

僵蚕（药典品种）

【来源】本品为蚕蛾科昆虫家蚕 *Bombyx mori* Linnaeus 4 ～ 5 龄的幼虫感染（或人工接种）白僵菌 *Beauveria bassiana*（Bals.）Vuillant 而致死的干燥体。

【产地加工】主产于江苏、浙江、四川、广东等地。多于春、秋季生产，将感染白僵菌病死的蚕干燥。

【饮片规格】

僵蚕　淘洗后干燥，除去杂质。

炒僵蚕　取净僵蚕，照麸炒法炒至表面黄色。

【性状】

僵蚕　本品略呈圆柱形，多弯曲皱缩。长 2 ～ 5 cm，直径 0.5 ～ 0.7 cm。表面灰黄色，被有白色粉霜状的气生菌丝和分生孢子。头部较圆，足 8 对，体节明显，尾部略呈 2 分歧状。质硬而脆，易折断，断面平坦，外层白色，显粉性，中间有亮棕色或亮黑色，习称**"胶口镜面"**，内有丝腺环 4 个。气微腥，味微咸。

炒僵蚕　本品形如药材。表面黄棕色或黄白色，偶有焦黄斑。气微腥，有焦麸气，味微咸。

【外观质量评价】以直条肥壮、质硬色白、断面明亮、无黄僵、无绿僵者为佳。

【药性及功能主治】咸、辛，平。归肝、肺、胃经。息风止痉，祛风止痛，化痰散结。用于肝风夹痰，惊痫抽搐，小儿急惊，破伤风，中风口㖞，风热头痛，目赤咽痛，风疹瘙痒，发颐痄腮。

【易混品及伪品】

死蚕掺增重粉　为蚕蛾科昆虫家蚕 4 龄前的干燥死蚕，掺增重粉喷糖水制成。本品形似僵蚕，较瘪，外被一层较厚的附着物，表面棕色至棕褐色。质重，断面黑色，无丝线环。炒制品：表面黄白色，其他特征同上。

蜂房（药典品种）

【来源】本品为胡蜂科昆虫果马蜂 *Polistes olivaceous*（DeGeer）、日本长脚胡蜂 *Polistes japonicus* Saussure 或异腹胡蜂 *Parapolybia varia* Fabricius 的巢。

【产地加工】主产于河北、四川、内蒙古、新疆、广西等地。秋、冬二季采收，晒干，或略蒸，除去死蜂死蛹，晒干。

【饮片规格】

蜂房 除去杂质，剪块。

【性状】

蜂房 本品呈圆盘状或不规则的扁块状，有的似莲房状，大小不一。表面灰白色或灰褐色。**腹面有多数整齐的六角形房孔**，孔径3～4 mm或6～8 mm；**背面有1个或数个黑色短柄**。体轻，**质韧，略有弹性**。气微，味辛淡。**质酥脆或坚硬者不可供药用**。

【外观质量评价】以单个、整齐、无虫蛀、灰白色、孔小、体轻、内无死蛹者为佳。

【药性及功能主治】甘，平。归胃经。攻毒杀虫，祛风止痛。用于疮疡肿毒，乳痈，瘰疬，皮肤顽癣，鹅掌风，牙痛，风湿痹痛。

【地方习用品】

1. 露蜂房 收载于四川地方标准，为胡蜂科胡蜂属昆虫斑胡蜂 *Vespam mandarinia* Sm. 马蜂科马蜂属昆虫梨长足黄蜂 *Polistes hebraeus* Farb. 的巢。前者习称硬蜂房，后者习称软蜂房。秋末、冬初采收，晒干或略蒸，除去死蜂蛹，晒干。

2. 硬蜂房 本品呈长球形，由多层圆盘状巢房构成。大小不一，大者直径可达1 m左右。外表棕褐色，常粘附有树叶。房较粗大，孔口六角形，常有白色的薄膜。体轻泡，质松脆，碎末可见纤维状物、泥沙及昆虫残翅。微具蜂蜡气，味微辛。

3. 软蜂房 本品多呈莲房状，扁平，房体仅1层，较小，直径5～6 cm，顶端有一房柄。外表灰黄色或灰青色，房孔较小。体轻泡，质软，具弹性。

【附注】

家蜂房 本品别名蜂房、蜂巢或巢脾，来源于人工饲养蜂蜜科昆虫中华蜜蜂 *Apis cernan* Fabricius 或意大利蜂 *Apis mellifera* Linnaeus 的巢。采收饲养蜜蜂2年半以上的蜂巢，除去死蜂、死蛹等杂质，晾干。本品多呈长方形，长41.5～42.5 cm，宽18.5～19.5 cm，或破碎为不规则形。呈棕色或深褐色，每张巢脾又由呈双面连续排列的正六棱柱形与正六棱锥形组成的几何体（即蜜蜂的巢）排列组成，六棱柱边长约4.3～5.3 mm，柱高约12～16 mm，柱底为正六棱锥，锥体底边与柱体相连，锥体底边与柱体夹角为155°。体较轻，质韧，略有弹性。气微，味微甘，辛淡。该品种在甘肃省地方标准中以“巢脾”收载，在甘肃、江苏、吉林、福建等地有用药习惯。

海马（药典品种）

【来源】本品为海龙科动物线纹海马 *Hippocampus kelloggi* Jordan et Snyder、刺海马 *Hippocampus histrix* Kaup、大海马 *Hippocampus kuda* Bleeker、三斑海马 *Hippocampus trimaculatus* Leach 或小海马（海蛆）*Hippocampus japonicus* Kaup 的干燥体。

【产地加工】分布于我国广东、海南、广西、福建、台湾、山东、浙江、江苏、辽宁等沿海地区。日本、印度、新加坡、印度尼西亚、菲律宾，和澳洲及非洲东部诸海域亦产。全年均产，以 8 ～ 9 月为盛产期。张网捕捉，用水洗刷去外表灰黑色的皮膜，除去内脏，将尾盘卷，晒干。选择大小相似的用红线扎成一对，叫“对马”。商品按其来源和形状分光海马（来源于线纹海马、大海马、三斑海马）、刺海马、小海马（海蛆）3 种；按色泽分为申海马（白色）、潮海马（黑色）、汉海马（褐色）；按大小分为大条（一等，体长 16 ～ 30 cm）、中条（二等，体长 8 ～ 15 cm）、小条（三等，体长 8 cm 以下）。

【饮片规格】

海马　用时捣碎或碾粉。

【性状】

线纹海马　呈扁长形而弯曲，体长约 30 cm。表面黄白色。头略似马头，有冠状突起，具管状长吻，口小，无牙，两眼深陷。躯干部七棱形，尾部四棱形，渐细卷曲，体上有瓦楞形的节纹并具短棘。过去内行人将其归纳为“**马头、蛇尾、瓦楞身**”。体轻，骨质，坚硬。气微腥，味微咸。

刺海马　体长 15 ～ 20 cm。头部及体上环节间的棘细而尖。

大海马　体长 20 ～ 30 cm。黑褐色。

三斑海马　体侧背部第 1、4、7 节的短棘基部各有 1 黑斑。

小海马（海蛆）　体形小，长 7 ～ 10 cm。黑褐色。节纹和短棘均较细小。

【外观质量评价】以个大、头尾齐全、色灰褐、干爽洁净者为佳。光海马优于刺海马，小海马较次。

【药性及功能主治】甘、咸，温。归肝、肾经。温肾壮阳，散结消肿。用于阳痿，遗尿，肾虚作喘，癥瘕积聚，跌扑损伤；外治痈肿疔疮。

【劣品】

劣品海马　商品海马中曾发现体内掺有水泥、铁丝、铅粒等异物以增重者，应注意检查辨别。

海龙（药典品种）

【来源】本品为海龙科动物刁海龙 *Solenognathus hardwickii*（Gray）、拟海龙 *Syngnathoides biaculeatus*（Bloch）或尖海龙 *Syngnathus acus* Linnaeus 的干燥体。

【产地加工】刁海龙主产于广东沿海，拟海龙主产于福建、广东沿海，尖海龙主产于山东沿海。多于夏秋两季捕捞，刁海龙、拟海龙除去皮膜及内脏，洗净，晒干；尖海龙直接洗净，晒干。

【饮片规格】

海龙 用时捣碎或切段。

【性状】

刁海龙 体狭长侧扁，全长 30 ～ 50 cm。表面黄白色或灰褐色。头部具管状长吻，口小，无牙，两眼圆而深陷，头部与体轴略呈钝角。躯干部宽 3 cm，五棱形，**尾部前方六棱形，后方渐细，四棱形**，尾端卷曲。背棱两侧各有 1 列灰黑色斑点状色带。全体被以具花纹的骨环和细横纹，习称**“菠萝纹”**。各骨环内有突起粒状棘。胸鳍短宽，背鳍较长，有的不明显，无尾鳍。骨质，坚硬。气微腥，味微咸。

拟海龙 本品呈长梭状棱柱形，中部明显粗壮。全长 20 ～ 22 cm，中部直径约 2 cm。吻长管状，伸向前方，眼大而圆。表面灰棕色，全体有细条纹组成的图案状花纹。躯干部具 7 条纵棱，其中腹侧的 3 条棱隆起不明显，有骨环 16 ～ 17 个，**尾部前段具 6 条纵棱，后段具 4 条纵棱**，有骨环 51 ～ 53 个，无尾鳍。骨质，坚硬。气微腥，味微咸。又名“海钻”。

尖海龙 体细长，呈鞭状，中部略粗。全长约 20 cm，中部直径 0.4 ～ 0.5 cm。吻长管状，伸向前方。眼大而圆。背部呈灰褐色，腹部灰黄色，**全体每个骨环上有细致的“扇形”图案状花纹**。躯干部具 7 条纵棱，其中**腹下棱不甚明显**，有骨环 19 个，**尾部前段具 7 条纵棱，后段具 4 条纵棱**，有骨环 36 ～ 41 个，有尾鳍。骨质，坚硬。气微腥，味微咸。

【外观质量评价】以个大、头尾齐全、色黄白、干爽洁净者为佳。按大小分大条、中条和小条。以刁海龙为最好，海钻、尖海龙次之。

【药性及功能主治】甘、咸，温。归肝、肾经。温肾壮阳，散结消肿。用于肾阳不足，阳痿遗精，癥瘕积聚，瘰疬痰核，跌扑损伤；外治痈肿疔疮。

【易混品及伪品】

1. 宝珈海龙 为海龙科动物宝珈海龙 *Raupia boqja*（Bleeker）的干燥全体。本品狭长侧扁，全长 23 ～ 27 cm，中部高大于宽，头部较长，与体轴成一直线，吻侧扁管状，长 2.5 ～ 31 cm，灰白色，有稀疏棕黑色斑，全体每个骨环上有细横条纹和不规则灰白色“U”形斑组成的图案状花纹。躯干部具 7 纵棱，其两侧和腹下棱隆起不甚明显，有骨环 22 个，除腹下棱外，**环棱略呈透明翅状**，尾部前段具 6 纵棱，后段具 4 纵棱，有骨环 34 个。背鳍较长。臀鳍和尾鳍均短小。

2. 粗吻海龙（海蛇） 为海龙科动物粗吻海龙 *Trachyrhamphus serratus*（Temminck et Schlegel）的干燥全体。本品呈长方柱状，稍侧扁，全长 20 ～ 28 cm，中部略粗。头较小，吻管状，长 0.6 ～ 0.7 cm。灰棕色，有数个灰褐色横斑，全体每个骨环上有细致的“扇形”图案状花纹。躯干部具 7 纵棱，但只有 4 棱明细，余 3 棱不明显，其两侧棱和腹下棱不甚明显。

3 种正品海龙尾部的后段均为四棱形；尾部的前段，除尖海龙是七棱形外，其他 2 种均为六棱形。伪品无以上特征。

龟甲（药典品种）

【来源】本品为龟科动物乌龟 *Chinemys reevesii*（Gray）的背甲及腹甲。习惯称其背甲为“龟甲”，腹甲为“龟板”。

【产地加工】主产于湖北、湖南、江苏、浙江、安徽和江西等地。全年均可捕捉，以秋、冬二季为多，捕捉后杀死，取其甲，剔去筋肉，洗净后，晒干或晾干，即为“血板”。或用沸水烫死，剥取背甲和腹甲，除去残肉，晒干或晾干，即为“烫板”。

【饮片规格】

龟甲 置蒸锅内，沸水蒸 45 min，取出，放入热水中，立即用硬刷除净皮肉，洗净，晒干。

醋龟甲 取净龟甲，照烫法用砂炒至表面淡黄色，取出，醋淬，干燥。用时捣碎。

【性状】

龟甲 本品背甲及腹甲由甲桥相连，背甲稍长于腹甲，与腹甲常分离。背甲呈长椭圆形拱状，长 7.5 ～ 22 cm，宽 6 ～ 18 cm；外表面棕褐色或黑褐色，脊棱 3 条；颈盾 1 块，前窄后宽；椎盾 5 块，第 1 椎盾长大于宽或近相等，第 2 ～ 4 椎盾宽大于长；

肋盾两侧对称，各4块；缘盾每侧11块；臀盾2块。腹甲呈板片状，近长方椭圆形，长6.4～21 cm，宽5.5～17 cm；外表面淡黄棕色至棕黑色，**盾片12块，每块常具紫褐色放射状纹理**，腹盾、胸盾和股盾中缝均长，喉盾、肛盾次之，肱盾中缝最短；内表面黄白色至灰白色，有的略带血迹或残肉，除净后可见骨板9块，呈锯齿状嵌接；前端钝圆或平截，后端具三角形缺刻，两侧残存呈翼状向斜上方弯曲的甲桥。质坚硬。气微腥，味微咸。

醋龟甲 本品呈不规则的块状。背甲盾片略呈拱状隆起，腹甲盾片呈平板状，大小不一。表面黄色或棕褐色，有的可见深棕褐色斑点，有不规则纹理。内表面棕黄色或棕褐色，边缘有的呈锯齿状。断面不平整，有的有蜂窝状小孔。质松脆。气微腥，味微咸，微有醋香气。

【外观质量评价】以血板身干、无腐肉者为佳。

【药性及功能主治】咸、甘，微寒。归肝、肾、心经。滋阴潜阳，益肾强骨，养血补心，固经止崩。用于阴虚潮热，骨蒸盗汗，头晕目眩，虚风内动，筋骨痿软，心虚健忘，崩漏经多。

【易混品及伪品】

其他龟类的腹甲　近年来，龟板（腹甲）货源紧缺，市场上有很多混淆品种，如黄绿闭壳龟、平胸龟、黄喉水龟、缅甸陆龟、马来龟等。这些龟板的性状与正品龟板有明显区别，应用时注意鉴别。

【附注】

龟甲胶 本品为龟甲经水煎煮、浓缩制成的固体胶。将龟甲漂泡洗净，分次水煎，滤过，合并滤液（或加入白矾细粉少许），静置，滤取胶液，浓缩（可加适量的黄酒、冰糖及豆油）至稠膏状，冷凝，切块，晾干，即得。本品呈长方形或方形的扁块或丁状，深褐色，质硬而脆，断面光亮，对光照视时呈半透明状。气微腥，味淡。以质地松脆、对光透视如琥珀色者为佳。药性：咸、甘，凉。归肝、肾、心经。滋阴，养血，止血。用于阴虚潮热，骨蒸盗汗，腰膝酸软，血虚萎黄，崩漏带下。

鳖甲（药典品种）

【来源】本品为鳖科动物鳖 *Trionyx sinensis* Wiegmann 的背甲。

【产地加工】主产于江苏、安徽、浙江、江西、河南、湖北、湖南、四川等地。全年均可捕捉，以秋、冬二季为多，捕捉后杀死，置沸水中烫至背甲上的硬皮能剥落时，取出，剥取背甲，除去残肉，晒干。

【饮片规格】

鳖甲　置蒸锅内，沸水蒸 45 min，取出，放入热水中，立即用硬刷除去皮肉，洗净，干燥。

醋鳖甲　取净鳖甲，照烫法用砂烫至表面淡黄色，取出，醋淬，干燥。用时捣碎。

【性状】

鳖甲　本品呈椭圆形或卵圆形，背面隆起，长 10 ～ 15 cm，宽 9 ～ 14 cm。外表面黑褐色或墨绿色，略有光泽，具细网状皱纹及灰黄色或灰白色斑点，中间有 1 条纵棱，两侧各有左右对称的横凹纹 8 条，外皮脱落后，可见锯齿状嵌接缝。内表面类白色，中部有突起的脊椎骨，颈骨向内卷曲，两侧各有肋骨 8 条，伸出边缘。质坚硬。气微腥，味淡。

醋鳖甲　色淡黄，质地酥脆，略具醋气。

【外观质量评价】以身干、无残肉、无明显腥臭味者为佳。

【药性及功能主治】咸，微寒。归肝、肾经。滋阴潜阳，退热除蒸，软坚散结。用于阴虚发热，骨蒸劳热，阴虚阳亢，头晕目眩，虚风内动，经闭，手足瘛疭，癥瘕，久疟疟母。

【易混品及伪品】

1. 非药用部位腹甲　完整的腹甲由“T”字形相互嵌接的骨片组成，表面黄色或黄白色，多数密布众多圆形凹点，内表面较光滑，微弓，边缘略簿，中间较厚。块与块之间连接处呈 1 ～ 3 个尖齿状突起，中间 2 块较大，略呈蝶形，前端 2 块较小，略呈三角形，4 块表面均密布众多圆形凹点，内表面光滑。末端 3 块呈折弯状的狭扁棒状，两面光滑。气微腥，味淡。本品常打碎混入醋鳖甲中，注意鉴别。

2. 进口鳖甲　主要基源有巨鳖 *Rafetus swinhoei*、角鳖 *Apalone spinifera*、佛罗里达鳖 *Apalone ferox* 的背甲。此类鳖甲体型较正品大，巨鳖鳖甲长度达到 180 cm，角鳖及佛罗里达鳖也有 50 ～ 60 cm。在验收鳖甲时要注意背甲大小（长 10 ～ 15 cm，宽 9 ～ 14 cm），碎的可以看半边肋骨（约长 5 cm），若是太大则不符合药典性状要求。

【劣品】

劣品鳖甲　为鳖科动物鳖 *Trionyx sinensis* Wiegmann 食用后的背甲。与正品相比，本品经长时间煎煮，背面黑色物煮掉，呈灰白色或灰绿色，皱褶有或无，无油性，腹面灰白色，无残留肉痕，边缘无残留裙边，腥气淡。

金钱白花蛇（药典品种）

【来源】本品为眼镜蛇科动物银环蛇 *Bungarus multicinctus* Blyth 的幼蛇干燥体。

【产地加工】主产于广东、广西、江西、湖北、安徽等地。夏、秋二季捕捉幼蛇，剖开腹部，除去内脏，擦净血迹，用乙醇浸泡处理后，盘成圆形，用竹签固定，干燥。

【性状】

金钱白花蛇　本品呈圆盘状，盘径3～6 cm，蛇体直径0.2～0.4 cm。头盘在中间，尾细，常纳口内，口腔内上颌骨前端有毒沟牙1对，**鼻间鳞2片**，无颊鳞，**上下唇鳞通常各为7片**。背部黑色或灰黑色，有白色环纹45～58个，黑白相间，白环纹在背部宽1～2行鳞片，向腹面渐增宽，黑环纹宽3～5行鳞片，**背正中明显突起1条脊棱，脊鳞扩大呈六角形**（为银环蛇独有特征），背鳞细密，通身15行，尾下鳞单行。气微腥，味微咸。

【外观质量评价】以身干、头尾齐全、体小者为佳。

【药性及功能主治】甘、咸，温；有毒。归肝经。祛风，通络，止痉。用于风湿顽痹，麻木拘挛，中风口眼㖞斜，半身不遂，抽搐痉挛，破伤风，麻风，疥癣。

【易混品及伪品】白花蛇伪品较多，常见的有以下几种。

1. 银环蛇成蛇伪制品　利用银环蛇成蛇切制若干小条，形成小蛇身，再装上水蛇或其他小蛇的蛇头，盘成圆盘状，冒充金钱白花蛇。主要区别点：蛇身不完整，蛇头颈部与蛇身有拼接疤痕。

2. 其他幼蛇　将其他幼蛇的全体用褪色药水、油漆等涂出白色环纹。主要区别点：白环纹的宽窄间距不规则，背部脊鳞不呈六角形。

乌梢蛇（药典品种）

【来源】本品为游蛇科动物乌梢蛇 *Zaocys dhumnades*（Cantor）的干燥体。

【产地加工】主产于浙江、江苏、湖南、江西、福建、广西、广东等地。多于夏、秋二季捕捉，剖开腹部或先剥皮留头尾，除去内脏，盘成圆盘状，干燥。

【饮片规格】

乌梢蛇　去头及鳞片，切寸段。

乌梢蛇肉　去头及鳞片后，用黄酒闷透，除去皮骨，干燥。

酒乌梢蛇　取净乌梢蛇段，照酒炙法炒干。

【性状】

乌梢蛇　本品呈圆盘状，盘径约 16 cm。**表面黑褐色或绿黑色**，密被菱形鳞片；**背鳞行数成双，背中央 2 ～ 4 行鳞片强烈起棱，形成 2 条纵贯全体的黑线**。头盘在中间，扁圆形，眼大而下凹陷，有光泽。上唇鳞 8 枚，第 4、5 枚入眶，颊鳞 1 枚，眼前下鳞 1 枚，较小，眼后鳞 2 枚。脊部高耸成屋脊状，习称"**剑脊**"。腹部剖开边缘向内卷曲，脊肌肉厚，黄白色或淡棕色，可见排列整齐的肋骨。**尾部渐细而长，尾下鳞双行**。剥皮者仅留头尾之皮鳞，中段较光滑。气腥，味淡。

酒乌梢蛇　本品为段状。棕褐色或黑色，略有酒气。

【外观质量评价】以头尾齐全、皮黑褐色、内色黄白、体坚实者为佳。

【药性及功能主治】甘，平。归肝经。祛风，通络，止痉。用于风湿顽痹，麻木拘挛，中风口眼㖞斜，半身不遂，抽搐痉挛，破伤风，麻风，疥癣。

【易混品及伪品】目前乌梢蛇药材较为混乱，经常出现的伪品有以下几种。

1. 滑鼠蛇　为游蛇科动物滑鼠蛇 *Ptyas mucodus*（Linnaeus）除去内脏的干燥体。又名"黄闺蛇"。其背鳞行数成单，颈部 18 ～ 21 行、中部 15 ～ 17 行、肛前 14 行；表面黄褐色，腹面黄白色，腹鳞的前段后缘两侧呈黑色。鼻间鳞 2；前额鳞长宽几相等，额鳞盾形；眼上鳞 1，眼前鳞 2，眼后鳞 2；颊鳞 3；上唇鳞 8，下唇鳞 9 ～ 10，淡棕色，后缘黑色。

2. 灰鼠蛇　为游蛇科动物灰鼠蛇 *Ptyas korros*（Schlegel）除去内脏的干燥体。又名"黄梢蛇"。背鳞行数成单，颈部鳞列为 15 行，个别有 14、16、17 或 19 行者；体中部为 13 行，少数 14 ～ 15 行，肛前 11 行；表面暗灰色，边缘暗褐色，中间蓝褐色前后相连而成纵线。腹鳞淡黄色，二侧蓝灰色，至尾部呈暗褐色。鼻间鳞 2；前额鳞 2，略呈多角形，额鳞 1；眼上鳞 1，眼前鳞 2，眼后鳞 2；颊鳞 3；上唇鳞 8（偶为 7 或 10），下唇鳞 8。

蛤蚧（药典品种）

【来源】本品为壁虎科动物蛤蚧 *Gekko gecko* Linnaeus 的干燥体。

【产地加工】蛤蚧有进口与国产。其中国产蛤蚧以广西、广东产量较大；进口蛤蚧以越南、泰国所产为多。全年均可捕捉，除去内脏，拭净血水，用竹片撑开，使全体呈扁平顺直状，低温干燥。

【饮片规格】

蛤蚧 除去鳞片及头足，切成小块。

酒蛤蚧 取蛤蚧块，用黄酒浸润后，烘干。

【性状】

蛤蚧 本品呈扁片状，头颈部及躯干部长 9 ～ 18 cm，头颈部约占 1/3，腹背部宽 6 ～ 11 cm，尾长 6 ～ 12 cm。头略呈扁三角状，两眼多凹陷成窟窿，口内有细齿，生于颚的边缘，无异型大齿。吻部半圆形，吻鳞不切鼻孔，与鼻鳞相连，上鼻鳞左右各 1 片，上唇鳞 12 ～ 14 对，下唇鳞（包括颏鳞）21 片。腹背部呈椭圆形，腹薄。背部呈灰黑色或银灰色，有黄白色或灰绿色斑点散在或密集成不显著的斑纹，有的**背部及腹部分布着明显的橙红色斑点**，脊椎骨及两侧肋骨突起。4 足均具 5 趾；趾间仅具蹼迹，足趾底有吸盘。尾细而坚实，微现骨节，与背部颜色相同，有 6 ～ 7 个明显的银灰色环带，有的再生尾较原生尾短，且银灰色环带不明显。全身密被圆形或多角形微有光泽的细鳞，有的具橙黄色至橙红色的斑点散在。气腥，味微咸。

酒蛤蚧 本品形如蛤蚧块，微有酒香气，味微咸。

【外观质量评价】以体大、肥壮、尾完整不断者为佳。多以国产蛤蚧为略优。

【药性及功能主治】咸，平。归肺、肾经。补肺益肾，纳气定喘，助阳益精。用于肺肾不足，虚喘气促，劳嗽咳血，阳痿，遗精。

鸡内金（药典品种）

【来源】本品为雉科动物家鸡 *Gallus gallus domesticus* Brisson 的干燥沙囊内壁。

【产地加工】全国均产。将鸡杀死后，取出鸡肫，剖开，趁热剥取内壁，洗净，干燥。

【饮片规格】

鸡内金 洗净，干燥。

炒鸡内金 取净鸡内金，照清炒或烫法炒至鼓起。

醋鸡内金 取净鸡内金，照清炒法炒至鼓起，喷醋，取出，干燥。

【性状】

鸡内金 本品为不规则卷片，厚约 2 mm。**表面黄色、黄绿色或黄褐色，薄而半透明，具明显的条状皱纹**。质脆，易碎，断面角质样，有光泽。气微腥，味微苦。

炒鸡内金　本品表面暗黄褐色或焦黄色，用放大镜观察，显颗粒状或微细泡状。轻折即断，断面有光泽。

【外观质量评价】以身干、个大、色黄、完整不破碎者为佳。

【药性及功能主治】甘，平。归脾、胃、小肠、膀胱经。健胃消食，涩精止遗，通淋化石。用于食积不消，呕吐泻痢，小儿疳积，遗尿，遗精，石淋涩痛，胆胀胁痛。

【易混品及伪品】

1. 鸭内金　为鸭科动物家鸭 *Anas* ssp. 干燥砂囊内壁。鸭内金片厚而大，多为破碎碟形，表面暗绿色或黄棕色，皱纹少，质硬，断面角质。气腥，味微苦。

2. 鹅内金　为鸭科动物家鹅 *Anas cygnoides domestica* Brisson. 的干燥砂囊内壁。为圆片状或破碎的块片，表面黄白色或灰黄色，平滑，边缘略向内卷，边上有齿状短裂纹，质坚而脆。

麝香（药典品种）

【来源】本品为鹿科动物林麝 *Moschus berezovskii* Flerov、马麝 *Moschus sifanicus* Przewalski 或原麝 *Moschus moschiferus* Linnaeus 成熟雄体香囊中的干燥分泌物。

【产地加工】麝是一种温带、亚热带及亚寒带的高山动物。分布于我国西藏、青海、四川、新疆、内蒙古、山西、甘肃、陕西、湖北、湖南、云南、贵州等地。野麝多在冬季至次春猎取，猎获后，割取香囊，阴干，习称“毛壳麝香”；剖开香囊，除去囊壳，习称“麝香仁”。家麝直接从其香囊中取出麝香仁，阴干或用干燥器密闭干燥。

【性状】

毛壳麝香　为扁圆形或类椭圆形的囊状体，直径 3 ～ 7 cm，厚 2 ～ 4 cm。开口面的皮革质，棕褐色，略平，密生白色或灰棕色短毛，从两侧围绕中心排列，中间有 1 小囊孔。另一面为棕褐色略带紫色的皮膜，微皱缩，偶显肌肉纤维，略有弹性，剖开后可见中层皮膜呈棕褐色或灰褐色，半透明，内层皮膜呈棕色，内含颗粒状、粉末状的麝香仁和少量细毛及脱落的内层皮膜（习称“银皮”）。

麝香仁　野生者质软，油润，疏松；其中不规则圆球形或颗粒状者习称**“当门子”**，表面多呈紫黑色，油润光亮，微有麻纹，断面深棕色或黄棕色；粉末状者多呈棕褐色或黄棕色，并有少量脱落的内层皮膜和细毛。养殖者呈颗粒状、短条形或不规则的团块；表面不平，紫黑色或深棕色，显油性，微有光泽，并有少量毛和脱落的内层皮膜。气香浓烈而特异，味微辣、微苦带咸。

鉴别：

（1）取毛壳麝香用特制槽针从囊孔插入，转动槽针，提取麝香仁，立即检视，槽内的麝香仁应有逐渐膨胀高出槽面的现象，习称**“冒槽”**。麝香仁油润，颗粒疏松，无锐角，香气浓烈。不应有纤维等异物或异常气味。

（2）取麝香仁粉末少量，置手掌中，加水润湿，用手搓之能成团，再用手指轻揉即散，不应粘手、染手、顶指或结块。

（3）取麝香仁少量，撒于炽热的坩埚中灼烧，初则迸裂，随即融化膨胀起泡似珠，香气浓烈四溢，应无毛、肉焦臭，无火焰或火星出现。灰化后，残渣呈白色或灰白色。

【外观质量评价】毛壳麝香以饱满、皮薄、有弹性、香气浓烈者为佳。麝香仁以颗粒色黑紫、粉末色棕黄、质柔、油润、当门子多、香气浓烈者为佳。

【药性及功能主治】辛，温。归心、脾经。开窍醒神，活血通经，消肿止痛。用于热病神昏，中风痰厥，气郁暴厥，中恶昏迷，经闭，癥瘕，难产死胎，胸痹心痛，心腹暴痛，跌扑伤痛，痹痛麻木，痈肿瘰疬，咽喉肿痛。

【易混品及伪品】在正品麝香中时有掺伪现象发生，掺伪量可达 80%。掺假物可分 3 类，即动物类、植物类和矿物类物质。可用显微和一般的理化鉴别方法检识。

1. 动物类物质　有油脂、干血、肌肉、肝脏、奶渣、羊粪、虫骸等，经炽烧则起油泡，无香气，有焦臭气，灰烬紫红色。

2. 植物类物质　有生地黄、锁阳、荔枝核、树脂、儿茶、淀粉、海藻等，显微镜下检查可见植物细胞；其水不溶性残渣增加；儿茶、树脂、淀粉等掺杂可用碘液及三氯化铁试液检查，其醇溶性浸出物的含量增加。

3. 矿物类物质　有铁木、沙石、磁石、朱砂、铅粒、玻璃等。火烧无油点，灰烬赭红色，其灰分含量明显增加。

伪制品常以麝的毛皮加工成囊状，内填各种掺伪物充毛壳麝香。其外观性状和内容物均与正品有明显的区别。

牛黄（药典品种）

【来源】本品为牛科动物牛 *Bos taurus domesticus* Gmelin 的干燥胆结石。

【产地加工】牛黄根据产地不同分国产牛黄与进口牛黄。在宰牛时，如发现有牛黄，即滤去胆汁，将牛黄取出，除去外部薄膜，阴干，统称“天然牛黄”。

【性状】

牛黄　本品多呈卵形、类球形、三角形或四方形，大小不一，直径0.6～3（4.5）cm，少数呈管状或碎片状。表面黄红色至棕黄色，有的表面挂有一层黑色光亮的薄膜，习称“**乌金衣**”，有的粗糙，具疣状突起，有的具龟裂纹。体轻，质酥脆，易分层剥落，**断面金黄色，可见细密的同心层纹，有的夹有白心。气清香，味苦而后甘，有清凉感，嚼之易碎，不粘牙**。取本品少量，加清水调和，涂于指甲上，能将指甲染成黄色，习称“**挂甲**”。

【外观质量评价】天然牛黄均以完整，表面光泽细腻，体轻松脆，断面层纹薄、清晰而细腻，入口有清凉感，味苦而后甘者为佳。表面挂乌金衣者更优。

【药性及功能主治】甘，凉。归心、肝经。清心，豁痰，开窍，凉肝，息风，解毒。用于热病神昏，中风痰迷，惊痫抽搐，癫痫发狂，咽喉肿痛，口舌生疮，痈肿疔疮。

【易混品及伪品】

1. 伪制品　系用黄连、大黄及姜黄粉末，加蛋清、蛋黄、胆汁或皮胶、树胶等物制成类圆形或不定形团块及颗粒，直径0.1～3 cm，表面棕褐色或黄褐色，无光泽，体较重，断面棕褐色、灰褐色或黄棕色，粗糙，有的伪做粗层纹。无清香气，味苦，嚼之粘牙。加水湿润，涂指甲颜色易擦掉。置热水中不能全部溶解，留有残渣。镜检可见上述物质碎片。

2. 易混品　猪胆结石，呈不规则块状，直径0.4～1.5 cm，表面黄白色、棕黄色或棕褐色，略有光泽。质松脆，断面具黄棕色及黄白色相间的层纹，味苦。

【附注】

人工牛黄　本品由牛胆粉、胆酸、猪去氧胆酸、牛磺酸、胆红素、胆固醇、微量元素等加工制成。本品为黄色疏松粉末。味苦，微甘。

羚羊角（药典品种）

【来源】本品为牛科动物赛加羚羊 *Saiga tatarica* Linnaeus 的角。

【产地加工】主产于俄罗斯、哈萨克斯坦、蒙古国等地。猎取后锯取其角，洗净，晒干。

【饮片规格】

羚羊角镑片 取羚羊角，置温水中浸泡，捞出，镑片，干燥。

羚羊角粉 取羚羊角，砸碎，粉碎成细粉。

【性状】

羚羊角 本品呈长圆锥形，略呈弓形弯曲，长 15 ～ 33 cm；类白色或黄白色，基部稍呈青灰色。嫩枝对光透视有**“血丝”或紫黑色斑纹**，光润如玉，无裂纹，老枝则有细纵裂纹。除尖端部分外，有 10 ～ 16 个隆起环脊，间距约 2 cm，用手握之，4 指正好嵌入凹处，习称**“合把”**。角的基部横截面圆形，直径 3 ～ 4 cm，内有坚硬质重的角柱，习称**“骨塞”**，骨塞长约占全角的 1/2 或 1/3，表面有突起的纵棱与其外面角鞘内的凹沟紧密嵌合，从横断面观，其结合部呈锯齿状。除去“骨塞”后，角的下半段成空洞，全角呈半透明状，对光透视，上半段中央有 1 条隐约可辨的细孔道直通角尖，习称**“通天眼”**。质坚硬。气微，味淡。

【外观质量评价】药材以质坚而嫩、光润、有血丝、通天眼透光明显、无裂纹者为佳。

【药性及功能主治】咸，寒。归肝、心经。平肝息风，清肝明目，散血解毒。用于肝风内动，惊痫抽搐，妊娠子痫，高热痉厥，癫痫发狂，头痛眩晕，目赤翳障，温毒发斑，痈肿疮毒。

【伪品】

伪品羚羊角 常见伪品有黄羊角、长尾黄羊角、藏羚羊角以及羊角伪充羚羊角，与正品比较无“通天眼”等特征，应注意鉴别。

【劣品】

劣品羚羊角 将铅粒或铁块灌入角内增重。有的外观检查即可发现；有的隐约在角内，外表角鞘微有裂隙，经 X 线可发现。

水牛角（药典品种）

【来源】本品为牛科动物水牛 *Bubalus bubalis* Linnaeus 的角。

【产地加工】主产于云南、广西、广东、海南、湖南及华东各省市等地。取角后，水煮，除去角塞，干燥。

【饮片规格】

水牛角 洗净，镑片或锉成粗粉。

【性状】

药材　本品呈稍扁平而弯曲的锥形，长短不一。表面棕黑色或灰黑色，一侧有数条横向的沟槽，另一侧有密集的横向凹陷条纹。上部渐尖，有纵纹，基部略呈三角形，中空。角质，坚硬。气微腥，味淡。

饮片　镑片为不规则的极薄的片，多卷曲，表面灰黑色，有细顺纹，偶见断续的灰白相间的环纹，角质，坚硬，气微腥，味淡。粗粉为灰褐色粉末，气微腥，味淡。

【外观质量评价】药材以质坚而嫩、光润、乌黑色、无裂纹者为佳。

【药性及功能主治】苦，寒。归心、肝经。清热凉血，解毒，定惊。用于温病高热，神昏谵语，发斑发疹，吐血衄血，惊风，癫狂。

【易混品及伪品】

黄牛角　为牛科动物黄牛 *Bostaurus demesticus* Gmelin 的角。多产自北方。本品呈弯曲的圆锥形，长 20 ～ 24 cm。角中部至尖部多呈黑色，下部黄或灰白色。表面光滑，除去骨塞后内呈空洞状。断面圆形，内表面不平滑，略有纵脊状纹理。角丝淡黄色或类白色，表面粗糙，纤维性。

鹿茸（药典品种）

【来源】本品为鹿科动物梅花鹿 *Cervus nippon* Temminck 或马鹿 *Cervus elaphus* Linnaeus 的雄鹿未骨化密生茸毛的幼角。前者习称“花鹿茸”，后者习称“马鹿茸”。目前市场主流为梅花鹿茸。

【产地加工】梅花鹿野生者很少，以家养为主。家养梅花鹿以东北为多。马鹿野生与家养均有，主要分布于新疆、内蒙古、黑龙江、吉林、青海、甘肃等地。夏、秋二季锯取鹿茸，经加工后，阴干或烘干。

【饮片规格】

鹿茸片　取鹿茸，燎去茸毛，刮净，以布带缠绕茸体，自锯口面小孔灌入热白酒，并不断添酒至润透，或灌酒稍蒸，横切薄片，压平，干燥。

鹿茸粉　取鹿茸，燎去茸毛，刮净，劈成碎块，研成细粉。

【性状】

花鹿茸　呈圆柱状分枝，具 1 个分枝者习称“二杠”，主枝习称“**大挺**”，长 17 ～ 20 cm，锯口直径 4 ～ 5 cm，离锯口约 1 cm 处分出侧枝，习称“**门庄**”，长

9～15 cm，直径较大挺略细。外皮红棕色或棕色，多光润，表面密生红黄色或棕黄色细茸毛，上端较密，下端较疏；分岔间具1条灰黑色筋脉，皮茸紧贴。锯口黄白色，外围无骨质，中部密布细孔。具2个分枝者，习称“**三岔**”，大挺长23～33 cm，直径较二杠细，略呈弓形，微扁，枝端略尖，下部多有纵棱筋及突起疙瘩；皮红黄色，茸毛较稀而粗。体轻。气微腥，味微咸。

二茬茸与头茬茸相似，但挺长而不圆或下粗上细，下部有纵棱筋。皮灰黄色，茸毛较粗糙，锯口外围多已骨化。体较重。无腥气。

马鹿茸　较花鹿茸粗大，分枝较多，侧枝1个者习称“**单门**”，2个者习称“**莲花**”，3个者习称“**三岔**”，4个者习称“四岔”，等等。按产地分为“东马鹿茸”和“西马鹿茸”。

东马鹿茸“单门”大挺长25～27 cm，直径约3 cm。外皮灰黑色，茸毛灰褐色或灰黄色，锯口面外皮较厚，灰黑色，中部密布细孔，质嫩；“**莲花**”大挺长可达33 cm，下部有棱筋，锯口面蜂窝状小孔稍大；“三岔”皮色深，质较老；“四岔”茸毛粗而稀，大挺下部具棱筋及疙瘩，分枝顶端多无毛，习称“**捻头**”。

西马鹿茸，大挺多不圆，顶端圆扁不一，长30～100 cm。表面有棱，多抽缩干瘪，分枝较长且弯曲，茸毛粗长，灰色或黑灰色。锯口色较深，常见骨质。气腥臭，味咸。

【切片规格与等级】

花鹿茸

1. 蜡片　蜡片是选择鹿茸的顶尖部位（尖端是全蜡片，其下是半蜡片）切片而成。为圆形薄片，切面平滑，全部或部分胶质状。表面黄棕色或浅黄色，半透明，显蜡样光泽，外皮无骨质，多可见茸毛，边缘暗棕色，近边缘处有一较深色环。气微腥，味微咸。

2. 粉片　粉片是选择鹿茸的中上段（从上至下依次为白粉片、黄粉片、红粉片）切片而成。为横切圆形或类圆形薄片，切面白色、黄色渐变至淡棕色，中间密布均匀的海绵样空隙，周围无骨质，边缘具黄褐色环，半透明，角质，可见有残留的毛茸。质坚脆。气微腥，味微咸。白粉片断面颜色较白，海绵状孔隙，蜡圈比较宽；黄粉片断面颜色微黄，海绵状孔隙；红粉片是里面有鹿茸血的鹿茸片，外皮平滑，呈红棕色或棕色，横切面淡棕色，有海绵状孔隙，气微腥，味微咸。

3. 纱片　纱片是选择鹿茸的中下段切片而成。片面圆而整齐，气微腥，味微咸。根据颜色不同又分为红纱片与白纱片。红纱片片色较深，手触摸有纱质感，质硬，周围已显骨化；白纱片色浅灰黄色，孔眼较粗，外侧质地致密，中心稀或部分脱落。

4. 骨片　骨片为鹿茸最下段最近骨端部分切制而成。为圆形或类圆形厚片，切面黄棕色或带血污色，海绵样空隙大，呈纱网状，已显骨质化，外周皮层薄，棕红色，质较硬。

马鹿茸　大致与花鹿茸片类似，唯外围皮层色泽较黑，切面红褐色。

【外观质量评价】梅花鹿茸优于马鹿茸，二杠茸优于三岔茸，头茬茸优于再生茸，分岔越多质量越次。“肥、大、胖、嫩、轻”是评价鹿茸的重要标准。同一档次梅花鹿茸商品中，以粗壮、主枝圆、顶端丰满、“回头”明显、质嫩、毛细、皮色红棕、较少骨钉或棱线、有油润光泽者为佳。此外，梅花鹿和马鹿均以断面周边无骨化圈、中央蜂窝眼细密、皮毛完整者为优。

【药性及功能主治】甘、咸，温。归肾、肝经。壮肾阳，益精血，强筋骨，调冲任，托疮毒。用于肾阳不足，精血亏虚，阳痿滑精，宫冷不孕，羸瘦，神疲，畏寒，眩晕，耳鸣，耳聋，腰脊冷痛，筋骨痿软，崩漏带下，阴疽不敛。

【易混品及伪品】

1. 鹿角提取残渣　为鹿科动物 cervus sp. 的雄鹿已骨化的角经提取加工而成。与鹿茸的主要区别：外皮多无茸毛，质坚硬。断面外圈骨质，灰白色或淡棕褐色，中部多呈灰褐色或青灰色，具蜂窝状孔。气微，味淡。

2. 伪制鹿茸蜡片　为鸡蛋清、动物皮毛等加工的伪制品。本品为类圆形极薄片，类白色半透明状，易碎。无蜂窝状小孔。

【附注】

鹿角　本品为鹿科动物马鹿 *Cervus elaphus* Linnaeus 或梅花鹿 *Cervus nippon* Temminck 已骨化的角或锯茸后翌年春季脱落的角基，分别习称“马鹿角”“梅花鹿角”“鹿角脱盘”。多于春季拾取，除去泥沙，风干。本品咸，温。归肾、肝经。温肾阳，强筋骨，行血消肿。用于肾阳不足，阳痿遗精，腰脊冷痛，阴疽疮疡，乳痈初起，瘀血肿痛。

（1）马鹿角：呈分枝状，通常分成 4 ～ 6 枝，全长 50 ～ 120 cm。主枝弯曲，直径 3 ～ 6 cm。基部盘状，上具不规则瘤状突起，习称“**珍珠盘**”，周边常有稀疏细小的孔洞。侧枝多向一面伸展，第 1 枝与珍珠盘相距较近，与主干几成直角或钝角伸出，第 2 枝靠近第 1 枝伸出，习称“**坐地分枝**”；第 2 枝与第 3 枝相距较远。表面灰褐色或灰黄色，有光泽，角尖平滑，中、下部常具疣状突起，习称“**骨钉**”，并具长短不等的断续纵棱，习称“**苦瓜棱**”。质坚硬，断面外圈骨质，灰白色或微带淡褐色，中部多呈灰褐色或青灰色，具蜂窝状孔。气微，味微咸。

（2）梅花鹿角：通常分成3～4枝，全长30～60 cm，直径2.5～5 cm。侧枝多向两旁伸展，第1枝与珍珠盘相距较近，第2枝与第1枝相距较远，主枝末端分成2小枝。表面黄棕色或灰棕色，枝端灰白色。枝端以下具明显骨钉，纵向排成“**苦瓜棱**”，顶部灰白色或灰黄色，有光泽。

（3）鹿角脱盘：呈盔状或扁盔状，直径3～6 cm（珍珠盘直径4.5～6.5 cm），高1.5～4 cm。表面灰褐色或灰黄色，有光泽。底面平，蜂窝状，多呈黄白色或黄棕色。珍珠盘周边常有稀疏细小的孔洞。上面略平或呈不规则的半球形。质坚硬，断面外圈骨质，灰白色或类白色。

鹿角胶　本品为鹿角经水煎煮、浓缩制成的固体胶。将鹿角锯段，漂泡洗净，分次水煎，滤过，合并滤液（或加入白矾细粉少量），静置，滤取胶液，浓缩（可加适量黄酒、冰糖和豆油）至稠膏状，冷凝，切块，晾干，即得。呈扁方形块。黄棕色或红棕色，半透明，有的上部有黄白色泡沫层。质脆，易碎，断面光亮。气微，味微甜。本品甘、咸，温。归肾、肝经。温补肝肾，益精养血。用于肝肾不足所致的腰膝酸冷，阳痿遗精，虚劳羸瘦，崩漏下血，便血尿血，阴疽肿痛。

鹿角霜　本品为鹿角去胶质的角块。春、秋二季生产，将骨化角熬去胶质，取出角块，干燥。呈长圆柱形或不规则的块状，大小不一。表面灰白色，显粉性，常具纵棱，偶见灰色或灰棕色斑点。体轻，质酥，断面外层较致密，白色或灰白色，内层有蜂窝状小孔，灰褐色或灰黄色。有吸湿性。气微，味淡，嚼之有粘牙感。本品咸、涩，温。归肝、肾经。温肾助阳，收敛止血。用于脾肾阳虚，白带过多，遗尿尿频，崩漏下血，疮疡不敛。

五灵脂

【来源】本品为鼯鼠科动物复齿鼯鼠 *Trogopterus xanthipes* Milne-Edwards 的粪便。

【产地加工】主产于河北、山西、陕西等地。全年均可采收，除去杂质，晒干。许多粪粒凝结成块状的称“灵脂块”，又称“糖灵脂”，质佳；粪粒松散呈米粒状的，称“灵脂米”，质量较次。

【饮片规格】

五灵脂　取原药材，除去杂质及灰屑，将块状者捣碎。

醋灵脂　取净五灵脂置锅内，用文火加热，微炒后喷淋米醋，炒至微干、有光泽时，取出晾干。

【性状】

灵脂块　为不规则的块状，大小不一。表面黑棕色、红棕色或灰棕色，凹凸不平，有油润性光泽。黏附的颗粒多呈长椭圆形，表面常裂碎，显纤维性。质硬，断面黄棕色或棕褐色，不平坦，有的可见颗粒，间或有黄棕色树脂状物质。气腥臭，带有柏树叶样气味。以色黑棕，具油润性光泽者为佳。

灵脂米　为长椭圆形颗粒，两端钝圆，长 5 ～ 15 mm，直径 3 ～ 6 mm。黑棕色、红棕色，表面较平滑或微粗糙，常可见淡黄色纤维，有的具光泽。体轻、质松，易折断，断面黄绿或黄褐色，不平坦，纤维性。气微具柏树叶样香气。

醋灵脂　饮片表面灰褐色或焦褐色，稍有光泽，内面黄褐色或棕褐色，质轻松，略有醋气。

【外观质量评价】以体轻、色黑棕、断面色黄绿者为佳。

【药性及功能主治】苦、咸、甘，温。归肝经。活血止痛，化瘀止血。用于瘀血阻滞之痛证、瘀滞出血证。

【易混品及伪品】

1. 鼠兔粪便　为属兔科动物红耳鼠兔 *Ochotona* sp. 或西藏鼠兔 *Ochotona thibetana* Milne. Edwards. 的干燥粪便。产于甘肃、青海、四川、河南等地。商品有灵脂块、灵脂米，后者又称草灵脂。灵脂块为不规则形，外表暗褐色，可见黏结的粪粒，粪粒断面土褐色，无柏油气。灵脂米呈稍扁的圆球形颗粒，直径 3 ～ 4 mm，表面褐色，捻碎后呈黄褐色或绿褐色粒末，具草质纤维，气微臭，味涩微有麻舌感。

2. 飞鼠粪便　为鼯鼠科动物飞鼠 *Pteromys volans* Linnaeus. 的干燥粪便。本品为粪尿黏结而成的团块，表面黑褐色，凹凸不平。质硬，不易破碎，破断面可见散在的粪粒，长 3 ～ 4 mm，直径 1 ～ 2 mm，淡黄色，纤维性。微臭。

3. 纤维、砂粒伪制品　为植物纤维、砂粒、黑色黏合剂等加工而成。本品与五灵脂主要区别：为短柱状或不规则圆球形，表面土黄色至灰褐色或黑褐色至黑色。断面纤维性，有时可见白色砂粒状物。体较重，质硬，气微。

4. 伪制糖灵脂　系用沥青掺小碎石块黏结一起制作，外表粘有少量五灵脂，充作灵脂块（糖灵脂）。其外表暗黑色，质坚，体重，不易破碎。

蚕沙

【来源】本品为蚕蛾科昆虫家蚕 *Bombyx mori* Linnaeus. 的干燥粪便。

【产地加工】主产于浙江、江苏、湖北、安徽等地，销全国。夏、秋二季采收，除去杂质，晒干。

【饮片规格】

蚕沙 取原药材，除去杂质，筛去灰屑。

【性状】

蚕沙 本品为短圆柱形的小颗粒，长 2 ～ 5 mm，直径 1.5 ～ 3 mm。表面灰黑色至绿黑色，粗糙，有 6 条纵棱及横向环纹，两端钝，呈六棱形。质坚而脆。具青草气，味淡。

【外观质量评价】以干燥、色黑、均匀、无杂质者为佳。

【药性及功能主治】辛、甘、温。归肝、脾经。祛风除湿，活血定痛。用于风湿痹痛，关节不遂，皮肤不仁，腰腿冷痛，风疹瘙痒，头风头痛，烂弦风眼。

（潘从泽、张晓明）

第十一章
矿物类中药

朱砂（药典品种）

【来源】本品为硫化物类矿物辰砂族辰砂，主含硫化汞（HgS）。

【产地加工】主产于湖南、湖北、四川、广西、贵州、云南等地。采挖后，选取纯净者，用磁铁吸净含铁的杂质，再用水淘去杂石和泥沙。

【饮片规格】

朱砂粉　取朱砂，用磁铁吸去铁屑，照水飞法水飞，晾干或 40 ℃以下干燥。

【性状】

药材　本品呈大小不一的块片状、颗粒状或粉末状。鲜红或暗红色。具金刚光泽，半透明。质重而脆，硬度 2 ～ 2.5，比重 8.09 ～ 8.20，条痕红色。无臭，无味。其中呈细小颗粒或粉末状，色红明亮，触之不染手者，习称“**朱宝砂**”；呈不规则板片状、斜方形或长条形大小厚薄不一，边缘不整齐，色红而鲜艳，光亮如镜面而微透明，质较松脆者，习称“**镜面砂**”；块状较大，方圆形或多角形，颜色发暗或呈灰褐色，质重而坚，不易碎者，习称“**豆瓣砂**”。

饮片

朱砂粉 本品为朱红色极细粉末，体轻，以手指撮之无粒状物，以磁铁吸之，无铁末。气微，味淡。

【外观质量评价】药材以色红、鲜艳、有光泽、透明、无细粉、不染手、无杂石者为佳。尤以镜面砂质量为佳。

【药性及功能主治】甘，微寒；有毒。归心经。清心镇惊，安神，明目，解毒。用于心悸易惊，失眠多梦，癫痫发狂，小儿惊风，视物昏花，口疮，喉痹，疮疡肿毒。

【习用品】

灵砂　是硫黄与水银加热炼成的升华物。性状呈大小不等的块状，厚 1 ～ 4 cm，紫红色或紫褐色，有光泽。质沉重而较疏松，易碎，断面呈针状结晶束。无气，味淡。实为人造朱砂，次于天然朱砂。

雄黄（药典品种）

【来源】本品为硫化物类矿物雄黄族雄黄，主含二硫化二砷（As_2S_2）。

【产地加工】主产于湖南、湖北、贵州等地。采挖后，除去杂质。

【饮片规格】

雄黄粉 取雄黄照水飞法水飞，晾干。

【性状】

雄黄 本品为块状或粒状集合体，呈不规则块状。深红色或橙红色，条痕淡橘红色，晶面有金刚石样光泽。质脆，易碎，断面具树脂样光泽。微有特异的臭气，味淡。精矿粉为粉末状或粉末集合体，质松脆，手捏即成粉，橙黄色，无光泽。

【外观质量评价】以色红、块大、质松脆、有光泽者为佳。

【药性及功能主治】辛，温；有毒。归肝、大肠经。解毒杀虫，燥湿祛痰，截疟。用于痈肿疔疮，蛇虫咬伤，虫积腹痛，惊痫，疟疾。

【易混品】

铅丹 又名章丹、红丹或黄丹。系铅经过加工制成的橙红色或黄红色粉末，成分为四氧化三铅（Pb_3O_4），与雄黄粉末外形极为相似，往往造成混淆误用。识别方法：雄黄粉多为橙黄色，有细小结晶，手捻之有颗粒感，气特异，味淡，而铅丹为橙红色或黄红色，无结晶，手捻之有细腻感，气微，味辛；将雄黄置坩锅内燃试则熔成红紫色液，产生白色或黄白色火焰，伴有黄白色浓烟，有特异臭气，而铅丹燃试不熔（若将其放在火柴杆上燃烧，可见有密集的微小铅粒），无火焰，无冒烟，无特异臭气。本品辛，微寒。有毒。具有解毒祛腐、收湿敛疮、坠痰镇惊的功效，主治痈疽疮疡，外痔，湿疹，烧烫伤。另外铅丹也是熬制黑膏药的主要原料。

【附注】

雌黄 常和雄黄共生，主含三硫化二砷（As_2S_3）。其性状和雄黄不同点为：全体色黄，解理面珍珠状，具树脂样光泽，晶体常呈柱状，条痕为柠檬黄色。

自然铜（药典品种）

【来源】本品为硫化物类矿物黄铁矿族黄铁矿，主含二硫化铁（FeS_2）。

【产地加工】主产于辽宁、四川、云南、广东等地。采挖后，除去杂石。

【饮片规格】

自然铜　自然铜除去杂质，洗净，干燥。用时砸碎。

煅自然铜　取净自然铜，照煅淬法煅至暗红，醋淬至表面呈黑褐色、光泽消失并酥松。

【性状】

自然铜　本品晶形多为立方体，集合体呈致密块状。表面亮淡黄色，有金属光泽；有的黄棕色或棕褐色，无金属光泽。具条纹，条痕绿黑色或棕红色。体重，质坚硬或稍脆，易砸碎，断面黄白色，有金属光泽；或断面棕褐色，可见银白色亮星。

煅自然铜　为不规则的碎粒，呈黑褐色或黑色，无金属光泽。质地酥脆，略有醋酸气，便于粉碎加工。

【外观质量评价】自然铜以色黄、质重、表面光滑、断面白亮者为佳；煅自然铜以色黑、无金属光泽、质地酥脆者为佳。

【药性及功能主治】辛，平。归肝经。散瘀止痛，续筋接骨。用于跌打损伤，筋骨折伤，瘀肿疼痛。

磁石（药典品种）

【来源】本品为氧化物类矿物尖晶石族磁铁矿，主含四氧化三铁（Fe_3O_4）。

【产地加工】主产于江苏、辽宁、广东、安徽等地。采挖后，除去杂石。

【饮片规格】

磁石　除去杂质，砸碎。

煅磁石　取净磁石块，照煅淬法煅至红透，醋淬，碾成粗粉。

【性状】

磁石　本品为不规则的碎块。灰黑色或褐色，条痕黑色，具金属光泽。质坚硬。具磁性。有土腥气，味淡。

煅磁石 呈黑色或深灰色无定形粉末，光泽消失。质地酥脆，略有醋气。

【外观质量评价】药材以铁黑色、有光泽、吸铁能力强、杂质少者为佳。煅磁石以色黑、无金属光泽、质地酥脆者为佳。

【药性及功能主治】咸，寒。归肝、心、肾经。镇惊安神，平肝潜阳，聪耳明目，纳气平喘。用于惊悸失眠，头晕目眩，视物昏花，耳鸣耳聋，肾虚气喘。

赭石（药典品种）

【来源】本品为氧化物类矿物刚玉族赤铁矿，主含三氧化二铁（Fe_2O_3）。

【产地加工】主产于山西、河北、河南等地。采挖后，除去杂石。

【饮片规格】

赭石 除去杂质，砸碎。

煅赭石 取净赭石，砸成碎块，照煅淬法煅至红透，醋淬，碾成粗粉。

【性状】

赭石 本品为扁平状、豆状、肾状集合体，多呈不规则的扁平块状。暗棕红色或灰黑色，**条痕樱红色或红棕色**，有的有金属光泽。一面多有圆形的突起，习称**“钉头”**，另一面与突起相对应处有同样大小的凹窝。体重，质硬，砸碎后断面显层叠状。气微，味淡。

煅赭石 呈无定形粉末或成团粉末，暗褐色或紫褐色，光泽消失。质地酥脆，略带醋气。

【外观质量评价】药材以色棕红、有“钉头”、断面层叠状、无杂石者为佳。

【药性及功能主治】苦，寒。归肝、心、肺、胃经。平肝潜阳，重镇降逆，凉血止血。用于眩晕耳鸣，呕吐，噫气，呃逆，喘息，吐血，衄血，崩漏下血。

石膏（药典品种）

【来源】本品为硫酸盐类矿物硬石膏族石膏，主含含水硫酸钙（$CaSO_4 \cdot 2H_2O$）。

【产地加工】主产于湖北应城、河南新安、西藏昌都、安徽凤阳等地。以湖北应城所产石膏最为有名。采挖后，除去杂石及泥沙。

【饮片规格】

生石膏　打碎，除去杂石，粉碎成粗粉。

煅石膏　取石膏，照明煅法煅至酥松。

【性状】

生石膏　本品为纤维状的集合体，呈长块状、板块状或不规则块状。白色、灰白色或淡黄色，有的半透明。体重，质软，纵断面具绢丝样光泽。气微，味淡。

煅石膏　本品为白色的粉末或酥松块状物，表面透出微红色的光泽，不透明。体较轻，质软，易碎，捏之成粉。气微，味淡。

【外观质量评价】药材以色白、半透明、纵断面如绢丝者为佳。

【药性及功能主治】

生石膏甘、辛，大寒。归肺、胃经。清热泻火，除烦止渴。用于外感热病，高热烦渴，肺热喘咳，胃火亢盛，头痛，牙痛。

煅石膏甘、辛、涩，寒。归肺、胃经。收湿，生肌，敛疮，止血。外治溃疡不敛，湿疹瘙痒，水火烫伤，外伤出血。

【易混品】

红石膏　见“寒水石”项下。

芒硝（药典品种）

【来源】本品为硫酸盐类矿物芒硝族芒硝，经加工精制而成的结晶体。主含含水硫酸钠（$Na_2SO_4 \cdot 10H_2O$）。

【产地加工】生产于我国沿海地区如江苏、山东，及四川、内蒙古、新疆等各产盐区。取天然产的不纯芒硝（俗称“皮硝”或“土硝”），加水溶解，放置，使杂质沉淀，滤过，滤液加热浓缩，放冷后析出结晶，即为芒硝。

【性状】

芒硝　本品为棱柱状、长方形或不规则块状及粒状。无色透明或类白色半透明。质脆，易碎，断面呈玻璃样光泽。气微，味咸。

【外观质量评价】以无色透明、条块状结晶者为佳。经过精制的芒硝，除了性状符合以上描述外，其检查也必须符合药典标准，即不得显铁盐、锌盐和镁盐的反应；含重金属不得过百万分之二十，含砷量不得过百万分之二十；芒硝在105 ℃干燥至恒重，减失重量应为51.0%～57.0%。

【药性及功能主治】咸、苦，寒。归胃、大肠经。泻下通便，润燥软坚，清火消肿。用于实热积滞，腹满胀痛，大便燥结，肠痈肿痛；外治乳痈，痔疮肿痛。

【附注】

玄明粉 本品为芒硝经风化干燥制得。主含硫酸钠（Na_2SO_4）。本品为白色粉末。气微，味咸。有引湿性。本品按《中国药典》规定应检测铁盐与锌盐、镁盐、氯化物、重金属及砷盐。

白矾（药典品种）

【来源】本品为硫酸盐类矿物明矾石族明矾石经加工提炼制成。主含含水硫酸铝钾〔$KAl(SO_4)_2 \cdot 12H_2O$〕。

【产地加工】主产于浙江、安徽、山西、湖北、河北。销全国。

【饮片规格】

白矾 除去杂质。用时捣碎。

枯矾 取净白矾，照明煅法煨至松脆。

【性状】

白矾 本品呈不规则的块状或粒状。无色或淡黄白色，透明或半透明。表面略平滑或凹凸不平，具细密纵棱，有玻璃样光泽。质硬而脆。气微，味酸、微甘而极涩。

枯矾 本品呈不规则的块状、颗粒状或粉末状。白色或淡黄白色，无玻璃样光泽。不规则的块状表面粗糙，凹凸不平或呈蜂窝状。体轻，质疏松而脆，手捻易碎，有颗粒感。气微，味微甘而极涩。

【外观质量评价】以无色、透明、无杂质者为佳。除了性状符合以上描述外，其检查也必须符合药典标准，即含水硫酸铝钾〔$KAl(SO_4)_2 \cdot 12H_2O$〕不得少于99.0%，铵盐以总氮（N）计，不得过0.3%，不得显铁盐、锌盐和铜盐的反应，含重金属不得过百万分之二十。

【药性及功能主治】酸、涩，寒。归肺、脾、肝、大肠经。外用解毒杀虫，燥湿止痒；内服止血止泻，祛除风痰。外治用于湿疹，疥癣，脱肛，痔疮，聤耳流脓；内服用于久泻不止，便血，崩漏，癫痫发狂。枯矾收湿敛疮，止血化腐，用于湿疹湿疮，脱肛，痔疮，聤耳流脓，阴痒带下，鼻衄齿衄，鼻息肉。

【伪品】

铵明矾 性状与正品相似度高，必须按药典规定进行理化鉴定。

赤石脂（药典品种）

【来源】本品为硅酸盐类矿物多水高岭石族多水高岭石，主含四水硅酸铝 $[Al_4(Si_4O_{10})(OH)_8 \cdot 4H_2O]$。

【产地加工】采挖后，除去杂石。

【饮片规格】

赤石脂 除去杂质，打碎或研细粉。

煅赤石脂 取赤石脂细粉，用醋调匀，搓条，切段，干燥，照明煅法煅至红透。用时捣碎。

【性状】

赤石脂 本品为块状集合体，呈不规则的块状。粉红色、红色至紫红色，或有红白相间的花纹。质软，易碎，断面有的具蜡样光泽。吸水性强。具黏土气，味淡，嚼之无沙粒感。

煅赤石脂 为深红色或红褐色细粉。

【外观质量评价】以色红、手摸光滑细腻、质软、黏舌性强者为佳。

【药性及功能主治】甘、酸、涩，温。归大肠、胃经。涩肠，止血，生肌敛疮。用于久泻久痢，大便出血，崩漏带下；外治疮疡久溃不敛，湿疮脓水浸淫。

【地方习用品】

白石脂 本品为硅酸盐类矿物高岭石族高岭石，主含水合硅酸铝 $[Al_4(Si_4O_{10})(OH)_8]$。全年可采挖，采挖后除去杂质、泥土，挑选白色者。本品呈不规则的块状，大小不一。表面类白色，间有浅黄色或粉红色条斑。体较重，质细腻，手摸有滑润感，用指甲可划成痕。破碎断面颗粒状，类白色，间有浅黄色花纹。具土腥气，味淡，舔之黏舌，嚼之无沙粒感。

滑石（药典品种）

【来源】本品为硅酸盐类矿物滑石族滑石，主含含水硅酸镁〔Mg_3（Si_4O_{10}）（OH）$_2$〕。

【产地加工】主产于山东、辽宁、江苏、江西、广西、陕西等地。销全国。采挖后，除去泥沙和杂石。

【饮片规格】

滑石 除去杂石，洗净，砸成碎块，粉碎成细粉，或照水飞法水飞，晾干。

滑石粉 本品系滑石经精选净制、粉碎、干燥制成。

【性状】

滑石 本品多为块状集合体。呈不规则的块状。白色、黄白色或淡蓝灰色，有蜡样光泽。质软，细腻，手摸有滑润感，无吸湿性，置水中不崩散。气微，味淡。

滑石粉 本品为白色或类白色、微细、无砂性的粉末，手摸有滑腻感。气微，味淡。

【外观质量评价】以整洁、色白、滑润、无杂质者为佳。

【药性及功能主治】甘、淡，寒。归膀胱、肺、胃经。利尿通淋，清热解暑；外用祛湿敛疮。用于热淋，石淋，尿热涩痛，暑湿烦渴，湿热水泻；外治湿疹，湿疮，痱子。

紫石英（药典品种）

【来源】本品为氟化物类矿物萤石族萤石，主含氟化钙（CaF_2）。

【产地加工】紫石英商品皆来源于自然形成。主产于甘肃、山西等地，此外河北、江苏、湖北、云南等地亦产。全年皆可开采。从山中挖采后，去尽外边的沙砾及黏土即可。

【饮片规格】

紫石英 除去杂石，砸成碎块。

煅紫石英 取净紫石英块，照煅淬法煅透，醋淬。

【性状】

药材 本品为块状或粒状集合体。呈不规则块状，具棱角。紫色或淡绿色，深浅不匀，条痕白色。半透明至透明，有玻璃样光泽。表面常有裂纹。质坚脆，易击碎。断面多不整齐或锋利如刀，气微，味淡。取本品置紫外光灯（365 nm）下观察，显亮

紫色、紫色至青紫色荧光。

饮片

紫石英 本品为不规则碎块。**紫色或绿色，半透明至透明，有玻璃样光泽。**气微，味淡。

煅紫石英 本品为不规则碎块或粉末。表面黄白色、棕色或紫色，无光泽。质酥脆。有醋香气，味淡。

【外观质量评价】以色紫、透明、无杂质者为佳。药材市场按透明度划分规格，其中半透明至透明部分氟化钙（CaF_2）含量高，质量较好，半透明至不透明颗粒质量较差。

【药性及功能主治】甘，温。归肾、心、肺经。温肾暖宫，镇心安神，温肺平喘。用于肾阳亏虚，宫冷不孕，惊悸不安，失眠多梦，虚寒咳喘。

【易混品】

硅酸盐类矿石 《中国药典》紫石英收载萤石（CaF_2）为正品，并且含量不得少于85%。但历代本草考证及历代单方所用紫石英非今日市售的萤石，而为硅酸盐类矿物石英，分紫、白 2 种，入药以紫色者为佳。硅酸盐类紫石英呈六面形、柱形结晶堆积而成的块体，偏斜而具棱角。纯白色，发亮，或为紫色、绿色不等。表面具玻璃光泽。质坚硬，不易砸碎，硬度 7。断面显油脂光泽，不齐或锋利如刀。无臭，味甘。不溶于一般酸。

寒水石

【来源】本品为三方晶系碳酸钙的矿石或硫酸钙的矿石。前者称方解石，后者称红石膏。

【产地加工】方解石主产于河南、安徽、江苏、浙江等地。红石膏主产于辽宁、吉林、内蒙古、山东、甘肃等地。全年可采，挖出后除去泥土，拣去杂石。

【饮片规格】

寒水石 除去杂石，砸成碎块。

【性状】

方解石 多为规则的块状结晶，常呈斜方柱形，有棱角，白色或黄白色，表面平滑，有玻璃样光泽，透明或不透明。有完全的解理，故晶体可沿 3 个不同方向劈开。质坚硬而脆，条痕为白色或淡灰色，敲击时多呈小块斜方体碎裂。断面平坦，用小刀可以刻划。气微，味淡。

红石膏 呈不规则的扁平块状，大小不等，半透明。表面粉红色，凹凸不平，常黏附灰色泥土。质硬脆，用手指甲可以刻划。敲击时垂直向断裂，断面有纵纹理，状如纤维。略带泥土气，味淡稍咸，嚼之显粉性。

【外观质量评价】方解石以色白、透明、有如寒水状之光泽、击碎后呈方形具棱角者为佳；红石膏以肉红色、纯净薄片状、细丝纹、有光泽者为佳。

【药性及功能主治】辛、咸，寒。归心、胃、肾经。清热降火，除烦止渴。用于壮热烦渴，口干舌燥，牙痛，小便不利等。

龙骨

【来源】本品为古代哺乳动物如三趾马、犀类、牛类、象类等的骨骼化石或象类门齿的化石，前者习称“土龙骨”，后者习称“五花龙骨”。

【产地加工】主产于甘肃、内蒙古、河北、山西、陕西、河南等地。全年可采挖，挖出后除去泥沙及杂质。

【饮片规格】

龙骨 除去杂质，用时碾成粉末。

煅龙骨 将净龙骨碎块装入耐火容器中，再置于无烟的炉火中，加热煅烧至红透后，取出，放凉。碾成粉末。

【性状】

五花龙骨 为不规则块状，大小不一，直径5～25 cm。表面淡灰白色、淡黄棕色，夹有蓝灰色及红棕色深浅粗细不同的大理石花纹，偶有不具花纹者，平滑，时有小裂隙。质硬，较酥脆，易成片状脱落。吸湿性强，以舌舔之，可附于舌上。无臭，无味。

土龙骨 其性状不规则，大小不一。表面粉白色或淡棕色，多较平滑，有的具纹理与裂隙或棕色条纹与黑色斑点。质硬，断面不平坦，关节处有许多蜂窝状小孔。吸湿性强。无臭，味淡。火试：火烧时受热部分颜色稍有变化，不冒烟，无气味。

煅龙骨 呈粉末状，表面灰白、青灰色。质松脆。吸湿性强。

【外观质量评价】五花龙骨以质硬、分层有大理石样花纹，吸湿性强者为佳。土龙骨以质硬、色白、吸湿性强者为佳。习惯认为五花龙骨优于土龙骨，但产量甚少。药用以土龙骨为主。

【药性及功能主治】甘、涩，平。归心、肝、肾经。镇惊安神，平肝潜阳，收敛固涩。用于心神不安，惊悸多梦，煅后适用于遗精、盗汗、崩漏带下；外用治疗湿疹疮疡、外伤出血等。

【伪品】

伪品龙骨　来源为经过煅烧的现代动物骨头。鉴别特征：表面无纹理、裂隙或棕色条纹与黑色斑点；质地不如正品龙骨坚硬，有些质地酥脆（因原动物骨头部位不同），无臭无味，吸舌；里面可挑出煅烧过程中混进的琉璃质的焦渣和被烧成灰色或黑色的骨头；煅透者火烧时可见不变色，不冒烟，无气味；未完全煅透者，火烧时变黑，冒烟并有焦臭气。

【附注】

龙齿　龙齿系挖掘龙骨时，拣出的牙齿化石。商品按性状分为青龙齿、白龙齿和龙齿墩3种，习惯上认为青龙齿品质较优，龙齿墩较次，但一般多混合使用。本品多已破碎成不规则块状，少数较完整。完整的龙齿可分为犬齿与臼齿。犬齿呈圆锥状，先端较细或略弯曲，长约7 cm，直径0.5～3.5 cm，近尖端处常中空。臼齿呈圆柱形或柱形，略弯曲，一端较细，长2～20 cm，直径1～9 cm，外表多具深浅不同的沟棱。表面青黑色或黑褐色（青龙齿），有的呈牙白色或红白色（白龙齿），光滑或粗糙，有的表面具光泽的珐琅质。体重，质坚硬，断面粗糙，凹凸不平，或有不规则的凸起棱线，有吸湿性，舌舔之可吸舌。气无，味淡。以不带牙床、吸湿性强者为佳。

浮海石

【来源】本品为胞孔科动物脊突苔虫 *Costazia aculeata* Canu et Bassler 的干燥骨骼，

【产地加工】主产于浙江、福建等沿海地区。多于夏、秋二季收集，洗净、晒干。

【饮片规格】

浮海石　除去杂质，洗净，晒干，打碎。

煅浮海石　取净浮海石，照明煅法煅至红透，打碎。

【性状】

浮海石　本品呈珊瑚样的不规则块状，大小不等。灰白色或灰黄色，表面多突起呈叉状分枝，中部交织如网状。体轻，质硬而脆，表面与断面均有多数细小孔道。气微腥，味微咸。

【外观质量评价】以体轻、色白者为佳。

【药性及功能主治】咸、寒。归肺、肾经。清肺化痰，软坚散结，通淋。用于肺热咳嗽痰稠，瘰疬。

【附注】

浮石 又名海浮石。本品为火山喷出的岩浆凝固形成的多孔状石块。主产于广东、辽宁、山东、福建等地。多于夏、秋两季收集，洗净、晒干。本品呈海绵样的不规则块状，大小不等。表面灰白色或灰黄色，具多数细孔。体轻，质硬而脆，断面疏松，常有玻璃或绢丝样光泽。气微，味微咸。药性及功能主治同浮海石。

阳起石

【来源】本品为硅酸盐类矿物角闪石族透闪石，主含含水硅酸钙〔$Ca_2Mg_5(Si_4O_{11})_2(OH)_2$〕。

【产地加工】主产于湖北、河南、山西等地。全年可采。挖出后，除净泥土及杂质即可。

【饮片规格】

阳起石 除去杂质，洗净，晒干，打碎。

酒阳起石 取洁净阳起石适当打碎，装罐或置适当容器内，在烈火中或用反射炉煅红透后，倒入黄酒中浸淬，取出晾干，用时捣碎或研末。

煅阳起石 取净阳起石小块，置无烟火上或适当容器中，用武火加热煅至红透，取出，放冷，碾碎。

【性状】

阳起石 本品呈不规则柱状或块状，大小不一。灰白色至青灰色，或形成乳白色与青灰色相间的条纹，有时带黄棕色，条痕白色。具绢丝样光泽。体重，质松脆，断面不整齐，易纵向裂开或成针束状。粘在皮肤上发痒，且不易除去。气无，味淡。置火中烧之，变红而不熔。

酒阳起石 饮片为灰黄色粉末，质松，略有酒气

煅阳起石 饮片色泽无变化或呈青灰色粉末，纤维无明显分离，质较酥，用手可捻碎，纤维有光滑感，气无、味淡。

【外观质量评价】以针束状、色灰白、有光泽、质松脆、无杂质者为佳。

【药性及功能主治】咸，微温。归肾经。温肾壮阳。用于阳痿，妇女子宫久冷，腰膝酸软。

【附注】

阴起石　本品为硅酸盐类矿物角闪族阳起石岩，主含含水硅酸铁镁钙〔Ca（Mg，Fe）$_5$（Si_4O_{11}）$_2$（OH）$_2$〕。采挖后，除去泥沙及杂石。本品为纤维状、放射状集合体。呈不规则块状、扁条状、柱状。表面不平滑，浅灰绿色、绿色至暗绿色，具丝绢或玻璃样光泽。体重，质较硬脆，打碎后，断面呈纤维状；有的较疏松，易捻成纤维状碎粉。气无，味淡。

硼砂

【来源】本品为硼酸盐类硼砂族矿物天然硼砂经加工精制而成的结晶，主含含水四硼酸钠（$Na_2B_4O_7 \cdot 10H_2O$）。

【产地加工】主产于西藏那曲和阿里地区，青海柴达木盆地及内蒙古阿拉善西山盐湖，以及甘肃、四川、云南等地。全年可采挖，采挖后将矿砂溶于沸水中，过滤干净，倒入缸内，在缸上放数根横棍，棍上系数条麻绳，麻绳下端头上吊一铁钉，使绳垂直浸入溶液内。冷却后在绳上与缸底都有结晶析出，取出晾干。结在绳上者称“月石坠”，结在缸底者称“月石块”。或将溶液倒入盆中，将硼砂水溶液向四周摆动，即可得盆状结晶体，称“盆砂”。

【饮片规格】

硼砂　取原药材，用时碾成细粉。

煅硼砂　将净硼砂碾成碎块，置热锅中，用武火加热，炒至松泡、无水气挥发、无爆鸣声，并呈洁白的酥松粒状后，出锅，放凉，研细粉。

【性状】

药材　呈不整齐块状，大小不一。无色透明或白色半透明，有玻璃样光泽。日久则风化成白色粉末，不透明，微有脂肪样或土样光泽。体轻，质脆易碎。气微，味微咸、后微辛凉。

饮片

硼砂　为白色粉末。具光泽。气微，味咸。

煅硼砂　白色粉末状。质酥松，无光泽。

鉴别：

（1）本品燃之，易熔，初则膨大酥松似海绵，继续加热则熔化成透明的玻璃球状。

（2）取本品水溶液，加盐酸成酸性后，能使姜黄试纸变成棕红色；放置干燥，颜色即变深，用氨试液湿润，即变为绿黑色。

（3）取铂丝，用盐酸湿润后，蘸取本品粉末，在无色火焰中燃烧，火焰即显鲜黄色。

【外观质量评价】以色白、纯净、半透明者为佳。

【药性及功能主治】甘、微咸，凉。归肺、胃经。清热解毒，清肺化痰。用于痰热壅滞，咳吐不利，噎膈反胃。外用治咽喉肿痛，齿龈腐烂，口舌生疮，目赤翳障。

无名异

【来源】本品为氧化物类金红石族矿物软锰矿。主要含二氧化锰（MnO_2）。

【产地加工】采挖后，除去泥沙及杂质，再晾干。

【饮片规格】

无名异 除去杂质，洗净，晒干。

【性状】

无名异 本品为结核状、块状集合体。呈类圆球形或不规则块状，直径 0.7 ～ 3 cm。表面黑色、棕黑色或灰棕色，凹凸不平或呈瘤状突起，多无光泽，条痕棕黑色，外常被黄棕色粉末，少数光滑。体较轻，多质较脆，敲之易成层状破碎。断面棕黑色，显半金属光泽，手触之稍有滑腻感，可染成棕黄色。有的质坚硬。微带土腥气，味淡。

【外观质量评价】以断面棕黑、手摸有滑腻感，质松脆，无杂质者为佳。

【药性及功能主治】甘，平。归肝、肾经。祛瘀止痛，消肿生肌。用于跌打损伤，金疮出血，痈肿疮疡，水火烫伤。

（潘从泽、张晓明）

第十二章
其他类中药

海金沙（药典品种）

【来源】本品为海金沙科植物海金沙 *Lygodium japonicum*（Thunb.）Sw. 的干燥成熟孢子。

【产地加工】主产于陕西、河南、湖北等地。秋季孢子未脱落时采割藤叶，晒干，搓揉或打下孢子，除去藤叶。

【性状】

海金沙　本品呈粉末状，**棕黄色或浅棕黄色**。**体轻，手捻有光滑感**，置手中易由指缝滑落。气微，味淡。**火试：取本品少量，撒于火上，即发出轻微爆鸣及闪光，无灰渣残留。水试：取正品海金沙少许撒在水中，浮于水面不下沉，如有下沉则有泥沙等掺杂。**

【外观质量评价】药材以身干、黄棕色、质轻、光滑、能浮于水、无泥沙杂质、火试有火焰声响者为佳。

【药性及功能主治】甘、咸，寒。归膀胱、小肠经。清利湿热，通淋止痛。用于热淋，石淋，血淋，膏淋，尿道涩痛。

【伪品】

掺假品　混入黄色细沙冒充海金沙，可用水试及火试法鉴别。水试时可见有泥沙杂质沉淀，火试燃烧后可见细沙残留。

青黛（药典品种）

【来源】本品为爵床科植物马蓝 *Baphicacanthus cusia*（Nees）Bremek.、蓼科植物蓼

蓝 *Polygonum tinctorium*. Ait. 或十字花科植物菘蓝 *Isatis indigotica* Fort. 的叶或茎叶经加工制得的干燥粉末、团块或颗粒。

【产地加工】主产于福建、广东、江苏、河北、河南等地，以福建仙游产品质量最佳，称“建青黛”。夏秋两季割取茎叶，立即加工制造。将茎、叶放入木桶或大缸内，放入清水浸泡 2 ～ 3 昼夜，至叶自茎脱落，将茎枝捞出，浸液中加入石灰，充分搅拌，使浸液由乌绿色转为深红色为度。捞出液面泡沫于烈日下晒干，即为青黛。其水下沉淀物为青靛。

【性状】

青黛 本品为深蓝色的粉末，体轻，易飞扬；**或呈不规则多孔性的团块、颗粒，用手搓捻即成细末。微有草腥气，**味微酸。**将粉末投入水中，浮于水面，极少量下沉。将粉末置于纸上点燃，生紫红色火焰；若隔铁片烧之，全部挥发。**

【外观质量评价】以粉细、色蓝、质轻而松、能浮于水面、火试呈紫红色火焰、嚼之无沙石感者为佳。

【药性及功能主治】咸，寒。归肝经。清热解毒，凉血消斑，泻火定惊。用于温毒发斑，血热吐衄，胸痛咳血，口疮，痄腮，喉痹，小儿惊痫。

【伪品】

1. 青靛　为加工青黛的下沉物青靛，晒干后伪充青黛。蓝灰色，略带灰白色，质较重，嚼之有沙石感。水试：有部分浮于水面，振荡后片刻，可见水层未显深蓝色，下沉的石灰颗粒状而较多。火试：燃尽后灰烬呈土黄色。

2. 化工染料伪品　其为化工染料对某种植物的叶或茎叶的粉末进行染色伪充青黛。深蓝色粉末，质轻，手捻略有粗糙感，草腥气重，味微苦。水试：体轻浮于水面，振摇后放置片刻，水层未显浅蓝色，粉末下沉速度慢，久置水层显草绿色。火试：有紫红色烟雾产生，但见明显火星，燃尽后灰烬呈灰白色粉末。

儿茶（药典品种）

【来源】本品为豆科植物儿茶 *Acacia catechu*（L. f.）Willci. 的去皮枝、干的干燥煎膏。

【产地加工】主产于云南西双版纳。冬季采收枝、干，除去外皮，砍成大块，加水煎煮，浓缩，干燥而得。

【饮片规格】

儿茶 用时打碎。

【性状】

儿茶 本品呈方形或不规则块状，大小不一。**表面棕褐色或黑褐色，光滑而稍有光泽。质硬，易碎，断面不整齐，具光泽，有细孔，遇潮有黏性**。气微，**味涩、苦，略回甜**。

【外观质量评价】以表面棕黑色、涩味重者为佳。

【药性及功能主治】苦、涩，微寒。归肺、心经。活血止痛，止血生肌，收湿敛疮，清肺化痰。用于跌扑伤痛，外伤出血，吐血衄血，疮疡不敛，湿疹、湿疮，肺热咳嗽。

【地方习用品】

方儿茶 又名进口儿茶，为茜草科植物儿茶钩藤 *Uncaria gambier* Roxb. 带叶嫩枝的干燥煎膏。本品呈类方形，边长 1.5 ～ 3 cm，表面向内凹缩，棕黑色或黄褐色，有浅皱缩或纹理，有时具胶质样光泽，常数块粘连。质硬不易破碎或稍带黏性，破碎面红褐色或见棕色及黄色错杂的花纹。无臭，味苦涩。

冰片（药典品种）

冰片按来源不同分为天然冰片、机制冰片和艾片 3 类。

一、天然冰片（梅片）

【来源】本品为樟科植物樟 *Cinnamomum camphora*（L.）Presl 的新鲜枝、叶经提取加工制成。

【产地加工】主产于印度尼西亚。

【性状】本品为白色结晶性粉末或半透明片状结晶。质松脆，手捻易成白色粉末。气清香，味辛、凉。具挥发性，点燃时有浓烟，火焰呈黄色。

【外观质量评价】以片大、整齐、香气浓郁、无杂质者为佳。

【药性及功能主治】辛、苦，凉。归心、脾、肺经。开窍醒神，清热止痛。用于热病神昏、惊厥，中风痰厥，气郁暴厥，中恶昏迷，胸痹心痛，目赤，口疮，咽喉肿痛，耳道流脓。

二、机制冰片（冰片）

【来源】系用松节油、樟脑等为原料加工合成的龙脑。

【产地加工】全国各地均有生产。

【性状】本品为无色透明或白色半透明的片状松脆结晶；整碎不一，或为粉末。质松脆有层，可以剥离成薄片，手捻易成白色粉末。气清香，味辛、凉；具挥发性，点燃发生浓烟，并有带光的火焰，灭后无残留者为佳。

【外观质量评价】同天然冰片。

【药性及功能主治】同天然冰片。

三、艾片

【来源】本品为菊科植物艾纳香 *Blumea balsamiera*（L）DC. 的新鲜叶经提取加工制成的结晶。

【产地加工】艾纳香多野生于贵州、广西等地。

【性状】本品为白色半透明片状、块状或颗粒状结晶，质稍硬而脆，手捻不易碎。具清香气，味辛、凉，具挥发性，点燃时有黑烟，火焰呈黄色，无残迹遗留。

【外观质量评价】 以片大、菲薄、色洁白、质松脆、气清香、凉气大者为佳。

【药性及功能主治】同天然冰片。

五倍子（药典品种）

【来源】本品为漆树科植物盐肤木 *Rhus chinensis* Mill.、青麸杨 *Rhus potaninii* Maxim. 或红麸杨 *Rhus punjabensis Stew*. var. sinica（Diels）Rehd. et Wils. 叶上的虫瘿，主要由五倍子蚜 *Melaphis chinensis*（Bell）Baker 寄生而形成。

【产地加工】主产于四川、贵州、云南、陕西、湖北、广西等地。秋季采摘，置沸水中略煮或蒸至表面呈灰色，杀死蚜虫，取出，干燥。按外形不同，分为“肚倍”和“角倍”。

【饮片规格】

五倍子 敲开，除去杂质。

【性状】

肚倍 **呈长圆形或纺锤形囊状**，长 2.5 ～ 9 cm，直径 1.5 ～ 4 cm。**表面灰褐色或灰棕色，微有柔毛**。质硬而脆，易破碎，断面角质样，有光泽，壁厚 0.2 ～ 0.3 cm，内壁平滑，有黑褐色死蚜虫及灰色粉状排泄物。气特异，味涩。

角倍　**呈菱形，具不规则的钝角状分枝，柔毛较明显，壁较薄。**

【外观质量评价】药材以角倍的产量为大，肚倍的质量为佳。肚倍以皮厚、色灰棕、完整不碎者为佳。

【药性及功能主治】酸、涩，寒。归肺、大肠、肾经。敛肺降火，涩肠止泻，敛汗，止血，收湿敛疮。用于肺虚久咳，肺热痰嗽，久泻久痢，自汗盗汗，消渴，便血痔血，外伤出血，痈肿疮毒，皮肤湿烂。

天竺黄（药典品种）

【来源】本品为禾本科植物青皮竹 *Bambusa tertilis* McClure 或华思劳竹 *Schizostachyum chinense* Rendle 等秆内的分泌液干燥后的块状物。

【产地加工】主产于广东广宁、四会，以及广西桂平等地。秋、冬二季采收。

【性状】

天竺黄　本品为不规则的片块或颗粒，大小不一。**表面灰蓝色、灰黄色或灰白色**，有的洁白色，**半透明**，**略带光泽**。体轻，**质硬而脆**，易破碎，**吸湿性强**，**舔之易吸舌**。**放在水中产生气泡**。气微，味淡。

【外观质量评价】以粒大、玉白色、结晶状颗粒多、吸湿性强者为佳。

【药性及功能主治】甘，寒。归心、肝经。清热豁痰，凉心定惊。用于热病神昏，中风痰迷，小儿痰热惊痫、抽搐、夜啼。

【习用品】

人工天竺黄　人工合成的天竺黄是用硅酸盐凝胶为基础制备而成。上海从 1969 年开始研究用人工合成品，有商品提供，并在全国推广使用。本品为乳白色至淡黄色的不规则块状物。质轻松易碎。气微，味淡，舔之吸舌。

【易混品】

竹黄　又名竹花，为肉座菌科植物竹黄 *Shiraia bambusiola* P. Henn. 的干燥子座。本品呈短圆柱状或纺锤形，长 2 ～ 5 cm，宽 1 ～ 2.5 cm，表面粉红色凹凸不平，呈不规则瘤状或具细小龟裂状灰色斑点的一面凸起，具不规则横沟和细密纹理的一面凹下，有竹枝秆残留。体轻、质脆、易折断，断面呈扇形，粉红色至红色，中央色较浅，触之无滑感，无吸湿性，置水中不产生气泡，断面变为血红色。气微辛，味淡，舔之不吸舌。

淡豆豉（药典品种）

【来源】本品为豆科植物大豆 *Glycine max*（L.）Merr. 的干燥成熟种子（黑豆）的发酵加工品。

【产地加工】全国大部分地区均有生产。取桑叶、青蒿各 70 ～ 100 g，加水煎煮，滤过，煎液拌入净大豆 1000 g 中，俟吸尽后，蒸透，取出，稍晾，再置容器内，用煎过的桑叶、青蒿渣覆盖，闷使发酵至黄衣上遍时，取出，除去药渣，洗净，置容器内再闷 15 ～ 20 天，至充分发酵、香气溢出时，取出，略蒸，干燥，即得。

【性状】

淡豆豉　本品呈椭圆形，略扁，**长 0.6 ～ 1 cm，直径 0.5 ～ 0.7 cm。表面黑色，皱缩不平，一侧有长椭圆形种脐。质稍柔软或脆，断面棕黑色。气香，味微甘。**

【外观质量评价】以质柔软或脆、断面棕黑色、发酵气味浓者为佳。

【药性及功能主治】苦、辛，凉。归肺、胃经。解表，除烦，宣发郁热。用于感冒，寒热头痛，烦躁胸闷，虚烦不眠。

【伪品】

1. 染色黑豆　淡豆豉多在夏季加工，经泡、蒸、发酵而成，全过程需 1 个月左右，为降低工序成本，有不法厂家用染色黑豆伪充淡豆豉。假淡豆豉表面大部分白色，刮之难掉。质地坚硬，掰不断。没有发酵气味，有的可闻有石灰气。

2. 同科属黑芸豆伪充黑豆　黑芸豆 Phaseolus Vulgaris Linn. 的种脐为椭圆形，凹陷，边有凸点，而黑豆种脐为长椭圆形，中间有一横线；黑芸豆子叶（肉）偏白色，黑豆子叶多为黄绿色或淡黄色。

胆南星（药典品种）

【来源】本品为制天南星的细粉与牛、羊或猪胆汁经加工而成，或为生天南星细粉与牛、羊或猪胆汁经发酵加工而成。

【产地加工】全国大部分地区均有生产，主产于天津、河北等地。取制南星，粉碎，过 80 目筛，加入净鲜胆汁，拌匀，置露天处日晒夜露（雨天盖严）3 年，经常搅动，第 2、3 年继续加入净鲜胆汁，操作如前，3 年后取出，置蒸笼内蒸上汽，冷后切成小块，晒干或烘干。

【性状】

胆南星　本品呈方块状或圆柱状。棕黄色、灰棕色或棕黑色。质硬。气微腥，味苦。

【外观质量评价】传统认为以九转胆南星者为佳 。

【药性及功能主治】苦、微辛，凉。归肺、肝、脾经。清热化痰，息风定惊。用于痰热咳嗽，咯痰黄稠，中风痰迷，癫狂惊痫。

阿胶（药典品种）

【来源】本品为马科动物驴 *Equus asinus* L. 的干燥皮或鲜皮经煎煮、浓缩制成的固体胶。

【产地加工】主产于山东、河南、河北、内蒙古以及东北各省等地，其他各地亦有分布。以产于山东东阿县的东阿阿胶为道地药材。北方地区全年均可加工生产，南方各地多在立冬后加工生产。将驴皮浸泡去毛，切块洗净，分次水煎，滤过，合并滤液，浓缩（可分别加入适量的黄酒、冰糖及豆油）至稠膏状，冷凝，切块，晾干，即得。

【饮片规格】

阿胶　捣成碎块。

阿胶珠　取阿胶，烘软，切成 1 cm 左右的丁，照炒法用蛤粉烫至成珠，内无溏心时，取出，筛去蛤粉，放凉。

【性状】

阿胶　本品呈长方形块、方形块或丁状。表面黑褐色，平滑有光泽。对光透视，边缘呈半透明状。质硬而脆，断面显玻璃样光泽，碎片对光照视呈棕色半透明状。气微，味微甘。置沸水中溶解后溶液呈棕红色，较澄明，静置后溶液不变稠。

阿胶珠　本品呈类球形。表面棕黄色或灰白色，附有白色粉末。体轻，质酥，易碎。断面中空或多孔状，淡黄色至棕色。气微，味微甜。

【外观质量评价】以色乌黑、断面光亮、质脆味甘、无腥气者为佳。

【药性及功能主治】甘，平。归肺、肝、肾经。补血滋阴，润燥，止血。用于血虚萎黄，眩晕心悸，肌痿无力，心烦不眠，虚风内动，肺燥咳嗽，劳嗽咯血，吐血尿血，便血崩漏，妊娠胎漏。

麦芽（药典品种）

【来源】本品为禾本科植物大麦 *Hordeum vulgare* L. 的成熟果实经发芽干燥的炮制加工品。

【产地加工】全国大麦产区均产，自产自销。将麦粒用水浸泡后，保持适宜温、湿度，待幼芽长至约 5 mm 时，晒干或低温干燥。

【饮片规格】

麦芽 除去杂质。

炒麦芽 取净麦芽，照清炒法炒至棕黄色，放凉，筛去灰屑。

焦麦芽 取净麦芽，照清炒法炒至焦褐色，放凉，筛去灰屑。

【性状】

麦芽 本品呈梭形，长 8 ～ 12 mm，直径 3 ～ 4 mm。表面淡黄色，背面为外稃包围，具 5 脉；腹面为内稃包围。除去内外稃后，腹面有 1 条纵沟；基部胚根处生出幼芽和须根。幼芽长披针状条形，长约 5 mm。须根数条，纤细而弯曲。质硬，断面白色，粉性。气微，味微甘。

炒麦芽 本品形如麦芽，表面棕黄色，偶有焦斑。有香气，味微苦。

焦麦芽 本品形如麦芽，表面焦褐色，有焦斑。有焦香气，味微苦。

【外观质量评价】以质坚充实、色淡黄、出芽率高、无霉虫、无杂质者为佳。

【药性及功能主治】甘，平。归脾、胃经。行气消食，健脾开胃，回乳消胀。用于食积不消，脘腹胀痛，脾虚食少，乳汁郁积，乳房胀痛，妇女断乳，肝郁胁痛，肝胃气痛。生麦芽健脾和胃，疏肝行气，用于脾虚食少，乳汁郁积。炒麦芽行气消食回乳，用于食积不消，妇女断乳。焦麦芽消食化滞，用于食积不消，脘腹胀痛。

【劣品】

劣品麦芽 按《中国药典》规定麦芽出芽率不得少于 85%，现有发芽率不足或在麦芽中掺入大麦粒的现象。

六神曲

【来源及产地加工】本品是以鲜青蒿、鲜辣蓼、鲜苍耳（或以上的干品）、小麦面粉、赤小豆、苦杏仁为原料，经发酵制成的曲剂。全国各地均产。

【饮片规格】

六神曲　取原药材，除去杂质，用时捣碎。

麸炒六神曲　将麸皮置锅中，用文火加热，炒至冒烟，倒入六神曲，炒拌至表面呈棕黄色时，出锅，筛去麸皮，放凉。用时捣碎。

焦六神曲　先将锅烧热，投入六神曲，中火炒至表面焦褐色，有焦香气时，喷洒清水适量，灭尽火星，炒干，出锅，放凉。用时捣碎。

【性状】

六神曲　呈方形或不规则碎块，外表灰黄色，粗糙，质脆易断。断面黄白色，渣状，可见未被粉碎的残渣及发酵后的空洞。有发酵的特异香气，味微苦辛。

麸炒六神曲　形如六神曲，表面呈棕黄色。具麸香气。

焦六神曲　形如六神曲，表面焦褐色。具焦香气。

【外观质量评价】以色黄棕、具香气、无虫蛀者为佳 。

【药性及功能主治】辛、甘，温。归脾、胃经。健脾养胃，行气消食。用于食积不消，脘腹胀满，食少泄泻，胃纳不佳。炒黄或炒焦后增强醒脾和胃的功能。

【伪品】六神曲可见伪品如：

（1）未按传统炮制方法投料，偷工减料的发酵品，断面不见赤小豆残渣，或未见药草纤维，无香气味。

（2）麦麸或面粉添加其他粉末压制而成。

以上伪品性状鉴别困难，可以显微鉴别确定，鉴别要点：正品在显微镜下可见如小麦淀粉粒、非腺毛，赤小豆支持细胞、栅状细胞，苦杏仁的种皮石细胞等。

【附注】

建曲　为广藿香、山楂、苍术等多味中药与面粉、麸皮混合后，经发酵制成的曲剂。全国各地均产，各地处方与制法多有差异。本品为方形或长方形块状，外表棕色至棕褐色。气微香，味微苦。

（潘从泽、张晓明）

索　引

D

E

F

第五章

中药材商品规格简介